TRAITÉ

DES

MALADIES DES OVAIRES

SUIVI D'UNE ÉTUDE

SUR QUELQUES PROGRÈS RÉCENTS DE LA CHIRURGIE

ABDOMINALE ET PELVIENNE

(Enlèvement des annexes de l'utérus. Cholécystotomie. Hépatotomie, etc.)

PAR

LAWSON TAIT

Président de la Société de gynécologie de Londres
Chirurgien de l'hôpital des femmes de Birmingham
Chirurgien-consultant (pour les maladies des femmes) au West-Bromwich Hospital
Membre de la Société Royale médico-chirurgicale, etc., etc.

TRADUIT DE L'ANGLAIS AVEC L'AUTORISATION DE L'AUTEUR

Par le Dr Adolphe OLIVIER

Ancien interne des Hôpitaux et de la Maternité de Paris
Membre de la Société obstétricale et gynécologique de Paris, etc.

PRÉCÉDÉ D'UNE PRÉFACE

de M. TERRILLON

Professeur agrégé à la Faculté de Médecine de Paris
Chirurgien des Hôpitaux

Avec 58 figures dans le texte

PARIS

OCTAVE DOIN, ÉDITEUR

8, PLACE DE L'ODÉON, 8

—

1886

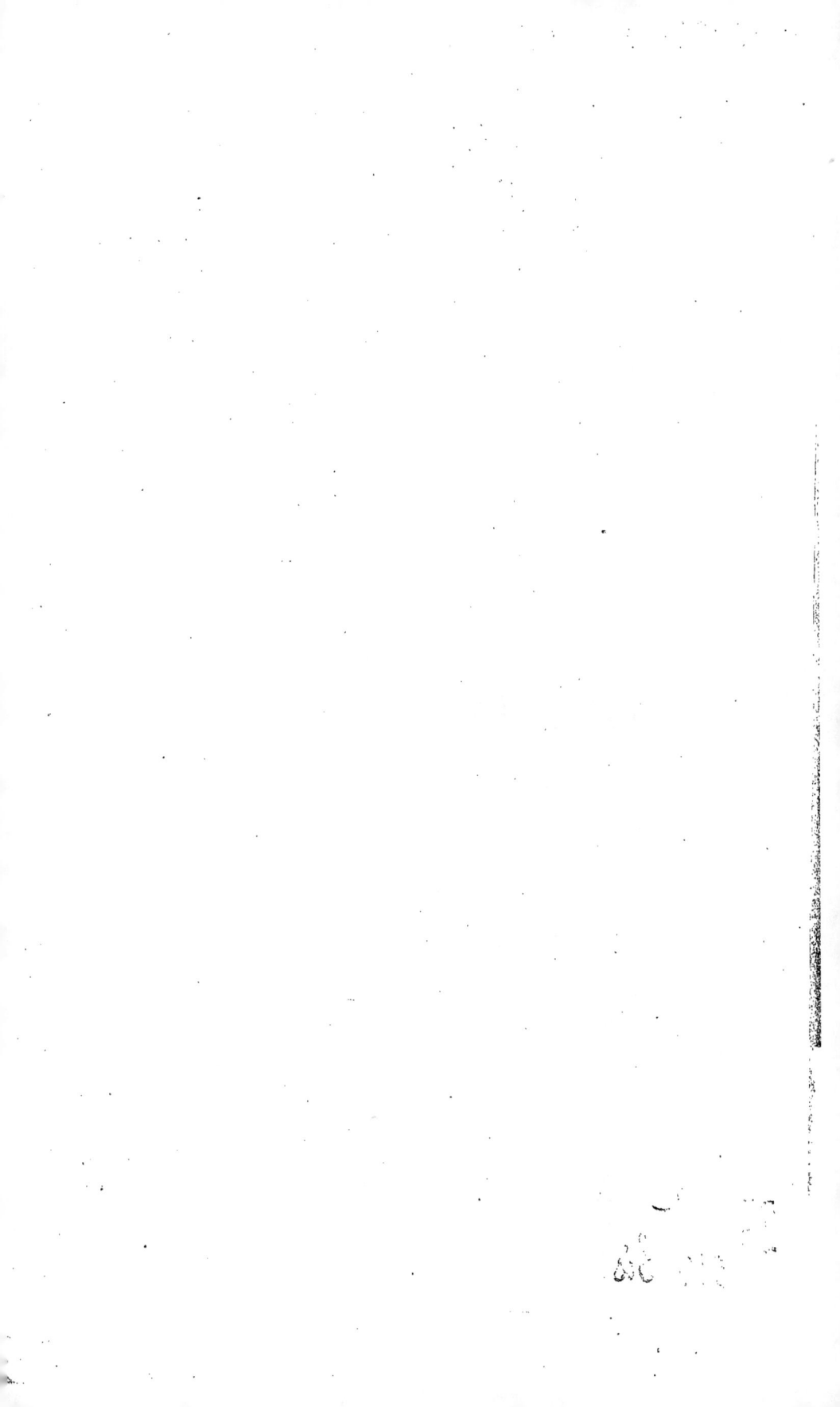

TRAITÉ

DES

MALADIES DES OVAIRES

TRAITÉ

DES

MALADIES DES OVAIRES

SUIVI D'UNE ÉTUDE

SUR QUELQUES PROGRÈS RÉCENTS DE LA CHIRURGIE

ABDOMINALE ET PELVIENNE

(Enlèvement des annexes de l'utérus. Cholécystotomie. Hépatotomie, etc.)

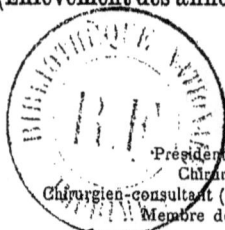

PAR

LAWSON TAIT

Président de la Société de gynécologie de Londres
Chirurgien de l'hôpital des femmes de Birmingham
Chirurgien-consultant (pour les maladies des femmes) au West-Bromwich Hospital
Membre de la Société Royale médico-chirurgicale, etc., etc.

TRADUIT DE L'ANGLAIS AVEC L'AUTORISATION DE L'AUTEUR

Par le Dr Adolphe OLIVIER

Ancien interne des Hôpitaux et de la Maternité de Paris
Membre de la Société obstétricale et gynécologique de Paris, etc.

PRÉCÉDÉ D'UNE PRÉFACE

de M. TERRILLON

Professeur agrégé à la Faculté de Médecine de Paris
Chirurgien des Hôpitaux

Avec 58 figures dans le texte

PARIS

Octave DOIN, Éditeur

8, PLACE DE L'ODÉON, 8

—

1886

PRÉFACE

——

A une époque où la chirurgie abdominale prend une extension si grande dans la pratique, on doit chercher autant que
possible à connaître la manière de procéder et les résultats
obtenus par ceux qui ont acquis le plus d'expérience dans le
traitement des affections de l'abdomen. Aussi ne pouvons-
nous qu'approuver la traduction du Traité de M. Lawson Tait,
dont l'étude donnera aux jeunes chirurgiens des notions
importantes sur cette partie de la médecine opératoire.

La lecture de ce livre nous a laissé, sur les différents sujets
dont il traite, une impression que nous allons essayer de
résumer brièvement.

Signalons tout d'abord un chapitre sur l'anatomie topo-
graphique et descriptive des organes du petit bassin. Les
maladies de ces organes constituant la plus grande partie de
l'ouvrage, on comprend que l'auteur, persuadé qu'il faut
avant tout connaître le terrain sur lequel on opère, ait insisté

sur ce point, afin de signaler aux opérateurs les erreurs qu'ils devaient éviter. De l'anatomie normale il passe à l'anatomie pathologique des ovaires, et, à propos des kystes, nous constatons avec plaisir qu'il emprunte surtout aux travaux de Malassez et de Sinéty. Un chapitre de cette partie du livre est particulièrement intéressant : c'est celui qui a trait aux affections des oviductes, assez peu connues jusque dans ces derniers temps, en particulier leur atrophie et leur oblitération; nous devons aux travaux de M. L. Tait une bonne partie des notions que nous possédons actuellement sur ce sujet.

Examinons maintenant ce livre au point de vue qui nous importe le plus, celui de la chirurgie opératoire.

La première notion qui s'impose, après la lecture du Traité de Lawson Tait, est l'audace que l'auteur a acquise touchant l'ouverture du péritoine. Pour lui, cette séreuse ne doit plus, à l'avenir, entrer en ligne de compte dans l'histoire de la chirurgie abdominale, et les succès qu'il énumère tendent à rendre son assertion très digne de foi.

Mais il a soin d'ajouter que c'est grâce à une chirurgie prudente et parfaitement aseptique qu'on peut obtenir la sécurité presque absolue qu'il a rencontrée dans les nombreuses et souvent aventureuses tentatives qui lui ont si bien réussi.

Aussi insiste-t-il avec complaisance sur les moyens qui lui ont permis d'obtenir ces heureux résultats et qui sont particulièrement de nature à attirer l'attention, car il combat absolument l'introduction de la méthode de Lister dans la chirurgie abdominale. Non seulement il ne partage pas l'avis de Spencer Wells, qui a déclaré hautement que sa pratique avait bénéficié d'une façon très nette de cette méthode, mais il ne craint pas de l'accuser elle-même d'avoir occasionné quelques accidents. D'après lui, les liquides caustiques, irritants ou toxiques qui servent à la chirurgie antiseptique ne peuvent que nuire au péritoine, et il cite des exemples à l'appui. Cette affirmation, appuyée sur une longue série de succès obtenus précisément en dehors de l'antiseptie listérienne, mérite d'être signalée, car nous savons que plusieurs autres ovariotomistes, tels que Kœberlé, rejettent également cette méthode pour la chirurgie abdominale. L'usage de l'eau bouillie, rendue ainsi aseptique, la propreté minutieuse des instruments et des opérateurs, leur semblent des précautions suffisantes.

Les succès obtenus par Lawson Tait au début de sa carrière nous expliquent la tendance, qui se manifeste de plus en plus chez lui, de donner à la chirurgie abdominale l'extension la plus grande.

Enhardi par quelques tentatives heureuses, faites pour des cas graves et désespérés, il en arrive à aller chercher hardiment dans l'abdomen la cause de malaises, de douleurs, de fièvre, d'obstruction pouvant tenir à des affections de cette cavité. Le succès couronne ces premiers essais et bientôt il propose sans hésitation l'incision abdominale : « *Dans tous les cas de maladie de l'abdomen ou du bassin dans lesquels la santé est détruite ou la vie menacée, et dans lesquels l'état de la malade n'est évidemment pas dû à une affection maligne, il faut faire une exploration de la cavité.* »

Voyons dans quelles principales variétés de lésions ces opérations ont donné le plus de succès.

La castration pour corps fibreux volumineux ou donnant des hémorragies graves, dont il dispute la priorité à Battey, lui donne des cures inespérées : les tumeurs diminuent, les hémorragies s'arrêtent, les malades reviennent à la santé, du moins dans un grand nombre de cas. Aussi abandonne-t-il l'hystérectomie et même la décortication par la voie vaginale. Cette opération d'un manuel opératoire incontestablement difficile et plus laborieux, lui a donné de nombreux déboires; il n'a plus recours qu'à la castration double, opération sans danger ou à peu près. Mais il recommande, et cette idée lui appartient en propre, d'enlever toujours la trompe en même temps que l'ovaire, ce qui lui permet d'intituler ce chapitre : *enlèvement des annexes de l'utérus.*

Dans un autre ordre de faits, une série de résultats également heureux l'amène à formuler cette règle : qu'en présence d'un épanchement purulent ou sanguin, diagnostiqué ou seulement soupçonné, occupant l'ovaire, la trompe ou le ligament large, il ne faut pas abandonner les choses aux seules ressources de la nature, mais aller hardiment chercher le foyer, l'ouvrir, le curer, le drainer en le fixant à la paroi abdominale, ou l'enlever s'il est enkysté. Ici encore les succès l'encouragent à persévérer dans cette voie.

On pourrait en dire autant d'une série d'opérations heureuses pratiquées au moment de la rupture dans les grossesses extra-utérines. Il nettoye largement le péritoine, arrête les hémorragies et draine la poche sans toucher au placenta.

En dehors de ces dernières opérations, on peut dire que ce traitement chirurgical des épanchements du bassin ne constitue pas l'idée la plus neuve ni la plus originale de l'auteur ; car nous savons qu'en France comme à l'étranger, depuis quelques années, les phlegmasies suppurées, les épanchements sanguins, pelviens, sont souvent ouverts avec audace et avec succès.

Les opérations sur la vésicule biliaire procèdent du même principe : ouvrir largement l'abdomen, rechercher le foyer du mal, l'ouvrir après ponction ; il nettoie la cavité, enlève les calculs et termine en drainant la poche après l'avoir suturée à la paroi abdominale.

On peut rendre ici à M. Lawson Tait pleine justice en disant qu'il a contribué pour une large part, en prêchant d'exemple et en obtenant d'excellents résultats, à faire adopter par les chirurgiens de tous les pays l'ouverture de la vésicule du fiel, mais peut-être a-t-il le tort de la préférer dans tous les cas à l'extirpation, qu'il rejette.

Dans le traitement consécutif de l'ovariotomie, L. Tait s'éloigne, sur un point important, des idées généralement admises. Tandis que la majorité des chirurgiens, s'efforçant d'obtenir une immobilité absolue de l'abdomen, de ses parois et des organes qu'il renferme, administrent aux opérés de l'opium pour produire une paralysie momentanée de l'intestin, L. Tait prescrit rapidement les lavements laxatifs et même les purgatifs.

Il pense, en agissant ainsi par soustraction abondante de liquides, obtenir une absorption correspondante de ceux qui

se seraient épanchés dans le péritoine, et quand cet épanchement n'existe pas, le prévenir. Il remédie ainsi au tympanisme qui survient parfois, même sans péritonite, dans les
premiers jours qui suivent l'ovariotomie; il a pu abaisser
aussi la température et affirmer qu'il avait arrêté des péri-
tonites commençantes. Cette pratique remplacerait pour lui
le drainage; au lieu de soutirer directement les liquides
abdominaux par les tubes, il en provoque l'évacuation par la
voie intestinale.

Je serais pour ma part, d'après plusieurs faits que j'ai
observés, assez disposé à adopter la manière de voir et de
faire de M. Lawson Tait à cet égard.

Les lignes qui précèdent suffiront, je pense, pour donner au
lecteur le désir d'étudier complètement le livre de notre
confrère de Birmingham ; c'était le but que nous nous étions
proposé en les écrivant, et nous serions heureux si ce but était
atteint. Nous sommes persuadé que M. Ad. Olivier a rendu
service aux chirurgiens français en leur donnant cette traduction d'un bon traité sur les maladies des ovaires, et nous
en recommandons volontiers la lecture.

TERRILLON.

TRAITÉ

DES

MALADIES DES OVAIRES

CHAPITRE PREMIER

ANATOMIE ET PHYSIOLOGIE DE L'OVAIRE ET DE LA TROMPE

Bibliographie. — *Ovaire supplémentaire*, Soc. de biologie, Paris, 1875. Dʳ DE SINÉTY. — *Anat. microscop. de l'oviducte de la Cestude*, LATASTE. Arch. de phys., n° 3, 1876. — *Der Nebenstock des Weibes*, HOBELT. Heidelberg, 1847. — *Eierstock und Ei*, WALDEYER. Leipsig, 1870. — *Histoire générale et particulière du développement des corps organisés*, COSTE. Paris, 1847. — *Homology of the Sexual Organs*. MORRISON WATSON. Journal Anatomy and Physiology, 1870. — *On the development of the Ova and Structure of the Ovary*, FAULIS. Trans. Roy. Soc. Edin, 1875, and Journal Anat. and Pysiol., vol. XIII. — *De l'ovaire chez les mammifères et les vertébrés ovipares et de la formation des ovules*, O. CADIAT. Mémoires de l'Académie des sciences, 23 fév. 1880. — *Ovaire pendant la grossesse*, DE SINÉTY. Archives générales, I, 1877. — *Ovaire surnuméraire*, DE SINÉTY. Ann. de gynécologie, vol. VII. — *Ovulation et menstruation*, DE SINÉTY. Ann. de gynécologie, vol. VII. — *Phenomena accompanying the Maturation and Impregnation of the Ovum*, F. M. BALFOUR. Quaterly Journal of Microscopical Science, april, 1875 — *Recherches sur l'ovaire du fœtus et du nouveau-né*, DE SINÉTY. Paris, 1875. — *Recherches sur l'ovaire du fœtus*, DE SINÉTY. Archives de Physiologie, n° 5, 1875. — *Recherches sur les corps de Wolff*, FOLLIN. Paris, 1850. — *Recherches sur les ovules et sur l'ovaire*, par M. O. CADIAT. Académie des sciences, févr. 1880. — *Researches upon the Supra-renal Bodies and the Ovary*, C. CREIGHTON. Journ. Anat. and Phys., vol. XIII. — SACHS, *Text-book of Botany*. London, 1875. —

Structure and Development of the Vertebrate Ovary, by F. M. Balfour. Quaterly Journal of Microscopical Science, n° LXII, 1878. — *Traité pratique des maladies de l'utérus, des ovaires et des trompes*, par le Prof. Courty. Paris, 1872. — *Ueber Accessorische Ovarien*, Dr Hermann Beigl. Wiener medizin. Wochensch. Heft 12, 1877. — *Upon the formation and Significance of the Corpus Luteum in the Ovary*, Otto Spiegelberg. Monatschrift für Geburtskunde, 1867. — *Uterus and its Appendages*, Arthur Fabre. Encyc. Anat. and Physiology. Supplementary vol. — *Zur intranterinen Entwickelung der Graafschen Follikel*, Dr Haussman. Berlin, 1875. — *Zur normalen und pathologischen Histologie des Graafschen Blaschens des Menschen*, Slawianski. Virchow's Archives, Band LI.

TRAVAUX PARUS DEPUIS LA PUBLICATION DE L'ÉDITION ANGLAISE

1880. — *Œuf et Ovule*, anatomie et physiologie, par Ch. Robin (Dict. encyclop. des sc. méd., 2° série, XIV, 2° part. — *Physiologie de l'ovaire*, par G. Paladino (Gior dirst. delle. sc. med., II, n° 3). — *Contribution à l'étude de la structure de l'ovaire des mammifères*, par Jules M. Leod (Archives de Biologie, I. p. 3). — *Contribution à la connaissance de l'ovaire des mammifères*, par E. Van Beneden (Archives de Biologie, I. p. 3). — 1881 — *Rapports de la menstruation avec la circulation générale*, par Milner-Fothergill (Amer. journ. of. obstetrics, vol. XIV p. 38). — *Etude sur la ménopause*, par Francothe (Ann. de la soc. d'Anvers, déc. 1880 et janv. 1881). — *Rapports entre l'ovulation, la menstruation et la fécondation*, par Ahlfeld (Berliner Klinische Woch, 18 avril). — 1882 — *Etude sur l'épithélium ovarien*, par Dantin (Th. de Paris). — *Nouvelles Recherches sur la menstruation et l'ovulation*, par Léopold (Berlin, Klin. Woch., p. 691). — *L'Ovulation dans ses rapports avec la menstruation et la fécondation*, par Gallard (Ann. de gynécologie, nov. et déc.) — 1883. — *Anatomie et Physiologie de l'ovaire*, par Ch. Rouget (Dict. encycl. des sc. méd., 2° série, t. XVIII). — *Leçons sur la physiologie comparée de la menstruation*, par Alfred Wiltshire (Brit med. Journal, p. 395) — 1884. — *De la menstruation chez la femme et chez les animaux*, par Lovett (Boston, Med. and Surg. Journal, 28 août). — *Preuves expérimentales de la migration externe des ovules*, par Bruzzi (Ann. de Ostetricia, août-sept.). — 1885. — *Quelques Mots sur le but et les causes du processus de la menstruation*, par A. Féoktistow (Voienni med. journ. Fesner). — *Sur une théorie récente du processus menstruel*, par Tarazza (Gaz. d'ospitali, n° 14). — *Contribution à l'étude de la menstruation*, par W. Lœwenthal (Arch. f. gynœk., XXVI. Helft, I). — *Ovulation et menstruation au point de vue de leurs rapports physiologiques*, par Townsend (in-8°, Albany).

Pendant ces dernières années nous avons vu naître, dans le peuple, un goût tout particulier pour l'instruction biologique, peut-être serait-il préférable de dire une mode, car je crains que cela ne dure pas, et cependant cette tendance a eu les meilleures conséquences.

Elle nous a permis, entre autres résultats, d'enseigner aux femmes, aux jeunes filles même, un grand nombre de choses qui concernent profondément leur bien-être, d'une façon qui ne peut, ou, du moins, qui ne doit en choquer aucune. Il faut regarder comme un malheur qu'on ait pris l'habitude d'envelopper d'ombre et de mystère les fonctions les plus importantes de la vie, celles de la reproduction, et les relations les plus importantes avec la société, celles du mariage, et qu'on les ait intentionnellement présentées sous un faux jour à l'esprit innocent et inquisiteur de la jeunesse, et qu'on ait entièrement laissé leur solution aux spéculations personnelles ou à l'expérience de chaque adolescent.

En racontant simplement l'histoire naturelle d'une fleur, en faisant comprendre, par une allusion indirecte et délicate, que ce qui est vrai pour la fleur l'est aussi pour les créatures humaines, nous pouvons apprendre à la femme tout ce qu'elle a besoin de savoir et tout ce qui est utile pour les intérêts de l'humanité. Enseignez à l'enfant quelles sont les fonctions de l'anthère, du stigmate, du pollen, de l'ovaire, de la graine; que l'enfant voie la conjugaison de la *spirogyra* et il possédera une connaissance qui fera beaucoup pour prévenir le mal, et moral et physique.

Entre la simple masse de protoplasma enfermée dans une capsule amorphe de cellulose, qui forme l'œuf de *l'algue*, et l'œuf complexe des mammifères, avec son follicule vasculaire, il y a une différence merveilleuse dans l'élaboration du détail, mais aucune différence dans le principe. La capsule de cellulose est l'ovaire et l'utérus chez l'un, et les germes conjugués sont à la fois le vagin et l'oviducte; dans cette simplicité, la complexité provient seulement de la spécialisation de la structure et non de l'introduction de quelque chose de nouveau dans le principe.

Chez les *algues* et dans beaucoup d'autres cas, même dans la vie animale, comme chez les *pucerons*, nous avons deux modes de reproduction, ou plutôt de continuation : le premier est la production de la *zoospore* (spore-essaim) qui se produit sans la conjonction de deux cellules, et dont nous avons la trace unique, chez les mammifères, dans ce qu'on appelle la tumeur dermoïde de l'ovaire; le second mode est la formation de la *zygospore*

(spore-repos) par la conjonction de deux éléments, le mâle (grai de pollen, anthérozoïde ou spermatozoïde) et la femelle (ovule oospore, germe-cellule, vésicule germinale), et c'est de cett manière seule que l'ovaire humain doit procéder pour rempli complètement ses fonctions. Il ne faut pas oublier, cependant que la zoospore et la partie femelle de la zygospore sont essentiel lement les mêmes, que leurs fonctions fondamentales sont exacte ment semblables, et que les propriétés introduites par l'additio de la cellule spermatique semblent plutôt être une extension d celles qui existaient déjà que la création de propriétés nouvelles. Jusqu'à quel point cette analogie s'étend-elle aux mammifères, e particulièrement à l'homme? jusqu'à quel point a-t-elle été réduite'. c'est là une des questions de biologie les plus intéressantes et, de plus, c'est une question sur laquelle nous ne savons encore absolument rien.

On a établi une confusion bien inutile dans les ouvrages et dans l'enseignement physiologiques par l'emploi de noms diffé- rents pour la même chose en des places différentes. Je dois répé- ter ici la protestation que j'ai souvent faite, dans mes leçons de biologie, contre cette pratique, et ma prédiction qu'il faudra reviser notre nomenclature entière et mettre de l'ordre dans cette confusion. Par exemple, pourquoi appeler l'élément mâle, grain de pollen chez la digitale, anthérozoïde chez l'algue, et spermatozoïde chez le mollusque? Il serait bien préférable de l'appeler anthérozoïde dans tous les cas, et il serait encore mieux de laisser de côté ces noms de l'ancienne mode, comme *follicule de Graaf, disque proligère*, dans l'anatomie humaine, et de don- ner à ces éléments des noms comme *oogonium*, qui indiqueraient bien leur signification biologique réelle et commune.

Je crains bien qu'il ne soit au-dessus de mon pouvoir d'établir une réforme de ce genre; néanmoins, dans les pages suivantes, je m'efforcerai de familiariser le lecteur purement médical avec les termes de ce genre.

Il est absolument impossible d'étudier la pathologie et le trai- tement des maladies d'un organe comme l'ovaire sans bien connaître son anatomie et sa physiologie; et ici nous entrons sur un terrain vaste et jusqu'ici inépuisé. Dans les vingt dernières années, il n'est peut-être pas d'organe sur lequel on ait autant écrit que sur l'ovaire ; il reste encore beaucoup à dire, et encore plus à découvrir. A l'œil nu on ne pourrait rien voir de moins intéressant et de moins important que l'ovaire humain ; et cependant c'est de lui que dépendent les affaires entières du monde. Quant à ce qui regarde le possesseur de la glande, pour son bien-être, et, si nous l'envisageons avec ses annexes, pour le bon état de sa santé, c'est l'organe le plus important de son corps.

Les descriptions de l'anatomie grossière de l'organe qu'on a données concordent assez bien ; mais entre celles de sa structure intime, de son développement, et les travaux publiés sur lui, il y a une grande diversité d'opinions.

De 1870 à 1875, j'ai fait de nombreuses recherches, mais depuis lors mes occupations ne m'ont pas permis de les poursuivre aussi complètement que d'autres l'ont fait, particulièrement M. F. M. Balfour, l'embryologiste distingué. Mes travaux s'accordent absolument avec ses conclusions et ses descriptions, aussi loin qu'il ait été, et par conséquent, dans cette partie de mon sujet, je me suis beaucoup servi de ses mémoires dans mes descriptions ; et quoique je ne veuille pas déprécier les efforts des autres auteurs, je suis forcé de dire que c'est M. Balfour qui a fourni de beaucoup les résultats les plus importants et les plus complets.

Les ovaires sont, comme la plupart des autres organes du corps, placés symétriquement de chaque côté de la ligne médiane, à une certaine distance ; ils sont situés de la même façon ; ici cependant la règle ordinaire des différences apparaît, car je n'ai jamais vu, sur une même personne, les deux ovaires exactement semblables comme situation, volume, forme et aspect. On observe des variétés infinies dans tous ces détails, et toute description peut n'être applicable qu'à un cas particulier, ou à la moyenne des cas.

Le volume de l'ovaire varie aux différentes périodes de la vie ; et, à un moindre degré, dans leur éloignement de l'utérus. Nous donnons plus loin le tableau des mensurations d'Henning, et le fait le plus digne de remarque qu'on y trouve, c'est que c'est dans les six premières semaines après la parturition qu'il est le plus volumineux. Cela peut résulter d'un état pathologique quelconque des ovaires qui ont été examinés ; mais, à côté de cela, il est curieux de noter cette affirmation des éleveurs de chevaux, qu'une jument

TABLEAU DE HENNING

donnant en centimètres les dimensions et la position des ovaires aux différentes périodes de la vie

et dans les différentes conditions sociales.

		DANS L'ENFANCE	VIERGES	FEMMES QUI NE SONT PAS CHASTES	FEMMES MARIÉES	MULTIPARES	PUERPÉRALES	VEUVES	DIVORCÉES	MÉNOPAUSE	VIEILLESSE
Longueur de l'ovaire	droit . . .	1.3 à 3.2	3.8	3.4	3.0	2.5	4.4	3.5	3.5	3.1	2.9
	gauche . . .		3.7	3.8	2.8	2.4	5.5	3.2	3.1	2.5	2.7
Largeur de l'ovaire	droit	0.2 à 1.4	1.9	1.8	1.7	1.2	1.3	1.6	1.4	1.5	1.1
	gauche . . .		1.5	1.7	1.5	1.2	1.4	1.7	1.4	1.4	1.0
Epaisseur de l'ovaire	droit	0.2 à 0.6	1.0	0.9	1.0	0.8	0.8	0.8	0.9	0.8	0.8
	gauche . . .		1.0	0.9	0.9	1.1	0.9	0.8	1.0	0.8	0.9
Distance de l'utérus à l'ovaire .	droit	1.0 à 4.0	3.4	4.4	4.7	5.5	8.0	3.8	4.0	4.0	4.0
	gauche . . .	1.2 à 3.7	3.3	4.5	4.7	5.0	7.0	4.2	4.2	3.7	4.5
Nombre des cicatrices de	droit	0	6	14	21	22	8	24	17	15	14
l'ovaire	gauche . . .	0	9	13	21	21	8	26	18	24	11

est plus aisément fécondée, aussitôt après la naissance d'un poulain qu'à tout autre moment.

La couleur des ovaires, lorsqu'ils sont absolument sains, et sur le sujet vivant, est rosée, nuance perle; çà et là, on observe à travers la tunique externe une teinte d'un bleu grisâtre qui indique qu'un follicule est sur le point, soit de se débarrasser de son nucléus, soit de disparaître après avoir complètement rempli son rôle. Lorsqu'un follicule est sur le point de se rompre, ou vient de se rompre, la zone présente une couleur d'un rouge pourpre foncé. Les glandes sont de forme ovale, aplaties d'avant en arrière, leur

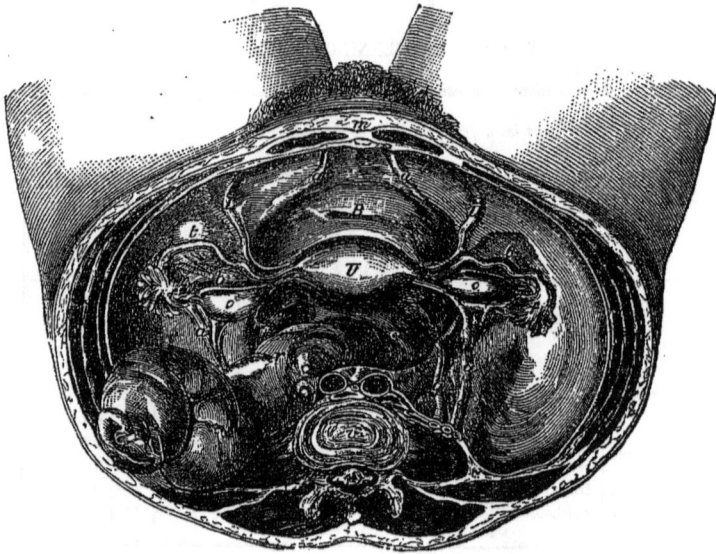

Fig. 1. — Coupe transversale du corps montrant les rapports du fond de l'utérus : *m*, pubis ; *a a* (en avant), reste des artères hypogastriques ; *a a* (en arrière), vaisseaux et nerfs spermatiques ; B, vessie ; L L, ligament ; U, fond de l'utérus ; *t t*, trompes ; *o o*, ovaires ; *r*, rectum ; *c*, ligament utéro-sacré ; *v*, dernière vertèbre sacrée.

face antérieure est plus courte et moins convexe que leur face postérieure, qui est plus arrondie. L'extrémité externe est arrondie et comme olivaire, tandis que l'extrémité interne est un peu pointue et comprise dans le ligament large. Ces caractères permettent de reconnaître l'ovaire droit du gauche, si les glandes sont saines. Le poids moyen de l'ovaire est d'environ 6 grammes (Farre).

Les glandes sont habituellement situées au niveau de l'entrée
du bassin véritable, en arrière des trompes de Fallope et des ligaments larges. Lorsqu'on regarde de haut en bas le ligament large,
bien qu'il soit tendu, on peut voir qu'il est formé par trois replis,
dont les ovaires occupent le postérieur, les trompes de Fallope le
moyen, et le ligament rond de l'utérus l'intérieur ; tous ces organes
sont enveloppés par les replis du péritoine de la même façon,
cette très intéressante membrane séreuse se distribuant uniformément.

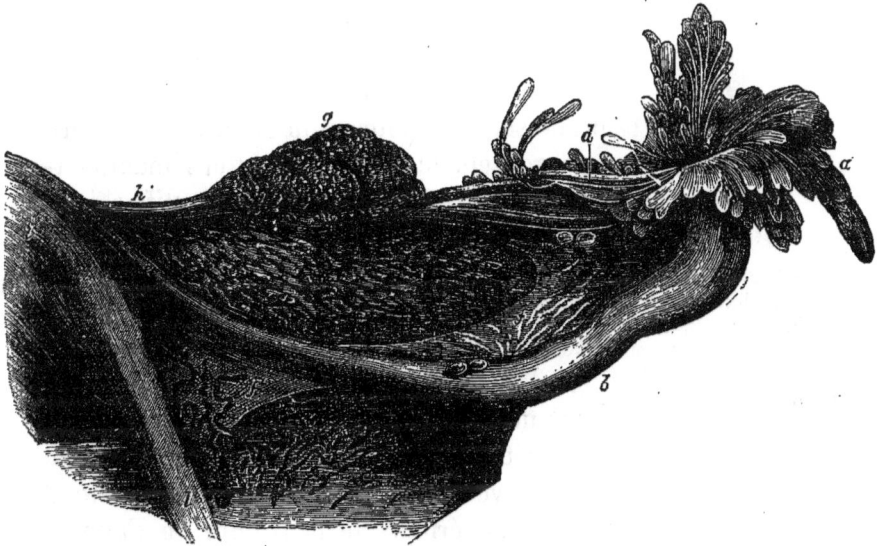

Fig. 2. — Vue de face du ligament large gauche (d'après Richard) : *a*, pavillon et
franges; *b*, corps de la trompe; *c*, ouverture de l'infundibulum ; *d*, ligament
tubo-ovarien (une des franges); *e*, extrémité utérine de la trompe; *f*, mésosalpinx; *g*, ovaire; *h*, ligament utéro-ovarien; *i*, fond de l'utérus; *l*, ligament rond ;
h, *d*, *b*, et *l*, sont les trois replis du ligament large.

Récemment des écrivains allemands, et en particulier Waldeyer et Léopold ont affirmé que sur la face postérieure de l'ovaire
la lame péritonéale n'existe pas. S'il en est ainsi, elle s'est incor-
porée au revêtement sous-jacent à la tunique albuginée, qui existe
plus tard, car il est nécessaire que l'organe soit recouvert par le
péritoine pendant sa période de développement. Si nous considérons un moment ces faits, il nous faut conclure que l'ovaire doit
être enveloppé par les lames antérieure et postérieure, absolu-

ment comme l'est une partie quelconque de l'intestin grêle, car le mésovarium a toujours deux lames distinctes.

Bien que, quand la glande s'est développée après la naissance, cette lame postérieure ne puisse être enlevée au moyen du scalpel, elle est représentée par une couche d'épithélium squammeux qui couvre la surface entière de la glande.

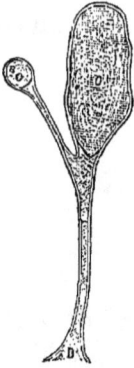

J'ai entrepris des recherches toutes spéciales sur ce sujet, et j'ai trouvé que la surface postérieure, lorsqu'on la traitait par l'argent ou par tout autre procédé de coloration, présentait les mêmes stomates et stigmates que la surface antérieure ou que n'importe quelle autre partie de la membrane séreuse, pourvu qu'on n'ait pas altéré les agencements délicats par des manipulations maladroites ou par des réactifs chimiques. De cette manière, je me suis assuré de l'inexactitude de l'affirmation, que la surface postérieure de l'ovaire est dépourvue de péritoine.

Fig. 3.—Diagramme d'une coupe du ligament large : O, ovaire ; B, trompe de Fallope et son mésosalpinx ; D, mésovarium.

Le ligament large, formé par les replis dont nous avons déjà parlé, est constitué de la façon suivante : le péritoine, quittant la paroi abdominale antérieure et la base de la vessie, se porte en haut sur le fond de l'utérus et sur le bord supérieur de la trompe de Fallope, jusqu'à l'extrémité externe où se trouve son orifice ; puis il descend le long de la face postérieur de l'utérus jusqu'au col, et se porte en arrière et en haut sur le rectum. Immédiatement en dehors de l'utérus il se porte en haut, passe au-dessus du ligament rond, puis descend en arrière de lui. Arrivé au-dessus de la trompe de Fallope, il se dirige en bas sur une hauteur variant d'un centimètre et demi à deux centimètres et constitue un véritable mésosalpinx, à l'extrémité duquel la cavité péritonéale vient s'ouvrir par un infundibulum. Du bord inférieur de ce mésosalpinx les replis se continuent en se portant au dehors vers les parois latérales. De la face postérieure du mésosalpinx, le repli postérieur se porte en haut sur la face antérieure de l'ovaire, dans un très grand nombre de cas. Cependant dans d'autres cas, il passe directement au-dessus de la glande de son bord supérieur sur sa surface postérieure ; dans ces cas on ne trouve pas de mésovarium.

Dans quelques cas exceptionnels, j'ai vu un double repli ascendant de la lame postérieure du ligament large se porter en bas derrière l'ovaire, le recouvrant à la manière du capuchon d'une glande de

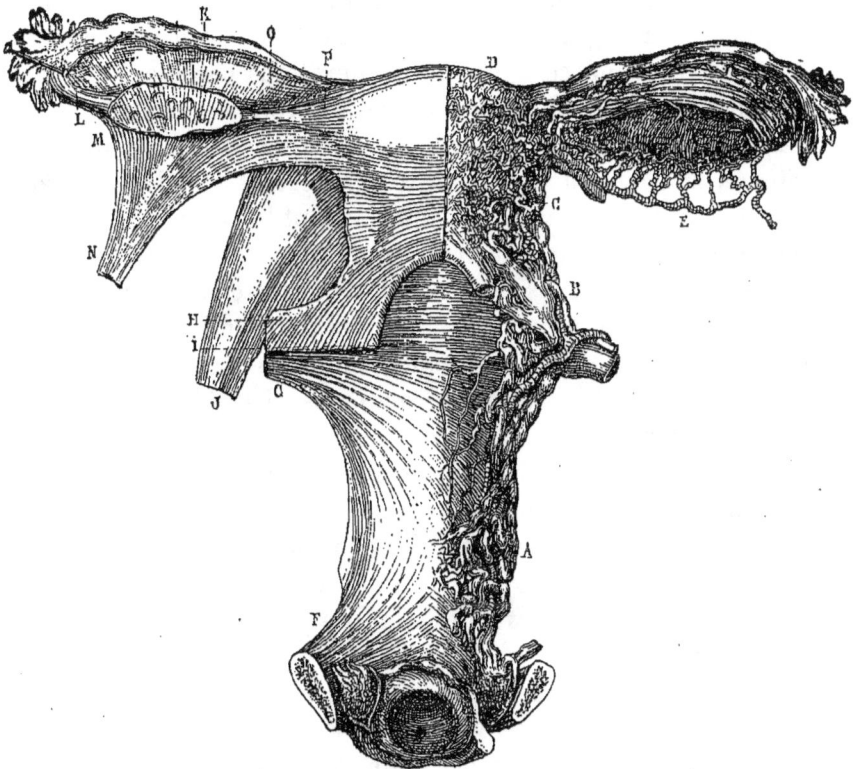

Fig. 4. — Disposition des muscles et des vaisseaux vus par la région postérieure (Rouget). *Vaisseaux :* A B C, plexus vaginal cervical et utérin ; D artères du corps de l'utérus ; E, artère de l'ovaire. — *Faisceaux musculaires :* F G, fibres insérées au vagin, à la symphyse pubienne et à la symphyse sacro-iliaque ; H, faisceaux musculaires venant de l'utérus et des ligaments larges ; I J P N, faisceaux insérés à l'ovaire et à la trompe de Fallope.

Népenthès. Dans tous les cas de ce genre, les femmes ont été stériles, probablement parce que ce capuchon empêchait l'orifice de l'oviducte de s'appliquer sur l'ovaire. J'ai vu cette disposition rendre très difficile l'enlèvement d'ovaires petits.

Du bord inférieur de l'ovaire, le péritoine se porte en bas vers la courbure du cul-de-sac recto-utérin. Entre ces deux replis, en outre des trompes et des ovaires, on peut trouver le parovarium du côté externe, le ligament utéro-ovarien du côté interne, et quelques bandes irrégulières et à peine visibles de fibres musculaires, et de plus une certaine quantité de tissu cellulaire conjonctif lâche.

En arrière de l'ovaire droit se trouve l'intestin grêle, et en arrière de l'ovaire gauche, le rectum ; c'est là un fait très important à connaître dans certains cas d'altérations pathologiques de la glande. Les ovaires, le parovarium, les trompes de Fallope et les vaisseaux qui s'y rendent sont situés en réalité en dehors du péritoine, et c'est là aussi un fait très important dans leurs différentes maladies. Les vaisseaux sanguins sont les artères et les veines utéro-ovariennes et ovariennes ; les premières proviennent des vaisseaux iliaques internes, les secondes de l'aorte et de la veine cave. Ces derniers vaisseaux possèdent un si grand intérêt pratique qu'il est nécessaire d'en dire quelques mots. Les artères qui sont les homologues des artères spermatiques chez l'homme, naissent de l'aorte immédiatement au-dessous des branches rénales, et se portent obliquement en bas sur le muscle psoas. Lorsqu'elles atteignent le détroit supérieur du bassin elles décrivent une courbe en dedans et en avant (vers la ligne médiane et centrale) et se dirigent en haut vers les ovaires, entre les replis du ligament large. Elles fournissent des branches à la trompe de Fallope et aux parties latérales de l'utérus, où elles s'anastomosent largement avec les branches des artères utérines qui proviennent de l'artère iliaque interne.

Les veines se distribuent d'une façon analogue. Elles proviennent d'un plexus veineux situé au-dessous de l'ovaire, entre cet organe et l'utérus, qu'on a appelé le bulbe de l'ovaire (Rouget), qui est en communication avec le plexus veineux situé sur les côtés de l'utérus. Il en résulte que les veines ont une direction correspondante à celle de leurs artères, avec cette importante distinction, que la veine du côté droit pénètre dans la veine cave inférieure à angle aigu, et que la veine du côté gauche va se jeter dans la veine rénale à angle droit.

On sait depuis longtemps que, chez l'homme, le varicocèle est plus fréquent du côté gauche que du côté droit, et l'explication

qu'on en donne le plus souvent c'est la pression qui est exercée
ou qui peut être exercée sur la veine spermatique gauche par le
rectum très rempli. Une étude soigneuse de ces veines faite par le
Dr Brinton de Philadelphie a permis d'en donner une explication
beaucoup plus exacte. Ces déductions, qui sont le résultat de
séries de recherches soigneusement faites, sont les suivantes :

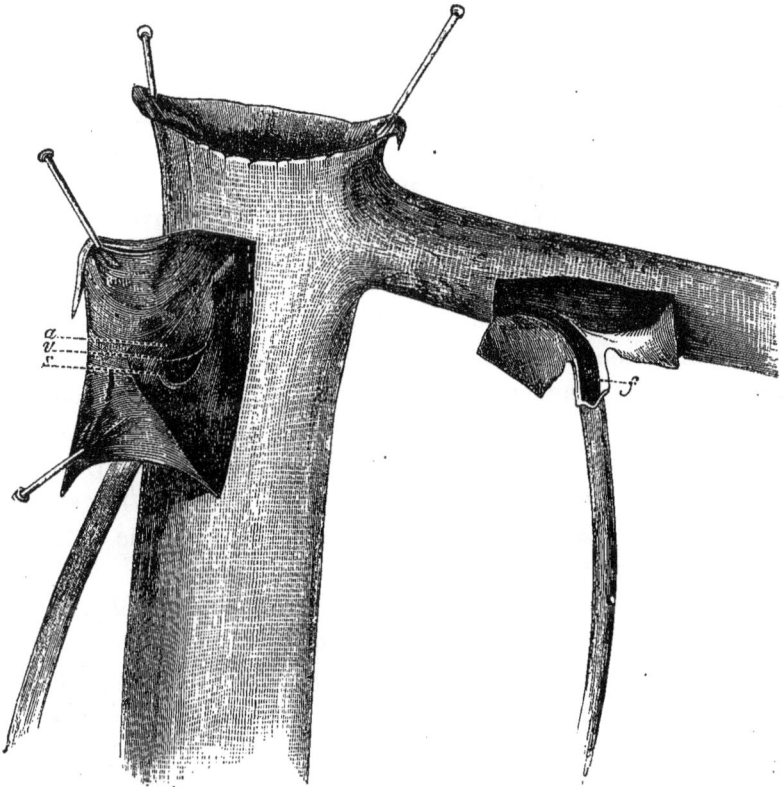

Fig. 5. — Dissection de la veine cave et des veines émulgentes et ovarienne, montrant la valvule ovarienne droite; *a*, veine ovarienne droite; *f*, veine ovarienne
gauche sans valvule; *v*, valvule; *s*, sinus en avant de la valve.

1° Les causes assignées jusqu'ici sont insuffisantes pour expliquer l'apparition rare du varicocèle du côté droit.

2° Il faut rechercher la cause de cette rareté dans l'existence
d'une valvule très parfaite, qu'on n'a pas décrite jusqu'ici, au
point où la veine spermatique droite se jette dans la veine cave.

3° Il n'existe aucune valvule du côté gauche au point où la veine spermatique se jette dans la veine rénale.

4° Une valvule semblable existe dans la veine analogue chez la femme — la veine ovarienne droite, — mais il n'y en a pas du côté gauche (voir fig. 5).

Dans tout cela il n'y a, je pense, qu'une erreur à noter ; c'est que le Dr Brinton croit que ces valvules n'ont pas encore été décrites.

Cela n'est pas exact, car dans la 3e édition de l'*Anatomie* de Gray (1864) que j'ai sous les yeux, il est nettement établi que les veines spermatiques ont des valvules. Le mérite du Dr Brinton est plutôt d'avoir montré que la veine gauche n'a pas de valvule alors que la veine droite en est pourvue.

Le fait physiologique que nous devons, en outre, avoir présent à l'esprit au sujet de ces veines, c'est que, pendant la grossesse, elles prennent un développement considérable. Ces faits expliquent ces cas désolants d'ovarite chronique et d'hypérémie ovarienne qui s'établissent souvent après une première grossesse, et qui sont très fréquemment caractérisés par ce fait que les douleurs les plus vives occupent l'ovaire gauche, qui est toujours augmenté de volume, et souvent déplacé en bas et en arrière de l'utérus. Ces cas sont souvent si intraitables qu'ils exigent l'enlèvement des ovaires comme seule méthode de guérison durable des malades.

Les nerfs des ovaires proviennent des plexus spermatiques, qui, à leur tour, proviennent des branches des plexus rénal et aortique. Les nerfs spermatiques accompagnent les artères jusqu'aux ovaires. La trompe de Fallope reçoit une branche spéciale d'un des nerfs utérins, — ce qui indique, ainsi que d'autres détails, son mode de développement.

Le Dr Elischer, par des investigations faites dans le laboratoire de recherches embryologiques du professeur Michalkovics, de l'Université de Buda-Pesth, s'est convaincu que les nerfs de l'ovaire, chez les mammifères, pénètrent dans la substance de l'organe sous forme de fibres médullaires accompagnant les vaisseaux en anse et tortueux qui s'introduisent par le hile, et pénètrent aussi dans le ligament propre de l'ovaire. Quelques-uns de ces rameaux se divisent dichotomiquement jusqu'à ce qu'ils atteignent la couche folliculaire de la périphérie, où ils perdent leur gaine médullaire, et forment des anses autour des follicules. D'autres forment un plexus grossier autour des vaisseaux. On peut voir que le follicule le plus mûr, c'est-à-dire celui qui a la membrane granuleuse la plus épaisse, et par suite la plus distincte, possède une sorte de plexus encore plus grossier de fibres nerveuses d'épaisseur appréciable qui occupe la substance de revêtement du follicule ; et de ce plexus, on peut voir partir un autre plexus composé de fibres plus délicates, formant des mailles plus allongées, présentant de nombreux nœuds et des varicosités, qui est appliqué sur la couche externe de la membrane granuleuse. Quelques-unes des branches, pense-t-il, pénètrent dans les cellules de la membrane granuleuse, et arrivent jusqu'au noyau. Il recommande les ovaires de mouton comme étant ceux qui se prêtent le mieux à cette recherche.

En outre de la paire normale d'ovaires, on peut rencontrer des ovaires accessoires, ou peut-être pour parler plus correctement de la plupart des cas, des cotylédons séparés. Je n'en ai pas vu d'exemple et j'ai pris ma description principalement dans les observations d'Herman, de Sinéty et de Beigel.

Herman est, autant que je sache, le premier auteur qui ait signalé ces organes intéressants et qui ait décrit leur aspect chez un enfant nouveau-né, chez lequel, sur le bord d'un des ovaires, il y avait un petit corps pédiculé, qui était constitué par du tissu ovarien normal, avec ses follicules et son épithélium et ayant à son centre un ovule avec sa vésicule germinative. Le Dr de Sinéty gâte son intéressante observation en émettant l'idée que son cas est particulièrement remarquable en ce qu'il est probable que si la malade avait vécu, elle aurait pu être le sujet d'une grossesse extra-utérine. Cela est certainement un non-sens ; mais si on lui avait enlevé les deux ovaires pour une maladie, elle aurait pu cependant être menstruée, si cet organe adventice avait été laissé ; et il est possible que quelques-uns des cas de menstruation persistante, après l'enlèvement des deux ovaires, puissent devoir leur singularité à une cause de ce genre ; il peut de même devenir le point de départ d'une troisième tumeur ovarienne.

Le Dr Beigel a trouvé des organes de cette espèce 8 fois sur 350 examens. Il étaient toujours situés au niveau du hile de l'ovaire, sur la ligne de démarcation du péritoine (ligne de Waldeyer) et ils variaient en volume, de celui d'un grain de chénevis à celui d'une petite cerise (environ 8 millim.). Ils possédaient généralement un pédicule grêle, et le plus souvent on les trouvait réunis autour d'un même ovaire. Les sujets sur lesquels on les a trouvés étaient de tous les âges, et l'organe était constitué par du véritable tissu ovarien.

Waldeyer a décrit un cas dans lequel il a trouvé jusqu'à six de ces ovaires surnuméraires ou accessoires, comme il les appelle; mais il les regarde, dans quelques cas, comme des excroissances de l'ovaire dans les dernières périodes de son développement. Il les nomme *Nebeneierstocke*, ce qui permet de lui objecter que les écrivains allemands ont déjà appliqué ce nom au parovarium. En le faisant ils ont, cependant, commis une erreur, et je crois que Waldeyer a raison sur ce point.

Ces ovaires accessoires montrent, par l'accroissement actif de leurs follicules, qu'ils ont une importance physiologique très nette.

Avant d'entreprendre les sujets difficiles et complexes du développement et de la structure intime de l'ovaire, il me faut dire quelques mots de l'oviducte et de cet organe représentatif, le parovarium, car ils ont tous deux une grande importance dans les maladies qui appartiennent réellement à l'ovaire ou qui peuvent simuler les véritables maladies de l'ovaire.

Dans quelques ordres inférieurs de poissons (les ganoïdes) les ovaires laissent tomber leurs œufs, aussitôt qu'ils sont mûrs, dans la cavité péritonéale, d'où ils s'échappent par les pores abdominaux, pour être fécondés au dehors, par le sperme versé par le mâle, comme chez tous les poissons. Dans ces cas, il y a une libre communication entre la cavité péritonéale et l'eau extérieure. Dans les ordres plus élevés, les ovaires sont des glandes tubulaires, les tubes se continuant, comme les oviductes, avec l'extérieur, et s'ouvrant au-dessus et en arrière de l'anus. Chez tous les autres vertébrés, il y a un orifice entre l'oviducte et l'ovaire; et plus nous montons dans la classe des animaux à écailles, plus complexe devient l'oviducte, jusqu'à ce que nous arrivions aux marsupiaux et aux mammifères, chez lesquels une partie de ce conduit est destinée spécialement à la rétention de l'embryon jusqu'à ce qu'il soit plus ou moins en état de mener une existence indépendante.

A une période jeune de la vie embryonnaire chez les mammifères, les reins primordiaux (corps de Wolff) sont chacun symétriquement pourvus d'un conduit, le canal de Wolff, qui passe en arrière le long du bord externe de la glande correspondante et s'ouvre postérieurement dans le sac allantoïdien. Un peu plus tard, un autre conduit apparaît sur la face antérieure de chacun des corps de Wolff, mais reste, sur toute son étendue, distinct de cette glande et n'est jamais fonctionnellement uni à elle. S'étant reporté en arrière de la glande, il se met bientôt en contact avec le canal de Wolff, et ils forment par leur réunion le cordon génital. Les conduits de Müller s'ouvrent à leur extrémité antérieure dans la cavité pleuro-péritonéale, et postérieurement dans le sac allantoïdien. Chez le mâle, les canaux de Wolff persistent et forment ultérieurement les *vasa deferentia*, tandis que les conduits de Müller s'atrophient excepté dans une petite portion qui persiste, la *vésicule prostatique*, ou utérus mâle.

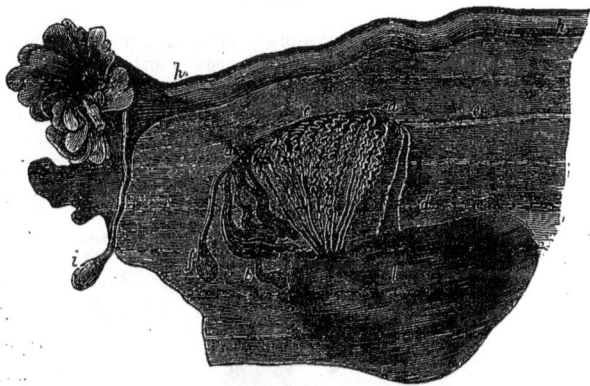

FIG. 6 (d'après Kobelt) . — Vue d'arrière en avant de l'oviducte et du parovarium ; *a, a*, pyramide inversée formée par les tubes contournés du parovarium ; *b*, tubules externes, en forme de bouteille, et souvent dilatés en kystes ; *c*, canal de Wolff atrophié, ou canal de Gaertner, *f*, bulbe terminal du canal de Wolff, connu sous le nom d'organe de Rosenmüller, *h*, trompe de Fallope ou canaux altérés de Müller ; *i*, bulbe terminal de ce même canal, connu sous le nom d'hydatide de Morgagni chez l'homme.

Chez tous les animaux, excepté les mammifères didelphes et les monodelphes, les conduits de Müller ne subissent aucune autre modification de grande importance morphologique, sauf chez les oiseaux, où le conduit droit s'atrophie de très bonne heure et où le gauche seul persiste. Mais chez les mammifères monodelphes,

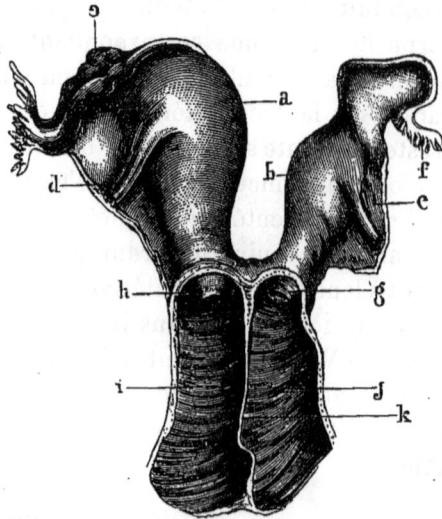

FIG. 7. — Utérus et vagin double (utérus didelphis) (d'après Ollivier, femme de 42 ans, ayant eu cinq grossesses) (Soc. de Biol. 1872). *a*, cavité droite ; *b*, cavité gauche ; *c*, ovaire droit ; *d*, ligament rond droit ; *f*, trompe gauche ; *e*, ligament rond gauche ; *j*, vagin gauche ; *h*, col du côté droit ; *i*, vagin droit ; *k*, cloison séparant les deux vagins.

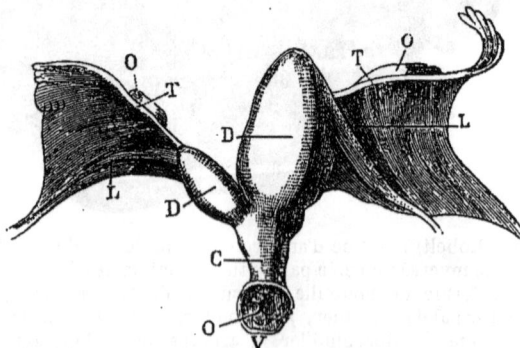

FIG. 8. — Utérus duplex chez une femme ayant succombé six semaines après l'accouchement (d'après J. Cruveilhier) : O O, ovaires ; T T, trompes ; DD, cornes utérines dont l'une beaucoup plus développée avait contenu le fœtus ; C, col unique ; O, orifice externe ; V, vagin unique ; L L, ligaments ronds.

les deux conduits s'unissent à une faible distance de leur ouverture postérieure, et alors, par suite de la disparition de la paroi d'union, forment un vagin avec deux ouvertures utérines ;] ou, par une nouvelle réunion, forment un vagin unique et un utérus unique dans lequel s'ouvrent les deux trompes de Fallope, ces

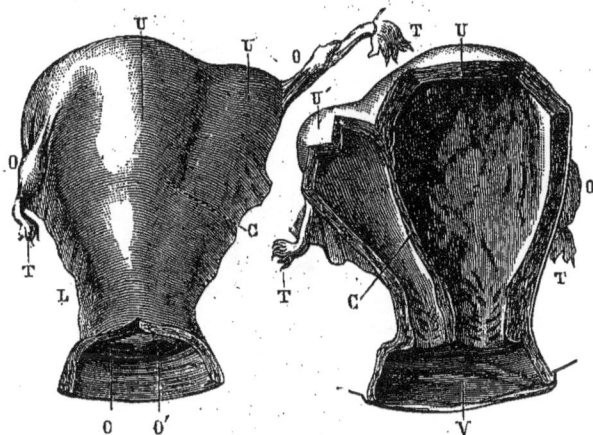

FIG. 9. — Utérus septus, peu de jours après l'accouchement (J. Cruveilhier). Utérus double, vagin unique.

trompes étant les survivantes, chez les mammifères plus élevés, des deux conduits de Muller, et conservant leur ouverture dans ce qui était la cavité pleuropéritonéale avant sa division par le

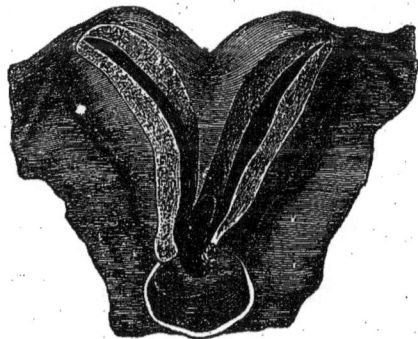

FIG. 10. — Utérus bifide. (Playfair).

diaphragme. Chez quelques mammifères didelphes, les deux tubes restent séparés sur toute leur étendue, formant deux vagins, deux utérus et deux trompes de Fallope, et on trouve parfois occa-

sionnellement chez les femmes, comme réversions, des exemples
de ces différentes variétés qu'on observe chez les animaux dont
nous venons de parler.

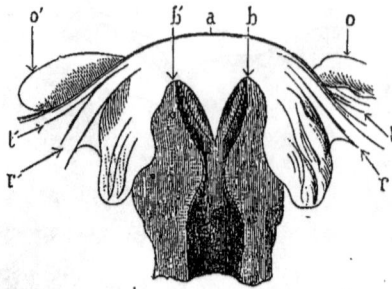

FIG. 11. — Utérus subseptus (J. Cruveilhier) : *a*, fond de l'utérus présentant
antérieurement son aspect normal ; *b b'*, cavité utérine divisée en
deux par une cloison médiane ; *o o'*, ovaires ; *t t'*, trompe ; *r r'*, ligaments ronds.

Chez les mammifères femelles, les canaux de Wolff disparaissent presque entièrement dans la plupart des espèces, et ils ne
sont représentés d'une façon permanente et constante que par
un organe, en apparence privé de fonctions, l'organe de Müller
(fig. 6 et 12). Lorsqu'ils survivent et persistent, ils sont connus
sous le nom de *canaux de Gaërtner* ; chez quelques mammifères,
comme chez la vache et le cochon, ils conservent un grand volume,
mais n'ont aucune utilité connue. Ils sont, au point où ils commencent en haut, en étroite relation avec l'organe de Rosenmüller,
(fig. 4) et ils se portent en bas, soit dans la substance de l'utérus,
soit près de lui, entre les lames des ligaments larges. Ils s'ouvrent
dans le sinus uro-génital de chaque côté du méat urinaire.
Dans des cas exceptionnels, on les trouve chez les femmes, et,
même pendant la vie, on peut voir nettement leur orifice au point
indiqué.

Lorsque, chez un embryon humain, la réunion des deux trompes
s'est faite sur une assez grande étendue pour former le canal
utéro-vaginal, la partie de la trompe qui reste est fortement pliée
en arrière et en dehors, et occupe par conséquent sa position normale presque horizontale. Elle quitte l'utérus au niveau de la
corne (orifice interne) ; dans cette partie de son trajet à travers
le tissu utérin, son calibre est très étroit. De ce point, elle s'étend

en dehors jusqu'à une distance qui varie, chez l'adulte, de 7 à 12 centimètres, et son diamètre s'accroît légèrement à partir du point où elle quitte l'utérus, et diminue de nouveau au niveau

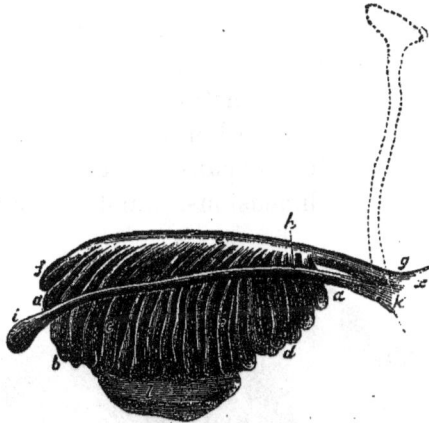

Fig. 12 (d'après Kobelt). — Corp. de Wolff et ovaire de l'embryon de la sixième semaine : *a, a,* tubules du corps de Wolff; *e,* canal excréteur *f,* bulbe terminal (organe de Rosenmüller); *h,* canal de Müller; *i,* bulbe terminal (voir fig. 6); *n,* sinus uro-génital dans lequel viennent s'ouvrir les deux canaux. La ligne ponctuée indique la position courbée du canal de Müller lorsqu'il est devenu la trompe de Fallope.

de l'orifice abdominal, ou elle s'ouvre dans l'infundibulum. Elle comprend trois couches, dont l'une est formée par le repli que fait sur elle le péritoine, comme nous l'avons déjà décrit. La plus grande partie de sa paroi est donc en contact direct avec la surface externe du péritoine. Une petite portion de la paroi est en rapport avec le tissu cellulaire, qui occupe l'espace situé entre les deux lames du ligament large et la face inférieure du tube (méso-salpinx) (fig. 3). La tunique moyenne est musculaire, elle consiste en une mince couche de fibres longitudinales, en dehors, et en une couche beaucoup plus épaisse de fibres circulaires, en dedans. Les fibres longitudinales, d'après mes propres observations, disparaissent entièrement vers la ménopause, ou aussitôt après. La surface interne ou muqueuse repose sur une série de replis longitudinaux délicats qui résultent de l'action des fibres musculaires, c'est une disposition exactement semblable à celle qui existe dans l'œsophage et l'urèthre.

La surface muqueuse de la trompe est tapissée par un épithélium à cils vibratiles, dont les mouvements sont dirigés vers l'utérus, et dont la fonction est certainement d'empêcher le passage des spermatozoïdes dans la trompe. S'il n'en était pas ainsi, la grossesse tubaire serait beaucoup plus fréquente qu'elle ne l'est. Le mouvement des cils aide aussi, cela n'est pas douteux, le passage de l'œuf à travers la trompe et empêche son adhésion à la paroi dans le cas où le spermatozoïde arriverait à prendre possession de l'œuf. Au niveau de l'orifice abdominal, la trompe s'étale en forme de trompette; l'expansion est constituée par des franges en lanières de deux dimensions, grandes et petites. Cet infundi-

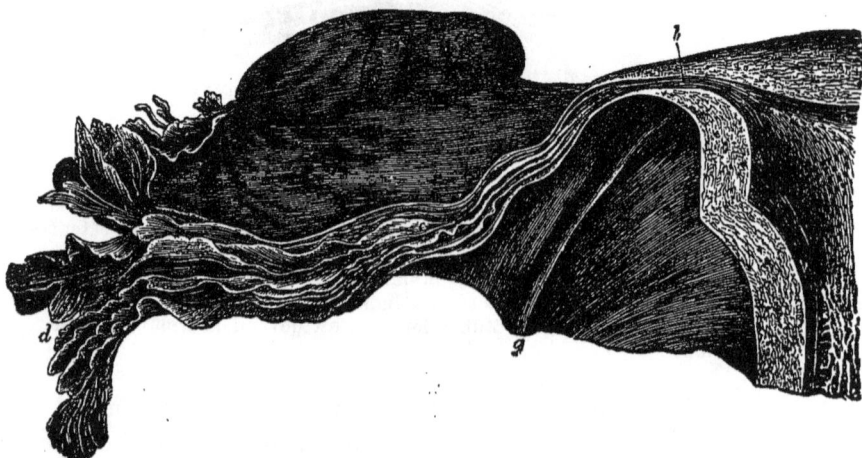

Fig. 13. — Trompe de Fallope ouverte : *a*, *b*, portion utérine de la trompe; *c*, *d*, replis de la membrane muqueuse ; *e*, ligament tubo-ovarien et franges ; *f*, ovaire ; *g*, ligament rond.

bulum (connu aussi sous le nom de *morsus diaboli* (*a*, fig. 2) est assez large pour embrasser environ un tiers de l'ovaire, et semble avoir une curieuse tendance à s'élargir à mesure que s'agrandit l'ovaire dans les conditions pathologiques. Les grandes franges sont assez irrégulièrement disposées les unes par rapport aux autres, et lorsqu'un follicule de Graaf est sur le point de se rompre, on dit que l'infundibulum s'applique sur la partie de l'ovaire où siège le follicule mûr et se fixe à la surface au moyen d'une légère adhérence cellulaire. S'il en est ainsi, il doit y avoir une influence sélective particulière et complètement inconnue

qui régit cette adhésion, mais c'est là certainement un mécanisme qui n'est pas d'une exactitude générale et constante ;
car j'ai fréquemment vu, pendant des sections abdominales,
des follicules qui étaient sur le point de se rompre, sur lesquels l'infundibulum n'était pas fixé. Dans un cas de ce genre,
l'œuf doit tomber librement dans la cavité péritonéale, et y périr
le plus souvent. Il y a des raisons de penser, cependant, que,
dans des cas exceptionnels, ils subissent un développement
kystique.

L'infundibulum est recouvert d'un épithélium de transition à
colonnes, et au niveau du bord des franges il se continue avec
l'épithélium squameux du péritoine, constituant le seul exemple
de l'union d'une séreuse avec une muqueuse — en fait, le seul
exemple d'une ouverture dans une cavité séreuse.

Dans les circonstances ordinaires, lorsque la trompe est en bon
état, sa cavité est remplie par une petite quantité de mucus visqueux, et pendant la menstruation ce mucus est remplacé par
du sang de couleur sombre habituellement et liquide. Une inflammation peut fermer l'un et l'autre orifices, et convertir la trompe
en un kyste, rempli de sérum (hydrosalpinx) ou de sang (hé-
matosalpinx) ou de pus (pyosalpinx), toutes conditions dont
j'ai vu un certain nombre de cas.

Normalement la trompe lâche est située en avant de l'ovaire,
et plutôt au-dessous de son niveau, se repliant autour de lui
jusqu'à ce que son infundibulum se tourne vers la ligne médiane et
en arrière, vers la surface postérieure de la glande. Cette courbure de la trompe peut être en réalité au-dessous de l'ovaire,
mais par rapport aux différentes parties du ligament large, elle
est naturellement au-dessus de lui. Du bord inférieur de l'orifice
de la trompe part le ligament tubo-ovarien, formé par l'une des
grandes franges (d, fig. 2) ; il semble servir de guide pour la
trompe dans ses mouvements vers l'ovaire. De la lèvre postérieure de l'entonnoir pend le bulbe terminal du conduit de Müller,
bien qu'il n'existe pas toujours.

Le parovarium est le vestige de l'organe tubulaire du rein primordial, ou corps de Wolff. Il est situé entre les deux lames du
ligament large, entre le bord supérieur et externe de l'ovaire et la
trompe de Fallope. Il a la forme d'une pyramide (fig. 6), dont le

sommet s'applique à l'ovaire, mais n'y est pas fixé. Les tubes varient beaucoup en nombre — de trois ou quatre à trente. Leurs extrémités sont toujours fermées en cœcum ; ceux qui occupent le côté externe sont toujours les mieux marqués, et le plus externe forme le bulbe terminal ou organe de Rosenmüller. Si on dissèque soigneusement un bon spécimen de l'organe, on établira facilement que les tubes reposent lâchement dans le tissu cellulaire du ligament large et ne sont pas fixés à l'une ou l'autre de ses lames ou à l'ovaire. Cela explique un des traits caractéristiques de ces kystes de Wolff qu'il faut opérer. De l'angle supérieur et interne du parovarium part le canal atrophié de Wolff, — lorsqu'il est visible, ce qui n'est pas souvent le cas. Ce canal est si complètement atrophié que je ne pense pas que les tubules communiquent les uns avec les autres, comme ils le feraient s'il ne l'était pas.

Des trois couches du blastoderme, qui forment par des plis variés et très curieux, et par des tranformations de développement, la plupart des organes du corps, deux seulement — le mésoblaste et l'hypoblaste — prennent part à la formation des organes que nous considérons.

Le premier changement consiste en un arrangement des cellules qui s'irradiant d'un centre forment une lumière, qui se porte de sa surface dorsale à travers le mésoblaste, immédiatement sous l'épiblaste, et en dehors des protovertèbres, entre elles et la cavité pleuro-péritonéale. Cette cavité est alors tapissée par un épithélium qui plus tard le caractérise, et est alors connu sous le nom d'épithélium germinatif.

Chez le poussin, vers le deuxième jour, la trace du tissu cellulaire peut être suivie en bas sous l'aspect d'une crête distincte (Balfour), et il forme le canal primitif de Wolff. Chez les animaux, les changements sont probablement les mêmes ; mais pour des raisons qui sautent aux yeux ils n'ont pas été suivis d'une façon continue et on ne sait quand ils se produisent.

Le premier changement est l'apparition d'une masse cellulaire au dehors, dans la cavité pleuro-péritonéale, dans laquelle le corps de Wolff se forme, comme les reins permanents, par de petits tubes contournés, qui commencent dans les corps de Malpighi au niveau des glomérules vasculaires et s'ouvrent dans le canal. Sur cette masse cellulaire, repose l'épithélium germinatif de la cavité pleuro-péritonéale, qui va former l'ovaire sur le côté interne du corps de Wolff, c'est-à-dire le côté qui regarde vers la splanchnopleure. L'épithélium germinatif garde son caractère à colonnes et s'épaissit en plusieurs couches de cellules; le mésoblaste au-dessus de lui s'épaississant aussi, une éminence distincte se trouve constituée sous forme de plaque ou raie fusiforme blanche, qui s'étend au début sur toute l'étendue du corps de Wolff, mais qui

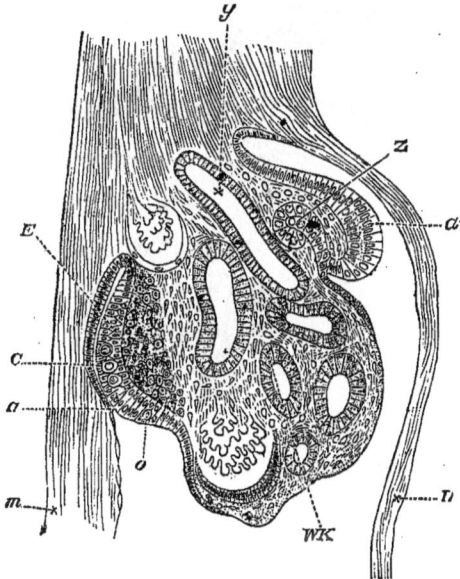

Fɪɢ 14 (d'après Balfour). — M, mésentère; L, somatopleure; a', portion de l'épithélium germinatif qui évolue pour former le canal de Müller (z); a, portion épaissie de l'épithélium germinatif dans laquelle les ovules primitifs (C et O) sont situés; e, mésoblaste modifié, qui formera le stroma de l'ovaire; w, k, corps de Wolff; y, canal de Wolff.

se restreint plus tard à sa partie supérieure ; on trouve parmi les cellules de la couche germinative les ovules primitifs, qui se développent par différentiation des cellules épithéliales. Ce changement s'effectue chez le poussin vers la dix-neuvième heure de l'incubation, et à ce moment il est possible d'établir quel est le sexe. Chez l'embryon humain il n'est pas possible de faire la différence avant la cinquième ou la septième semaine , les auteurs différant quant au moment exact.

La structure de l'ovaire primitif consiste en une couche superficielle d'épithélium germinatif (*g, e,* fig. 15) et en un tissu
placé au-dessous d'elle qui forme la grande masse de la glande.

L'épithélium germinatif forme une lame épaisse d'environ 0,003
à 0,004 mill., présentant deux ou trois couches de cellules ayant
des noyaux granuleux. La couche la plus externe est constituée

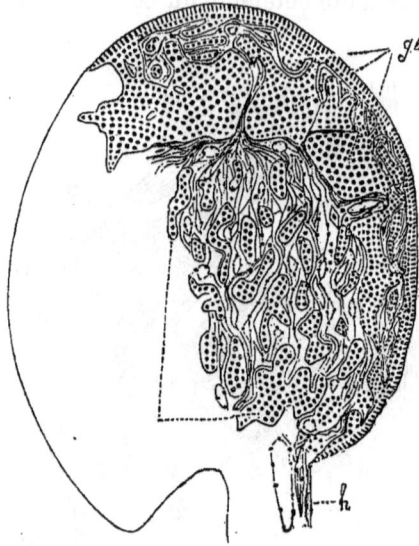

FIG. 15 (d'après Balfour). — *G, e,* épithélium germinatif; *t,* trabécules; *h,* hile avec
un canal.

par des cellules plus allongées que les autres, et ayant un noyau
plutôt ovoïde qu'arrondi. Les cellules de cette couche, quoique
variant de volume, ont une plus grande provision de protoplasma.

Le tissu du corps de la glande consiste principalement en cellules épithéliales disposées en colonnes, qui se colorent plus fortement avec l'acide osmique que celles de la couche germinative;
elles possèdent des noyaux arrondis et une quantité beaucoup
moindre de protoplasma. Entre ces colonnes court un stroma
vasculaire, formé de cellules fusiformes et nucléées (*t,* fig. 15)
Ce tissu reste invisible pendant tout le cours du développement
de l'ovaire, jusqu'à une époque relativement tardive de la vie, et

pendant les premières périodes on peut aisément supposer qu'il prend une part importante au développement de l'œuf, ou qu'il est une partie de l'épithélium germinatif dont il n'est qu'accidentellement séparé par une ligne de démarcation bien marquée. Dans ce tissu et à la base de l'ovaire, on voit un certain nombre de canaux qui ont donné naissance à cette idée avancée par Pflüger, que

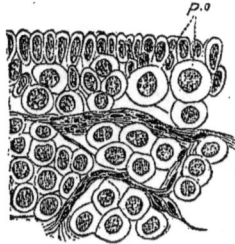

Fig. 16 (d'après Balfour). — : P, o, ovules primitifs; t, a, tunique albuginée; c, e, épithélium central.

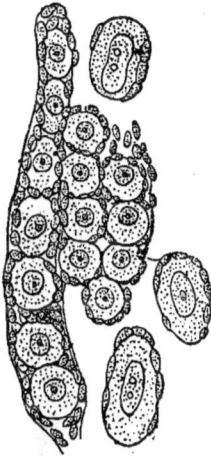

Fig. 17. —Tubes de Pflüger d'un fœtus humain de sept mois.

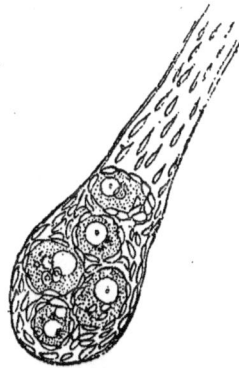

Fig. 18. — Tube de Pflüger de l'ovaire d'une femme de vingt-deux ans, renfermant de jeunes follicules primitifs (Balbiani).

l'ovaire se développait comme une glande en tube. Cette idée a été presque universellement abandonnée, et dans nos propres recherches, je n'ai rien vu qui puisse autoriser à la prendre en sérieuse considération. Ces petits tubes proviennent certainement des corps de Malpighi, des organes de Wolff, et en sont de simples survivants.

L'épithélium germinatif s'accroît rapidement en épaisseur par division de ses cellules, et le stroma vasculaire augmente beaucoup en quantité, au point que le tissu épithélial présente des sortes de rayons formés par les trabécules vasculaires, qui sont disposés

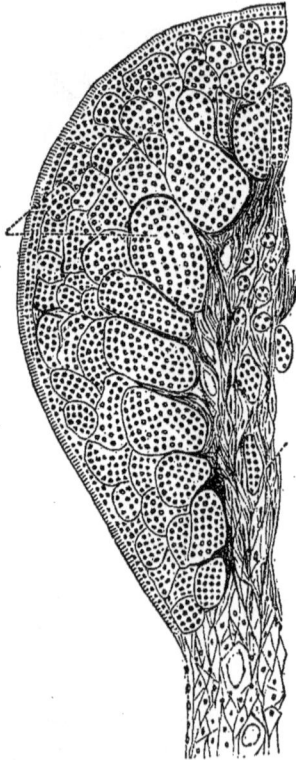

Fig. 19 (d'après Balfour). — *G, e,* épithélium germinatif en 3 couches; *h,* hile avec ses canaux *c, c.*

de façon à diviser imparfaitement l'épithélium en deux couches, séparées par un espace occupé par du tissu connectif et des vaisseaux sanguins. La partie externe est relativement mince et est formée par une double rangée superficielle de cellules à colonnes, et une ou deux rangées de cellules plus arrondies, parmi lesquelles on peut reconnaître les ovules primitifs (*p, o,* fig. 16) à leur

volume, leur noyau granuleux, leur réticulum caractéristique
leur abondant protoplasma. La couche interne est beaucou
plus épaisse et formée de grandes masses de cellules arrondie
et les deux couches sont unies par de nombreux trabécules, l
stroma, qui dans la suite, donnera naissance à la capsule de tiss
connectif ou *tunique albuginée* de l'ovaire adulte.

Ultérieurement, dans le cours du développement, l'épithéliun
germinatif devient encore plus épais, il peut atteindre 38 millim.
et se divise en trois couches distinctes (*g, e,* fig. 19,). Elles consis
tent en une couche externe ayant une épaisseur moyenne d
3 millim. ; une couche moyenne de petits nids, d'environ 1 millim
d'épaisseur ; et une couche interne de g ands nids, qui a une épais

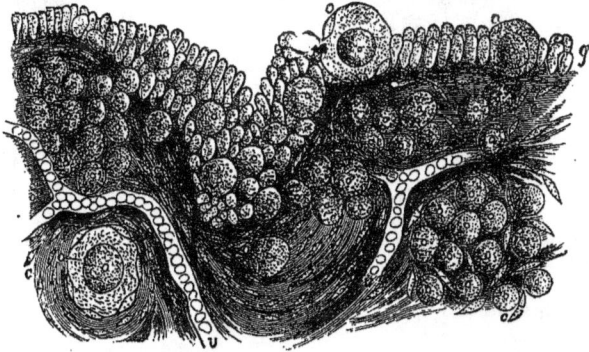

Fig. 20.— Coupe verticale de l'ovaire d'un fœtus humain (d'après Foulis):
g, g, épithélium germe avec des ovules en voie de développement;
s, s, stroma ovarien; *v, v,* capillaires sanguins. Au centre de la figure,
on voit l'évolution de l'épithélium germe et à la partie inférieure
gauche, un ovule primordial entouré des corpuscules du tissu connectif.

seur moyenne de 23 millim. Dans ces trois couches, l'épithélium
a subi d'importantes modifications. La plus grande partie du contenu granuleux du noyau des cellules est devenue claire, l'autre
partie restant comme une masse teintée par des matières colo-
rantes très sombres, et prenant un peu plus tard un aspect étoilé ;
ces deux formes montrent les périodes granuleuses et étoilées du
noyau. Plus tard la masse nucléaire forme un réticulum très beau,
comme on le voit dans les spores des algues.

Ainsi que je l'ai déjà dit, quelques-unes des cellules augmentent

de volume, elles sont regardées comme des ovules primitifs et
elles s'accroissent en nombre. D'autres cellules diminuent de
volume, et prennent une forme ovale; leur noyau garde ses
caractères primitifs et ne passe pas par les changements décrits
plus haut. Ces cellules forment ultérieurement l'épithélium du
follicule de Graaf. On peut les voir se ranger autour de l'ovule
primitif qui vient d'être formé. Au niveau du hile de l'ovaire les
petits tubes (c, c, fig. 19) ont à ce moment presque disparu.

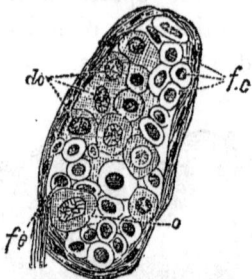

Fig. 21 (d'après Balfour). — Nid de la
couche moyenne, montrant la formation de l'épithélium folliculaire : o,
ovule primitif ; f, e, cellules formant
l'épithélium folliculaire ; d, o, cellules
qui disparaissent.

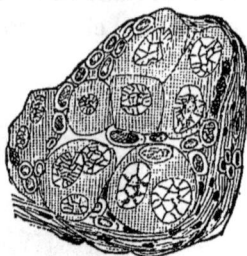

Fig. 22
(d'après Balfour).
Nid épithélial typique.

L'ovaire augmentant de volume, la couche la plus externe des
éléments épithéliaux est séparée de plus en plus des cellules fusiformes par le stroma, les nids de la couche moyenne deviennent
plus petits, et finalement, la constitution et la formation des
follicules de Graaf se complètent, et dans le nid d'épithélium typique, on peut voir des follicules bien formés avec des ovules permanents, complètement enfermés dans une cavité remplie par du
liquide et tapissée par un épithélium; des ovules plus petits non
encore enfermés (d, o, fig. 21); des cellules plus petites (b, c,)
dont le noyau est modifié, et dont la destination est douteuse;
enfin de petites cellules (f, e,) évidemment destinées à former
l'épithélium folliculaire. L'inspection d'un seul de ces nids, dit
M. Balfour, et en cela je suis absolument de son avis, est suffisant
pour montrer que l'épithélium folliculaire dérive de l'épithélium
germinatif et non du stroma ou du tissu tubulifère.

En ce qui touche aux petites cellules à noyaux modifiés, M. Balfour émet trois hypothèses, et pense qu'elles peuvent avoir trois destinations : elles peuvent devenir les cellules de l'épithélium folliculaire ; elles se développent dans l'ovule ; ou elles

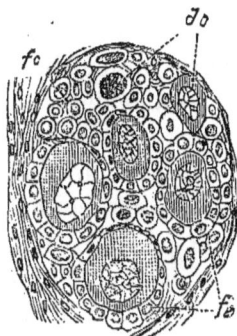

Fig. 23. — Développement ultérieur des éléments qu'on voit sur la figure 21.

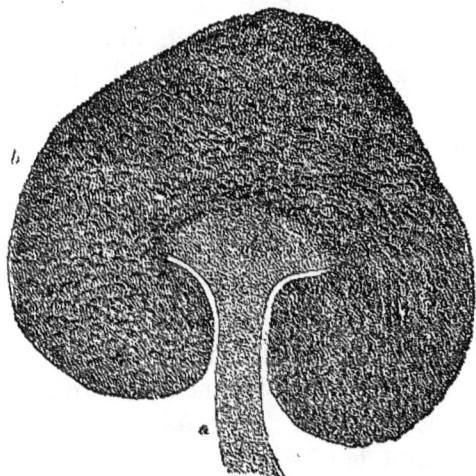

Fig. 24. — Coupe de l'ovaire d'un embryon humain au troisième mois (d'après Kölliker) légèrement amplifié : a, mésovarium ; a', stroma vasculaire du hile ; b, substance glandulaire. × 50.

sont absorbées comme une sorte d'aliment par l'ovule qui se développe.

Les follicules isolés sont formés par des excroissances du stroma de tissu connectif, éliminées des follicules bien conformés d'un nid. On ne les trouve qu'au niveau du bord le plus interne de l'épithélium germinatif. Cela s'accorde avec ce qui a déjà été si souvent noté sur l'ovaire des mammifères, à savoir que les ovules les plus avancés doivent être rencontrés en allant de dehors en dedans.

Dans le développement ultérieur de l'ovaire, le pseudo-épithélium est formé par une simple couche de cellules à colonnes contenant une quantité relativement minime de protoplasma. Dans son épaisseur on trouve un nombre considérable d'ovules en train de se développer. Une couche de tissu connectif, l'albuginée, existe au-dessous du pseudo-épithélium, qui contient quelques petits nids avec de très jeunes ovules permanents. Dans la couche des nids de volume moyen située au dedans de l'albuginée, les ovules ont tous pris la forme définitive, et sont pourvus d'un nucléole et de petits corps granuleux. La plupart d'entre eux ne sont pas pourvus d'un revêtement folliculaire, mais autour d'eux se trouvent de nombreuses petites cellules, provenant nettement de l'épithélium germinatif, qui sont destinées à former le follicule (fig. 23). Dans la couche la plus interne de l'épithélium germinatif, les contours des grands nids primitifs sont encore visibles, mais beaucoup de ces follicules ont été éliminés par excroissance du stroma.

Les conclusions générales des recherches de M. Balfour sont que toute la portion de l'ovaire qui contient des ovules est réellement l'épithélium germinatif épaissi, et qu'elle diffère de la plaque épaissie primitive ou de la couche d'épithélium germinatif, principalement par ce fait qu'elle est réduite en une sorte de réseau par suite de l'accroissement du stroma vasculaire.

On voit donc que la formation des véritables follicules de Graaf se produit de très bonne heure dans l'histoire de la vie de l'ovaire, longtemps avant la naissance de l'enfant, fait qui a été démontré par Valisneri en 1833 mais auquel on n'a guère fait attention jusqu'à ce que les écrivains Carus (1837) et Ritchie (1842) aient attiré l'attention sur ce sujet très intéressant. Depuis lors il a été plus complètement étudié par beaucoup d'observateurs et finalement par F.-M. Balfour, qui, à mon avis, l'a définitivement mis en lumière. Le grand intérêt que cela présente pour les chirurgiens c'est que la distension hydropique de ces follicules produit quelquefois chez de très jeunes enfants des tumeurs de l'ovaire; et M. Cullingworth, de Manchester, a publié une observation très intéressante d'un cas dans lequel une tumeur ovarienne indubitable existait chez un enfant nouveau-né, et Virchow cite des cas semblables. Par suite de l'amabilité de M. Cullingworth, j'ai pu examiner sa pièce et je me suis convaincu de la parfaite exactitude de la description.

M. De Sinéty a fait une observation très intéressante; il a été frappé de la fréquence des ovaires en apparence kystiques chez les enfants au moment de la naissance, et particulièrement quelques

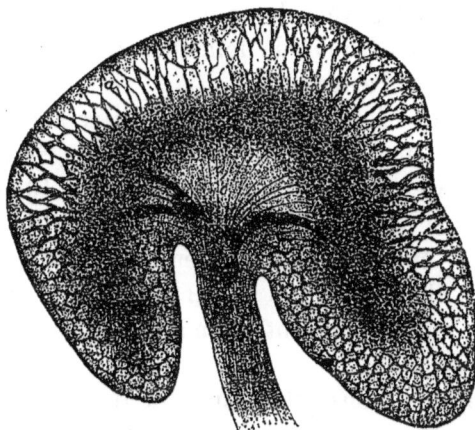

FIG. 25. — Coupe de l'ovaire d'un embryon humain à six mois : *a*, couche épithéliale externe; *b*, couche épithéliale interne; *c*, stroma vasculaire du hile; *d*, mésovarium. × 50.

jours après; et il a trouvé que, dans la grande majorité des ovaires des enfants arrivés près du terme, ou qui sont morts peu de jours après la naissance à terme, des follicules de Graaf sont visibles à l'œil nu, si on fait des coupes des ovaires.

Il dit aussi que ces grands follicules arrivés à une certaine période de développement commencent à disparaître, et que la marche de leur rétrogression et les différentes phases des cicatrices qu'ils laissent derrière eux peuvent être suivies. Il attire l'attention sur le fait, bien connu, qu'il est fréquent de voir une légère augmentation de volume des seins chez les enfants nouveau-nés non seulement du sexe féminin mais encore du sexe mascu-

lin, et la sécrétion d'un liquide laiteux. Cela disparaît généralement en quelques jours et la glande reste en repos jusqu'à la
puberté chez les filles et pendant toute la vie chez les garçons. Il
pense que l'activité ovarienne est associée à l'effort mammaire
prématuré et il cite Merkel (Ueber die Entwicklung im inneren
der Samenkanaelchen, *Archiv. für Anatomie und Phys.* 1872) à propos du fait qu'on peut observer chez le nouveau-né mâle une prolifération considérable de l'épithélium du testicule, en même
temps que l'apparition dans cet organe de cellules rondes semblables à celles dont dérivent plus tard les spermatozoïdes, et
que ces cellules disparaissent rapidement après la naissance, et
ne sont plus trouvées de nouveau avant la puberté. De même, de
Sinéty n'a pas trouvé de follicules ovariens développés pendant
les années de l'enfance.

Les observations d'Haussmann, faites sur 84 examens, confirment complètement les conclusions de de Sinéty. Il a trouvé des
follicules prématurément développés chez 10 pour 100 des ovaires
examinés et il émet cette idée importante qu'une condition semblable, en épuisant le stock des ovules ou en détruisant prématurément l'activité des ovaires, pourrait être une cause à
laquelle jusqu'à présent on n'avait pas songé, d'aménorrhée et
de stérilité.

Ces observations jettent un jour très intéressant sur la théorie
parthogénétique du développement des kystes dermoïdes qui a été
émise par Ritchie et que j'ai plus complètement exposée au chapitre convenable.

L'activité ovarienne semble cesser vers le troisième mois,
car, après cette époque, quoiqu'on puisse découvrir des follicules de Graaf mûrs par l'examen microscopique, ils sont rarement assez volumineux pour qu'on puisse les voir à l'œil
nu; les bandes de tissu connectif, ainsi que les cellules fusiformes s'accroissent en étendue, et la tunique albuginée devient
plus nette, en sorte qu'au septième mois l'ovaire présente toutes
les apparences qu'il a avant la puberté, et jusqu'à ce moment il
y a fort peu de choses à ajouter à l'histoire de la glande. Le seul
point qu'il reste encore à établir, et pour l'établissement duquel
je n'ai encore trouvé aucune preuve, est de savoir si oui ou non
les follicules prématurés de Graaf se rompent quelquefois et

rejettent leur noyau dans la cavité péritonéale. Il est assez pro-bable qu'ils le font, pour des raisons que j'ai données lorsque j'ai parlé des ovules égarés.

Que la plupart des follicules de Graaf ainsi produits, qu'un très grand nombre de ceux qui se développent chez l'adulte y compris beaucoup de ceux qui atteignent presque la maturité, meurent sans se rompre et sans rejeter leur noyau ovulaire, cela a été prouvé par les observations de tous ceux qui ont écrit sur l'ovaire, et j'ai déjà indiqué d'après les travaux de Balfour, quelles pou-vaient être leurs différentes destinées dernières.

Dans un mémoire très remarquable du Dᵣ Creighton, de Cam-bridge, publié dans le 30ᵉ volume du *Journal d'anatomie et de physiologie*, l'auteur semble s'appliquer à répondre à la question : que deviennent les follicules dans lesquels les ovules sont morts? Les conclusions qu'il donne sont telles que je ne peux pas encore me résoudre à les accepter, car, parmi les centaines de coupes d'ovaires de différents animaux, je ne puis trouver dans une seule les éléments qu'il décrit, et les aspects qu'il figure me semblent tels qu'ils peuvent provenir de particularités dans la préparation des coupes et dans leur direction.

Je puis admettre, par exemple, les aspects A, B, C et D, fig. 15, comme étant des coupes ou des tranches du sommet d'un follicule de Graaf, et le dessin G peut de même être une tranche d'un corps jaune, comme peut l'être aussi la figure F; mais je dois dire qu'il m'est absolument impossible de suivre le raisonnement qui nous amènerait à regarder ces formes comme étant les homologues, en quelque sorte, de la substance corticale u corps suprarénal figuré en H. Ce mémoire mérite d'être lu car il est rempli de renseignements d'une indubitable valeur, et il se peut que quelques-unes des conclusions du Dᵣ Creighton pui ssent recevoir une approbation plus entière que celle que je leur donne; c'est pourquoi, afin d'attirer l'attention sur elles, vais-je les résumer ici, autant qu'elles traitent de la destinée des follicules de Graaf morts.

La substance de l'ovule, comprenant le vitellus, la vésicule ger-minative et la tache germinative, disparaît, et on trouve la membrane périphérique ou vitelline plus ou moins vide et reve-nue sur elle-même, sous forme d'une forte vésicule, à paroi épaisse,

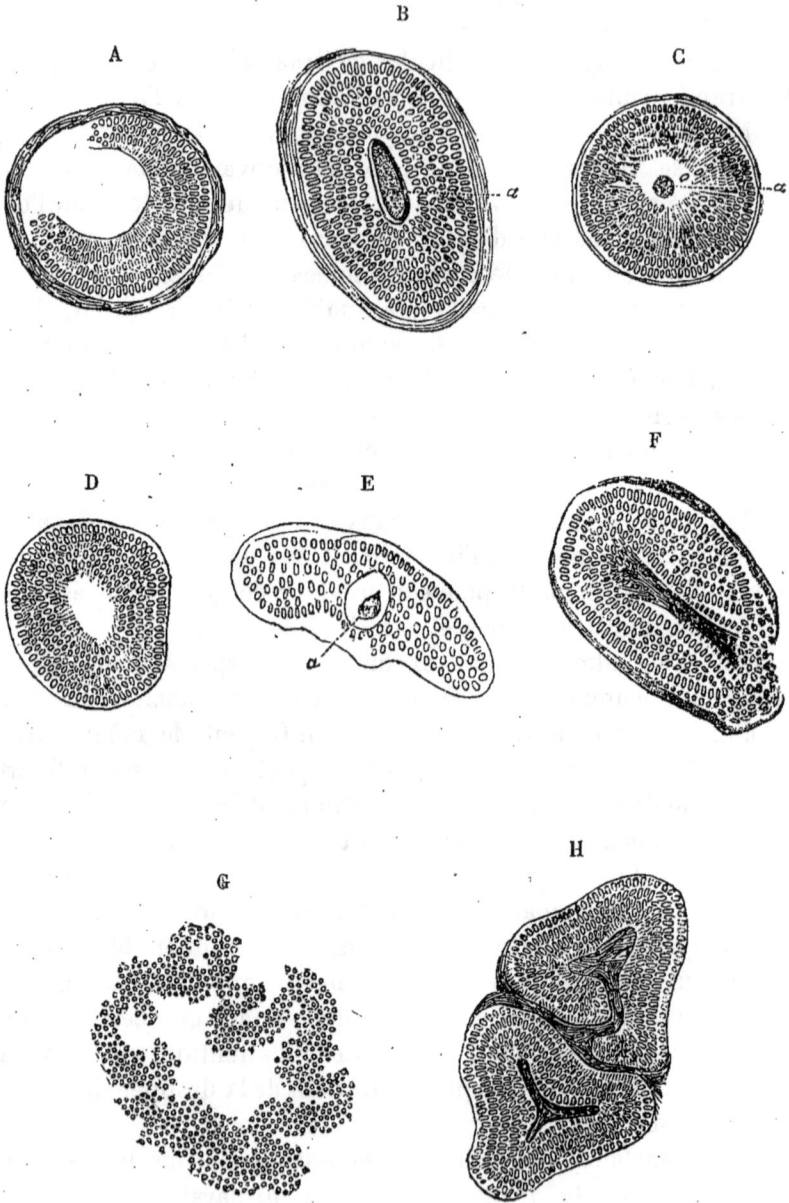

Fig. 26.

Différents états par lesquels passent les follicules de Graaf dans leur vieillesse.

de structure homogène, de couleur jaunâtre, de forme ovoïde et un peu plissée.

Cette épaisse membrane résiste aux influences qui amènent la disparition du vitellus et de la vésicule germinative, et il est difficile de découvrir ce qu'elle devient dans la suite. Quoi qu'il en soit, dans les dernières périodes de la vieillesse du follicule de Graaf, on ne peut plus le distinguer, et sa place n'est plus marquée que par la ceinture d'épithélium folliculaire qui persiste. Le sort de la zone entourante d'épithélium est en contraste marqué avec celui de l'ovule qu'elle entoure ; à mesure que le dernier se ratatine et s'affaisse, la zone épithéliale prend des caractères absolument définitifs et fixes, au moyen desquels il est toujours facile de la reconnaître au milieu du stroma ovarien. La figure 26 montre les différentes périodes par lesquelles passe le follicule dans sa vieillesse. Le follicule A est un exemple des changements les plus fondamentaux. L'ovule manque au centre, et la zone d'épithélium folliculaire persiste sur un côté ; le point le plus important à observer est la forme des cellules épithéliales.

L'épithélium folliculaire ne présente pas, pendant les premières périodes de la vie, les caractères habituels d'un épithélium : les cellules sont arrondies et presque nucléaires ou ne possèdent pas de substance cellulaire. Par les méthodes ordinaires de préparation, et sous un grossissement moyen, elles se montrent sous forme de noyaux nus, absolument comme le font dans les mêmes circonstances les cellules lymphoïdes d'une glande lymphatique. Lorsque le follicule est rompu, l'épithélium devient plus cylindrique ; c'est au niveau des deux pôles du noyau et non uniformément tout autour de lui que se collecte le protoplasma. Cet allongement de l'épithélium, qui n'est jamais très prononcé dans le follicule destiné à expulser son ovule dans le temps ordinaire, devient tout à fait sensible lorsque l'ovule périt dans la cavité. On voit alors que les cellules sont considérablement allongées (comme dans la fig. 26, A.) et sont devenues cylindriques, en B et en C. On peut voir en même temps l'allongement de l'épithélium et le ratatinement correspondant de l'ovule ; en A, au centre de chaque follicule, se trouve la zone la plus épaisse et la moins organisée de l'ovule, qui semble comprimée et envahie par les cellules radiales allongées de l'épithélium folliculaire. En même temps, les extrémités des cellules cylindriques qui s'embranchent sur la zone semblent avoir acquis un lien commun d'union, une sorte de basement membrane. En D se trouve représentée une ceinture d'épithélium folliculaire altéré à la partie supérieure et sans aucune trace d'ovule à son intérieur. Le follicule E est un exemple de l'aspect peut-être le plus commun d'une ceinture d'épithélium survivant après l'avortement et la disparition de l'ovule; la ceinture circulaire (sur une coupe) est devenue tout d'abord presque droite et la zone ratatinée de l'ovule se trouve située en avant d'elle sous la surface et presque dégagée d'elle. Les différentes formes de la ceinture de l'épithélium folliculaire dépendent en partie du plan de la coupe ; mais il n'est pas douteux que la ceinture d'abord circulaire (comme cela se voit sur une coupe) se relâche et prend la forme d'un cylindre légèrement courbe, dont la concavité peu marquée correspond à l'espace central primitif qu'occupe l'ovule. La figure F montre la ceinture d'épithélium doublée entourant une colonne de tissu connectif qui sort de sa concavité. Ces différentes conditions de l'épithélium folliculaire semblent appartenir aux follicules qui ne se sont pas beaucoup développés ; l'ovule a exactement rempli l'espace central et le liquide folliculaire ne s'est pas produit. Il y a cependant des follicules avortés de beaucoup plus grande dimension, comme celui qui est représenté en G ; dans ce cas, la ceinture extensible de l'épithélium fait des plis et il faut en outre noter que l'allongement des cellules épithéliales est à peine perceptible et qu'il n'y a pas de basement membrane uniforme, soit à la face externe, soit à la face interne de la ceinture.

Les éléments corticaux particuliers des corps suprarénaux et leur position par rapport au reste de l'organe peuvent être aisément démontrés sur une coupe quelconque bien préparée du tissu suprarénal du cheval. La figure 26, H, est une vue à un faible grossissement d'une coupe de ce genre faite perpendiculairement à la surface. Le stratum le plus externe est une zone de tissu connectif d'une épaisseur considérable. Immédiatement au-dessous d'elle vient la zone d'éléments particuliers dont nous avons parlé plus haut.

Ce sont ces corps corticaux particuliers suprarénaux que la

Dr Creighton regarde comme les homologues des restes des follicules de Graaf de l'ovaire, dont les ovules ne se sont pas rompus
et ont péri. Il en conclut que « la ressemblance morphologique entre les éléments de l'ovaire et ceux des corps suprarénaux
est non seulement étroite mais encore complète ». Je dois dire,
avec toute la déférence due à l'œuvre d'un observateur si distingué que, d'après moi, cela n'est pas encore suffisamment
démontré.

LES OVAIRES A LA PUBERTÉ

Ce qui a déjà été dit sur le développement et sur la maturation
des follicules de Graaf avant la puberté constitue un des nombreux
arguments qui militent en faveur de cette idée que la menstruation et l'ovulation sont deux fonctions entièrement distinctes et
on peut en donner un grand nombre d'exemples. L'opinion
émise par Robert Barnes, que, si on extirpe les ovaires ou s'ils
s'atrophient, la menstruation ne reparaît pas, est inexacte; et son
assertion que la première déhiscence ovulaire correspond avec la
première apparition des règles est également inexacte. Il est
absolument certain que l'ovulation n'est nullement une fonction
périodique, prise dans le sens de mensuelle, et le fait que ce
n'est pour ainsi dire que dans la race humaine qu'on observe un
écoulement périodique par l'utérus suffit à démontrer que ce n'est
pas dans les ovaires qu'il nous faut chercher la cause de ce phénomène curieux et qui soulève des objections, auquel personne
n'a encore assigné un but utile. Nous ne savons où réside cette
cause, mais ce qui est tout à fait certain, c'est que, si elle persiste
pendant des mois, dans certains cas, après l'enlèvement des
deux ovaires, ce ne peut être dans ces glandes. — Elle ne réside
pas non plus dans l'utérus, car dans la plupart des cas l'enlèvement des deux ovaires arrête immédiatement la fonction; et
dans les quelques cas où j'ai enlevé des ovaires non développés, l'arrêt s'est toujours produit immédiatement, lorsque
j'ai été obligé d'enlever en même temps les trompes. Je soupçonne donc de plus en plus que nous trouverons dans l'excitation
mensuelle des trompes, ou dans leur structure, la source réelle
de l'écoulement mensuel par l'utérus.

Il est absolument certain que personne n'a encore rapporté un cas dans lequel on ait vu la trompe fixée sur l'ovaire avant ou après la période menstruelle pendant la vie comme elle l'est pendant cette période. Cependant l'ovulation se produit avant la puberté et après la ménopause. Le changement de volume et de vascularité des trompes à la puberté, leur diminution à la ménopause, le commencement et la cessation de leurs mouvements, forment les plus curieux de tous les caractères remarquables de ces changements fonctionnels, et sont absolument suffisants pour montrer soit que les trompes sont d'une façon très nette sous la même influence périodique que celle qui détermine la production de l'écoulement menstruel, soit qu'elles en sont elles-mêmes la cause. Enfin, j'ai eu, pendant ces dernières années, l'occasion de voir les ovaires d'un certain nombre de femmes, dont j'ai eu à ouvrir la cavité abdominale pour différentes affections n'ayant pas de rapport avec une maladie des ovaires, et j'ai toujours trouvé que, pendant la menstruation, la trompe était fixée sur l'ovaire, qu'il y eut un follicule mûr au point d'adhésion ou non ; que les deux trompes étaient généralement fixées sur leur ovaire respectif, bien que sur l'un des ovaires on ne put découvrir aucune apparence d'ovisac mûr. J'ai très souvent vu un ovisac sur le point de se rompre, ou qui venait de se rompre, alors que la malade se trouvait au milieu de deux périodes menstruelles ; cela m'est très fréquemment arrivé, parce que je choisis toujours, quand je le peux, une époque intermédiaire à deux périodes pour opérer, et dans ces cas, je n'ai jamais trouvé de trompe fixée sur l'ovaire. Enfin, dans deux cas, j'ai enlevé les ovaires sur lesquels les trompes étaient fixées pendant la menstruation ; ni dans l'un ni dans l'autre cas il n'y avait d'ovaire à peu près mûr.

En raison de ces faits, et d'autres dont nous donnerons les détails dans un autre chapitre, je suis persuadé que l'ovulation est complètement indépendante de la menstruation, et *vice versa* ; que le trait caractéristique le plus important de la période menstruelle est le mouvement vers l'ovaire, de l'ouverture frangée de la trompe, et la saisie de la glande par le pavillon ; que cette saisie persiste à peu près pendant toute la période menstruelle, et que ce n'est qu'accidentellement qu'il y a un ovisac mûr dans la partie de l'ovaire qui est recouverte par l'une ou l'autre trompe et qu'une ovulation véritable, c'est-à-dire le passage de l'ovule dans l'utérus, se produit, et qu'il y a possibilité de conception. S'il n'en est pas ainsi, il est tout à fait impossible de comprendre comment les femmes mariées peuvent ne pas avoir une progéniture extrêmement nombreuse, en présence du nombre d'ovules mûrs qui sont produits et de la régularité de la menstruation. Si l'ovulation coïncidait avec la menstruation, les probabilités, pour une femme dont les organes seraient sains, mariée à vingt ans, et qui cesserait d'être menstruée à quarante-huit ans, seraient d'avoir dix-huit enfants, au lieu de six, qui est la moyenne actuellement. De plus, le nombre des femmes stériles serait considérablement diminué, et il serait absolument impossible de diriger l'accroissement de la population humaine. En diminuant le taux de notre mortalité ou, pour parler plus exactement, en nous efforçant de le diminuer, car nous devons tous mourir, en augmentant l'âge moyen où l'on meurt par l'abolition des guerres et des maladies zymotiques, il n'est pas difficile de voir que quelques autres agents doivent venir en aide à la civilisation. Si nous produisions autant d'enfants que le font les animaux inférieurs, la civilisation serait une impossibilité; la lutte pour la vie serait si ardente que la barbarie l'emporterait. La loi inévitable de l'évolution a, cependant, assuré un procédé quelconque que nous ne connaissons pas encore, au moyen duquel le chiffre de la reproduction est limité, et nous sommes Malthusiens en dépit de nous-mêmes. Regardez les myriades de jeunes procréés par le poisson, ils ne font guère que servir de nourriture à leurs semblables ou aux oiseaux. Le nombre des petits diminue graduellement des poissons à la race humaine et il est de règle que la femme ne donne naissance qu'à un enfant par grossesse; celle-ci cependant est quelquefois double et très rarement triple ou quadruple. Ces conceptions sont nettement ataviques. Chez quelques-uns des singes les plus parfaits on trouve des signes de quelque chose d'analogue à une période menstruelle, mais comme tous les traits caractéristiques de ce genre dans l'histoire animale se pervertissent dans la réclusion, nous les connaissons peu. Dans les races humaines les plus inférieures, les signes de la menstruation sont très peu marqués, l'accouchement est facile et l'histoire sexuelle entière diffère de celle des races très civilisées. Il est abondamment prouvé que plus la civilisation (et j'emploie ce mot dans son sens le plus littéral) est avancée, plus s'accroît le trouble sexuel chez les femmes. Les flexions, les atrophies, la dysménorrhée et la ménorragie qui affectent les femmes de la ville, sont comparativement inconnues chez les femmes de la campagne, et la puissance procréative sainement abondante de l'épouse du travailleur campagnard est une source fréquente d'envie pour la patricienne.

Chez toutes, la menstruation est le facteur principal, et je soupçonne qu'on trouvera que le manque de synchronisme entre l'embrassement de l'ovaire par l'oviducte et le rejet de l'ovule, et peut-être aussi la maturation incomplète de l'ovule sont les traits caractéristiques les plus importants de la ménopause.

Arthur Farre (article UTÉRUS : *Encyclopedia of anat. and. phys.*) a très bien prouvé, par un raisonnement serré, que la menstruation est un nouveau trait caractéristique dans la vie sexuelle, qui n'apparaît qu'au haut de l'échelle animale et n'a aucune analogie avec le rut des animaux inférieurs.

Ces changements imprimés au système général par l'avènement de la puberté ne nous importent pas ici, et, par conséquent, je me limiterai à ceux qui ont trait à l'ovaire et à l'oviducte, et c'est à mes recherches personnelles que je dois les observations sur lesquelles sont basées mes conclusions.

La structure de l'ovaire ne semble pas être le moins du monde changée par l'avènement de la puberté, sauf dans la disposition de ses vaisseaux. Avant la puberté, le mésovarium est mince et transparent, il contient des artères et des veines dont le nombre n'augmente probablement pas, mais qui sont plus droites et plus petites ; les veines particulièrement sont à peine marquées et ne ressemblent nullement à un sac de vers pourpres, comme plus tard. Après la puberté, les vaisseaux se contournent en hélice et se distendent. L'ovaire lui-même augmente légèrement de volume, mais il ne peut se produire un changement très marqué dans ce sens : c'est là une chose que les mensurations de Henning ont confirmée. Le principal changement consiste dans un volume plus grand des artères dont le revêtement musculaire s'épaissit et qui prennent la forme héliçoïdale, ce qu'il m'a été absolument impossible de reconnaître dans l'ovaire avant la puberté. C'est là, du

reste, un point extrêmement difficile à décider, car je soupçonne
beaucoup que cette disposition héliçoïdale des artères dans l'o-
vaire, et peut-être dans d'autres glandes, peut être due au degré
de tension avec lequel on les injecte. C'est une chose très difficile
à démontrer, car l'épaisseur d'une coupe transparente ne semble
que rarement contenir une spire complète, et cependant les
spires s'y trouveraient-elles en grand nombre et complètes, qu'il
n'est pas difficile de voir qu'en raison de la méthode d'examen,
elles pourraient passer inaperçues. J'ai vu si souvent des coupes
d'hélices de ce genre dans les ovaires après la puberté et particu-

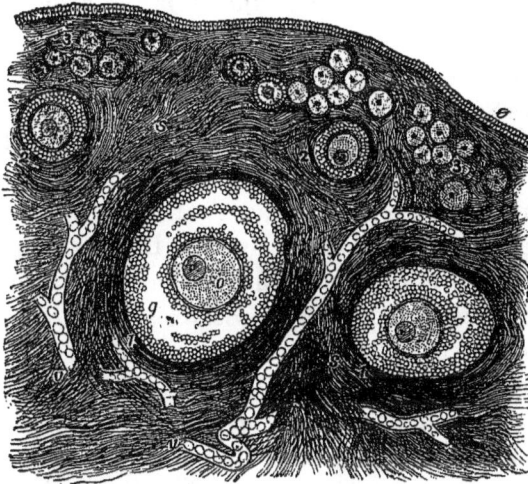

FIG. 27. — Coupe de la substance corticale de l'ovaire (d'après Turner):
e, épithélium; *s s*, stroma ovarien; 1 1, follicules très développés;
2 2, moins développés; 3 3, plus petits; *o*, ovule dans le follicule;
v v, vaisseaux du stroma; *g*, cellules de la membrane granuleuse.

lièrement dans les glandes des multipares — quoiqu'il me soit souvent arrivé de n'en pas trouver traces dans de semblables
ovaires, que je ne puis m'empêcher de penser que leur présence
doit avoir une raison ; on les trouvera dans un état qui ressemble
à celui dans lequel elles se trouvent dans l'engorgement du tissu
érectile qu'on observe dans les ovaires pendant la menstruation
et plus particulièrement pendant la grossesse (V. Henning).
Dans le tissu érectile normal on a expliqué par ces hélices le
mécanisme intrinsèque de l'engorgement, idée que je n'ai

jamais pu accepter, car pour moi cette disposition n'a qu'un but, c'est de permettre l'élongation du vaisseau lorsque le diamètre de l'organe s'accroît. Lorsqu'ils sont vides, ces vaisseaux sont enroulés comme une corde molle, et c'est pour cela que j'ai déjà dit que les hélices qu'on trouve dans une coupe microscopique dépendent beaucoup de la tension de l'injection. Si l'organe est fortement distendu, les artères seront droites. S'il est légèrement distendu, elles seront ou pourront être repliées, et il est possible que si je ne les ai pas trouvées dans les ovaires avant la puberté, cela peut être dû à ce fait que le tissu de la glande est alors plus facilement affecté par la distension et leur absence peut tenir à une mauvaise préparation. Il est aussi vraisemblable que la modification de la circulation du sang dans la glande après la puberté puisse les produire.

Injecter un ovaire avant la puberté n'est pas une tâche aisée et trouver l'occasion d'en examiner un est rare. Je n'ai donc pas pu obtenir des résultats parfaitement satisfaisants quant à l'état de l'alimentation vasculaire des ovisacs. D'après ce que j'ai vu, elle ne diffère guère de ce qu'on la trouve après la puberté ; cependant, il est possible que les vaisseaux soient tous plus volumineux, quoique sur ce point je ne sache rien de positif. Mais il est une chose dont je suis certain, c'est que tous les phénomènes qui se passent au moment de la rupture, la fermeture et la cicatrisation de la cavité se produisent fréquemment avant la puberté et que la disposition caractéristique des capillaires dans ce qu'on appelle *le corps jaune* peut être vue longtemps avant l'apparition de la menstruation.

Spiegelberg dit (*Monatschrift für geburskunde*, 1867) qu'on a vu dès la seconde année de la vie la couche interne de l'ovisac bien marquée et colorée en jaune. Je suis sûr d'avoir vu, sur un ovaire de neuf ans, quelque chose qui ne pouvait être qu'un corps jaune adulte d'environ quinze jours après la rupture de l'ovisac.

En fait, l'ovulation se produit avant la puberté, et la seule différence qu'il y ait alors, différence importante du reste, c'est que l'ovule est transporté dans l'utérus et qu'il peut y être fécondé. Ces additions n'intéressent pas, cependant, la fonction de l'ovaire qui était complète avant cela, ainsi que le prouvent la production

parthénogénétique des tumeurs de l'ovaire, et, en anatomie comparée, la parthénogénèse complète.

Nous remplirons notre but, en complétant maintenant l'anatomie normale de l'ovaire, en donnant en détail l'histoire d'un
ovisac après sa formation.

L'ovule humain mûr mesure en diamètre 2/10 de millim., et sa
vésicule germinative environ 3/100 de millim., quoique sa mensuration exacte, libre de substance vitelline, n'ait probablement
pas encore été faite. La nucléole ou tache germinative a environ
8/1000 de millim. de diamètre. L'ovule occupe le centre de l'ovisac,
ou vésicule de Graaf; mais lorsque cette dernière mûrit, l'ovule se

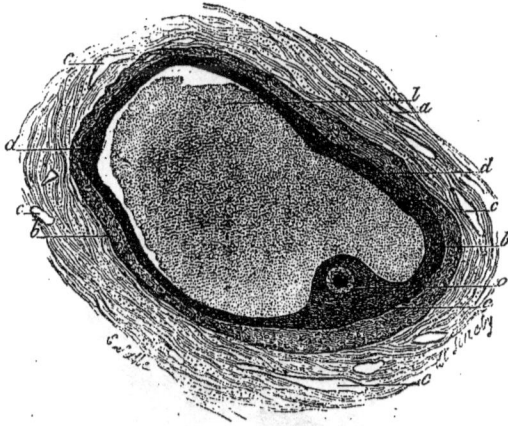

Fig. 28. — Coupe d'un follicule de Graaf de la femme adulte (gross. de
40 diam.) (De Sinéty); *a*, couche externe du follicule; *b*, couche interne; *d*, membrane granuleuse; *e*, cumulus proligère; *l*, liquide
albumineux coagulé; *o*, ovule; *c*, coupe des vaisseaux sanguins.

porte vers la périphérie du sac et on le trouve toujours appliqué
contre la surface de l'ovaire lorsqu'à la fin l'ovisac se rompt. On
explique ce mouvement de diverses façons, mais il est fort probable
qu'il est dû à la formation *d'un liquide folliculaire* par dissolution
de l'épithélium, particulièrement à la partie externe du sac et
à l'épanchement du liquide de l'autre côté de l'ovule qui refoule *le
disque proligère* contre la paroi amincie. Cette paroi comprend deux
couches: la couche externe, formée par le stroma de l'ovaire et le
péritoine, et la couche interne, d'abord non vasculaire, formée par
l'épithélium folliculaire. La couche interne s'épaissit rapidement et

prend une couleur jaune distincte, longtemps avant que le follicule soit prêt à se rompre ; on l'a appelée *la membrane granuleuse*,
mais ce nom supplémentaire ne fait que décrire un de ses caractères et prête à confusion. C'est la couche épithéliale, et elle s'épaissit partout, excepté au point où l'ovule entre en contact
avec elle, prêt à s'échapper au moment de la rupture ; l'ovule est
légèrement retenu à sa place par une attache cellulaire qui la
relie à cette couche au niveau du bord indéfini *du disque proligère*.
Au moment où l'ovisac est prêt à se rompre, cette couche est devenue très mince et vasculaire, et se compose entièrement de
cellules épithéliales larges, arrondies et s'accroissant rapidement,

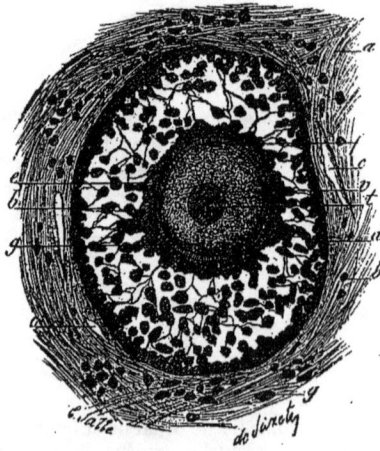

Fig. 29. — Coupe de l'ovule et du follicule de Graaf du lapin (gross. de
380 de diam.) (De Sinéty) ; *a*, fibres conjonctives ; *b*, cellules conjonctives ou lymphatiques ; *c*, coupe des vaisseaux ; *d*, membrane granuleuse ; *e*, cellules radiées entourant l'ovule ; *f*, zone pellucide ; *g*,
vitellus ; *v*, vésicule germinative ; *t*, tache germinative.

La vascularité des parois de l'ovisac est plus marquée au point
où la rupture est imminente, et ses vaisseaux sont visibles à l'œil
nu à la surface de l'ovaire. La rupture se fait enfin, et l'ovule
s'échappe soit dans la cavité abdominale, où il périt, sauf dans des
cas exceptionnels, soit dans le pavillon de l'oviducte, d'où il est
conduit à l'utérus. Je crois que l'ovule tombe et périt dans la
cavité péritonéale dans le plus grand nombre des cas, et qu'un
petit nombre d'ovules passe dans l'utérus. Les vaisseaux rom-

pus par suite de l'échappement de l'ovule saignent légèrement et
cette hémorragie occupe la cavité qui s'est vidée, et doit, dans
beaucoup de cas, accompagnée du *liquide folliculaire,* passer aussi
dans la cavité péritonéale. J'ai vu, à plusieurs reprises un caillot
pendant d'un ovisac rompu dans la cavité péritonéale, et j'ai vu
une fois le follicule se rompre avant que j'eusse touché à l'ovaire,
qui reposait sous mes yeux sur une tumeur utérine. Spiegelberg
(*loc. citat.*) nous dit que chez les femmes cette hémorragie est
très insignifiante ; il en est de même chez la vache. Chez la jument
et la brebis elle n'existe pas, mais elle est très marquée chez la truie.
Je n'ai rien vu qui puisse me faire croire que chez les femmes elle
soit jamais assez importante pour devenir pathologique ; mais je
m'imagine facilement qu'il puisse quelquefois en être réellement

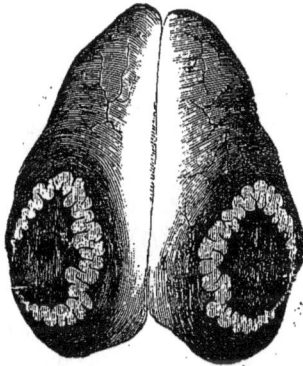

Fig. 30. — Coupe de l'ovaire montrant le corps jaune trois semaines
après la menstruation (d'après Dalton).

ainsi, et cela explique ces cas rares et mystérieux d'hématocèle
pelvienne récurrente d'étendue limitée, dont j'ai vu récemment
un très curieux exemple chez la femme d'un de mes confrères.

Après la rupture, le follicule revient sur lui-même, et le feuillet interne épaissi forme une série de circonvolutions qui ressemblent étonnamment à celles du cerveau, quoique je ne sois
nullement sûr que ces circonvolutions n'existent pas avant
que la rupture se produise. Je les ai vues sur un ovisac non rompu
avant la puberté, mais comme l'ovaire avait été conservé dans
l'acide chromique afin d'en faire des coupes, elles peuvent avoir
été produites par la préparation. Je les ai vues aussi sur un sac non

arrivé à maturité, ouvert immédiatement après l'enlèvement de
l'ovaire. Ici encore elles peuvent avoir été produites instantané-
ment par la disparition de la tension. Quand j'en aurai l'occasion,
je congélerai un ovaire frais avant de le couper, et je résoudrai
cette intéressante question.

La déchirure de l'ovaire se cicatrise bientôt, et la cavité se
trouve de nouveau fermée; elle contient un petit caillot à son
centre, et on admettait autrefois que ce caillot était la source de
tous les phénomènes présentés par ce corps jaune tant discuté.
Il ne mérite pas une telle distinction; il se décolle bientôt et est
résorbé, à ce point que les sommets des circonvolutions se mettent en contact, se soudent plus tard, et forment enfin la cicatrice
étoilée qui marque pendant longtemps le siège de l'ovisac. Les
capillaires du revêtement interne ou jaune sont très réguliers, et,
sur une coupe bien injectée ils ressemblent beaucoup à ceux des
villosités intestinales. Ils se portent d'une petite artère hélicine

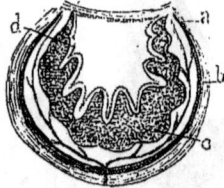

Fig. 31. — Coupe schématique d'un corps jaune récent : *a*, stroma de
l'ovaire; *b*, feuillet fibreux ou externe du follicule de Graaf; *c*, feuillet interne hypertrophié et plissé; *d*, reste de la membrane granuleuse; *e*, vaisseau propre du follicule de Graaf (Balbiani).

dans la paroi externe de l'ovisac; ils ont des parois musculaires
très épaisses et deux couches de fibres exactement comme les
artérioles du rein. Cette artériole se divise tout de suite en un
réseau ramifié qui semble être placé entre les deux couches du
sac et qui probablement fournit les vaisseaux qu'on voit à la surface externe de l'ovaire au niveau de la rupture. De ce réseau,
des capillaires droits et larges se portent du centre de chaque
lobe vers son sommet, donnant de petites branches de chaque
côté. Au sommet de chaque villosité ou lobe (sur une coupe il est
absolument impossible de dire lequel de ces mots est exact, bien
que je pense que le terme *lobe* soit l'expression propre) arrive une

veine qui descend entre les lobes vers le point d'origine des vaisseaux, et entre ces veines interlobulaires et les artères intralobu-
laires, se trouvent les systèmes généraux de communication capil-
laire. Le long du bord libre du lobe semble courir un système de
canaux communiquants, et c'est ce qui m'amène à regarder ce
second système de vaisseaux comme des veines, conjointement
avec le fait, que je ne puis pas établir, qu'ils ont des parois musculaires épaisses. En l'absence d'une double injection faite avec
succès, ce à quoi je n'ai jamais pu arriver, il est possible que la
description de ces tissus que je viens de donner soit inexacte.
Dans les mailles des vaisseaux on voit des cellules épithéliales
arrondies, disposées de façon à donner un contour général de
circonvolution, et la cavité est remplie de corpuscules sanguins
altérés.

Il faut expliquer le manque de précision plus grande dans cette
description par le fait qu'il est très difficile de faire une préparation d'ovaire, réussie à tous égard ; je n'ai pu que rarement
y arriver, et depuis quelques années j'ai été trop occupé par la
clientèle pour continuer des recherches qu'il ne faut pas interrompre et qui exigent beaucoup de loisirs.

La disparition de la couleur rouge du caillot central est le premier changement qu'on observe dans la cavité revenue sur elle-
même, et c'est ce qui fait que le tout forme une plaque contournée
jaune. A mesure qu'elle diminue de volume, la couleur jaune disparaît ; ce changement se produit en deux mois environ en dehors
de la grossesse. Les caractères microscopiques de ce changement
consistent dans la disparition des cellules qui, dit-on, se produit par
dégénérescence graisseuse, bien que je n'en aie jamais vu aucune
preuve. Cette résorption s'accompagne du ratatinement des vaisseaux sanguins et de leur disparition finale, en sorte qu'en huit ou
dix mois, il ne reste rien qu'une cicatrice étoilée qui se prolonge
dans la substance de l'ovaire ; mais, avec le temps, cette cicatrice
disparaît probablement entièrement sur l'ovaire jeune. Après
l'imprégnation, ces changements s'effectuent plus lentement, à cause
de l'altération de la nutrition de tous les organes ; en sorte que la
couleur jaune peut ne disparaître qu'au bout de douze à quatorze
mois (Farre) et le retrait de la cicatrice peut mettre deux ans à
s'effectuer. Il ne s'ensuit nullement, cependant, qu'un ovisac qui

tardé ainsi à disparaître, ait été le siège d'un ovule qui a été fécondé ; car j'ai vu trois corps jaunes de cette espèce sur l'ovaire
d'une femme, qui n'était accouchée que sept mois avant mon opération, d'un seul enfant, — son seul enfant. Farre dit que pendant
la grossesse, dans un ovisac de ce genre, rompu, il se fait un accroissement particulier en épaisseur du revêtement épithélial, et un
dépôt plus considérable de granules huileux, mais il m'est impossible de confirmer son affirmation. Pendant la grossesse, et
pendant un certain temps après, les ovaires s'accroissent particulièrement en volume, par suite de l'élargissement de leurs vaisseaux, et aussi par suite de la présence des corps jaunes qu'ils
contiennent. L'auteur distingué que je viens de citer dit : « *Le*

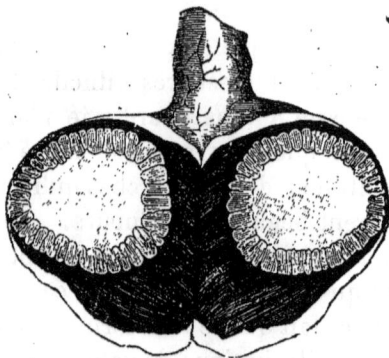

FIG. 32. — Corps jaune au quatrième mois de la grossesse (d'après
Dalton).

véritable corps jaune est le follicule dans son état le plus grand
de développement tel qu'il se présente après l'imprégnation, tandis
que dans toutes les autres conditions, lorsqu'il n'a pas été amené
à son plein développement par l'imprégnation, soit avant, soit
après la rupture, on l'appele *le faux corps jaune*, tant qu'il possède une coloration jaune. » Les différences ne sont donc que des
questions de degré, et elles cessent de présenter des caractères
spéciaux longtemps avant que les autres signes de grossesse aient
disparu. On ne peut donc donner à ce corps une importance
médico-légale ; et bien que j'aie eu de nombreux rapports avec
les ovaires, je ne voudrais pas m'aventurer à donner une opinion,
d'après un nombre quelconque de corps jaunes, sur le point de

savoir s'ils indiquent une grossesse passée ou non. Le grand débat
qui a eu lieu sur ce point a été singulièrement infécond en
résultats.

A la puberté, un changement très notable s'effectue dans l'aspect et les fonctions de la trompe de Fallope ou oviducte. Avant la
puberté la trompe est petite et droite, et l'étendue de ses franges
est insignifiante. Lorsqu'elle est injectée, sa vascularité n'est pas
son trait caractéristique le plus important, et sa circulation sanguine diffère très notablement de ce qu'elle est chez l'adulte où
on observe un réseau de capillaires à larges mailles. Les fibres
musculaires des franges sont aussi très mal définies avant la
puberté, et personne n'a démontré qu'elles exécutassent aucune
espèce de mouvement fonctionnel. Chez l'adulte, comme chacun
sait, l'une des trompes ou les deux trompes se portent vers leurs
ovaires respectifs, et s'y fixent par adhérence cellulaire pour un
certain temps, qui, je crois, doit concorder avec la menstruation.
Il n'est pas rare de rencontrer les trompes adhérentes d'une façon
permanente, ce qui résulte de la péri-ovarite, chez les femmes
qui ont mené la vie de prostitution, et chez elles il existe fréquemment une sorte de métrorragie permanente. Il m'a été impossible de trouver, avant l'âge de la puberté, dans la trompe d'une
jeune fille, l'épithélium à cils vibratiles qui la tapisse plus tard.

Mes conclusions sont donc que les changements qui se font à la
puberté sont entièrement vasculaires ; que dans la trompe, ils
sont vasculaires, musculaires et épithéliaux ; mais que le changement le plus important de tous est le mouvement fonctionnel
de la trompe, dont l'absence seule rend la grossesse impossible
avant la puberté. D'ailleurs, je ne crois pas que la puberté ait
grand'chose à faire avec la puissance procréative chez les femmes.

Au moment de la ménopause une série de changements s'effectue dans l'appareil sexuel qui retentit sur toute l'économie,
mais dont les résultats ne se montrent dans les organes eux-
mêmes qu'un temps considérable après la ménopause. Ritchie et
autres ont montré, d'une manière concluante, que la formation
de véritables ovules persiste longtemps après cet événement, et
j'ai vu, sur des ovaires de très vieilles femmes, des organes qu'il
m'est impossible de trouver en quoi que ce soit différents de ceux

que j'ai vus sur des ovaires de femmes au début de la vie. Il est
absolument certain que le développement des ovules persiste jusqu'à la fin de la vie, bien qu'à mesure que l'âge avance ils se
développent plus faiblement ; les cellules deviennent moins nombreuses, et mûrissent moins. Les ovaires, cependant, continuent
à être le siège d'un développement de cellules, et des kystes pathologiques s'y forment quelquefois même dans l'extrême vieillesse,
à un moment où l'intervention opératoire devient sans espoir en
raison de l'âge de la malade. L'atrophie générale qui accompagne
la sénilité affecte du reste, les ovaires, et à un âge avancé, ils
sont habituellement petits et ratatinés, marqués d'abondantes cicatrices, et on pourrait croire qu'ils ont été opérés. Mais même

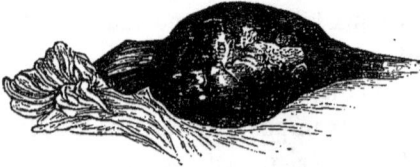

FIG. 33.
Ovaire à la ménopause (Arthur Farre).

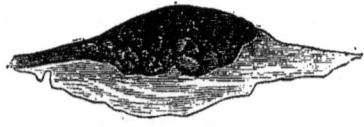

FIG. 34.
Ovaire sénile (Arthur Farre).

alors, ils portent les traces de leurs vieux produits ; et j'ai vu un
ovaire provenant d'une femme d'environ soixante-dix ans, qui
était dans un état tel, qu'on aurait juré qu'il avait été enlevé du
corps d'une femme de trente ans.

Les changements très apparents sont ceux que subissent l'utérus et les trompes. Ces organes diminuent rapidement de volume,
et les trompes se redressent et cessent de se mouvoir. C'est là
une nouvelle preuve que la menstruation n'est pas sous la dépen-
dance des ovaires ou de l'ovulation. Je pense aussi que c'est là une
preuve additionnelle en faveur de cette opinion vers laquelle je
penche, que la menstruation est entièrement une fonction des
trompes de Fallope.

L'ovaire n'est alors qu'une glande, développée comme les
autres glandes, et formée d'éléments semblables ; ce qu'elle
a de particulier, c'est que ses noyaux cellulaires possèdent un
pouvoir spécial pendant un certain temps de la vie, et cette sim-
plification de sa physiologie simplifie beaucoup sa pathologie.

Je crois qu'il est à propos de donner ici quelques-unes de

idées de Balfour, sur les phénomènes observés dans la maturation et l'imprégnation de l'ovule. Je les cite à la lettre, car c'est là un point sur lequel je n'ai fait aucune recherche.

« Chaque ovule, lorsqu'il approche de la maturité, se compose : 1° d'un corps protoplasmique ou vitellus, contenant habituellement en suspension des sphérules du jaune, 2° une vésicule germinative ou noyau, contenant 3° une ou plusieurs taches germinatives ou nucléoles. La vésicule germinative, lorsqu'elle est complètement développée, a une forme plus ou moins sphérique, et est enveloppée par une membrane distincte. Son contenu est en grande partie liquide, mais peut être plus ou moins granuleux. Son élément le plus caractéristique est, cependant, un réseau protoplasmique, qui s'étend de la tache germinative à la membrane enveloppante ; mais qui est particulièrement concentré autour de la première tache germinative, y forme un corps presque homogène, et présente souvent une ou deux vacuoles, qui occupent un des points excentriques de la vésicule germinative, et il est fréquemment mis fortement en relief par sa haute réfrangibilité ; il est quelquefois capable de mouvements amœboïdes (Auerbach et Hertwig) et il est plus solidement et plus fortement teinté par les agents colorants que les autres éléments constituants de la vésicule germinative.

« Pendant la maturation ultérieure de l'ovule, la vésicule germinative se porte vers la surface de l'œuf, sa membrane se résorbe et elle se transforme en un corps fusiforme, qui se constitue aux dépens de la tache germinative. Une des extrémités de ce fuseau fait une saillie protoplasmique à la surface de l'œuf ; le fuseau lui-même se divise alors en deux, une moitié reste dans l'œuf, et l'autre dans la saillie. Cette saillie, en même temps, s'isole presque de l'œuf sous forme de cellule polaire, et une seconde cellule polaire se forme de la même façon. Quant à la partie du fuseau restée dans l'œuf, elle se convertit en noyau, — *le pronucleus femelle* — qui se porte vers le centre de l'œuf. Lorsqu'un spermatozoïde pénètre dans l'œuf, sa tête se convertit en un autre noyau, *le pronucleus mâle*. Autour de ce dernier, des stries radiées apparaissent immédiatement qui le conduisent vers le pronucleus femelle. La fusion des deux pronuclei par l'intermédiaire des stries unissantes, constitue la première segmentation du noyau. »

CHAPITRE II

ERREURS DE DÉVELOPPEMENT ET DÉPLACEMENTS DES OVAIRES ET DES OVIDUCTES

SALPINGITE, HYDROSALPINGITE, PYOSALPINGITE HÉMATO-SALPINGITE ET GROSSESSE TUBAIRE.

Bibliographie. — *Utérus unicornis mit Verlaufendes Ovariumslinks*, BEIGEL. Archiv. für Gynækologie, V, XI. — *Doppelseitige Hernia Ovarialis inguin.* WERTH. Archiv. für Gynaekologie, V, XII, 1877. — *Inguinal Hernie des linken Uteruskorpers, Extirpation desselben und des linken Ovarium*, LÉOPOLD. Archiv. für Gynækologie, V, XIV. — *Hyperaesthesie des Ovarium*, GEISSLER, Schmidt's Jahrbuch, V, 172. — *Adhaesion und Prolapsus des Ovarium*, CLE-VELAND, Schmidt's Jahrbuch, V, 176. — *Graviditas ovarialis und tubo-ova-rica*, SPIEGELBERG, Schmidt's Jahrbuch, V, 182. — *Ein Fall von Androgynie des richter Eierstocks*, LITTEN and VIRCHOW, Wirchow's Archives, V, 70. — *Ovarien Prolaps*, STOCKS, Centralblätt f. Chir, V, I. — *Ovarialhernie*, WEIN-LECHNER and BALLERAY. Cent. f. Chir., V, 5, and Wiener med. Wochen-schrift, 1877. — *Prolapsus of the Ovaries*, MUNDÉ, Med. Times and Gazette, January, 1880. — *Absence probable des ovaires*, RHEINSTADLER. Ann. de Gyn. V, 12. — *Prolapsus of the Left Ovary in a Case of Retroversion*, American Journal of Obstetrics, vol. X. — *Atrophy of the Ovaries in Insanity*, DORAN. Obstet. Journal, décember, 1879. — *Congenital Double Inguino-Ovarian Hernia*, CHAMBERS. Obstet. Journal, December, 1879. — *Hernia of ovaries Success-fully Operated upon. Works of Percival Pott, by Earl*, vol. II., p. 210. — *Re-cherches sur la hernie de l'ovaire*. L.-C. DENEUX, Paris, 1813. — *Des hernies de l'ovaire*. PUECH, Gazette obstétricale de Paris, 1875. — *Hernia Ovarialis*. EN-GLISCH, Wiener méd. Wochens. Jahrbuch, 1871. — *Parthenogenetic Develop-*

ment of Cysts of Ovary. Tait, Brit. Med. Journal, january 3, 1880. — *Prolapse of Ovaries*, Atthill. Med. Press, december 10, 1880. *Infantile Uterus and Minute Ovarian Cysts*, Marey, American journal of obstetrics, april, 1880. — *Rudimentary Fallopian Tubes and ovaries*, Bowen. Med. Record, New-York, june 5, 1880. — *Prolapsus of Ovary Relieved by Pessary*, Lyman. Boston Med. and Surgical Journal, April 1, 1880. — *Hyperæsthesia of Ovary*, Barlow, Medical Times and Gazette, 1877. — *Prolapse of Ovaries*, Skene, American Journal of obstetrics, april, 1879. — *Hernia of Ovary*, Bird. Guy's Hospital Reports, 1878. — *Congenital Hernia of Both Ovaries*, W. Makeig Jones, Brit. Med. Journal, september, 1877. — *Prolapse of the Ovaries*, Prof. Goodell, Lessons in Gynecology, Philadelphia, 1880. — *Open Fallopian Tube*, D. Mathews Duncan. British Medical Journal, march 1881. — *Note on the Diagnosis of Extra-Uterine Pregnancy*, Lawson Tait Trans. Obstet. Soc., London, 1873. — *Des grossesses extra-utérines*. Th. Keller, Paris, 1878. — *Extra-Uterine Pregnancy*. Lloyd Roberts, London, 1878. — *Grossesses extra-utérines*, Duguet, Annales de Gynécologie, 1874. — *Memoir on extra-uterine Gestation*, W. Campbell, Edinburgh, 1842. — *Extra-Uterine Pregnancy*, John S. Parry. London, 1876.

TRAVAUX PARUS DEPUIS LA PUBLICATION DE L'ÉDITION ANGLAISE.

1881. — *La grossesse ovarienne au point de vue anatomo-pathologique*, par J. Collet y Gurgui (Stuttgard). — *De la grossesse cervicale*, par Marchal (Lyon Médical, 25 sept.). — *Du traitement de la grossesse extra-utérine*, par W. T. Lusk (Boston med. and surg. Journ. 17 mars). — *Des grossesses extra-utérines*, par A. Martin (Berlin. Klin. Woch. 19 déc.). — 1882 — *Signes et diagnostic de la grossesse extra-utérine*, par Chaye (Th. de Paris). — *Du traitement de la grossesse extra-utérine*, par Kaltenbach (Arch. f. gynæk. XVIII Helft. 3.) — *De la gastrotomie dans la grossesse extra-utérine*, par Phœnomenow (Arch. de toc., octobre). — 1883 — *De la grossesse extra-utérine*, par Gusserow (Charité-Annal. VII Jahrg, p. 664).— *Des déplacements de l'ovaire*, par Conrad (Corresp. Blatt. F. Schweizer Herzte, 1er mars). — *Prolapsus ovarien*, par Baraduc (C. R. de la Soc. de Biologie n° 9).—1882.— *De la hernie de l'ovaire*, remarques sur les fonctions physiologiques de cet organe par R. Barnes (Ann. de gyn. sept.). — 1884 — *Grossesse extra-utérine*, par J. Emmerson (New-York, Med. Journ., p. 150). — *Grossesse extra-utérine*, par Alderson (Med. Times, 12 juillet, p. 57). — *La grossesse tubaire*, par J. Veit (Stuttgart). — 1885 — *Laparotomie pour grossesse extra-utérine*, par Negri (Ann. di ostetricia, mars). — *Quatre cas de grossesse extra-utérine*, traitement par le courant électrique, par Mann. (Med. News, juillet). — *La guérison de la grossesse extra-utérine par l'électricité* (Étude expérimentale sur les poissons et les lapins), par Landis (Amer. journ. of Med Sc., octobre).

Bien qu'il soit relativement rare de rencontrer des malformations congénitales des ovaires et des trompes, cependant, comme on pouvait le soupçonner, lorsqu'il s'agit d'une glande qui remplit des fonctions aussi importantes que celles de l'ovaire, et qui sont d'une existence universelle, l'absence complète de la glande est extrêmement rare. D'après les recherches que j'ai faites, il n'y aurait en ce pays que trois pièces montrant une absence congénitale complète des ovaires. Dans deux de ces cas, il y avait des malformations fœtales, et on peut dire qu'il y avait une absence presque complète de tout l'appareil génital. Le troisième cas est celui d'une fille qui mourut à vingt ans, sans avoir jamais été menstruée, et, dans ce cas aussi, l'appareil génital tout entier était défectueux.

De même que les autres organes du corps, l'ovaire est susceptible d'arrêts de développement, mais quelles sont les causes de ces arrêts de développement? C'est ce qu'il n'est pas très facile de dire. C'est une question qui n'a pas encore été étudiée avec toute l'attention nécessaire; mais, quelle qu'en puisse être la cause, il est absolument certain que les arrêts de développement des ovaires affectent également le développement de tous les organes génitaux. Chez les oiseaux, les ovaires et les oviductes sont également développés dans l'embryon, mais d'un côté, une atrophie se produit dans les premiers temps de la vie, qui conduit à une suppression totale des organes de ce côté, et les fonctions sexuelles ne sont exercées que par le côté gauche. Quelle est l'explication de ce fait, et quelle en est la cause, c'est ce qui est absolument inconnu. Je ne sache pas qu'un état analogue puisse se produire même exceptionnellement chez la femme. Je n'ai trouvé qu'une description d'un cas de disposition unilatérale des organes ayant atteint leur complet développement, cité par Bush comme ayant été observé par Chaussier : c'est celui d'une femme qui avait donné naissance à dix enfants, et chez laquelle, à l'autopsie, on trouva une absence complète de la trompe et de l'ovaire gauches, et une absence apparente de la moitié correspondante de l'utérus. Lorsque les ovaires sont mal formés, presque invariablement les autres organes sont mal développés; mais la règle suivant laquelle cela se produit n'est pas nette.

J'ai déjà longuement fait remarquer, et je discuterai en détail dans un chapitre ultérieur, les effets que certaines affections zymotiques ont sur les organes sexuels, plus particulièrement la scarlatine. Comme cette maladie est spéciale à l'enfance, je suis intimement persuadé qu'un grand nombre des cas de développement incomplet des organes sexuels chez les femmes sont le résultat de cette maladie dans l'enfance. Dans les cas de ce genre, l'apparition de la menstruation est considérablement retardée, elle peut même faire absolument défaut ; au moment où le trouble se produit, un certain nombre de symptômes vagues font leur apparition, ils sont parfois insignifiants, et d'autres fois extrêmement sérieux. Si, dans ces circonstances, on examinait la malade, on trouverait un utérus infantile par ses dimensions, en antéflexion ; si on faisait l'autopsie, on trouverait les ovaires petits, peut-être un peu ridés, dont le mésovarium ne serait que légèrement indiqué, et les trompes extrêmement petites; et si la malade avait atteint l'âge mûr sans avoir été réglée, on trouverait des organes présentant toutes les apparences de ceux d'une enfant de cinq à dix ans.

Dans ces cas extrêmes, le développement de l'appareil sexuel tout entier est généralement imparfait, l'appétit sexuel est dans l'expectative, et il peut n'y avoir comparativement que peu de douleurs après les premiers mois, pendant lesquels l'économie semble faire un effort pour établir le changement de vie. Il en est ainsi à la condition que l'épilepsie ne survienne pas, ce qui n'est qu'un accompagnement trop fréquent de l'arrêt du développement sexuel chez les femmes. Les femmes qui sont ainsi affectées ne présentent généralement pas les attributs de leur sexe, tels que la rondeur des formes, un buste prononcé, une peau lisse et sans poils, une voix un peu élevée ; elles présentent souvent, à un léger degré, les caractères du sexe opposé, notamment le développement de touffes de poils éparpillés sur la lèvre supérieure et sur le menton suivant une ligne allant jusqu'aux canines et aux prémolaires.

Dans un grand nombre de cas, l'arrêt se produit à une période plus tardive, et alors la menstruation s'établit, après beaucoup de difficultés et de souffrances, entre seize et dix-neuf ans, et bien qu'elle puisse se produire avec régularité, mais en petite quantité pendant quatre ou cinq ans, elle cesse alors complètement. Dans un grand nombre de cas, cependant, si la femme vient à se marier pendant la période où il y a menstruation, et si elle est assez heureuse pour devenir enceinte, elle peut guérir ; c'est-à-dire que ses règles deviendront plus abondantes, et qu'elle souffrira moins ; sa santé s'améliorera, et elle pourra arriver à être menstruée pendant nombre d'années, et à avoir même un certain nombre d'enfants. Même alors qu'il ne survient pas de grossesse, le mariage rétablit souvent la santé d'une femme atteinte d'arrêt de développement des ovaires.

Dans la grande majorité des cas de ce genre les femmes sont atteintes à un moindre degré, mais leurs souffrances sont suffisantes pour exiger l'assistance médicale ; et il est un fait singulier, c'est que la plupart de ces femmes présentent un développement physique splendide, et, pour ceux qui ne sont pas bien familiarisés avec ces cas, elles semblent posséder tout ce qu'il faut pour la procréation. Chez ces femmes la menstruation s'est établie plus tard que normalement, de quelques mois à une ou deux années. Elles sont, au début, irrégulièrement réglées et souffrent beaucoup, mais au bout d'un certain temps, l'écoulement s'établit avec la quantité normale et avec régularité, et elles ne souffrent presque plus. Elles vont ainsi pendant huit ou dix ans, et si elles se marient dans cet intervalle, elles peuvent être réglées pendant le temps ordinaire. Si elles ne se marient pas, elles commencent à souffrir de dysménorrhée ovarienne entre vingt-cinq et trente ans, et au bout de dix ans, on voit la ménopause se produire prématurément. Il est aussi remarquable chez ces femmes, qu'il suffit d'une légère provocation pour suspendre la menstruation. Toute affection chronique, même peu importante, toute occupation qui nécessite un surmenage de leur économie, une anxiété morale, un froid subit, arrêtera leur menstruation pendant des mois ou des années, ou peut-être pour toujours. En fait, ce léger excès de puissance fonctionnelle qu'est arrivé à posséder l'ovaire au moment de la puberté est facilement et rapidement épuisé, les cellules qu'il expulse à la plus légère provocation, n'ont pas atteint leur complet développement, et l'état de l'économie devient corrélatif. Dans ces cas d'aménorrhée et de même, à un moindre degré, dans les cas de dysménorrhée, il y a un retour temporaire à l'état infantile des fonctions ovariennes ; ou bien on peut voir survenir l'établissement complet et prématuré de leur sénilité. L'aménorrhée de la grossesse et de la lactation est aussi un retour partiel à l'état infantile. Cette idée a été admirablement exprimée par le Dr Charles Ritchie : « Dans le très jeune âge, dans l'extrême vieillesse, et dans le cas de maladie organique durant depuis longtemps, les ovules sont petits, transparents et sans structure; dans la jeunesse avancée, aussitôt après l'âge critique, et pendant la grossesse et la lactation, ils sont plus ou moins organisés, plus volumineux, et dans la dernière période ils sont si bien mûris qu'environ un tiers des grossesses nouvelles des femmes mariées se produisent pendant qu'elles nourrissent. »

Dans les cas plus légers de cette espèce de dysménorrhée, l'utérus est en général normalement développé et il en est fréquemment ainsi dans les cas les plus graves. Réciproquement, il y a un état où l'utérus est infantile et les ovaires normaux, état beaucoup plus rare et dont les symptômes sont beaucoup plus graves.

Dans tous ces cas, les symptômes sont assez constants et faciles à reconnaître. En outre des irrégularités de la menstruation et de son insuffisance, il y a presque toujours une douleur bien marquée persistante, qui soulève le cœur, ne se produisant dans les cas les moins graves qu'aux périodes menstruelles, mais dans les autres, elle est rarement absente, et elle s'accroît toujours grandement, au moment des périodes. Elle prend naissance dans la région de l'ovaire, et s'irradie vers la cuisse, souvent aussi dans la jambe et dans les reins. Il existe souvent aussi, particulièrement quand se produit l'atrophie, une douleur sous-mammaire spéciale. à l'affection de l'ovaire, qu'on ne sent généralement que du côté gauche. Il y a toujours plus ou moins de mal de tête, des nausées et un grand malaise général.

Dans les cas peu violents, le traitement réussit généralement à calmer les douleurs, et on peut arriver, même dans les cas très marqués d'arrêt de développement, à faire remplir complètement à l'ovaire ses fonctions. Le premier de tous les médicaments est le fer, qui dans ce cas rendra de grands services, même alors qu'il n'y aurait pas d'indications générales de l'employer. Il n'est pas douteux que les différentes préparations de ce corps aient une grande action sur les organes sexuels de l'homme et de la femme ; car dans les cas de métrite ou de subinvolution, de fortes doses de fer peuvent produire une hémorragie abondante. Dans la dysménorrhée ovarienne et tubaire, il est préférable de donner pendant la période intermenstruelle de faibles doses, de une à cinq gouttes de liqueur de perchlorure de fer bien diluées, et de monter brusquement à quinze et vingt gouttes, les deux jours qui précèdent l'apparition des règles et pendant toute leur durée ; ce qui est encore très bon, c'est la substitution à cette dose élevée d'une pilule de fer et d'aloès, et il est peu de meilleures combinaisons dans la pharmacopée que ce remède à l'ancienne mode. Les bains de siège chauds [et des sangsues au périnée au moment de la période menstruelle sont souvent des adjuvants utiles, ainsi qu'un vésicatoire sur le sacrum. Ce n'est que dans les cas de ce genre qu'il faut appliquer le traitement de la menstruation retardée et difficile de la puberté, due à un développement insuffisant de l'ovaire ; car les autres moyens ne sont applicables que dans les cas rebelles, après le mariage de la malade, ou lorsqu'il y a des signes d'atrophie prématurée de l'ovaire. Le mariage est peut-être le remède le plus efficace, et c'est un remède que nous pouvons, dans certaines circonstances, recommander ; car même si les malades n'ont pas d'enfants, leur santé sera meilleure, et elles pourront même devenir enceintes, si elles se marient assez tôt et si elles sont bien dirigées.

L'aide la plus puissante est l'irritation mécanique de l'utérus ; mais comme elle n'est pas exempte de danger, et qu'elle exige par conséquent de grands soins, elle n'est pas toujours à recommander. Dans la classe de cas où l'utérus manque presque complètement, c'est le moyen qui offre le moins de danger et rend le plus de service. La méthode d'irritation que j'emploie, comme étant celle qui est la plus convenable et qui donne lieu au moins de trouble, c'est l'application d'un pessaire galvanique de Simpson. Certains écrivains ont beaucoup décrié cet instrument, mais ce sont eux qui semblent s'en être servis à tort et à travers, sans s'inquiéter de la nature des cas.

L'irritation produite par la présence d'une tige galvanique dans l'utérus se communique indirectement aux ovaires, d'une façon qu'on ne peut encore expliquer, mais qu'elle ait une influence, cela n'est pas douteux, et si elle reste dans de certaines limites, elle est bienfaisante dans un grand nombre de cas. Une grande expérience m'a montré que ce n'est que dans certains cas exceptionnels que la tige ne pouvait pas être supportée et que si on la surveille soigneusement pendant les premières semaines, ils peuvent être aisément éliminés. Lorsque dans un cas j'ai été conduit à juger utile l'emploi de la tige, je commence toujours par en employer une de petite dimension, et lorsqu'elle a été portée pendant deux ou trois mois, je la change pour une plus grande. Pendant la première semaine qui suit son introduction, il est fréquent de voir la tige galvanique donner lieu à un grand malaise, et même à une réelle douleur; mais ils disparaissent habituellement si la patiente garde le lit pendant quelques jours, et il n'y a pas d'autre trouble qu'un écoulement leucorrhéique qui est une partie du travail. L'action de la tige n'est pas purement mécanique, comme on l'a prétendu; car très rapidement après sa mise en place, le zinc se recouvre d'un dépôt albumineux, dont le cuivre est exempt, et le zinc se corrode. Il est donc certain qu'il se produit une action galvanique, à laquelle sont dus en partie les effets stimulants, et en partie à ce que l'intérieur de l'utérus est constamment baigné par une solution faible de chlorure de zinc. Quoi qu'il en soit, il est certain que l'utérus augmente rapidement de volume sous son action, et il y a toute raison de croire que les ovaires prennent part à cet accroissement d'activité. Si l'utérus s'accoutume à la présence de la tige galvanique, celle-ci peut être supportée pendant des mois, et plus longtemps elle sera gardée, plus persistant sera le bénéfice; mais si, après un essai de quelques mois, on peut dire quatre ou cinq, on ne voit aucune amélioration, il faut cesser toute tentative et considérer le cas comme désespéré.

Dans un très grand nombre de cas de développement incomplet des ovaires, on rencontre un autre reste de la vie infantile dans l'exagération de la courbure normale de l'utérus, atteignant quelquefois l'antéflexion complète, et dans cette classe de cas, la tige galvanique rend tout particulièrement des services.

Les résultats de mes premiers essais pour arrêter l'atrophie prématurée de l'ovaire quelle qu'en soit la cause, ont été loin d'être satisfaisants, et cela a été particulièrement le cas lorsque cette atrophie était due à une affection constitutionnelle, comme le tubercule. Sir James Simpson croyait que l'aménorrhée pré-tuberculeuse que l'on voit si souvent chez les jeunes femmes, était une cause de maladie subséquente; et il dirigeait, en conséquence, son attention vers la restauration de la fonction utéro-ovarienne comme moyen de traitement ou de prévention de la consomption. D'après les idées exprimées plus haut, on verra facilement que je considère sa théorie comme basée sur une erreur, quoique dans quelques cas son traitement ait semblé avoir été heureux; mais combien de ces succès étaient-ils dus au traitement local et combien au traitement général, c'est ce qu'on ne peut établir aujour. d'hui. C'est une pratique qui ne rencontrera guère de partisans.

On voit donc que non seulement l'ovaire est extrêmement exposé à être arrêté dans son développement depuis l'enfance jusqu'à l'adolescence, mais qu'il est encore susceptible d'être amené à un état de sénilité prématurée. Il n'en est pas ainsi pour la plupart des glandes du corps, et cela résulte de ce que leurs fonctions sont limitées à une période particulière de la vie, ou au moins à la période si courte pendant laquelle ces fonctions sont complètes, et alors il semble possible, et cela doit arriver souvent, que la période d'activité fonctionnelle complète soit matériellement très raccourcie. Nous verrons plus tard que cela est assez fréquent après le premier accouchement, plus particulièrement après les fausses couches qui se produisent de bonne heure dans la vie sexuelle; car le nombre des femmes qui viennent se mettre entre nos mains et qui nous racontent uniformément qu'elles ont eu une attaque d'inflammation pelvienne après leur premier accouchement, qu'elles ont toujours été souffrantes depuis ce moment et ne sont jamais plus devenues enceintes, est considérable. On en trouvera l'explication dans les adhérences formées par les trompes, que nous décrirons plus tard.

Le déplacement le plus commun de l'ovaire est la chute de l'organe dans le cul-de-sac rétro-utérin, à laquelle on a donné le nom de prolapsus de l'ovaire, un peu improprement, je pense. Je ne doute pas qu'un grand nombre de femmes aillent et viennent, étant atteintes de prolapsus marqué des ovaires, sans en souffrir en quoi que ce soit; et il n'est pas possible non plus de douter, que dans un grand nombre de cas, cette dislocation soit une source de souffrance assez grande pour empêcher la femme de remplir complètement ses devoirs et pour faire de sa vie un supplice prolongé.

L'origine de cette dislocation particulière est très variable. Je ne doute pas que, dans quelques-uns des cas que j'ai vus, la situation des ovaires dans le cul-de-sac fût congénitale; dans d'autres cas la dislocation s'était probablement produite accidentellement; mais dans le plus grand nombre des cas et de beaucoup, elle a été due à un accident quelconque survenu pendant la marche de l'involution de l'utérus après un accouchement ou une fausse couche. Dans un grand nombre de cas, elle est associée à la rétroversion ou à la rétroflexion de l'utérus, mais dans d'autres l'utérus avait presque la direction normale, et alors, nous ne pouvions que dire qu'il y avait eu un relâchement du revêtement péritonéal des ovaires, qui leur avait permis de descendre et de donner naissance au trouble.

Il ne peut y avoir de doute que le plus grand nombre de ces cas se produit alors qu'il y a de la subinvolution; deux faits anatomiques nous donnent une explication complète de ses résultats, et si l'on se reporte au tableau de Henning (p. 6), on verra que l'ovaire de la femme dans l'état puerpéral est très volumineux; en réalité il est presque le double de ce qu'il est en autre temps. Il est aussi extrêmement remarquable que chez la femme à l'état puerpéral l'ovaire gauche augmente beaucoup plus de volume que ne le fait le droit, circonstance qu'on peut expliquer par le manque de valvule dans la veine spermatique gauche (v. p. 12). Lorsque les ovaires s'élèvent dans l'abdomen en même temps que l'utérus à l'état de grossesse, leurs ligaments ainsi que les tissus auxquels ils sont unis s'élèvent proportionnellement. Il n'y a donc pas lieu de s'étonner que tout ce qui met obstacle à l'involution de l'utérus après l'accouchement retentisse sur l'ovaire. Un des résultats les plus communs de la subinvolution de l'utérus est la rétroflexion, et c'est pour cela que nous rencontrons si souvent la luxation de l'ovaire en bas associée à ce déplacement de l'utérus; et ce que j'ai vu s'accorde tout à fait avec ce qu'a constaté le professeur Goodell, quand il dit que lorsqu'on trouve un ovaire luxé ou comme il l'appelle un *prolapsus de l'ovaire*, c'est presque sûrement le gauche. C'est donc à une subinvolution de l'ovaire que nous avons affaire; et de même que dans l'utérus nous voyons l'hyperémie de l'organe passer peu à peu à l'état de métrite chronique, de même nous voyons le même

processus se produire dans l'ovaire ; et dans plusieurs cas remarquables, dans lesquels j'ai été obligé d'enlever les ovaires en raison de souffrances extrêmes, j'ai trouvé les ovaires dans un état
d'inflammation chronique et considérablement augmentés de
volume, en même temps qu'une métrite chronique et une augmentation de volume de tout le corps de l'utérus. Dans ces cas,
le symptôme capital a été une ménorragie impossible à arrêter
et l'engorgement mensuel dû à la menstruation conduit nécessairement à une aggravation des symptômes et à une exagération
de l'état pathologique.

Si on recherche les antécédents dans un cas de ce genre, on
trouve qu'il s'est produit, après l'accouchement, des troubles qui
ont été suivis d'une convalescence prolongée, d'une réapparition
rapide de la menstruation, d'une grande difficulté et de douleur
dans la marche, presque toujours de douleur dans la défécation,
et de douleur dans les rapports sexuels. En outre de ces symptômes locaux, il y a très souvent un certain nombre de symptômes
réflexes, plus ou moins nets, tels que maux de tête, douleurs dans
la poitrine, douleurs dans le dos, douleurs se portant vers les
cuisses. La perte aux périodes mensuelles augmente jusqu'à arriver à être une véritable inondation. La malade devient anémique,
dyspeptique, et souffre de symptômes de dépression mentale
extrême, et avec le temps, elle devient une invalide dans toute la
force du terme.

A l'examen, on trouve l'utérus en rétroversion ou en rétroflexion marquée, ou les deux états en même temps, et le fond de
l'utérus est habituellement augmenté de volume. Il peut arriver
cependant que l'utérus conserve sa direction normale, bien qu'il
soit extrêmement rare de le trouver ayant ses dimensions normales. Il faut faire grande attention, quand on pratique un
examen, de s'assurer de la position du fond de l'utérus, parce
qu'on peut très facilement prendre par erreur un ovaire augmenté
de volume et en prolapsus pour le fond rétrofléchi, et vice versa.
Mais avec un peu de soin on reconnaît facilement le fond, à ce
que la tumeur qu'on sent se continue avec le col. La tentation
peut être grande de la réduire au moyen de la sonde, mais
je ne saurais trop recommander, particulièrement à ceux qui
commencent à s'occuper de gynécologie, de ne pas y céder. La

sonde est un instrument très dangereux, et dans mes observations j'ai trouvé plus d'un cas où son emploi avait été suivi d'une augmentation considérable de souffrances. Le gynécologiste expérimenté saura généralement redresser le fond de l'utérus avec l'extrémité du doigt, et s'il ne peut y arriver dans un cas particulier, il peut penser qu'il y a des adhérences qui lui indiquent qu'il est beaucoup plus sûr de ne pas se servir de la sonde. Le levier formé par la sonde déploie dans ces cas une force dont l'opérateur ne peut se rendre compte exactement, et qui peut faire plus de mal que de bien. S'il m'est permis de donner ici le résultat de mon expérience de cet instrument, expérience qui porte sur plus de vingt ans, je dirai qu'il a fait énormément de mal, que nous n'aurions probablement rien perdu s'il n'avait jamais été inventé, et que plus l'expérience pratique croît, moins on se sert de l'instrument.

Si la tumeur qu'on trouve dans le cul-de-sac n'est pas le fond de l'utérus, c'est probablement alors un ovaire; et si c'est un ovaire, et qu'il n'est pas adhérent, on peut aisément le refouler en haut dans la direction de sa place normale et ce sera généralement vers le côté gauche. Si c'est un ovaire, la douleur particulière, sourde, qui soulève le cœur, qu'on détermine par la pression, en dénote la nature, et si on ne peut le réduire facilement avec le doigt, on peut affirmer qu'il est adhérent. On peut s'en rendre compte complètement par l'examen bi-manuel, et, selon toutes probabilités on n'arrivera à être parfaitement satisfait qu'avec l'aide d'un anesthésique, et l'éther est de beaucoup le meilleur agent dont on puisse se servir. En employant ce mode d'examen, on peut s'assurer si oui ou non les ovaires occupent leur place de chaque côté de l'utérus; si on ne peut les trouver, il est probable que la tumeur rétro-utérine est un ovaire, et surtout s'il est adhérent, je recommanderai les plus grandes précautions quand on aura affaire à lui, car j'ai vu plus d'une fois se produire une grave attaque de péritonite parce qu'on l'avait manié trop rudement. Si la tumeur est le fond de l'utérus, elle sera plus facile à manier; mais si c'est un ovaire, on pourra rencontrer de grandes difficultés à traiter le cas d'une façon satisfaisante. Si la glande n'est pas adhérente, on peut la réduire au moyen d'un pessaire, adapté de façon à le maintenir en place, ou au moins assez élevé pour être hors d'atteinte; mais s'il est adhérent, on peut être certain qu'aucun pessaire ne pourra être supporté. Le meilleur pessaire à employer dans ce but, est un pessaire que j'ai inventé il y a nombre d'années, sous le nom de pessaire coin (wedge pessary) et qui est figuré ici. On m'a souvent amené des cas dans lesquels les souffrances de la patiente ont été accrues par les efforts faits dans une excellente intention pour réduire, au moyen du pessaire, un ovaire adhérent.

Le traitement général consiste dans le repos physiologique absolu : c'est-à-dire que pendant la période menstruelle la malade doit être absolument confinée au lit, et qu'il doit y avoir cessation des rapports sexuels. On emploiera tout traitement qui tendra à améliorer l'état général, et le remède le plus efficace est l'admi-

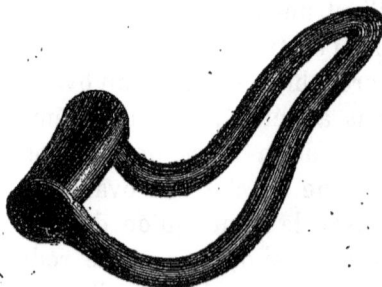

Fig. 35. — Pessaire coin.

nistration judicieuse de l'ergot et des sels de potasse. D'après ce que j'ai vu, la meilleure manière de donner les médicaments est de faire prendre à la malade pendant longtemps du bromure et du chlorate, en alternant chaque mois, à des doses de $0^{gr},30$ à $1^{gr},20$, deux fois par jour, et prises d'une façon continue ; et on y ajoutera une pilule contenant $0^{gr},03$ à $0^{gr},12$ d'ergotine, à prendre pendant les quelques jours qui précèdent la menstruation, et pendant toute la période menstruelle. Je dois dire qu'aucun autre traitement par les drogues ne m'a semblé avoir le moindre avantage. Le professeur Goodell parle avec grands éloges d'une combinaison de chlorure d'ammoniaque et de mercure, mais elle ne m'a pas semblé d'un bon usage. Voici sa formule :

Sublimé corrosif. . . . . $0^{gr},06$
Chlorure d'ammoniaque. 8   »
Mixture de réglisse composée. 180   »

une cuillerée à dessert après chaque repas dans un verre d'eau.

En outre de cette combinaison, le professeur Goodell recommande le traitement par la position genu-pectorale, imaginée par le Dr Campbell; dans quelques cas de luxation des ovaires, qui n'étaient pas adhérents, accompagnée de rétroflexion et de subinvolution de l'utérus, j'ai remarqué que cette méthode était réellement efficace. C'est cependant une méthode extrêmement fatigante pour la malade, car elle exige qu'on l'emploie pendant un temps assez long, et je n'ai pas trouvé beaucoup de femmes assez persévérantes pour en faire un essai prolongé; le malheur dans ces cas, est que, comme beaucoup d'autres traitements, elle exige d'être continuée pendant un temps si long que beaucoup de femmes souffrantes perdent patience et demandent un autre traitement à un nouveau praticien. Je donne ici la description de ce traitement par la posture d'après le mémoire de Goodell :

« Un excellent moyen de maintenir les ovaires élevés, moyen que j'emploie dans tous les cas, et que j'enseignerai aujourd'hui à cette malade, est la posture genu-pectorale, imaginée par le Dr Campbell, de Georgia. Deux ou trois fois par jour, ou plus souvent si c'est nécessaire, cette femme dégrafera sa robe, desserrera ses vêtements de dessous et s'agenouillera sur son lit comme elle s'agenouille en ce moment sur cette table. Elle portera alors son corps en avant, jusqu'à ce que sa poitrine touche la surface du lit, en même temps qu'elle tournera la tête d'un côté et l'appuiera dans la paume de sa main gauche; elle écartera ses genoux de 20 centimètres environ et les cuisses seront perpendiculaires au lit. Si elle ne fait aucun effort et respire naturellement, l'action de la gravité en sens inverse sera établie. Avec les doigts de sa main libre, elle ouvrira sa vulve; l'air y pénétrera et l'abdomen et son contenu se porteront en bas. En même temps, l'utérus et les ovaires déplacés se trouveront naturellement entraînés hors du canal pelvien. Comme il est assez embarrassant pour une femme, tandis qu'elle est dans cette posture, de libérer une main et d'atteindre la vulve, le Dr Campbell conseille avant de prendre cette attitude qu'elle introduise dans le vagin un petit tube de

verre ouvert à ses deux extrémités et assez long pour faire saillie
en dehors. Cela permettra à l'air de pénétrer et dispensera de
l'emploi des doigts. Je donne à chacune de mes malades un tube
semblable à celui que je vous montre ; mais vous pouvez lui
substituer avantageusement le cylindre vide de la seringue de
femme cylindrique à l'ancienne mode, comme on l'appelait.
Après être restée dans cette posture pendant quelques minutes,
la femme enlèvera le tube et se tournera peu à peu sur le côté
où elle restera le plus longtemps qu'elle pourra. Des replacements
réguliers de cette sorte rendent de grands services, car ils diminuent les battements, donnent aux ligaments flasques une chance
de se rétrécir, et enseignent aux ovaires la bonne habitude de
rester chez eux. »

Il arrivera souvent, cependant, qu'après que de nombreux traitements auront été employés, et que beaucoup de médecins auront
été consultés sans la plus légère amélioration, ou même, peut-
être, avec ce seul résultat que ses souffrances auront augmenté,
la malade sera impotente pour toute sa vie, sans aucun espoir
de guérison.

Il ne lui reste plus alors qu'un espoir, l'ovariotomie. La discussion de cet important sujet n'est nullement encore complète, et
c'est malheureusement un sujet qui a été l'objet de critiques
inutiles, et très injustes. J'examinerai plus complètement dans un
autre chapitre les arguments mis en avant sur cette question,
mais ici, il sera absolument suffisant de citer encore ce qu'a dit le
professeur Goodell, en ajoutant que j'accepte tout ce qu'il dit.

« Parfois, cependant, il se produit dans les ovaires des changements de tissu si complets, qu'aucune médication ne peut les
atteindre. Les glandes hypertrophiées restent lourdes, et refusent
de flotter. La malheureuse femme à qui appartiennent ces organes
doit-elle traîner le reste de sa vie menstruelle surchargée d'une
ovaralgie désolante, ne pouvant marcher, en proie à tous ces maux
et ces douleurs, et aux palpitations que je vous ai décrites ? Non,
en vérité ! La source de tous ces maux, les ovaires, doivent être
enlevés. Il n'y a pas à craindre qu'une telle opération fasse perdre
son sexe à une femme. Dans les cas dans lesquels elle a été pratiquée par moi et par d'autres, il ne s'est produit aucun changement dans la voix, dans l'apparence ou dans le caractère de la

femme. Elle détermine, plus rapidement que ne le fait la nature,
la ménopause que toute femme désire vivement atteindre, et qui,
en même temps qu'elle enlève tout espoir d'avoir des enfants,
n'en fait pas moins une mère ou une épouse. »

On a beaucoup discuté pour savoir à qui revenait le mérite
d'avoir proposé le premier cette opération, et le D\u02b3 Marion Sims
a réclamé pour elle une origine américaine, et a appuyé sa réclamation de tout le poids de sa grande autorité; c'est au D\u02b3 Battey qu'il en attribue l'honneur, en la nommant *opération de
Battey*. Je dois cependant, pour être juste avec moi-même, pro-
tester contre cette réclamation; et je dois faire remarquer que le
professeur Hégar, de Fribourg en Breisgau, a été le premier à la
pratiquer, et que mon premier cas a précédé celui de Battey de
plusieurs jours; les trois opérations ont été pratiquées en l'espace
de quinze jours. De plus, je ferai remarquer que dans la première
édition de ce livre, écrite en 1872 et publiée en 1874, l'essai auquel
fut décerné la médaille d'or Hastings, à la réunion de Londres,
de la British Medical Association, contient le passage suivant :

« Les ovaires sont susceptibles de certains déplacements, qui
peuvent donner naissance à de nombreux symptômes désagréables,
sans qu'il y ait maladie de la glande. Ainsi un des ovaires, ou
tous les deux, par suite du relâchement de leur revêtement péritonéal, peuvent tomber dans le cul-de-sac rétro-utérin, et c'est là
une source de grand trouble. Ce sera surtout le cas s'il y a en même
temps rétroversion ou rétroflexion de l'utérus ; car je sais qu'un
semblable déplacement de l'ovaire empêche l'application de n'importe quel appareil destiné à la réduction de l'utérus, et détermine
tant de souffrances que nous en arrivons presque à discuter la
question de l'ovariotomie. »

Nous discuterons à fond l'historique de cette opération dans un
chapitre spécial.

Dans les cas où les viscères pelviens sont déplacés en bas au
point de former une procidence plus ou moins complète, les ovaires
partagent naturellement le déplacement, et ils peuvent incidemment
augmenter la somme de gêne causée par une semblable condition;
mais comme cela appartient plus aux maladies de l'utérus, je ne
m'en occuperai pas davantage ; je puis de même laisser de côté
le déplacement des ovaires accompagnant une inversion de l'uté-

rus. Il y a un déplacement plus rare des ovaires; pendant la vie
embryonnaire, il peut déjà occuper le point où il doit siéger plus
tard, ayant été entraîné en bas et en avant dans la direction
suivie par les testicules du mâle dans le cours de leur descente.
J'ai été assez heureux pour observer un certain nombre de cas de
cette forme particulière de hernie, et les renseignements que je
puis en donner doivent l'être par citation. C'est là une chose si
importante que je me sens absolument justifié de citer tout au
long quelques-uns des cas les plus remarquables que j'ai pu
observer. Le cas qui a le plus attiré mon attention est celui qu'a
raconté Percival Pott, d'une malade âgée de vingt-trois ans,
admise à Saint-Bartholomew's Hospital, qui avait deux petites tumeurs, une au niveau de chaque aine, tumeurs qui pendant plusieurs
mois avaient été assez douloureuses pour empêcher absolument
la malade de vaquer à ses occupations de domestique. Sa menstruation était parfaitement régulière, et les tumeurs étaient plus
douloureuses à ce moment. Mr. Pott pensa que c'étaient les ovaires
qui avaient traversé le canal inguinal. Il les enleva avec un plein
succès, et la santé de la malade se rétablit rapidement et complètement; la menstruation ne reparut jamais; la malade fut vue
pour la dernière fois plusieurs années après l'opération. Dans
l'observation de ce cas, il n'est pas fait mention si oui ou non
Mr. Pott enleva les trompes totalement ou partiellement. Dans
l'ouvrage de Mr. Deneux, on trouve de nombreux exemples de
déplacement de l'ovaire, et cet organe apparaît sous l'arcade crurale, à travers l'échancrure ischiatique, fait partie du contenu
d'une hernie ombilicale, et de différentes procidences ventrales
excentriques et vaginales. Le Dr Bush a publié soixante-dix-huit
observations analogues qu'il a recueillies, comprenant quatorze cas
dans lesquels il y avait absence plus ou moins prononcée de l'utérus, treize cas de différentes espèces d'hermaphrodisme faux et
vrai, et quatre cas d'utérus unicorne ou bicorne. Ces observations
tendent à montrer, — et je pense que tous les faits d'anatomie
comparée l'indiquent, — que l'organisme mâle l'emporte sur celui
de la femme, et que ces cas doivent être regardés plus comme des
arrêts de développement dans la direction des organes mâles qu'un
hyperchésis de la femme.

Kiwisch raconte le cas d'un ovaire qui faisait partie d'une hernie à travers le trou ovale. Lorsque l'ovaire est déplacé suivant cette voie, il est naturellement apte à subir la dégénérescence kystique comme un ovaire qui occuperait sa position normale ; il n'est donc pas surprenant de trouver qu'on a observé au moins un cas où une tumeur kystique de l'ovaire a été enlevée à la partie externe de l'anneau inguinal. Une des observations les plus remarquables est celle qui a été publiée par Mr. W. Jones, dans le *British medical Journal* de 1877, dans laquelle la malade semble avoir eu une hernie congénitale double des ovaires, et cependant devint enceinte.

« A.-E. C..., âgée de vingt-trois ans, vint à la consultation des malades du dehors le 1er août, se plaignant de ressentir des douleurs dans le ventre, et un gonflement des deux lèvres. Elle était mariée et avait un enfant. Si loin qu'elle pouvait se rappeler, lorsqu'elle était debout, une petite masse descendait dans chaque lèvre, remontant lorsqu'elle se couchait. Elle avait toujours souffert de douleurs dans l'abdomen, et au moment de ses règles les petites masses elles-mêmes devenaient douloureuses. A l'examen, on trouvait dans chaque lèvre une petite tumeur arrondie, qui donnait la sensation d'un testicule, et qu'on pouvait aisément faire rentrer dans l'abdomen à travers le canal inguinal. Elle était absolument mate à la percussion ; et elle ne subissait aucune impulsion par la toux. On fit le diagnostic de double hernie ova- rienne, diagnostic qui fut confirmé lorsqu'elle revint la semaine suivante, pendant ses règles, les deux tumeurs gonflées et sen- sibles. Un bandage herniaire inguinal double ordinaire lui fut donné, qui empêcha la descente des tumeurs, et elle dit, la semaine suivante, qu'elle était tout à fait bien et qu'elle n'avait plus de douleurs abdominales. Le grand intérêt de ce cas gît dans son analogie avec la descente du testicule chez l'homme, et dans le fait que malgré la mauvaise position des deux ovaires, elle avait pu être fécondée et donner naissance à un enfant vivant. »

Le Dr Werth, de Kiel, raconte un cas d'enlèvement des deux ovaires par suite de hernie inguinale ovarienne double. « La malade était âgée de vingt-trois ans et n'avait jamais été menstruée, mais tous les mois, elle ressentait de grandes douleurs abdomi- nales. Le vagin était fermé, le clitoris très volumineux et recou- vert d'un volumineux prépuce ; sous la peau, sur le canal inguinal de chaque côté, on trouvait un petit corps du volume d'un œuf de pigeon, ressemblant comme forme et comme consistance à un testicule. Ces corps étaient placés symétriquement dans l'axe du canal inguinal; leur extrémité supérieure correspondait à l'anneau inguinal, tandis que l'extrémité inférieure et interne correspondait au bord antérieur de la grande lèvre. A la partie supérieure de chaque corps, il y avait une substance mal définie ayant le volume, la forme et la consistance d'un épididyme. Ils étaient l'un et l'autre irréductibles, et ressemblaient tellement à des testicules que le sexe de la malade était extrêmement douteux. On entreprit de les enlever par une opération qui fut heureuse, et, à un examen subséquent, on trouva sans erreur possible que c'étaient des ovaires, car ils possédaient les follicules caractéristiques contenant des ovules. »

Weinlechner (Wiener, *Med. Wochenschrift*, 1877) relate un cas de hernie inguinale produite par un faux pas et pour laquelle un bandage avait été porté pendant dix-huit semaines, quand la hernie se reproduisit et devint irréductible. Cet accident fut suivi de vomissements et de douleur vive; le taxis ne réussissant pas et les symptômes d'étranglement devenant plus graves, elle fut admise à l'hôpital. Au niveau de l'aine droite, on trouvait une tumeur du volume d'un œuf d'oie, qui était divisée en deux par le ligament de Poupart. Les symptômes d'étranglement n'étaient pas absolument nets, et la malade affirmait que la tumeur herniaire augmentait pendant la période menstruelle, en sorte qu'on pensa que c'était probablement une hernie de l'ovaire, ce que confirma l'opération. L'ovaire gonflé et irréductible fut enlevé après ligature de son pédicule, et la malade guérit.

Le Dr J.-H. Balleray a écrit un mémoire fort intéressant sur un cas de ce genre, auquel il ajoute quelques renseignements de valeur; aussi vais-je insérer ici toute son observation :

« La tumeur herniaire était volumineuse et semblait être divisée en deux portions par un sillon; la peau qui la recouvrait était un peu enflammée et sensible au toucher. Lorsqu'on palpait la tumeur, on éprouvait une sensation toute particulière, spécialement dans sa partie inférieure. La sensation éprouvée par le doigt était telle, que je fus convaincu que j'avais affaire à quelque chose qui n'était pas ordinaire, mais quant à la nature réelle de la tumeur herniaire, je n'en avais pas une idée bien nette. Je demandai donc à mon collègue, le Dʳ E.-J. Marsh, de voir la malade avec moi. Il le fit et sembla être aussi embarrassé que moi. Il émit cependant l'idée que ce pourrait être l'ovaire qui s'était créé une voie dans un sac herniaire. N'ayant pas réussi à réduire la hernie par le taxis, et l'état de la malade étant critique, nous fûmes convaincus, le Dʳ Marsh et moi, qu'une opération s'imposait, et qu'il fallait la pratiquer sans retard.

« Ayant informé le mari de la malade du résultat de nos délibérations, il nous requit de procéder à l'opération et, selon nous, elle était nécessaire. En conséquence, avec la bienveillante assistance des docteurs Marsh et Rogers, je procédai à l'opération. Ayant sectionné les tissus jusqu'au sac, je l'ouvris avec précaution; environ 10 grammes de liquide jaune-brun s'écoulèrent, et à ma grande surprise, je ne trouvai ni intestin, ni épiploon, mais l'ovaire gauche situé près de l'extrémité inférieure du sac et légèrement étranglé par une bande fibreuse solide, qui s'étendait d'une paroi du sac à l'autre et serrait l'ovaire au niveau de son tiers supérieur. Cette bande fut divisée et l'ovaire libéré. Il était profondément congestionné, mais comme sa vitalité ne semblait pas être détruite, je décidai, d'accord avec mes confrères, de le rentrer dans la cavité abdominale. La plaie fut fermée de la façon habituelle, un tampon et un bandage furent appliqués, et la malade portée sur son lit.

« Elle se remit bien de l'opération, et au bout de la troisième semaine elle était convalescente. L'entérocèle se reproduisit cependant quand elle commença à marcher, et elle fut obligée de porter un bandage bien ajusté, qui lui permit de vaquer à ses devoirs de maîtresse de maison avec facilité et elle s'amusa pour les années précédentes. »

« En janvier 1864, M. Holmes Coote rapporta, à la réunion de la *Royal Medical and Chirurgical Society*, un cas dans lequel on trouva l'ovaire gauche dans le sac d'une hernie inguinale oblique. Une jeune femme était amenée à Saint-Bartholomew's Hospital avec une tumeur dans l'aine gauche, et souffrant de symptômes de hernie étranglée. Quelques heures après on pratiquait l'opération usuelle, et on trouvait dans le sac l'ovaire et la trompe gauches. L'ovaire fut enlevé, on coupa un peu d'épiploon épaissi, et la malade fut portée dans son lit ; mais les nausées et la constipation continuèrent et elle mourut quatre jours après l'opération. La cause des nausées, etc., était le déplacement de l'estomac et de l'arc transverse du colon. Dans la discussion qui suivit la lecture de l'observation de ce cas, M. Cæsar Hawkins dit qu'il avait rencontré deux cas dans lesquels on trouva l'ovaire dans le sac herniaire. Dans un de ces cas la malade était une femme assez âgée, et qui mourut de péritonite. Dans ce cas il pensa que la meilleure conduite à tenir était de laisser l'ovaire dans le sac, parce qu'il y avait danger à l'enlever.

« Le Dr Frank H. Hamilton, de New-York, assisté du Dr Terry, a recueilli les observations de douze cas de hernie de l'ovaire dans la région inguinale, dont la plupart furent opérés avant que le diagnostic fût fait. Ces cas ont été publiés dans *Bellevue Hospital Reports*, 1870, p. 159. Le Dr Hamilton lui-même a vu un cas de hernie inguinale ovarienne congénitale. Feu le Dr Nott a vu une hernie de l'ovaire à l'anneau inguinal, chez une dame de soixante ans, et malgré l'étranglement, il put la réduire par le taxis. Un cas très intéressant a aussi été rapporté par le Dr Alfred Madows, dans les *Transactions of the obstetrical Society of London*, vol. III, p. 438.

« Dans les cas d'ovaires étranglés, la question de savoir s'il faut oui ou non, après que l'étranglement a été divisé, rentrer l'ovaire dans la cavité abdominale, ou le laisser dans le sac herniaire, doit, selon moi, être résolue d'après l'état de l'organe lui-même. La règle que suit le chirurgien lorsqu'il se trouve en présence d'une hernie intestinale ou épiploïque, est, je pense, applicable à ces cas.

« Suivant Hamilton (*Principles and Practice of Surgery*), Neboux, Mulert et Krieger ont rentré l'ovaire dans l'abdomen, et leurs malades s'en sont bien trouvées. Deneux, d'un autre côté, a sectionné l'ovaire, et la malade était guérie en vingt-cinq jours. Bérard a trouvé les deux ovaires et les trompes de Fallope dans un sac, qu'il supposa être un kyste séreux. L'ayant ouvert, la suppuration s'ensuivit et la malade mourut.

« La méthode de traitement de l'ovaire adoptée dans mon cas fut, je pense, justifiée par le résultat, et dans des cas semblables, je recommanderai un traitement analogue. Quant aux cas dans lesquels, par suite de la longue durée de l'étranglement ou de la tension excessive de l'étranglement, les tissus de l'ovaire sont ou deviennent gangréneux, l'enlèvement de l'organe est, selon moi, le but qu'il faut poursuivre.

« Un des cas les plus remarquables de hernie de l'ovaire est le suivant, raconté par le Dr Léopold, dans lequel la corne gauche de l'utérus était comprise dans la hernie et fut enlevée avec son ovaire correspondant.

« Une femme âgée de vingt-huit ans, issue de parents qui avaient eu dix-sept enfants bien conformés, vit survenir pour la première fois, à l'âge de quatorze ans, le molimen menstruel. Ce molimen reparaissait régulièrement tous les vingt-six ou vingt-huit jours, mais n'était suivi d'aucune perte. Il s'accompagnait de douleurs qui étaient localisées dans la région inguinale gauche, durant plusieurs jours. Avec le temps, la malade remarqua que, dès le premier jour du molimen, un corps du volume d'une prune se montrait sur l'aine gauche, et que ce corps augmentait de volume chaque jour, et ne reprenait son volume primitif que plusieurs jours après la période. A la longue, il en résulta une irritabilité excessive et une grave altération du système nerveux. Mariée à vingt ans, sur l'avis de son mari, elle eut recours à un gynécologiste, qui, trouvant le vagin absent, essaya, au moyen d'une incision et de la dilatation par des tentes de faire un passage jusqu'à l'utérus, afin de remédier à la rétention supposée des règles. Le traitement fut heureusement interrompu, mais il se produisit plus tard et particulièrement en 1877, des hémorragies supplémentaires par les narines et les poumons.

« En mars 1878 elle se confia aux soins du Dr Léopold qui, après l'avoir traitée pendant plus d'un an publia cette remarquable observation :

« Les seins, le bassin et la vulve étaient bien conformés, mais le vagin se terminait en un cul-de-sac de trois centimètres de profondeur. En ce point, il n'y avait aucun indice de vagin et au-dessus il n'y avait aucune trace, soit d'utérus, soit d'ovaires.

« Dans l'aine gauche, au niveau de l'anneau inguinal externe, on sentait une tumeur inégale ayant environ le volume de la moitié d'un œuf de poule, douloureuse, à peine mobile, située presque parallèlement au grand axe du pli inguinal, et ressem-

blant à un ovaire, occupant une situation anormale. Du côté droit,
la région inguinale était normale ; mais en pressant profondément
on sentait un petit corps, ressemblant à celui qu'on trouvait de
l'autre côté, mais plus mobile, moins douloureux, et beaucoup
plus petit.

« La douleur causée par la tumeur du côté gauche devint, à la
longue, si aiguë, qu'une opération fut pratiquée le 15 février 1879.
La tumeur fut enlevée. Ce n'était pas comme on l'avait diagnostiqué *un ovaire* mais *une corne utérine rudimentaire*. La trompe
et l'ovaire voisins furent enlevés en même temps. Après avoir
soigneusement nettoyé la cavité abdominale et coupé courtes les
ligatures, la plaie en forme de T fut fermée au moyen de cinq
sutures profondes en fil d'argent, comprenant le péritoine, et de
plusieurs sutures superficielles de soie ; au niveau du point
d'union des deux incisions, on introduisit, à une profondeur d'environ un centimètre, un petit tube à drainage.

« L'opération ne fut pas suivie de fièvre et, quatorze jours après,
la plaie était parfaitement cicatrisée. Le moment de la période
menstruelle se passa sans le moindre trouble ; il ne se produisit
que quelques contractions dans les muscles de la jambe gauche.

« La corne utérine amputée, du volume de l'utérus, présenta la
structure histologique de l'utérus, c'est-à-dire, des fibres lisses
du tissu conjonctif, des vaisseaux et des glandes. L'ovaire avait
la structure normale, avec des corps jaunes et des vésicules à
différentes périodes de développement. La trompe présentait un
pavillon admirablement frangé, mais il n'y avait aucun canal
continu avec l'infundibulum. »

Le Dr Meadows a aussi publié dans les *Transactions of the
obstetrical Society*, un cas dans lequel il enleva un ovaire hernié.

« J'ai aussi rencontré un cas très singulier de déplacement de
l'ovaire, qui était évidemment congénital, et qu'on ne reconnut
que lorsqu'on eut pratiqué une opération pour enlever l'ovaire
déplacé, par suite de sa dégénérescence kystique. La tumeur était
très volumineuse et pour l'enlever on dut faire l'incision médiane
habituelle entre l'ombilic et le pubis. On ne rencontra aucune
difficulté jusqu'au moment où on essayait d'attirer en bas la
partie supérieure à travers l'incision ; je trouvai alors une forte
adhérence qui s'étendait de l'ombilic en haut. Le péritoine passait

des parois abdominales sur la tumeur, absolument comme il le fait sur le rectum, et l'union n'était pas seulement le fait d'une adhérence inflammatoire. En divisant le péritoine, je reconnus que le tendon commun faisait partie de la paroi kystique et que les fibres du muscle droit de l'abdomen s'inséraient dans le kyste. Le ligament rond du foie se portait à l'ombilic à travers la paroi kystique, et lorsque je le coupai, la veine ombilicale qu'il contenait laissa couler du sang en abondance et dut être liée. Il fallut faire une dissection très soigneuse pour enlever le kyste, et lorsqu'elle fut achevée, on trouva qu'il y avait dans la paroi abdominale un large trou triangulaire, recouvert seulement par la peau, ayant sa base à l'ombilic et son sommet au cartilage xyphoïde. Ce trou fut fermé au moyen de points de sutures d'argent sous-cutanés ; la malade guérit complètement et a depuis donné naissance à un enfant vivant. Un examen attentif de la tumeur me convainquit que la seule explication qu'on pouvait donner de ces conditions inhabituelles, était que l'ovaire s'était attaché à la fente des voûtes viscérales pendant la vie embryonnaire, et avait été ultérieurement atteint de dégénérescence kystique. »

Klob a décrit une torsion de l'ovaire sur son axe qui probablement est congénitale, et qui, lorsque l'ovaire est en bon état, n'a jamais une importance pathologique. Dans les cas d'ovaires kystiques on a quelquefois observé cette torsion à un degré plus complet et s'accompagnant de résultats désastreux, comme nous le verrons plus loin. On a dit que quelquefois l'ovaire, ayant complètement quitté sa position normale, n'avait plus ses rapports normaux et avait formé ailleurs de nouveaux liens. Cela se produit alors que l'ovaire est sain et, comme M. Spencer Wells l'a montré, probablement aussi quand il a subi la dégénérescence. On n'a pas encore expliqué d'une façon satisfaisante comment et quand cela se produit, mais selon toutes probabilités, cet état doit avoir quelque rapport avec la curieuse rotation axile à laquelle les tumeurs de l'ovaire sont sujettes, comme nous le décrirons dans un chapitre ultérieur.

Dans quelques cas rares nous trouvons les lames du péritoine manquant au point que les mésentères ordinaires et les replis ligamenteux sont complètement absents. J'ai décrit plusieurs cas de défauts congénitaux du péritoine (*Dublin Quarterly Journal of medical science*, février 1869). Mais le cas le plus intéressant que j'aie rencontré, c'est celui que j'ai publié dans l'*Obstetrical Journal* d'octobre 1876. Le sac péritonéal manquait complètement, les intestins étaient réunis par une masse de tissu cellulaire extrèmement lâche. Dans le bassin, il était absolument impossible, à l'autopsie, de reconnaître un organe quelconque en dehors de l'utérus, par suite de l'absence complète des limites péritonéales habituelles. Ainsi, la vessie fut déchirée et ouverte en enlevant l'utérus, croyant n'avoir affaire qu'à du tissu aréolaire lâche, et on ne reconnut sa nature qu'en voyant l'urine s'écouler. Il y avait deux masses accolées à l'utérus, une de chaque côté, qu'on reconnut, après qu'on eut écarté le tissu connectif, être les ovaires, et sur l'ovaire gauche on voyait le caillot d'un follicule de Graaf récent, dont l'ovule, s'il avait été expulsé, se serait arrêté dans le tissu environnant. Sur l'ovaire droit la trompe de Fallope semblait avoir une direction normale, mais elle se perdait dans une masse de tissu connectif, et je ne pus trouver aucune trace d'expansion frangée. Du côté gauche il y avait une apparence de trompe rudimentaire dans un repli de tissu.

La menstruation de la malade, comme me l'affirma mon ami, le Dr Hickinbotham, avec lequel je la vis en consultation, n'était nullement anormale, et elle avait vingt-cinq ans. Ce qui causa sa mort ce fut une obstruction, par des scybales, d'un certain nombre de replis intestinaux, à travers lesquels elles ne purent passer, probablement parce que l'intestin était incapable de les faire cheminer.

Il est une autre classe d'erreurs remarquables de développement de l'ovaire, à laquelle j'ai donné le nom d'hypererchésis. Autant que je sache, ces erreurs sont limitées au développement des éléments fœtaux dans l'ovule avant qu'il ait quitté le follicule ; cela se produit probablement pendant l'existence fœtale de l'ovaire, et constitue ultérieurement la variété de tumeurs de l'ovaire connue sous le nom de *tumeurs dermoïdes* que nous étudierons plus tard. On les voit aussi dans les développements particuliers, résultant, à ce que je crois, de la persistance de la vie d'ovules qui sont tombés du follicule dans la cavité péritonéale, et qui là, ont continué à vivre en donnant naissance à des

kystes énormes, au lieu de périr, comme cela a lieu ordinairement. Nous décrirons plusieurs cas de ce genre au chapitre des
tumeurs de l'ovaire.

Les erreurs de développement des trompes de Fallope présentent à peu près les mêmes caractères que celles des ovaires.
Lorsque la glande est insuffisamment développée, sa trompe est
aussi défectueuse. J'ai, cependant, déjà raconté un cas dans
lequel il y avait en même temps qu'un développement défectueux
du péritoine, un arrêt dans le développement des trompes, alors
que les ovaires étaient normaux. Quelquefois aussi, nous trouvons les trompes déplacées congénitalement, soit parce qu'elles
sont placées trop bas, soit parce que leur infundibulum est trop
petit pour leur permettre d'effectuer avec l'ovaire leurs rapports
périodiques d'une façon convenable, et dans ces cas il en résulte
nécessairement la stérilité. Inversement, nous trouvons parfois
qu'un ovaire mal développé, ou qui a été atteint d'inflammation,
est déplacé en bas et en dehors, et ne peut être atteint par la
trompe normale ; il en résulte encore la stérilité.

Dans certains cas d'arrêt de développement des trompes, on
les trouve fermées à leurs deux extrémités, et formant un kyste
distendu par de la sérosité. J'ai trouvé, plusieurs fois, que cette
occlusion au niveau de l'extrémité externe de la trompe était
constituée par une adhérence permanente de l'infundibulum à
l'ovaire, peut-être congénitale, mais plus probablement due à une
inflammation. Dans ces cas, la distension périodique des trompes
a déterminé une douleur menstruelle très vive, les malades ont
été stériles, et lorsqu'elles se sont mariées, elles ont été absolument incapables de remplir leurs fonctions conjugales. Elles ont
passé d'un praticien à un autre, d'un hôpital à un autre, demandant en vain du soulagement, et le seul moyen de les guérir c'est
de leur enlever les ovaires et les trompes. Je me propose de
décrire ici deux ou trois exemples de cette condition.

Les affections inflammatoires comme celles qui se développent
dans l'utérus sont susceptibles de se propager le long des
trompes et de produire des affections ovariennes et péritonéales.
C'est pour cette raison que l'inflammation des trompes est d'une
immense importance, et doit être soupçonnée lorsqu'apparaissent
les signes d'une extension plus sérieuse de la maladie. Cela peut

aussi avoir un résultat important, en outre de l'extension de l'inflammation; il peut se faire une desquamation destructive de l'épithélium cilié qui revêt les trompes. La fonction de cet épithélium cilié, en même temps que des mouvements péristaltiques des trompes, est évidemment de favoriser le passage de l'ovule; mais il me semble aussi vraisemblable qu'ils agissent en empêchant le contact de l'ovule et des spermatozoïdes jusqu'à ce que le premier ait atteint la cavité où il doit se développer. Ceux qui prétendent que l'imprégnation a lieu avant que l'ovule ait atteint l'utérus me semblent affirmer une chose basée sur des preuves insuffisantes, ou plutôt sur aucune preuve. A priori, nous pouvons dire avec certitude que si c'était la règle, les grossesses tubaires et les désastres qui les suivent devraient être beaucoup plus communs qu'ils ne le sont, et je crois qu'il est plus que probable que la cause réelle de cet accident est la coïncidence d'un ensemble de circonstances, dont la plus importante est la destruction des cils ou l'insuffisance du mouvement ciliaire. La desquamation inflammatoire peut alors être une cause fréquente de grossesse tubaire. La destruction de l'épithélium tubaire peut aussi causer, et cause indubitablement souvent, l'atrophie ou l'occlusion des trompes, l'occlusion des ouvertures des trompes peut être la cause d'une autre maladie des trompes, dont j'ai vu un nombre considérable de cas, la distension hydropique. Le fait mentionné par nombre d'auteurs, que les deux trompes sont ordinairement atteintes, fait penser que l'hydropisie tubaire est généralement le résultat de l'inflammation. Les trompes distendues atteignent rarement un grand volume, et dans la majorité des cas, où on leur a décrit un volume assez grand pour rivaliser avec les tumeurs de l'ovaire et exiger un traitement, nous pouvons penser que la description n'était pas exacte. Cependant, il est un cas, publié par le Dr Peaslee dans son ouvrage sur les *Tumeurs de l'ovaire*, pour lequel il ne peut y avoir de doute. La trompe contenait huit litres de liquide et aurait été enlevée si la malade avait guéri de la ponction.

Dans six ou sept cas où j'ai trouvé les trompes de Fallope distendues par du liquide, et où je ne pus les enlever, je les ai drainées par le procédé que j'ai décrit ailleurs comme applicable aux kystes du foie et du rein et aux abcès pelviens. Je mets tout d'a-

bord le kyste à nu, je le vide par aspiration, puis j'agrandis l'ouverture et j'en couds les bords aux bords de la plaie pariétale par
une suture continue, de façon à fermer complètement la cavité
péritonéale. La cavité du kyste est soigneusement drainée en
avant, ou en haut et en bas par un tube passant par la plaie et
dans le vagin. J'ai guéri de cette façon des cas d'hydrosalpingite,
pyosalpingite et hématosalpingite, mais les résultats et la marche
de la guérison ne sont pas aussi satisfaisants que quand on
enlève complètement les annexes de l'utérus.

Cette occlusion des trompes de Fallope, qui certainement se
produit très fréquemment, est facilitée par les rapports de l'infundibulum avec l'ovaire, rapports qui sont beaucoup plus intimes
qu'on ne l'imagine généralement. La figure 2 (page 8) représente
très exactement ces organes, mais afin de les déployer on en a
détruit les rapports, car les franges sont toujours en relation
étroite avec l'ovaire, et les trompes, comme je l'ai dit, s'enroulent
au-dessous et autour de l'ovaire, en sorte que l'infundibulum est
en contact avec la surface inférieure et postérieure de l'ovaire,
dont l'axe est en général presque vertical, mais non toujours.
L'adhésion, comme je l'ai dit, se produit aux périodes menstruelles
indépendamment de l'ovulation, et je pense qu'il est plus que pro-
pable qu'il n'y a pas plus d'un ovule sur dix qui pénètre dans les
trompes. Le reste tombe dans le péritoine et y meurt.

C'est dans le cas suivant que j'ai trouvé la plus grande collection de liquide dans une trompe de Fallope fermée, et ce qu'il y
a de plus remarquable c'est que la maladie était unilatérale.

E.-E. T..., âgée de vingt-huit ans, me fut confiée par le Dr Watkin
Williams. Elle avait été mariée, mais elle avait été forcée de
divorcer par suite de la mauvaise conduite de son mari. Il est
plus que probable que la gonorrhée lui avait été communiquée
cinq ans avant que je la visse. Depuis ce moment, elle avait été
atteinte de douleur interne pendant la période menstruelle, et
elle avait beaucoup maigri; elle avait vu beaucoup de médecins
sans obtenir de soulagement. Je découvris une petite tumeur
kystique en arrière et à droite de l'utérus; très mobile mais très
douloureuse quand on la mobilisait. Je fus d'avis de l'enlever, et
je le fis le 23 mai 1879. Je trouvai qu'elle était constituée par la
trompe droite, distendue par environ 500 grammes de sérum clair.

L'infundibulum était collé sur l'ovaire droit, et la partie utérine de la trompe était distendue comme une saucisse tortueuse; la plus grande partie du kyste était formée par la moitié externe de la trompe. J'enlevai la trompe et l'ovaire droits. Elle guérit facilement, elle est aujourd'hui parfaitement portante et s'est mariée.

Le Dr Saundby examina le liquide retiré et me remit la note suivante : poids spécifique 1.014; réaction alcaline, couleur verdâtre pâle, clair, avec un dépôt peu abondant grisâtre ; il contient environ les trois cinquièmes de son volume d'un corps albumineux, ayant tous les caractères de l'albumine du sérum. Après avoir fait disparaître l'albumine, le liquide filtré donne un précipité par le nitrate de mercure (urée ?) et par le nitrate d'argent (chlorure de sodium ?). L'examen au microscope permet de reconnaître un petit nombre de cellules indifférentes.

E. C..., âgée de trente-deux ans, mariée à dix-sept ans, eut son premier enfant à dix-huit ans, et son second l'année suivante. Elle fut fort bien portante jusqu'en 1876, où elle eut une attaque aiguë d'inflammation du bassin et bientôt après elle recommença à souffrir beaucoup pendant ses règles, ce qui la força à garder le lit pendant plusieurs jours ; ses souffrances, disait-elle, étaient angoissantes et ressemblaient à celles du travail. Elle souffrait presque continuellement dans le dos, et pendant les trois dernières années elle ne put supporter les approches de son mari. Je trouvai son utérus légèrement en rétroversion, et de chaque côté de cet organe il y avait une masse distincte qui occupait le siège de l'ovaire, volumineuse, fixe et extrêmement sensible. Elle avait été soumise à un grand nombre de traitements, mais sans le plus léger soulagement. Le 5 octobre 1880, je fis une incision exploratrice, et je trouvai les deux ovaires adhérents dans le cul-de-sac, l'infundibulum des trompes fermé, et les trompes distendues par du liquide. Tous les organes ne formaient qu'une masse, et l'opération pratiquée pour leur enlèvement complet fut extrêmement difficile. La quantité de liquide contenu dans chaque trompe était d'environ 60 grammes ; elle guérit parfaitement de son opération, mais au moment de la période menstruelle suivante il se fit une petite hématocèle du côté droit, qui coïncida avec un léger écoulement menstruel. Elle en guérit, cependant, et le 17 février, je trouvai son utérus parfaitement libre et occupant sa direction normale. Je la vis pour la dernière fois le 26 mars et la trouvai en parfaite santé, ne souffrant plus, et elle me dit qu'elle n'avait plus revu ses règles depuis le mois de novembre, et qu'elle avait pu reprendre les rapports conjugaux sans la plus légère douleur.

H. S..., âgée de trente-sept ans, s'est mariée à dix-sept ans, et n'a eu qu'un enfant, il y a quinze ans. Elle ne se remit pas bien de son dernier accouchement, et depuis lors elle a été réglée trop souvent et trop abondamment, étant rarement plus de quinze jours sans perdre. Je trouvai le fond de l'utérus volumineux et sensible, un peu en antéversion et ce que je regardai comme les ovaires formait deux masses volumineuses enfoncées et placées un peu en arrière de l'utérus. Depuis longtemps les rapports sexuels étaient absolument impossibles en raison de la souffrance qu'ils produisaient. Le Dʳ C.-H. Phillips, de Hanley, qui me la confia, avait déployé beaucoup d'ingéniosité dans le traitement, sans aucun bénéfice, et du mois de février au mois d'août 1880, nous essayâmes un autre traitement sans plus de succès. Le 3 août, j'ouvris l'abdomen et je trouvai les ovaires volumineux, complètement adhérents dans le cul-de-sac, recouverts de lymphe et il y avait occlusion de l'infundibulum des trompes. Les trompes formaient des kystes volumineux ; chacun d'eux contenait 120 à 150 grammes de sérum clair. Les organes durent être soigneusement détachés, car les adhérences étaient très solides, et l'hémorragie pendant l'opération fut d'une abondance moyenne. Sa guérison fut rapide et facile, et les seuls ennuis qu'elle éprouva furent des rougeurs de la ménopause. En mai dernier, le Dʳ Phillips m'écrivit qu'elle se portait très bien.

A. S..., âgée de dix-huit ans, s'est mariée deux fois, et a eu de son premier mari, cinq enfants, dont le plus jeune a douze ans. Elle n'a pas eu d'enfant de son second mari, avec lequel elle ne resta que six ans. Après son second mariage, elle semble avoir eu une attaque d'inflammation pelvienne, et depuis lors elle souffre beaucoup au moment de ses règles. Elle rapporte très nettement ces douleurs à la région des ovaires. Pendant environ trois ans elle n'a pu supporter les rapports sexuels, et sa vie intérieure en fut rendue extrêmement pénible. Je trouvai l'utérus dans sa posi-

tion normale et de chaque côté une masse située tout à fait profondément, et ayant tous les caractères de celles que nous avons
décrites dans les deux cas précédents, en sorte que je n'eus
aucune peine à reconnaître qu'il y avait occlusion et distension
des trompes. Le Dr Cameron, de Bliston, qui me l'avait confiée,
me l'avait envoyée en me disant qu'il était parfaitement sûr
qu'une opération seule pouvait la guérir. Je la pratiquai le 20 mai
et je trouvai les choses dans le même état que dans le dernier
cas. Elle guérit rapidement et le soulagement fut immédiat et
complet.

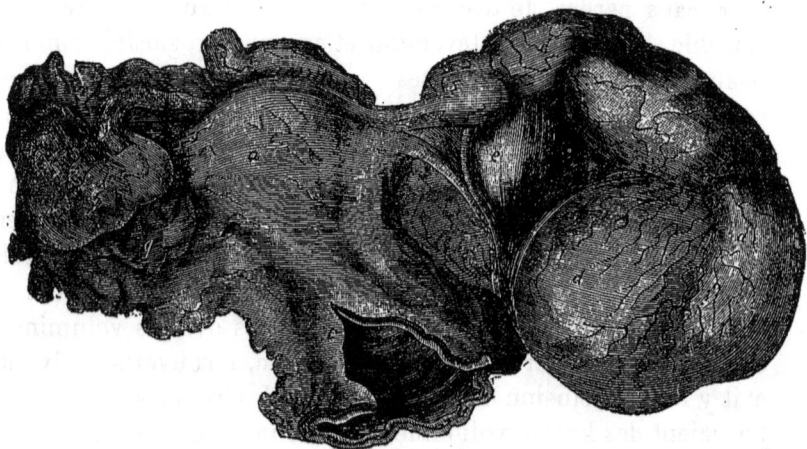

Fig. 36. — Hydrosalpingite bilatérale (d'après Hooper, Arthur Farre. *Encycl, Anat.
and Physiol.*) : *a*, utérus ; *b*, vagin ; *c*, orifice utérin ; *d*, et *f*, trompes de Fallope ;
e, ovaire.

Dans certains cas, le contenu des trompes fermées est du pus ou
du liquide menstruel ; je puis en fournir des exemples personnels.

Mme L..., âgée de trente-quatre ans, me fut envoyée par le
Dr Mclinctock, de Church Stretton, en septembre 1878. Elle avait
été mariée quatre ans et demi et avait un enfant. Depuis son accouchement elle n'avait jamais été bien portante, et avait présenté
des symptômes très nets de subinvolution et de rétroflexion. Sa
menstruation était profuse, et lorsqu'elle consulta un médecin, en
juillet 1872, on lui dit qu'elle avait une tumeur en arrière de
l'utérus, que l'utérus devait être dilaté et la tumeur enlevée.
Dans ce but on introduisit une tente-éponge, et on l'y laissa par

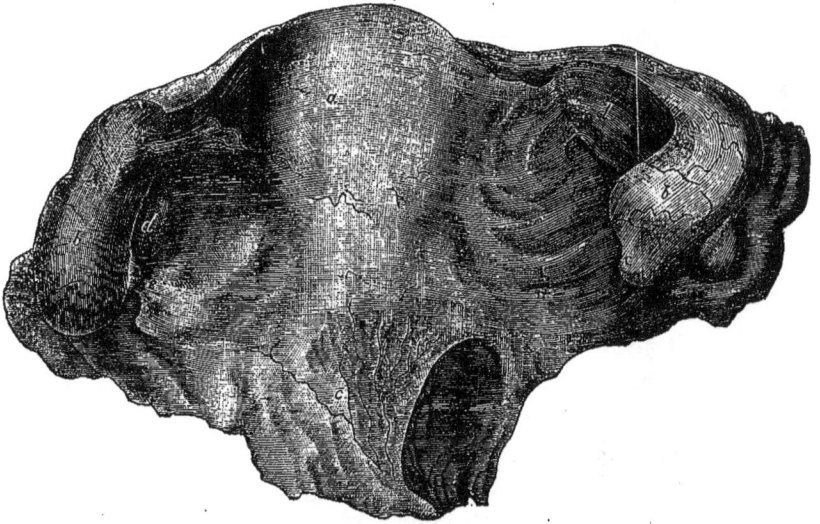

Fig. 37. — Trompes de Fallope fermées et adhérentes (Arthur Farre, d'après Hooper);
a, utérus; *b*, trompes de Fallope; *d*, ovaires *e e*, adhérences.

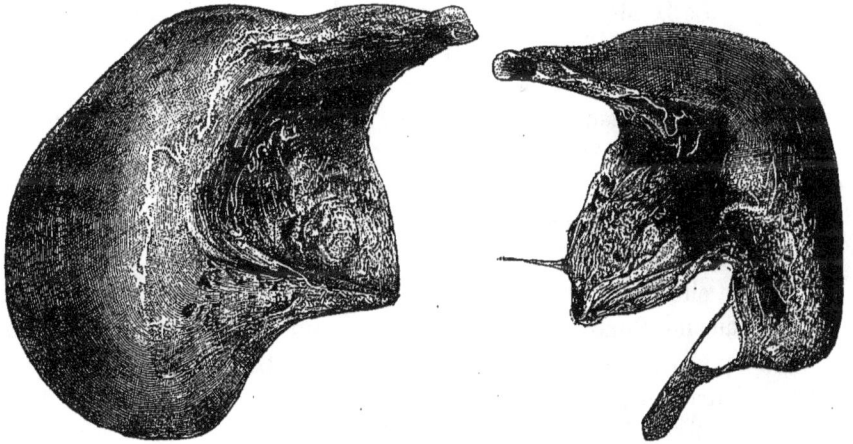

Fig. 38. — Trompes de Fallope et ovaire droit (A) et gauche (B), enlevés par section
abdominale chez une femme âgée de 30 ans, qui fut atteinte dans les premiers
mois de son mariage de gonorrhée. Les volumineuses masses bulbeuses sont les
trompes de Fallope fermées et distendues par du sérum (hydrosalpingite). On
voit les ovaires ratatinés dans la convexité des trompes (D'après une photographie légèrement réduite. Préparation aujourd'hui au Museum of the college of Surgeons).

inadvertance, d'après ce qu'elle a dit à plusieurs reprises, pendant neuf jours. Elle fut atteinte d'une inflammation aiguë des intestins et garda le lit pendant sept semaines..Cet incident ne se produisit, je me plais à le dire, ni à Church Stretton ni à Birmingham. Lorsqu'elle vint me voir, le 24 septembre 1878, elle était dans un état très marqué d'épuisement et d'émaciation. Je trouvai une masse du côté droit de l'utérus, qui présentait une fluctuation qui n'était pas nette. L'utérus était en rétroflexion et complètement fixé par l'effusion péri-utérine. Je ponctionnai la masse, et j'enlevai environ 120 grammes de pus d'un abcès de l'ovaire droit, je le sais maintenant. Elle fut beaucoup soulagée, revint à Church Stretton se faire soigner par le Dr Mclinctock, et ses forces augmentèrent peu à peu. Elle ne guérit pas cependant, et son médecin me l'envoya plusieurs fois ; nous lui fîmes subir de concert différents traitements, sans grand bénéfice. L'utérus resta fixé, et tous les efforts pour le réduire étaient si douloureux qu'elle ne pouvait les endurer. Elle ne pouvait supporter les rapports sexuels, elle ne passait pas un jour sans souffrir, et la vie lui était véritablement à charge, ainsi qu'à son entourage.

Le Dr Mclinctock me l'envoya de nouveau à la fin de février, et dans sa lettre il me dit qu'il pensait qu'il fallait faire quelque chose de plus si on voulait sauver la vie de la malade. Je trouvai que la masse du côté droit de l'utérus était absolument comme je l'avais laissée, que l'utérus était encore fixé et en rétroflexion, qu'il y avait maintenant une masse plus nettement définie à gauche de l'utérus, et que toute la voûte du bassin était d'une extrême sensibilité au toucher. La température montait le soir, et elle avait des sueurs nocturnes ; bien que je ne pusse percevoir aucune fluctuation, je n'avais aucun doute qu'il y eût du pus quelque part. Je fus donc d'avis de pratiquer une incision exploratrice et je la fis le 6 mars. Je trouvai le bassin recouvert par les replis de l'intestin qui étaient adhérents, et que je soulevai avec beaucoup de difficulté. Au-dessous de cette voûte, tous les organes étaient réunis, et leur identification donna lieu à de grandes difficultés. Enfin, je réussis à reconnaître la trompe de Fallope droite, formant un kyste à parois très épaisses et rempli de pus. Au-dessous d'elle et lui adhérant, se trouvait l'ovaire, aussi gros qu'une orange, et contenant une matière caséeuse, restes probables de

l'abcès que j'avais ponctionné deux ans et demi auparavant.
L'utérus était maintenu en bas dans le cul-de-sac par de vieilles
adhérences, que je fis disparaître. Je trouvai l'ovaire gauche
adhérent au-dessous du fond de l'utérus, et de l'ovaire partait
la trompe gauche qui suivait un trajet sinueux, ayant l'aspect
d'une saucisse, et adhérant au détroit du bassin, à l'utérus, et à
une partie de l'intestin grêle. Elle contenait environ 60 grammes
de pus. J'enlevai les ovaires et les trompes en sectionnant ces
dernières tout près de leurs attaches à l'utérus. L'hémorragie
pendant l'opération fut très inquiétante mais put être arrêtée par
une pression avec l'éponge. M. J. Raffles Harmar m'assistait, et
M. Wright Wilson donnait l'éther.

La malade guérit sans complication, et ne souffre plus, pour
la première fois, depuis l'incident de la tente-éponge. L'utérus est
maintenant parfaitement libre, et on peut le mouvoir sans la faire
souffrir. Mon seul regret est de ne l'avoir pas opérée deux ans
plus tôt.

J. H..., âgée de trente et un ans, vint me demander des soins
en avril dernier après avoir été soignée par plusieurs praticiens
bien connus. Elle n'avait eu aucune maladie aiguë, mais pendant
plusieurs mois elle avait été souffrante ; elle ne pouvait marcher,
et ressentait constamment des douleurs ; elle souffrait beaucoup
pendant ses règles. Elle désirait se marier, mais comme elle était
incapable de sortir, cela était impossible. Tous les médecins lui
avaient dit qu'elle était atteinte d'un déplacement de l'utérus. De
chaque côté de cet organe il y avait une masse volumineuse,
immobile, sur laquelle la plus légère pression produisait une douleur qui lui allait au cœur. On lui avait fait de la vésication avec
de l'iode et elle avait pris du bromure de potassium pendant deux
mois, sans aucun bénéfice. A la fin de juin, je proposai une section
abdominale, mais je n'obtins qu'une consultation avec un autre
praticien, beaucoup plus âgé que moi, qui l'avait antérieurement
soignée, et qui lui dit qu'elle ne devrait jamais se soumettre à
une pareille proposition.

Elle revint me voir, cependant, en août, et je saisis l'occasion
de la présence du Dr Battey chez moi pour lui demander son avis.
Il fut d'avis, comme moi, qu'il y avait urgence à intervenir. Cela
conduisit ses amis à la mener à un éminent spécialiste qui qua-

lifia ma proposition d'absurde; mais la pauvre fille n'allait pas mieux et elle revint me voir le 18 octobre, déterminée à se laisser opérer.

Une chose importante était de mettre au courant son fiancé et d'obtenir son consentement, ce dont je tenais à m'assurer. Dans ce but, j'eus une entrevue avec lui, il ne fit pas la plus légère objection et dit qu'il ne désirait que la guérison de sa fiancée. L'opération fut pratiquée le 21 octobre, et je trouvai les organes pelviens ne formant qu'une masse. Après les avoir séparés, ce qui fut fort difficile et fort long, je trouvai la trompe gauche distendue et aussi grosse qu'une orange. Malheureusement elle se rompit, et le pus granuleux qui la remplissait tomba dans le péritoine; le même accident arriva à l'enlèvement de la trompe droite, qui était aussi distendue par du pus. Il est inutile de dire que je pris grand soin de nettoyer le bassin, et je mis un tube à drainage. L'enlèvement des trompes et des ovaires dans ce cas constitua l'opération la plus laborieuse et la plus difficile que j'aie jamais pratiquée. La malade guérit rapidement et complètement, elle n'a jamais été réglée et elle ne souffre plus.

A la réunion de la Société anatomique du 16 janvier 1880, l'interne de M. Bernutz a lu une observation de pyosalpingite qui avait été soignée dans son service de la Charité. La malade était âgée de vingt-neuf ans, et avait été admise parce qu'elle présentait des symptômes graves d'inflammation pelvienne et de péritonite. Elle mourut quatre jours après son entrée, et à l'autopsie on trouva une péritonite suppurée qui était partie du bassin et avait été causée par la rupture d'un abcès de la trompe. Voici la description des parties :

« Les trompes s'étendaient de chaque côté et étaient le siège des principales altérations. La moitié interne de chaque trompe était saine, et sa direction normale, mais la moitié externe présentait trois ou quatre dilatations, de volume variable, dont la plus large était située à l'extrémité externe, et était formée par l'occlusion du pavillon, en sorte qu'il n'y avait aucune ouverture à la trompe, qui était distendue par du pus. Les dilatations communiquaient les unes avec les autres, et la surface muqueuse interne était lisse et ramollie, mais pour le reste normale. Il n'y avait aucune communication entre les trompes et l'utérus. Les ovaires n'occupaient point leur situation normale; ils étaient déplacés en bas et embrassés par la concavité de la trompe, formant avec elle une masse assez volumineuse. Du côté gauche on remarquait une disposition particulière; un kyste occupait le pavillon de la trompe; il avait le volume d'un œuf de poule et semblait se continuer directement avec la cavité de l'ovaire; les deux kystes étaient entièrement vides. La surface interne de la trompe était lisse, tandis que celle de l'ovaire était très rugueuse et rouge; il y avait entre les deux parties une ligne de séparation très marquée. L'ovaire n'était pas considérablement augmenté de volume et sur sa face postérieure vers le milieu, on trouvait une petite rupture à travers laquelle le contenu s'était extravasé dans le péritoine.

M. Bernutz fit remarquer que, selon toutes probabilités, la suppuration des trompes et de l'ovaire gauche était de date ancienne et que la péritonite mortelle était indubitablement due à la perforation de l'abcès dans le péritoine. Il ne donna aucune explication ni aucun renseignement sur la pyosalpingite. Ce cas est cependant pour moi très intéressant, car il se présente absolument dans les mêmes conditions que celles que nous avons décrites dans le cas précédent, et je pense qu'il n'y a guère lieu de douter que si la malade avait été vue plus tôt, on aurait trouvé les symptômes suffisamment graves pour justifier une section abdominale; et si on l'avait pratiquée avant la rupture, non seulement la malade aurait été sauvée, mais encore on aurait guéri sa maladie. Même après la rupture du kyste et le début de la péritonite, si j'avais été le chirurgien, j'aurais ouvert l'abdomen sans la moindre hésitation, j'aurais nettoyé la cavité, et fait disparaître la cause de la maladie. J'ai eu récemment de nombreux cas dans ma pratique où cette manière de faire, qui aurait été regardée comme une folie il y a trois ans, a donné les résultats heureux les plus brillants.

Comme autre cas de pyosalpingite, je puis citer le suivant :

M. F..., âgée de vingt et un ans, a mené depuis l'âge de dix-sept ans une vie immorale. Il y a trois ans elle fut atteinte de gonorrhée, qui fut suivie d'inflammation pelvienne grave, et depuis ce moment elle a beaucoup souffert au moment de ses règles. Environ une semaine avant que je la visse, elle s'était exposée

toute une nuit à un froid très vif et elle ressentit ensuite une violente douleur pelvienne. Elle me fut confiée en mars dernier par
M. John Green. Elle présentait tous les symptômes de la suppuration pelvienne, et il y avait une tumeur pelvienne fluctuante du
côté gauche de l'utérus. Je pensai que c'était la trompe de Fallope gauche distendue par du pus. J'ouvris l'abdomen le 28 mars
et je pus reconnaître que mon diagnostic était exact. Il était,
cependant, tout à fait impossible d'enlever la trompe, et je me
contentai de la vider, de la tirer au niveau de la plaie, et de réunir les deux ouvertures par une suture continue et d'y fixer un
tube à drainage. Ce tube y fut maintenu pendant plusieurs
semaines et elle guérit. Cependant elle souffre toujours pendant
ses règles, aussi la guérison n'est-elle que partielle. Elle n'aurait
pu être complète que par l'enlèvement des trompes et des ovaires, mais cela était rendu complètement impossible par les adhérences denses formées par l'inflammation antérieure. Dans un
cas de ce genre, la femme n'a naturellement aucune chance de
devenir mère, bien qu'ayant quitté sa vie irrégulière, et que
s'étant mariée depuis environ un an, cela eût été désirable. Dans
ces conditions elle restera une souffrante jusqu'à ce qu'elle attei-
gne la ménopause.

Il y a quelques jours j'opérai une malade qui m'avait été
envoyée par le Dr Standish, de Cradley, pour une douleur pelvienne persistante, qui s'aggravait considérablement à chaque
période menstruelle et qu'aucun traitement n'avait soulagée. A
l'examen je ne pus rien trouver, et j'avais de grandes craintes
d'opérer dans un cas où les conditions étaient purement subjec-
tives. J'ouvris l'abdomen, cependant, et je trouvai les ovaires et
les trompes adhérents. Les trompes étaient fermées et l'extrémité
de chacune d'elles présentait un petit abcès chronique qui rendait
compte amplement de tous les symptômes. Les pièces sont
aujourd'hui au Museum of the College of Surgeons. La malade
guérit parfaitement.

Les caractères communs à tous ces cas sont : 1° une inflammation pelvienne grave antérieure, bien que parfois on ne puisse
l'affirmer avec précision. On lui a donné différentes origines, une
gonorrhée, un enfant, un arrêt subit de la menstruation, et (très
fréquemment) une inflammation après un accouchement ou un

avortement; 2° il y a toujours de la douleur qui se produit quand la femme prend de l'exercice et surtout pendant les rapports sexuels, et généralement elle augmente pendant la période menstruelle; à ce moment, la douleur est souvent déchirante et persiste pendant toute la période; 3° dans la majorité des cas, la menstruation est irrégulière, profuse, et prend souvent le caractère hémorragique.

On trouve comme signes physiques un gonflement au niveau des ovaires qui sont toujours sensibles et absolument fixés. On peut souvent percevoir une fluctuation distincte, et leur forme spéciale, en somme, aura souvent permis de diagnostiquer exactement l'état avant l'opération.

Il n'est aucun traitement qui guérisse ces cas, en dehors de l'enlèvement des annexes de l'utérus.

La majorité de ces femmes avait passé, avant d'arriver jusqu'à moi, par les mains de la plupart de nos spécialistes les plus éminents qui avaient mis en usage, sans succès, une infinité de traitements par les médicaments ou par une opération. Elles ont toutes été traitées par les pessaires, et un grand nombre d'entre elles ont eu leur canal cervical dilaté et coupé.

Il est inutile et extrêmement difficile de ponctionner les trompes de Fallope.

Lors de l'opération, on trouve presque toujours les organes réunis à la paroi pelvienne et aux intestins, et leur enlèvement est souvent extrêmement difficile, beaucoup plus difficile que l'enlèvement d'un kystome ovarien. J'enlève toujours les ovaires avec les trompes, car sans les conduits, les glandes sont inutiles.

Toutes mes malades, au nombre de vingt-deux, ont guéri, et je puis affirmer que toutes les femmes qui ont été opérées depuis un certain temps sont complètement guéries.

Toutes ces femmes ont été, naturellement, rendues stériles par la maladie, et chez la plupart d'entre elles les fonctions maritales étaient aussi détruites. Je n'ai pas trouvé que l'opération ait eu un autre effet que de restaurer l'activité sexuelle qui avait été perdue.

Dans la plupart des cas, la menstruation s'est arrêtée immédiatement, mais dans quelques-uns, elle s'est montrée une fois ou deux.

L'état pathologique le plus important est pratiquement le

même dans tous les cas, et reconnaît pour cause, je pense, une attaque aiguë ou subaiguë d'ovarite ou de péri-ovarite. Pendant le cours de cette affection, le pavillon de la trompe s'approche de l'ovaire pour s'y appliquer temporairement; et cette adhérence, par suite de l'inflammation, devient permanente. Il est certain que dans presque tous les cas, on rencontre une adhérence permanente de la trompe à l'ovaire. Il est probable qu'après que l'adhérence s'est produite, l'inflammation s'étend aux trompes, il se fait une desquamation de l'épithélium cilié, et l'occlusion de la trompe à son extrémité interne se produit.

La nature du contenu de la trompe est en rapport avec des causes que je ne saisis pas. La plus connue des variétés de cette affection est l'hydrosalpingite, et la plus rare l'hématosalpingite.

A propos de ces cas je désire dire quelques mots d'une curieuse série de phénomènes que j'ai notés à plusieurs reprises et qui, comme j'ai pu le voir dans les ouvrages d'autres auteurs, ont aussi été notés par eux. Ainsi, dans plusieurs cas où j'ai ouvert l'abdomen dans le but d'enlever les ovaires pour des douleurs pelviennes graves et qu'on ne pouvait guérir, j'ai trouvé les organes réunis ensemble, et présentant toutes les apparences d'une vieille péritonite pelvienne, au point qu'il me fut impossible de terminer l'opération. J'ai aussi, comme je l'ai déjà dit, trouvé dans un grand nombre de cas les trompes de Fallope fermées et distendues par un liquide qui, quelquefois, était purulent. En jetant un coup d'œil sur les observations de quelques malades chez lesquelles je n'avais pu terminer l'opération, j'ai trouvé ce renseignement donné par la malade, qu'elle avait eu plusieurs attaques d'inflammation pelvienne grave. J'ai aussi noté dans quelques-uns des cas que j'avais eu à soigner pendant longtemps, qu'à certains de mes examens j'avais trouvé des tumeurs distinctes, soit sur un côté, soit des deux côtés de l'utérus, alors qu'à d'autres examens je ne trouvais plus aucune trace de ces tumeurs. En parlant de faits absolument semblables, le Dr Mathews Duncan dit : « Au bout d'un certain temps, la tumeur disparaît. Fréquemment sa disparition s'accompagne de périmétrite adhésive. Maintenant que s'est-il passé dans ces cas? on peut dire naturellement que c'est un cas de simple ignorance ou que les kystes étaient parovariens ; mais à cette dernière explication on peut faire, selon moi, la grande objection que les cas surviennent beaucoup plus fréquemment qu'on ne peut l'admettre avec elle. Il nous faut donc supposer la rupture fréquente de petites hydropisies folliculaires. J'ajouterai, de plus, que la rupture de simples kystes parovariens ne me semble pas devoir être suivie de périmétrite ou être accompagnée de cette affection aussi fréquemment que dans le cas de la maladie dont j'ai parlé. »

Pour un seul de mes cas, j'ai des raisons d'accepter l'explication du D\r Duncan; dans ce cas, j'ai trouvé un petit kyste de l'ovaire (qui était probablement sur le point de se rompre) et en d'autres points sur les ovaires, des signes évidents que de semblables ruptures s'étaient produites auparavant. Je suis absolument certain que, dans quelques cas, l'explication du D\r Duncan est exacte; mais j'ai trouvé un si grand nombre de fois les trompes de Fallope en défaut que j'incline à croire, que, dans la grande majorité de ces cas de péritonite pelvienne récurrente due à la rupture d'un kyste, c'est dans les trompes que nous devons trouver le point de départ de l'accident.

En jetant un coup d'œil sur quelques-unes de mes préparations d'hydro et de pyosalpingite je trouve qu'il est difficile de ne pas conclure que la rupture périodique de l'infundibulum distendu se produit fréquemment. Il est du reste très probable que, dans un grand nombre de cas, la guérison s'effectue de cette façon; mais dans d'autres, la maladie n'en est qu'aggravée, et il est probable que dans un grand nombre de cas la rupture détermine la mort. Dans une discussion qui a eu lieu à la réunion de l'*American Gynæco-logical Society en 1880*, je trouve mes idées corroborées par les remarques de mon ami, le D\r James Chadwick, de Boston. Voici ses paroles : « J'ai observé plusieurs cas présentant une succession analogue de symptômes, dans lesquels je pus découvrir un kyste d'un côté ou de l'autre de l'utérus, pour lequel j'ai porté le diagnostic de kyste de la trompe de Fallope, mais je n'ai jamais vérifié mon opinion par l'opération ou l'autopsie. Mon explication du symptôme est la suivante : le liquide se collecte dans les trompes dont l'extrémité frangée est fermée, jusqu'à ce qu'elles soient considérablement distendues ; au moment où la période mensuelle approche, des mouvements péristaltiques répétés se produisent dans la trompe, accompagnés de grande douleur, qui tendent à expulser le liquide à travers l'extrémité utérine temporairement fermée. Ces mouvements se répètent à un certain intervalle avec une violence croissante jusqu'à ce que pendant le relâchement cataménial de l'utérus, le liquide contenu dans la trompe soit refoulé à travers l'orifice dans la cavité utérine avec un soulagement immédiat. Si cette idée est exacte, l'enlèvement des ovaires est inutile, bien que l'opération soit urgente, car elle est le meilleur et peut-être le seul moyen de guérir l'état kystique des trompes et d'assurer à la malade l'immunité de ses souffrances. »

Une malade que j'ai soignée pendant plusieurs mois mourut subitement il y a quelques semaines, et j'obtins de faire l'autopsie des organes pelviens. Elle était venue me demander mes soins en janvier dernier, comme malade externe au Woman's Hospital; elle présentait les symptômes de la métrite chronique avec ménorragie grave. Le 28 avril, je reconnus la présence d'un petit kyste du volume d'une orange du côté droit. A la fin de mai, elle eut une attaque de péritonite pelvienne. Le 13 juin, la tumeur avait disparu. Le 15 août, elle avait reparu et disparaissait de nouveau en septembre. Sa disparition s'accompagnait de symptômes inflammatoires. Le 10 octobre, je la sentais de nouveau, et la malade mourait le 30 ; M. J. German, de Wednesbury obtint pour moi la préparation quand je lui eus dit qu'elle avait un kyste pelvien rompu. M. Alban Doran examina la préparation et confirma mon opinion que le kyste était la trompe de Fallope droite. Il n'est pas douteux qu'un grand nombre de cas mystérieux de péritonite reconnaissent une cause de genre.

On voit donc que les progrès récents de la chirurgie pelvienne, qui nous ont permis de traiter un grand nombre de cas qu'on laissait autrefois sans soulagement et exposés souvent à une mort inévitable, ont démontré qu'il y a de nombreux cas dans lesquels les trompes ayant été fermées par une inflammation aiguë ou chronique contiennent un liquide purulent, état auquel une opération chirurgicale seule peut remédier.

Dans sa période aiguë l'inflammation des trompes est une maladie très grave et qui se termine si rapidement par une péritonite généralisée que c'est à peine si nous avons le temps de reconnaître la nécessité d'intervenir avant qu'il soit trop tard pour faire quelque chose. J'ai vu plusieurs cas de mort par péritonite dont

la cause était certainement une inflammation des trompes de
Fallope et qui auraient dû être traités par la section abdominale.
Il ne m'arrivera plus de laisser volontairement un cas de péritonite mourir sans faire un effort pour sauver la femme par
une opération. Je suis absolument persuadé que nous pourrons
sauver un grand nombre de ces cas en ouvrant hardiment l'abdomen et en nettoyant sa cavité. Dans trois cas de péritonite chronique, je l'ai fait et j'ai guéri complètement les malades.

La pyosalpingite est un état plus chronique; quelques-uns des
cas que j'ai opérés duraient depuis plusieurs années. Il est probable
qu'elle est le résultat d'une inflammation aiguë qui ferme les
deux ouvertures des trompes et convertit l'une d'elles ou toutes les
deux, plus souvent les deux, en abcès chronique; cependant, dans
le cas que j'ai raconté, il n'y avait eu dans les antécédents aucune
affection aiguë. Le Dr S. Wilks a rencontré deux cas où la pyosalpingite détermina une pyohémie générale; l'un des cas se termina par la mort par abcès du foie, et l'autre par abcès du cerveau.

En outre du pus, on peut trouver parfois une trompe de Fallope
fermée, contenant du liquide sanguin (hématosalpingite) d'origine
menstruelle. Il a été absolument établi, particulièrement par les
observations de Bernutz et Goupil, que les trompes participent
généralement à la sécrétion du liquide menstruel, et, lorsqu'on se
sert du clamp dans l'ovariotomie, on voit constamment un écoulement menstruel par le moignon. Il n'est donc pas surprenant
que nous rencontrions parfois un cas d'hématosalpingite. Le
Dr Alfred Meadows rapporte l'autopsie d'un cas dans le huitième
volume des *Transactions of the London Obstetrical Society* dans
lequel « on trouva les deux trompes de Fallope augmentées de
volume irrégulièrement, et formant une sorte de kyste. Du côté
droit, il y avait deux dilatations de ce genre; à gauche il y en
avait une. Il n'y avait aucun signe de communication entre ces dilatations et l'ouverture frangée. Du côté gauche il n'y avait même
pas d'ouverture dans l'utérus, l'*ostium uterinum* étant complètement fermé. Elles étaient toutes remplies par un liquide foncé,
épais, grumeleux, de couleur jus de pruneaux. Il est évident que
ce cas est un exemple de ce que Bernutz et Goupil regardent
comme une rétention menstruelle dans la trompe de Fallope.
Le seul fait qui soit clairement démontré, c'est que les trompes

de Fallope, de même que l'utérus, prennent part à la sécrétion menstruelle, et pour cette raison lorsqu'il se produit une obstruction au passage de cette sécrétion dans la cavité utérine et de là en dehors, les symptômes qui résultent de la rétention menstruelle apparaissent. »

Le cas suivant s'est produit dans ma pratique, et j'ai été assez heureux pour l'opérer avec succès; la malade jouit aujourd'hui d'une parfaite santé (1881).

Miss M..., âgée de 38 ans, me fut envoyée au commencement de 1877 par mon ami, M. Alfred Freer, de Stourbridge. Elle avait eu, en novembre 1876, une affection mal déterminée pendant laquelle elle ressentit des douleurs pelviennes obscures et qui s'accompagna de fièvre. Antérieurement à cette maladie, elle avait joui d'une bonne santé et avait été régulièrement réglée. Après, elle ressentit pendant toute la période menstruelle des douleurs vives, qui augmentèrent peu à peu jusqu'au moment où M. Freer découvrit une tumeur pelvienne en février dernier. Je trouvai une tumeur en forme de poire, absolument mobile, attachée à l'utérus au niveau de sa corne gauche, évidemment uniloculaire, et ayant environ le volume d'une tête d'enfant. Je fis le diagnostic kyste parovarien, et je fus d'avis de le ponctionner lorsqu'il aurait atteint un volume suffisant pour demander l'intervention. La malade revint me voir en mai; la tumeur avait grossi au point qu'on la sentait au-dessus de l'ombilic; je lui conseillai de revenir un mois plus tard. Elle revint avant cette époque, par suite de l'apparition subite de symptômes sérieux; et lorsque je la vis, le 20 juin, il ne pouvait y avoir aucun doute qu'elle était atteinte de péritonite. Son pouls était à 130, sa température à 38° 4' C., et elle montait à 39° 6' le soir; la malade ressentait des douleurs très vives sur toute l'étendue de l'abdomen, et il y avait un tympanisme énorme. Je lui donnai une dose élevée d'opium et j'appliquai un révulsif à l'épigastre.

Le 21 au matin elle allait mieux, mais la température et le pouls n'étaient pas tombés. Je la fis donc éthériser par le Dr A. H. Carter, et je procédai à l'ouverture de l'abdomen, assisté du Dr Priestley Smith. Les tissus des parois abdominales étaient extrêmement vasculaires, et il fut nécessaire d'appliquer un grand nombre de ligatures pour arrêter l'écoulement sanguin. Je trouvai le péritoine intimement uni à la tumeur, et lorsque j'eus la tumeur sous les yeux, il devint évident que ce n'était pas une tumeur de l'ovaire, mais qu'elle présentait l'apparence musculaire, rouge, de l'utérus. Faisant pénétrer mon index gauche en bas et aussi profondément que possible en avant de la tumeur, mon index droit étant dans le vagin, je reconnus assez nettement que ma conception primitive des rapports de la tumeur avec l'utérus était parfaitement exacte. Soupçonnant que ce pouvait être une grossesse tubaire, je n'isolai pas davantage la tumeur, n'ayant pas encore ouvert la cavité péritonéale, mais j'ouvris avec précaution le kyste sur la ligne médiane au moyen d'un bistouri. Aussitôt que j'eus atteint son revêtement interne j'y fis pénétrer mon petit trocart et je retirai environ sept litres de liquide épais d'un brun foncé, ayant l'odeur particulière du liquide menstruel. Lorsque le kyste fut vidé, je passai mon doigt à travers l'ouverture faite par le trocart, et à mon étonnement je reconnus que le kyste était revenu sur lui-même ; de plus, en maintenant mon doigt dans la cavité, je la sentis distinctement se contracter et saisir mon doigt. Introduisant l'index de mon autre main dans le vagin, je reconnus que ce que j'avais ouvert, était, sans aucun doute, la trompe gauche, et que je devais l'avoir ouverte près de son extrémité frangée. Je ne pus trouver aucun canal conduisant dans l'utérus, et je ne jugeai pas utile d'en faire un. Je lavai largement la cavité avec une solution phéniquée faible, en renversant le mode d'action de syphon de mon trocart. Je fermai la plaie par quatre points de suture profonde, dont l'un était disposé de façon à comprendre dans une anse de fil métallique le tube à drainage ; mais avant de faire cela, je suivis le conseil de M. Priestley Smith et j'enlevai un morceau de la paroi kystique, pour l'examiner au microscope. On reconnut que ce fragment était composé de fibres musculaires lisses, ce qui démontra formellement que cette singulière tumeur était la trompe distendue. Après l'opération, je traitai la malade comme un cas d'ovariotomie. Sa température tomba peu à peu. La plaie suppura abondamment et des lambeaux de muqueuse sortirent avec le pus. Le tube à drainage fut enlevé le vingt et unième jour et son trajet continua à laisser passer du pus jusqu'au commencement d'août. Il guérit alors, et la malade est aujourd'hui en bonne santé

(18 octobre 1881). Elle ne fut jamais menstruée depuis l'opération.

L'issue heureuse de cette opération laisse beaucoup à la spéculation, mais quant à la nature de la tumeur il n'y a aucun doute ; quant à sa cause, il me semble qu'on peut supposer que la maladie, à partir de laquelle tous les symptômes apparurent, était une salpingite localisée, dont le résultat fut l'occlusion des deux extrémités de la trompe. Je crois que la péritonite dont elle était atteinte était due à une menace de rupture de la trompe et peut-être à un léger écoulement de son contenu. S'il en est ainsi, il est évident que ce n'est que parce que je me suis déterminé à agir promptement que j'ai sauvé la vie de la malade.

Arthur Farre cite un cas de ce genre, dans lequel la distension par le liquide menstruel amena la rupture qui fut suivie de mort. Je crois que, dans mon cas, la même chose était sur le point de se produire.

Le Dr Mathews Duncan a longtemps insisté sur ce fait que parfois la trompe de Fallope pouvait être béante au point de permettre d'y introduire une sonde. Je suis obligé de dire que je n'ai jamais vu cela se produire, bien que j'admette que cela soit possible. J'ai toujours regardé les cas dans lesquels on a dit qu'il y avait béance de la trompe, comme des cas dans lesquels la sonde avait traversé le fond de l'utérus, accident sur lequel Simpson a attiré l'attention, il y a nombre d'années, comme se présentant fréquemment. Dans la *Lancet* de 1872, j'ai rapporté des cas authentiques de ce fait curieux. Dans le *British Medical Journal* du 12 mars 1881, le Dr Duncan a publié un mémoire dans lequel il donne des détails intéressants sur l'*ouverture de la trompe de Fallope*, et bien que je sois encore un peu sceptique, je vais donner un extrait de ce mémoire, afin d'attirer l'attention sur ce sujet. Que cela ne soit pas impossible, c'est certain, car j'ai pu constater ce fait dans des cas de kystes parovariens, où la trompe est souvent enroulée autour de la base de la tumeur et considérablement augmentée en longueur et en épaisseur ; il est parfois possible, en y allant avec soin, de passer un catheter d'homme n° 4 ou 5 à travers la trompe.

« En examinant une femme à laquelle un collègue voulait faire l'ovariotomie, je trouvai que la sonde utérine passait du côté droit du bassin, et beaucoup au-delà des limites du corps

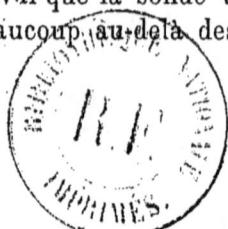

utérin, qu'on sentait aisément et avec certitude. Lorsque la femme fut sur la table d'opération, je ne pus passer de nouveau la sonde à travers la trompe, probablement en raison des circonstances défavorables dans lesquelles la tentative était faite. Quelques jours plus tard, à l'autopsie, je reconnus que la trompe droite occupait le trajet suivi par la sonde, et que son extrémité utérine était béante, non pas au point d'être assez large pour permettre le passage d'une sonde utérine, avec son extrémité volumineuse et renflée, mais pour laisser passer une petite sonde chirurgicale ordinaire.

« On trouve des signes évidents de la béance des trompes dans les caillots intra-utérins qui sont rejetés dans quelques cas de métrorragie. Ces caillots, qui sont de véritables moules de la cavité utérine portent à leurs angles supérieurs de longs caillots entraînés des trompes et qu'on trouve pendants au caillot intra-utérin principal. On peut trouver des appendices de même aspect et ayant la même origine attachés à la caduque dans les cas d'avortement (voir *Researches of obstetrics*, p. 296) ; mais ils ont la structure de la caduque, ils ont une certaine épaisseur, ils ne sont pas extraits de la trompe mais en sont une partie. Ils n'indiquent pas la béance ; mais l'extraction d'un caillot long, aussi délicat et fragile, attaché seulement par la faible cohésion de la coagulation au caillot intra-utérin principal indique une béance très nette du canal d'où il est sorti. Dans le cas de Pirie (*Obstetrical Journal*, janvier 1880, p. 5), la partie supérieure du caillot était solide, un peu souple même, et les cordons tubaires avaient près de 20 centimètres de long. Dans le cas de Rokitansky (*ibid*, mars 1880, p. 133), le corps de l'utérus contenait « un coagulum à trois cornes, se terminant en haut, de chaque côté, par un fil épais, court, provenant des trompes. » Whitehead (*ibid.*, mars 1880, p. 137) dit que, dans son cas, de petits prolongements fibreux du caillot correspondaient aux trompes de Fallope.

« Quant au mal qui peut résulter de la béance permanente de la trompe de Fallope, en voici un exemple, que m'a raconté M. Hewer, comme s'étant produit dans la clientèle de son ami, M. Calthrop. Une veuve, âgée de 48 ans, avait un polype du col qui fut sectionné avec des ciseaux. Le cinquième jour, sa sœur lui donna, doucement, une injection vaginale d'eau chaude addition-

née de liquide de Candy. Pendant l'injection, la malade s'écria :
« Vous me tuez » et elle ressentait une douleur subite dans le
côté droit de l'abdomen. Elle vécut trois jours, souffrant beaucoup
et mourut en quelques heures. A l'autopsie, on trouva une péritonite généralisée, et des couches de lymphe recouvraient l'intestin.
On remarquait que la trompe de Fallope droite était plus volumineuse que la gauche, le double comme largeur ; elle était largement béante. La section du pédicule du polype était cicatrisée. Il
y avait sur le col deux autres polypes. Dans ce cas, comme le dit
M. Hewer, il était clair que le liquide injecté avait passé dans la
cavité péritonéale à travers la trompe formant canal, et avait causé
la péritonite et la mort. On a aujourd'hui rapporté un grand
nombre de cas de ce genre ; tantôt on avait fait des injections
vaginales, comme dans le cas d'Hewer, tantôt on avait fait une
injection intra-utérine.

« De même, j'ai longtemps soutenu que le sang passe fréquemment de la cavité utérine dans la cavité péritonéale et donne
naissance à une hématocèle. J'incline à penser que ce détourne-
ment du sang, soit menstruel, soit ménorragique, soit métror-
ragique est la cause la plus fréquente de cette maladie qui n'est
pas rare. Il faut naturellement supposer, ce dont on s'est bien
rendu compte, que le cours morbide du sang est mécaniquement
plus aisé que le cours naturel et ordinaire à travers le col utérin
dans le vagin ; et cependant, il n'est pas douteux qu'ordinairement,
même lorsqu'une trompe est béante, la marche du sang est
mécaniquement plus facile à travers le col dans le vagin. S'il n'en
était pas ainsi, l'hématocèle se produirait plus fréquemment
qu'elle ne se produit. J'ai souvent vu une femme perdre du sang
de l'utérus *per vaginam*, alors que la trompe était largement
béante.

« Outre le passage du sang, il est presque certain qu'un lombric
a pu passer, quoique cela soit un fait très rare, à travers une
trompe béante. (Winckel : *Die Pathologie der weiblichen sexual
organe*, p. 321.) Cette sorte de passage s'effectue par les mouvements de l'animal.

« En outre, l'ouverture de la trompe est une condition nécessaire pour que l'ovule puisse s'égarer dans certains cas de grossesse extra-utérine.

« En résumé, il est nécessaire de se souvenir qu'en outre des conditions naturelles et morbides de béance, il peut y avoir absence anormale de béance temporaire ou de dilatation des trompes; car il est probable qu'elles se dilatent pendant l'excitation sexuelle et permettent le passage de la semence. En vérité, on a peine à concevoir que la semence puisse passer par les trompes quand elles sont dans leur état habituel de fermeture. Cette absence de dilatabilité des trompes ou leur rigidité peut ainsi être une cause de stérilité.

« La proposition de Tyler Smith de cathétériser les trompes, et de guérir ainsi la stérilité, fut mise en avant sous l'influence des différentes idées théoriques, émises dans ce mémoire. Elle. n'a pas conduit à un résultat plus pratique que la proposition de Froriep de les fermer par cautérisation afin de produire la stérilité. »

J'ai à peine besoin de dire que je regarde les idées du Dr Duncan, sur le passage de la semence à travers la trompe, comme absolument contraires aux faits, et comme inconciliables avec ce que j'ai déjà dit de la physiologie des trompes.

Simpson relate un cas d'hypertrophie simple du revêtement musculaire des parois des trompes. Différents auteurs mentionnent aussi des tumeurs qui auraient été trouvées dans leur substance, mais la plupart des cas ne sont pas décrits avec assez de minutie dans les détails anatomiques pour nous permettre de les accepter implicitement. On a trouvé à plusieurs reprises des myomes de petit volume, comme nous pouvions le soupçonner d'après la structure des trompes; et il ne peut y avoir aucun doute sur leur existence. Le cancer et les tubercules s'étendent de l'utérus dans les trompes: mais nous pouvons laisser de côté toutes ces affections en disant que leur diagnostic est impossible, et qu'il serait de peu d'importance, s'il pouvait être fait.

On a trouvé parfois des concrétions calcaires dans les trompes, qui sont peut-être les restes d'anciens abcès chroniques. L'histoire clinique de ces cas n'est jamais donnée. L'organe de Rosenmüller, petit kyste qui reste des conduits du corps de Wolff, est un petit corps curieux qui occupe la partie externe de la trompe ; je crois qu'il subit parfois le développement kystique et qu'il est alors traité comme tumeur de l'ovaire. Dans une de mes récentes ovariotomies, je l'ai trouvé ayant quatre ou cinq fois son volume habituel et je l'ai enlevé.

Une des anomalies les plus importantes des trompes de Fallope, est celle dans laquelle l'œuf arrive au contact des spermatozoïdes pendant son passage à travers le canal, adhère à ses parois et constitue une grossesse tubaire. Cet accident survient probablement lorsque l'action des cils vibratiles de la membrane muqueuse est détruite par desquamation ou autre accident, car j'ai déjà dit que je ne crois pas que l'imprégnation se fasse dans les trompes, sauf dans des cas exceptionnels ; et lorsque cela se produit, il est fort probable que l'œuf fécondé adhère à la trompe, comme il aurait adhéré à l'utérus. Lorsque ce malheur arrive, la trompe se dilate jusqu'à un certain degré, et ce degré est atteint entre le second et le troisième mois de la grossesse; c'est à ce moment que la rupture se fait ordinairement. Dans la grande majorité des cas, cette rupture est mortelle, et je suis convaincu qu'il n'est pas un gynécologiste ayant quelque expérience, qui n'en ait vu plusieurs cas. J'ai vu au moins vingt autopsies de femmes mortes de rupture de la trompe. De tous les cas que j'ai vus, et de tous ceux qui ont été publiés, il n'en est pas un où la grossesse ait eu un autre siège que la trompe.

La cause de la mort dans ces cas de rupture de la trompe est invariablement l'hémorragie, et ce sont les vaisseaux maternels augmentés de volume au niveau du placenta qui sont la source de l'hémorragie. Malheureusement c'est justement en ce point que la rupture se produit presque toujours, parce que les tissus sont plus minces, plus vasculaires et se déchirent plus facilement qu'ailleurs. Je puis amplement prouver ces faits par un cas que j'ai observé avec mon ami, M. Hall-Wright, dans lequel j'ai enlevé les parties en masse, et où j'ai réussi à les injecter parfaitement. Parfois, cette rupture se produit sans hémorragie ou du moins sans hémorragie fatale, et les malades survivent à l'accident. Nous ne savons pas dans quelle proportion cette heureuse terminaison se produit, mais il est probable qu'elle est peu considérable. Par le fait de la rupture, l'œuf est expulsé dans la cavité péritonéale ou entre les lames du ligament large ; ce dernier fait est exceptionnel, et est très favorable, parce que dans ce cas, la malade a des chances de ne pas mourir d'hémorragie.

Ce fut d'après la dissection d'un cas de cette espèce décrit par Dezeimeris comme une grossesse sous-péritonéo-pelvienne, que je fus conduit à étudier de nouveau toute la question de la pathologie de cet important sujet. Avant ce moment nous avions accepté la classification de l'auteur que je viens de citer, qui a décrit dix variétés différentes. Mon expérience grandissant et l'étude d'un grand nombre de cas qui ont été publiés m'ont conduit à adopter l'idée de l'origine de tous les cas de grossesse extra-utérine que j'ai le premier exposée à l'Obstetrical Society of London en 1873. Feu le Dr John S. Parry, dans son traité très complet sur cette question dit de cette idée : « En opposition à la classification anatomico-pathologique détailllée de Dezeimeris, nous avons la classification simple de M. Lawson Tait qui affirme qu'il n'y a que deux formes de grossesse extra-utérine. Dans l'une, l'oviducte se rompt, le péritoine restant intact, et l'œuf s'échappe dans le ligament large, entre les plis duquel il continue à se développer. Dans l'autre variété, le péritoine est déchiré aussi bien que les parois de la trompe, et l'œuf tombe dans la cavité abdominale. La première forme est la grossesse sous péritonéo-pelvienne des auteurs français, et la seconde, la grossesse abdominale secondaire de Boehmer.

« Le professeur T.-G. Thomas, de New-York, a récemment émis des opinions qui viennent à l'appui de celles de M. Tait. Il écrit (*New-York Medical Journal*, juin 1875) : J'incline à penser qu'au début de son développement, l'ovule fécondé ne s'attache jamais et ne tire ses éléments nutritifs d'aucune autre partie que celle qui est tapissée par la muqueuse de l'utérus et des trompes. Connaissant le rapport délicat et fragile que le chorion établit avec les tissus maternels, il est certainement difficile de croire qu'un ovule imprégné, tombant dans la cavité péritonéale, ou arrêté dans la vésicule de Graaf puisse établir, avec des parties aussi peu semblables au revêtement de l'utérus, des relations presque identiques aux relations normales. »

Ces opinions du professeur Thomas s'accordent absolument avec les miennes, et il m'a, de plus, toujours semblé que l'idée qu'un ovule pouvait être fécondé dans l'ovaire et passer alors, non pas à travers la trompe de Fallope, mais dans la cavité péritonéale, puis à travers le péritoine dans le tissu du ligament large, était à la fois improbable et cherchée. Il est beaucoup plus vraisemblable, et la dissection dans mon cas m'en a convaincu, que cette forme exceptionnelle ne se produit que par rupture de la trompe dans une grossesse tubaire ordinaire, la paroi livrant passage à l'œuf par sa partie inférieure, et lui permettant de passer dans le tissu connectif situé entre les deux lames du ligament large. Cette conviction m'a conduit encore plus loin. Elle m'a fait examiner avec grand soin d'autres cas dont j'avais les préparations, ou que j'ai rencontrés dans la pratique ultérieurement, et je me suis convaincu que dans tous les cas, la grossesse était primitivement tubaire, et que les nouveaux rapports affectés par l'œuf dépendaient entièrement des accidents de direction et d'étendue de la rupture de ses enveloppes.

Naturellement on peut établir quelques sous-variétés d'après la position du point d'attache primitif de l'œuf dans la trompe, mais elles ne peuvent être applicables qu'au début de la grossesse extra-utérine. Dans les périodes plus avancées, ces distinctions doivent certainement disparaître, à moins qu'on n'ait affaire à la grossesse *interstitielle*.

Les variétés qu'on peut établir sont au nombre de trois : (*a*) tubo-ovarienne, dans laquelle l'ovule a été fécondé dans l'infundibulum, avant que la trompe se soit séparée de l'ovaire ; (*b*) tubaire et (*c*) interstitielle, dans laquelle l'ovule s'est attaché sur cette partie de la trompe qui occupe la paroi utérine.

Il n'est pas douteux que la première variété ait été décrite avec exactitude et absolument établie, mais j'aurai quelque chose à dire de cette grossesse soi-disant ovarienne au chapitre des tumeurs de l'ovaire.

Il est très probable que la variété interstitielle est beaucoup plus commune que nous ne l'avons soupçonné jusqu'à ce jour, car il n'est guère douteux qu'elle puisse se terminer et se termine par un travail naturel à terme. (Voir le traité complet et classique de John Parry.)

Ces divisions en variétés n'ont guère d'importance, sauf peut-être en ce qui concerne la fréquence de la rupture désastreuse des tissus et de la mort par hémorragie. Je serais assez d'avis que la variété tubo-ovarienne est celle qui donne le plus souvent lieu à cet accident, et que la variété interstitielle est celle qui y donne lieu le moins souvent; mais il n'y a pas de données positives qui permettent de l'affirmer.

Il est, quoi qu'il en soit, certain que lorsqu'un ovule fécondé s'attache sur une partie de la trompe située en dehors de l'utérus, la rupture de ses tuniques se fera avant le quatrième mois, probablement beaucoup plus tôt. Si l'expulsion se fait dans la cavité abdominale, les membranes peuvent rester entières et se développer en même temps que le fœtus, ou se rompre, et le fœtus flotte dans la cavité abdominale. Parfois le placenta garde ses anciennes attaches à la surface interne de la trompe, qui se retourne, et il en acquiert de nouvelles à mesure qu'il se développe, à la partie antérieure du rectum, aux ovaires, aux différentes parties de la surface péritonéale et même à l'intestin grêle.

Partout où il s'attache, il déploie la merveilleuse puissance qu'il a d'implanter des villosités dans les tissus, et provoque une augmentation de volume énorme des vaisseaux dans son voisinage. Ces vaisseaux augmentés de volume, je l'ai vu en les injectant, semblent plus sinueux que les vaisseaux ordinaires. Leurs parois sont très minces et n'ont pas de couche musculaire distincte, fait qui explique les résultats désastreux qui ont toujours suivi les tentatives qui ont été faites pour enlever le placenta dans les opérations pratiquées dans les cas de grossesse extra-utérine, l'hémorragie ne pouvant être arrêtée : cela explique aussi l'hémorragie profuse qui suit une rupture relativement insignifiante d'un organe qui habituellement n'est pas vasculaire.

Je maintiens donc que tous les cas de grossesse extra-utérine ont une origine tubaire, et que cette grossesse peut devenir intra ou extra-péritonéale, selon la façon dont se rompt la trompe. La terminaison intra-péritonéale est indubitablement la plus commune et la plus fatale; le développement extra-péritonéal de l'œuf est au contraire beaucoup plus rare, moins fatal et, ce qui est plus important, beaucoup plus susceptible de traitement.

Le diagnostic de la grossesse extra-utérine à son début est entouré de difficultés, et nous sommes rarement appelés à le faire avant que presque tout espoir d'intervention heureuse soit perdu.

Je fais allusion, naturellement, à la classe de cas que nous voyons au moment de la rupture de la trompe et qui sont généralement compris sous le titre d'hématocèle intra-péritonéale.

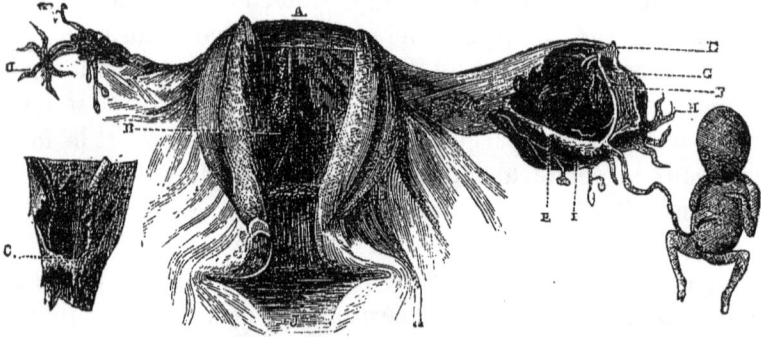

Fig. 39. — Cas de grossesse tubaire terminé par la mort à huit semaines (d'après Duguet). — Utérus ouvert sur sa face antérieure ; B, portion de caduque encore adhérente à la corne utérine droite ; C, caduque presque entière, expulsée avant la mort ; D, trompe droite et ovaire normaux ; E. E, bords de l'ouverture artificielle de la trompe gauche ; F, cordon ombilical ; G, placenta ; H, pavillon de la trompe gauche ; I, plexus vasculaire se ramifiant sur le revêtement tubaire du kyste, dont la rupture produit l'hémorragie ; J, vagin.

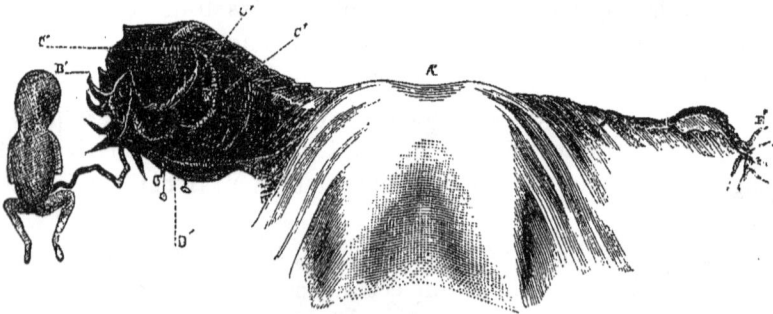

Fig. 40. — A', vue de la face postérieure de l'utérus ; B', franges de la trompe gauche ; C' C' C' déchirures du revêtement tubaire du kyste, répondant au siège du placenta, par lesquelles le fœtus s'est échappé et qui ont donné lieu à l'hémorragie ; D', ovaire attaché à la face inférieure du kyste ; il est augmenté de volume ; E', trompe droite.

Je suis presque sûr, cependant, qu'on sauverait un grand nombre de ces femmes si on agissait rapidement. Toute la difficulté réside, naturellement, dans le diagnostic, et il faut qu'il ait acquis un certain degré de certitude avant de pouvoir pratiquer la section abdominale. Deux fois j'ai été sur le point de pratiquer la section abdominale, soupçonnant une rupture de la trompe, et j'en ai été empêché par des scrupules sur l'exactitude du diagnostic. Dans les deux cas, l'autopsie m'a fait voir que mes soupçons étaient exacts, et je crois que ces deux femmes auraient pu être sauvées. Il était assez naturel que nous hésitassions à ouvrir l'abdomen lorsque nous étions imbus de la superstition que c'était une chose très sérieuse ; mais aujourd'hui que nous savons qu'on peut le faire en toute sûreté, je n'hésiterais pas à explorer dans un cas où je soupçonnerais une rupture de la trompe. Si mon soupçon se vérifiait, j'appliquerais une ligature sur la rupture, après avoir complètement vidé le sac, ou bien j'enlèverais entièrement le ligament large, ou je le fixerais peut-être à la plaie abdominale, et je le drainerais, comme pour les abcès pelviens, l'hydropisie de la vésicule biliaire, les kystes hydatiques du foie ou du rein, etc... Je crois que de cette façon je pourrais sauver quelques-uns de ces cas terribles.

J'ai principalement à parler des cas qui survivent à ce premier et très grand danger de mort par hémorragie. Habituellement nous ne les voyons que quelques mois après le moment où la femme comptait accoucher, et après que l'enfant est mort. Dans des cas très rares on demande notre assistance avant cette période ; il faut alors s'entourer des plus grandes précautions avant de formuler son diagnostic. Si on trouve l'enfant en liberté dans l'abdomen et se mouvant, le diagnostic est aussi simple que dans le cas de fracture de jambe, et la seule division des parois abdominales achèvera le déplacement. Il n'y a encore eu qu'un seul cas heureux de ce genre, c'est celui qu'a récemment publié M. Jessop de Leeds.

Mais en supposant que l'enfant soit encore enveloppé dans un sac quelconque, et vivant, comment établir qu'il n'est pas dans l'utérus ? Je confesse qu'à moins d'introduire la sonde ou le doigt dans la cavité utérine, je ne connais aucun moyen de diagnostic certain, et que cette manière de faire ne peut être justifiée que par des symptômes urgents. Depuis le jour où j'ai écrit pour la première fois sur ce sujet, j'ai été appelé à plusieurs reprises dans des cas où, pour une raison ou pour une autre, on soupçonnait une gros-

sesse extra-utérine avec enfant vivant, mais dans aucun cas le
résultat ne justifia le soupçon, et mon avis invariable est d'attendre que les signes du travail ordinaire apparaissent. Dans un cas
de la pratique de M. Langley Browne, de West Bromwich,
l'utérus très mince était fortement en rétroversion. Dans les
autres, il y avait des parois très minces, avec une des formes de
déplacement, latéroflexion ou rétroflexion, et dans ces cas la
patience a toujours résolu les doutes. Lorsque je me suis trouvé
en présence de cas où il y avait des symptômes urgents, je n'ai
pas hésité à me servir de la sonde, ou à employer les dilatateurs
s'il le fallait; car ce qui pouvait arriver de pire, en cas d'erreur,
c'eût été un travail prématuré.

Cet état d'extrême minceur des parois utérines, dans un cas de
grossesse normale sous tous les autres rapports, est un point sur
lequel on n'a pas encore insisté, que je sache. Il se présente
cependant assez fréquemment pour être une source de difficultés
et de danger, et je me propose de dire ici ce que j'ai remarqué,
dans l'espoir que cela attirera l'attention d'un accoucheur qui
pourra l'étudier plus complètement. Je puis aujourd'hui citer six
cas dans lesquels j'ai été consulté parce qu'on supposait qu'il y
avait grossesse extra-utérine; dans ces cas, il n'y avait qu'une
extrême minceur des parois abdominales. Je n'ai pas de notes
sur trois cas, mais sur les autres j'ai des données plus exactes
qu'un simple rappel. Dans tous les cas, les traits caractéristiques
se ressemblaient beaucoup, et ce que je me rappelle de l'historique
des trois cas l'établit complètement. Les symptômes ordinaires
de la grossesse existaient dans tous les cas, sauf dans un seul cas
où il y avait doute sur son existence. La question posée était
généralement: l'enfant est-il dans la cavité abdominale? Et j'ai
eu parfois de grandes difficultés à convaincre les messieurs qui
m'amenaient les patientes que la situation de l'enfant était normale, sauf dans un cas, celui que je vis avec le Dr Whitwell à
Shrewsbury, il y avait une absence marquée de liquide amniotique,
en sorte que les mouvements du fœtus pouvaient être vus et sentis
d'une façon très nette. Dans le bassin, le doigt arrivait sur la
partie fœtale qui se présentait, comme s'il était placé immédiatement sous la membrane muqueuse; et ce n'était que par une
investigation soigneuse que le col de l'utérus diminué de vo-

lume pouvait être découvert, appliqué sur le corps de l'enfant.

Ces cas étaient tous arrivés au septième mois. Au huitième et au neuvième mois, les parois de l'utérus s'épaissirent, la quantité du liquide amniotique augmenta et les cas se terminèrent par un travail parfaitement normal.

J'observais ces faits en même temps que M. Langley Browne en observait un cas, et que le Dr Hill Norris en surveillait un autre qu'il menait à terme. Dans le cas du Dr Whitwell, que je vis avec lui au mois d'août dernier, il y avait un kyste volumineux, à parois minces, à travers lesquelles on pouvait sentir l'enfant avec une netteté étonnante, et il flottait comme s'il était parfaitement libre dans l'abdomen. Il m'écrit que la malade a été très bien, que quelque temps avant la terminaison de la gestation, le fœtus se fixa beaucoup plus, que les parois utérines augmentèrent indubitablement d'épaisseur, en même temps que le fœtus augmenta de volume, et que l'accouchement fut rapide et ne fut pas suivi d'hémorragie.

Les autres affections avec lesquelles on peut confondre une grossesse extra-utérine avant la mort de l'enfant sont : 1° le déplacement de l'utérus en état de grossesse normale pendant les premiers mois de la gestation, compliqué de fibromyome ou de maladie kystique de l'utérus ; et, plus rarement, 2° une grossesse dans une moitié d'un utérus double. Dans un cas que je vis avec feu M. Ross, de Wakefield, je fus d'avis qu'il y avait soit grossesse extra-utérine, soit un utérus double avec grossesse d'un seul côté, et ce fut cette dernière idée qui était exacte. Nous observons souvent des déplacements latéraux considérables de l'utérus en état de grossesse normale, particulièrement chez les femmes non mariées, envoyées au spécialiste comme atteintes d'une chose tout autre que celle dont elles sont atteintes.

Mais c'est dans les cas qu'on voit après la mort de l'enfant, ou du moins, lorsque le moment attendu de l'accouchement est passé depuis si longtemps que, s'il y a un enfant, il est certain qu'il est mort, que nous rencontrons les plus sérieuses difficultés de diagnostic.

Il faut tout d'abord prendre en considération les renseignements fournis par la malade sur sa grossesse supposée, et sur les événements qui sont survenus au moment où elle attendait sa délivrance et après cette époque. Il est assez remarquable, et je pense que cela est en faveur des idées que j'ai émises sur la pathologie de la grossesse tubaire, que, dans la majorité des cas, cette anomalie survient chez des femmes qui n'ont pas encore accouché, ou chez celles qui n'ont pas eu d'enfants depuis nombre d'années. Ce point d'historique donné par la malade est donc toujours utile à noter. Les autres faits qu'il faut rechercher soigneusement sont : l'arrêt subit des règles, l'accroissement graduel de volume, l'apparition des symptômes du travail au neuvième mois, ou à la fin de ce mois, *et la diminution ultérieure de volume.* De tous ces points, le dernier seul a l'importance d'un signe; mais il faut toujours avoir présent à l'esprit qu'aucun historique, si complet qu'il soit, n'est d'un poids suffisant pour établir un diagnostic, à moins qu'il n'y ait des signes physiques bien nets qui viennent l'appuyer. J'établis cela comme une règle basée sur un cas remarquable que j'ai publié en détail dans les *Transactions of the Obstetrical Society of London*, de 1874. Dans ce cas, j'avais porté le diagnostic: tumeur ovarienne double, mais j'avais été absolument trompé par l'histoire que la malade m'avait racontée. Elle m'avait dit que, trois ans auparavant, elle s'était crue enceinte, parce que sa menstruation avait cessé pendant huit mois, et parce que son abdomen avait peu à peu augmenté de volume, ainsi que ses seins ; elle était aussi absolument sûre qu'elle avait souvent senti des mouvements, et qu'en un mot, elle avait éprouvé toutes les sensations qu'elle avait ressenties dans chacune de ses sept grossesses. Un jour qu'elle se promenait dans la rue, elle fut prise de douleurs, absolument semblables à celles du travail; elles avaient duré pendant quatre heures. L'apparition de ces douleurs ne la surprit nullement, croyant fermement qu'elle était en travail. Elle éprouva une sensation analogue à celle d'un enfant qui sortirait, et elle s'aperçut que la tumeur pressait en bas. Elle la sentit ensuite pénétrer en arrière dans le ventre ; les douleurs cessèrent, et son volume ne changea plus. Ce faux travail ne s'accompagna d'aucune perte. Avant le moment où je la vis pour la première fois, elle est absolument certaine qu'il ne s'est produit aucune diminution dans son volume, et qu'elle a très peu grossi, si elle a grossi.

Les signes physiques dans ce cas étaient ceux d'une affection multiloculaire des deux ovaires, signes sur lesquels je n'ai pas besoin de m'arrêter. Je la trouvai dans cet état lorsque je l'opérai, et l'opération fut heureuse. La leçon qu'il faut tirer de ce cas, c'est que nous ne devons avoir que peu de confiance aux dires des malades, s'ils ne sont pas en harmonie avec les signes physiques. Je dois dire, pour atténuer la chose, que je n'ai jamais vu une femme plus hystérique, et comme elle était illettrée, elle ne pouvait avoir eu connaissance des symptômes par les livres. Le point le plus étonnant de son histoire, c'est l'arrêt de la menstruation pendant huit mois, et j'ai corroboré son affirmation.

Les points faibles de son histoire furent ceux auxquels je n'ai pas attaché un poids suffisant, et ce sont précisément les seuls dans lesquels je devais placer toute confiance. Ces points sont les suivants : la malade ne perdit rien pendant le faux travail, et son volume ne diminua pas après. Ayant maintenant presque épuisé ce qui a été écrit sur ce sujet, je suis convaincu que ces deux faits sont invariables dans la grossesse extra-utérine qui a dépassé le terme. Le premier est dû à l'excitation générale et à la congestion des organes mis en jeu, particulièrement à l'augmentation du volume de l'utérus, qui existe toujours à un degré quelconque; et le second à la résorption du liquide amniotique après la mort de l'enfant. L'arrêt complet de la menstruation pendant la période qui correspond à la grossesse normale est presque constant. Mais, de toutes façons, les signes qui l'accompagnent, le développement des seins, la coloration foncée de l'aréole, l'augmentation de volume des tubercules de Montgommery, les malaises, les vomissements, etc., doivent nous faire soupçonner une grossesse. Parfois il y a de la métrorragie, due au grand volume et à l'état de vacuité de l'utérus, symptôme qui nous porterait à faire le diagnostic myome utérin. Après la mort de l'enfant, l'auscultation ne peut nous rendre aucun service; bien que dans un de mes cas, où l'enfant était assurément mort, j'aie pu entendre le bruit placentaire à une première visite, mais il avait complètement disparu à ma seconde, dix heures plus tard, signe qui tendait à confirmer mon diagnostic.

Dans la grossesse extra-utérine, soit avant, soit après la mort de l'enfant, on trouve l'utérus intimement uni à la tumeur; il est généralement placé en avant d'elle; il est mobile à un degré limité; il est toujours augmenté de volume avant la mort de l'enfant et reste gros plus tard, si le placenta est fixé comme il l'est généralement à la face postérieure du fond de l'organe. Le point le plus important, c'est que le col est toujours complètement ouvert; dans mes cas, il admettait presque le doigt. Dans ces circonstances, si on peut entendre les bruits du cœur du fœtus, la chose est claire. Si on ne les entend pas, il faut étudier alors soigneusement les caractères de la tumeur. Si on voit la malade aussitôt après la mort de l'enfant, la tumeur sera molle, on y sentira un ballottement plus ou moins obscur, et on pourra peut-être reconnaître par l'examen rectal, vaginal ou supra-pelvien une partie fœtale. C'est à cette période qu'il est difficile de distinguer la grossesse extra-utérine de l'hématocèle. Les hématocèles ne se forment pas toutes subitement. J'ai vu plusieurs cas, où tous les mois, une certaine quantité de sang venait s'ajouter à celui qui était épanché. Dans un cas de ce genre, pendant la formation d'une hématocèle volumineuse, la menstruation fut entièrement suspendue, ou du moins aucun écoulement ne se fit au dehors. La tumeur suppura ultérieurement et s'ouvrit dans le rectum, et pendant un certain temps, ce fut une grave question de décider si c'était une hématocèle en suppuration, ou bien le kyste d'une grossesse extra-utérine qui suppurait. Je fis par le vagin une incision exploratrice dans la cavité, et je me convainquis que j'avais affaire à une hématocèle suppurée; elle est aujourd'hui en voie de guérison. Une hématocèle rétro-utérine, augmentant de volume périodiquement, peut être prise par erreur pour une grossesse extra-utérine dans ses dernières périodes, et vice versa.

Après la résorption du liquide amniotique, les caractères de la tumeur dans la grossesse extra-utérine changent considérablement. L'utérus peut devenir plus petit et plus mobile, et les parties fœtales peuvent être senties, particulièrement par le rectum; un signe de ce genre suffit pour établir la nature du cas. Cela sera particulièrement évident dans la variété extra-péritonéale. Ces saillies, et les bosselures, ou proéminences des mains et des pieds qu'on sent souvent au-dessus du bassin peuvent être parfaitement imitées par les petits kystes en forme de noix des petites tumeurs de l'ovaire, et particulièrement par les irrégularités dures des kystes dermoïdes. Ces ressemblances existaient à un haut degré dans un cas que j'ai raconté plus haut, mais à un degré beaucoup plus marqué encore chez une autre malade à laquelle j'ai enlevé les deux ovaires, dont l'un était dermoïde, mais où les ressemblances heureusement ne m'avaient pas égaré. Si le kyste est enfoncé dans le bassin, on peut se tromper davantage, et l'incision exploratrice seule peut faire la lumière; je recommanderais fortement de ne pas se servir de l'aspirateur dans les cas de ce genre. Dans une articulation ou dans les plèvres, où les affections entre lesquelles le diagnostic doit être fait sont limitées comme nombre, cet instrument rend, sans aucun doute, de grands services, de même que comme traitement. Mais dans l'abdomen et le bassin, c'est très différent. L'aspirateur peut vous apprendre qu'une tumeur contient du serum, du sang ou du pus, mais il ne vous renseignera guère sur le siège de la maladie. et pas du tout sur son traitement. En outre, le danger de l'emploi de l'aspirateur est grand, absolument aussi grand que celui de la section abdominale. J'emploie donc de moins en moins l'aspirateur dans ma pratique particulière, et dans tous les cas de tumeur abdominale où j'ai l'espoir raisonnable de soulager la malade, j'ouvre l'abdomen et je me rends compte de la maladie. Je n'ai jamais eu à regretter cette pratique, et très souvent je me suis trouvé très heureux de ses résultats.

Le cancer d'un ovaire se développant lentement ou occupant le voisinage de l'utérus, particulièrement en arrière, pourrait rendre difficile le diagnostic par les signes physiques, d'avec la grossesse extra-utérine remontant à une date éloignée; mais les antécédents nous renseigneraient beaucoup. L'augmentation serait probablement constante, et s'il se produisait un développement rapide de la tumeur, la courbe de la température trancherait la difficulté; car la seule condition qui pourrait déterminer l'accroissement rapide du kyste d'une grossesse extra-utérine serait la suppuration, et cela nous serait indiqué par la courbe, sans erreur possible; on ne peut guère mettre en avant, avec certitude, que le cancer. Il serait facile d'établir que la maladie fibro-kystique de l'utérus est une tumeur de l'utérus. On peut toujours, au moyen de l'anesthésie, faire disparaître une grossesse nerveuse.

Lorsqu'on a établi d'une façon satisfaisante le diagnostic de grossesse extra-utérine, une question se pose, que faut-il faire?

Lorsque l'enfant est encore vivant et presque à terme, je crois qu'il est de notre devoir d'opérer. Si l'enfant est mort, l'utilité de l'opération me semble absolument évidente, bien qu'elle ait été niée par un auteur aussi éminent que M. Jonathan Hutchinson. Naturellement, on ne peut établir de règle stricte, et il faut prendre une décision selon les cas ; mais les revues de chirurgie sont si remplies d'exemples des dangers que courent les cas de ce genre lorsque la suppuration du sac se produit, comme cela arrive presque toujours à un moment donné, que je crois que dans la plupart des cas, nous sommes en droit d'opérer. De plus, les principes chirurgicaux d'après lesquels l'opération doit être conduite sont aujourd'hui si bien établis, et les résultats sont si bons, que ceux qui s'opposent à l'opération me semblent être dans une situation absolument illogique, s'ils continuent encore à préconiser certains autres procédés chirurgicaux, dont les résultats sont notoirement mauvais. Que l'enfant soit mort ou non, les temps de l'opération ne varient pas, et la seule condition qui modifierait ma manière de faire serait la certitude que le fœtus s'est développé en dehors du péritoine, entre les lames du ligament large. On ne peut cependant l'acquérir que lorsque l'incision exploratrice sur la ligne médiane de la paroi abdominale a été faite, en sorte que nous pouvons dire que, dans tous les cas, la section abdominale est le premier temps de l'opération ; et il faut ici prendre les mêmes précautions strictes que dans l'ovariotomie.

Lorsque le péritoine a été ouvert, il faut se rendre compte soigneusement des rapports de l'œuf, car les temps suivants de l'opération différeront selon la nature de ces rapports. Si l'enfant est libre dans l'abdomen, il faut l'extraire avec soin, et éviter le placenta ; puis on fermera la plaie de l'abdomen sauf à la partie inférieure, où on laissera une ouverture pour le passage du cordon ombilical et d'un tube à drainage en verre destiné à permettre aux débris du placenta, lorsqu'il se sera détaché, de se porter au dehors. On retirera les liquides qui se seront produits au moyen d'une seringue, trois ou quatre fois dans les vingt-quatre heures, et on lavera de temps en temps la cavité avec une solution à 5 ou 10 0/0 de sulfure de potassium, ou de quelque autre désinfectant inoffensif.

Si on trouve le fœtus dans un sac non recouvert par le péri-

toine, c'est-à-dire qui n'est pas formé par les replis du ligament
large, le sac doit être soigneusement ouvert sur la ligne médiane,
vidé et nettoyé aussi bien que possible, puis on réunira ses bords
à ceux de la plaie de la paroi abdominale de façon à fermer la
cavité péritonéale aussi bien que possible. La partie inférieure de
la plaie communiquant avec le sac seulement doit, comme dans
le cas précédent, être laissée ouverte, et c'est par cette ouverture
qu'on doit faire passer le cordon, et que les débris placentaires
doivent sortir. J'ai eu six cas heureux de ce genre qui presque
tous ont été publiés en détail dans les *Transactions of the Royal
Medico-Chirurgical Society*. Si on trouvait le sac recouvert par le
péritoine, c'est-à-dire si on avait affaire à un cas de la variété extra-
péritonéale, je crois qu'on pourrait peut-être suivre une méthode
différente. Dans ce cas, le péritoine n'affecte plus avec les organes voisins ses rapports habituels; il est relevé et il se porte
sur les parois à un niveau beaucoup plus élevé que d'habitude.
Dans ces circonstances, la sortie du fœtus par la voie vaginale est
possible, sous certaines conditions : il ne faut pas couper le placenta et le passage doit être assez large pour permettre à l'enfant
de passer. Dans un cas que j'ai opéré, où j'ai extrait le fœtus à
travers une incision faite au vagin en arrière de l'utérus, tout me
réussit; mais malheureusement, sans le savoir, j'enlevai le placenta et la malade en mourut. Si ces conditions ne peuvent être
remplies, le fœtus doit être extrait, comme nous l'avons dit plus
haut, et le sac doit être traité comme je l'ai déjà décrit. Je dois
dire cependant que je ne suis en aucune façon favorable à la
section vaginale. Je n'y ai eu recours qu'une fois dans le cas
auquel je viens de faire allusion, et plus mon expérience grandit,
plus je pense que la section abdominale est préférable dans tous
les cas. La règle capitale pour cette opération est d'éviter de
toucher au placenta. Il est aussi extrêmement important d'opérer
rapidement, car, pendant l'opération, l'hémorragie est toujours
considérable; plus on va vite plus on a de chances de succès, et
j'ai remarqué qu'aussitôt qu'on a détaché complètement toutes les
adhérences, il suffit d'exercer une légère pression avec une éponge
pour arrêter l'écoulement sanguin.

Nous donnons ici le relevé des cas de grossesse extra-utérine
que nous avons opérés jusqu'à ce jour (2 février 1886). On peut

voir que sur vingt-cinq cas nous avons eu vingt-trois succès. Nous devrions même dire que sur vingt-sept cas nous avons eu vingt-cinq succès, car nous n'avons pu porter sur ce tableau deux cas où nous avons fait l'opération à terme avec succès, et dont il nous a été impossible de retrouver les observations. On remarquera que c'est précisément dans le premier cas de la seconde série que la femme est morte et que depuis lors elles ont toujours guéri ; cela prouve qu'aujourd'hui le chirurgien est le maître de ce terrible accident, mais à la condition d'opérer vite et sans retard.

TABLEAU DES GROSSESSES EXTRA-UTÉRINES

QUE NOUS AVONS OPÉRÉES DU 1ᵉʳ NOVEMBRE 1872 AU 2 FÉVRIER 1886

N°	RÉSIDENCE	MÉDECIN qui SOIGNAIT LA MALADE	AGE	MARIÉE OU CÉLIBATAIRE	ANNÉE et DATE DE L'OPÉRATION	GUÉRISON	MORT	
					1° A terme.			
1	Birmingham.	Dʳ Hickinbotham.	29	m.	1ᵉʳ novemb. 1872.	g.		
2	—	Dʳ Palmers.	30	m.	30 avril 1879.	g.		
3	Southam.	M. Lattey.	33	m.	1ᵉʳ février 1880.		m.	Enf. viv.
4	Liverpool.	Dʳ Wigglesworth.	40	m.	30 juin 1880.	g.		
					2° Au moment de la rupture			
1	Wolverhampton.	M. Scott.	41	m	17 janvier 1883.		m.	
2	Solihull.	Dʳ Page.	40	m.	3 mars 1883.	g.		
3	Cardiff.	Dʳ Thomas.	29	m.	4 avril 1884.	g.		
4	Birmingham.	Dʳ Taylor.	37	m.	10 avril 1884.	g.		
5	—	Dʳ Wilson.	27	m.	21 mai 1884.	g.		
6	—	M. Leach.	34	m.	6 juin 1884.	g.		
7	—	Dʳ Scharp.	20	m.	23 juillet 1884.	g.		
8	Walsall.	M. Warncombe.	38	m.	28 novemb. 1884.	g		
9	Birmingham.	Dʳ Ward.	35	m.	9 novemb. 1884.	g.		
10	—	Dʳ Spackham.	41	m.	9 février 1885.	g.		
11	Wolverhampton.	Dʳ Malins.	26	m.	25 février 1885.	g.		
12	Birmingham.	Dʳ A. E. Clarke.	30	m.	2 avril 1885.	g.		
13	—	M. Whitcombe.	25	m.	11 mai 1885.	g.		
14	—	M. Whitby.	34	m.	2 juillet 1885.	g.		
15	—	L. T.	42	m.	11 juillet 1885.	g.		
16	Wolverhampton.	M. Wath.	31	m.	2 septemb. 1885.	g.		
17	Manchester.	Dʳ Walter.	26	m.	6 septemb. 1885.	g.		
18	Birmingham.	L. T.	28	m.	19 septemb. 1885.	g.		
19	—	L. T.	42	m.	23 octobre 1885.	g.		
20	Coventry.	Dʳ Davidson.	37	m.	31 octobre 1885.	g.		
21	Tipton.	Dʳ Price.	24	m.	2 février 1886.	g.		

CHAPITRE III

OVARITE ET PÉRI-OVARITE. — CIRRHOSE DE L'OVAIRE. — ABCÈS DE L'OVAIRE.

Bibliographie. — *Organes génitaux internes de la femme*, GUÉRIN. Annales de Gynécologie, t. XII. — *Affections de l'appareil utéro-ovarien*, FOURCAULD. Paris, 1879. *Ovarien bei Scharlach*, LEBEDINSKY. Cent. für Gynekologie, t. I. — *Die Krankheiten der Ovarien*, OLSHAUSEN. Stuttgart, 1877. — *Ein Fall von Abscessbildung Hüffell*. Archives f. Gyn., v. IX. — *Balneotherapie im Entzündung der Ovarium*, FLECHSIG. Schmidt's Jahrbuch, v. 170. — *Veraenderung des Ovarium als Ursache d. Sterilitat*, BANDL. Schmidt's Jahrbuch, v. 178. — *Augenschmerz bei Affectionen der Ovarium. — Douleur de l'ovaire chez les femmes enceintes*, BUDIN. Progrès Méd., 1879. — *Douleur de l'ovaire pendant la grossesse*, CHAIGNOT, Th. Paris. — *Abscess of both Ovaries*, CULLINGWORTH, Obstet. Soc. Trans. — *Pathology of the Ovaries, Mathews Duncan*, Med. T. and. G., 1875. — *Clinical Lecture on Ovaritis, Mathews Duncan*, Med. T. and. G., 1879. — *Ovarite à la suite d'une rougeole*, LIZÉ. Annales de Gyn., v. V. — *Tubercules des ovaires*, TALAMON. Annales de Gyn., v. VI. — *Diagnosis of Subacute Ovaritis*, TILT. Obstet. Trans., vol. XV. — *Chronic Ovaritis*, THOMAS. New-York, Med. Journ., v. XIX. — *General Peritonitis — Ovaritis with Abscess*, LUSK. Amer. Journ. of Obstetrics, jan. 1879. — *Uterine and Ovarian Inflammation*, TILT. London, 1862. — *Ovarite*, C. DAROLLES. Annales de gynécologie. Paris, 1876.

TRAVAUX PARUS DEPUIS LA PUBLICATION DE L'ÉDITION ANGLAISE.

1881. *Ovarite subaiguë : menace de péritonite au moment de l'ovulation menstruelle*, par H. WHYNNE FOOT (Dublin Journ of med. sc., p. 97). — 1883. — *Péritonite aiguë consécutive à une Ovarite suppurée*, par CHEVALIER (Gaz. hebd.

des sc. med. de Bordeaux, 1er juillet). — 1885. — *Ovarite suppurée, abcès enkysté de l'ovaire gauche, pelvi-péritonite purulente circonscrite en arrière du ligament large droit, tuberculose pulmonaire au début, mort subite*, par LETULLE (Soc. anat., 21 nov. 1884, et Ann. de gynéc., déc.). — *De l'ovarite*, par DALCHÉ DE DESPLANELS (Th. de Paris, 5 déc.).

L'apparition de la puberté transforme la nutrition de l'ovaire à ce point qu'à chaque période mensuelle, il prend part à l'état d'hyperémie et d'excitation qui est alors commun à l'ensemble des organes sexuels, et l'économie toute entière semble participer au trouble. Normalement, ce changement se produit dans notre pays de quatorze à quinze ans; un peu plus tôt dans les climats chauds. Chez les jeunes filles fortes et bien portantes, particulièrement chez celles qui mènent une vie active en plein air, et encore plus chez celles qui mènent une vie qui se rapproche de l'état primitif, l'instauration menstruelle se fait sans douleur; mais chez les jeunes filles élevées dans le raffinement, délicates et nées de parents strumeux, elle donne lieu à beaucoup de malaises. Règle générale, ces phénomènes semblent dus à ce que la menstruation et les autres signes du changement de vie commencent à se montrer, alors que l'ovaire est encore dans son état infantile ou incomplètement développé; c'est-à-dire alors qu'il forme des cellules incomplètes dont les noyaux sont incapables de remplir complètement leurs grandes fonctions, et que le mécanisme tout entier de l'ovulation est en repos. Dans ces cas, nous voyons le flux menstruel se montrer d'une façon irrégulière ou en quantité insuffisante, ou bien s'il se montre régulièrement, il est surabondant et s'accompagne toujours de douleurs pelviennes intenses.

Il y a une grande classe de maladies de l'ovaire dues à l'altération de la nutrition sanguine de la glande qui, d'après l'expérience clinique, serait beaucoup plus commune que les recherches pathologiques ne l'ont encore montré. Nous sommes encore relativement ignorants des principaux facteurs qui agissent dans ces cas, mais les occasions qui nous sont offertes aujourd'hui de voir les lésions véritables des ovaires dans les cas où on les enlève pour des affections autres que le kystome volumineux, ont rapidement éclairci quelques-unes des questions les plus difficiles de la pathologie ovarienne. Jusqu'il y a deux ou trois ans, époque où les succès de Keith, dans l'ovariotomie, nous ont poussés à étendre nos efforts dans la chirurgie abdominale, nous n'en connaissions pas plus sur ces maladies obscures de l'ovaire, qui rendent la vie à charge à tant de femmes, que ce que nous avions appris par l'examen des pièces d'un petit nombre d'autopsies. Comme les histoires cliniques de ces cas dont on faisait l'autopsie manquaient entièrement, d'habitude, il n'est pas surprenant que nous ne savions presque rien de la pathologie des ovaires en dehors du kystome.

D'après ma propre expérience, je pense que je puis dire aujourd'hui avec confiance que je sais beaucoup plus que je ne savais il y a trois ans, non seulement de la pathologie des ovaires, mais encore du traitement à apporter aux souffrances que leurs maladies infligent aux patientes.

Je me propose de garder la division des maladies des ovaires dues à l'altération de la nutrition sanguine que j'ai indiquée il y a près de dix ans ; je les divise donc en trois groupes qui ne diffèrent probablement que par le degré de gravité, sauf dans les cas où l'ovarite aiguë a une origine spécifique. Ce sont : 1° l'hyperémie ovarienne ; 2° l'ovarite aiguë ; 3° l'ovarite chronique.

Cela peut sembler un raffinement métaphysique, de faire une distinction entre la première et la seconde de ces classes ; mais je me suis assuré depuis longtemps qu'elle existe réellement. L'hyperémie ovarienne est le résultat d'une activité ovarienne exagérée et généralement précoce, et elle est par conséquent le contraire de l'état que j'ai décrit avec détails sous les noms d'aménorrhée et de dysménorrhée. Elle est loin d'être une affection rare, et ses symptômes sont invariablement bien marqués ; son symptôme principal est en général la ménorragie. Dans un cas type que je soigne en ce moment, voici le résumé des symptômes présentés par la malade. La jeune dame est la fille de parents à tempérament nerveux bien marqué ; elle est bien développée, je pourrais presque dire prématurément développée de toutes façons, et elle a commencé à être réglée à un peu plus de treize ans. Dès le début, ses règles furent abondantes, et tout d'abord non douloureuses. Elle jouit d'une excellente santé pendant quelques mois, après l'instauration menstruelle, et pendant cette période, l'écoulement continua à être abondant ; il durait généralement de six à sept jours et nécessitait l'emploi de quatre à six serviettes par

jour. Vers l'âge de quatorze ans, il fut cependant évident que sa
santé s'altérait. Elle devint nonchalante, endormie, paresseuse
pour ses leçons, elle donnait des signes de perte de mémoire,
et lorsque je la vis pour la première fois, elle était nettement
anémique. A ce moment, elle était arrivée à deux ou trois jours de
distance de l'apparition de ses règles, et une pression forte sur les
ovaires détermina l'apparition d'une grande douleur qu'elle
décrivait en disant que cela lui portait au cœur. Pendant la
menstruation, on produisait cette douleur par la moindre pression; mais pendant la période inter-menstruelle, on ne pouvait
pas la produire du tout ; elle semblait toujours être en meilleure
santé pendant l'écoulement, et c'était cette particularité très commune, qui avait empêché ses parents de demander plus tôt un avis
très nécessaire.

Dans un cas de ce genre, il n'est pas douteux qu'il y avait hyperémie, non seulement de l'ovaire, mais de tout l'appareil sexuel,
due, peut-être, ou, plus probablement, accompagnant seulement
l'augmentation de l'activité ovarienne. Elle n'est pas par elle-
même une source de danger, car le danger gît dans la perte menstruelle qui produit l'anémie. Je n'ai pas encore acquis une expérience assez grande pour tracer la marche d'un cas de ce genre;
mais, en réunissant un certain nombre de cas que j'ai des raisons
de regarder comme étant identiquement de même nature dans
leurs dernières périodes, je crois que leur histoire menstruelle
ressemble beaucoup à celle des autres femmes après qu'elles ont
eu un enfant, la gestation semblant rectifier dans une large
mesure l'excitation anormale. Si ces femmes ne se marient pas,
elles arrivent à souffrir de ménorragie, elles deviennent extrêmement anémiques, et la ménopause s'établit à l'époque habituelle,
mais elle est marquée par une abondance anormale, comme on
pouvait s'y attendre. J'ai eu à plusieurs reprises l'occasion d'observer que le mariage, même sans qu'il en soit résulté de grossesses,
semble souvent bien faire, en ce sens qu'il modifie l'hémorragie
mensuelle. Dans d'autres cas cependant, le mariage semble aggraver beaucoup la situation, déterminer de l'ovarite chronique, du
déplacement des ovaires, et finalement, détruire entièrement leur
santé.

Dans les cas de ce genre, il faudrait commencer le traitement à la première période. Il n'y a pas de cause d'altération de la santé générale aussi certaine pour une jeune femme qu'une menstruation profuse due à l'hyperémie ovarienne. L'état spanémique produit par la persistance de cette affection pendant quelques années est un état sur lequel le fer ne semble avoir aucune action; toutes les préparations ferrugineuses doivent être évitées jusqu'à ce que les ménorragies aient complétement cessé.

Dans les cas comme celui que j'ai raconté, je suis d'avis, tout d'abord, de retirer la malade de l'école, et de faire cesser, pendant six mois, toute instruction, particulièrement la musique. Je cite tout spécialement la musique, parce que je suis absolument certain que l'instruction dans cet art, telle qu'on la donne dans les pensions, est responsable d'un grand nombre de troubles menstruels. Maintenir une jeune fille pendant ses premiers efforts de développements sexuel, assise droite sur un tabouret de piano, le dos non soutenu, tambourinant vigoureusement sur un piano pendant plusieurs heures, ne peut être que préjudiciable. Les personnes qui surveillent l'éducation des jeunes filles ont ordinairement l'habitude de ne faire aucune différence dans leurs exercices physiques et intellectuels pendant les périodes menstruelles; et, à un moment où il serait très nécessaire que l'organisme restât parfaitement en repos, il faut faire des efforts laborieux. Cela est très pernicieux, et j'ai dû, à plusieurs reprises, faire remonter à cette détestable pratique, l'existence d'affections sérieuses chez de jeunes dames. Les exercices musicaux sont particulièrement nuisibles pour une autre raison, c'est que la musique, chez celles qui s'y adonnent et qui sont douées des aptitudes nécessaires, est un grand excitant des émotions; tandis que pour celles qui ne sont pas douées et qui ne s'y appliquent pas, les exercices musicaux sont un fardeau intolérable et inutile. Le repos absolu est une partie essentielle du traitement de la première période de l'hyperémie ovarienne, et j'ai à peine besoin de dire que c'est dans cette période que le traitement a le plus de chance de réussir. Ce repos doit être rigoureusement observé, la malade étant confinée dans la position couchée pendant quelques jours avant, pendant et après l'écoulement menstruel. L'application d'un contre-irritant sur la région de l'ovaire, immédiatement avant l'époque, est très utile; mais la partie la plus active du traitement consiste dans l'administration de l'ergot avant et pendant la période, et des sels de potassium donnés d'une façon continue pendant la période inter-menstruelle. Il est préférable de donner l'ergot sous forme d'ergotine, et ma formule favorite est 0,03 centigrammes d'ergotine Bonjean, mis en pilules avec une quantité suffisante de lupulin. Je donne le bromure matin et soir, après les repas, à la dose de 0,03 à 0,06 centigrammes. Il est très utile de faire un traitement moral. C'est peut-être une coïncidence, mais j'ai remarqué cette affection, principalement chez les filles qui n'ont pas eu de frères, ou bien des frères plus jeunes qu'elles, et je suis absolument certain qu'on cause un grand préjudice à nombre de jeunes filles, en les séparant dans l'enfance, par rigidité sociale, de la compagnie des garçons. Par une surveillance convenable, il ne peut arriver aucun mal de l'association moins restreinte des garçons et des filles à leur période critique, et il me semble que c'est une méthode pernicieuse que de tracer une large barrière entre les sexes, à un moment où ils doivent commencer à se comprendre eux-mêmes et les uns les autres ; et par des rapports inoffensifs, on peut obvier à un grand nombre de dangers qui, plus tard, les assaillent, lorsqu'on leur permet une association inaccoutumée, à un âge où l'instinct a le principal ascendant.

Pendant que je suis sur ce sujet, je manquerais à mon devoir si j'omettais de parler d'un autre sujet concernant l'éducation des filles. On a désiré donner aux femmes une éducation exactement semblable et aussi étendue qu'aux hommes. Il me serait facile de montrer si on ne m'avait accusé d'obstruction et de manque de libéralité, que dans ma vie publique j'ai toujours été au premier rang de ceux qui prêchent la liberté absolue de toute espèce d'instruction, selon le désir de chacun, et j'ai été particulièrement formel dans l'expression de mes idées en ne mettant aucune restriction ni de classe ni de sexe. Mais il est inutile de cacher le fait que les femmes ayant à remplir des fonctions dont les hommes sont exempts, on ne peut supposer qu'elles puissent sans danger faire l'ouvrage des hommes et en même temps remplir convenablement leurs fonctions spéciales comme femmes. Les questions soulevées par les avocats avancés du droit des femmes doivent être résolues, non pas sur la plate-forme de l'économiste politique, mais dans le cabinet de consultation du gynécologiste. Ce n'est pas le lieu de mettre à l'air des billevesées politiques, mais je puis avouer que je suis moi-même un avocat convaincu des droits des femmes ; en même temps je ne puis supporter de voir le mal que les femmes se feraient à elles-mêmes et à la race en général, si elles profitaient trop complètement de ces droits qu'on leur aurait concédés. C'est là peut-être, et c'est même probablement une circonstance très agréable pour une jeune femme d'aller au collège, et de montrer qu'elle pourrait atteindre à un degré aussi haut qu'un homme ; mais si l'on considère le fait qu'elle est sujette à un trouble mensuel, elle payerait ce degré un prix qu'un homme ne voudrait pas avoir à payer pour l'obtenir. Pour remplir les conditions nécessaires, elle se mettra à contribution à un degré tel que, selon toutes probabilités, elle rendra ses fonctions imparfaites. Pour continuer la carrière commencée au collège, elle devra se refuser les occupations congéniales de l'épouse et les plaisirs de la maternité, et elle privera ainsi la race humaine de ce dont elle a grand besoin ; le travail intellectuel l'emportera sur la mère. Si on ne laisse que les femmes inférieures perpétuer l'espèce, cela fera plus pour détériorer la race humaine que toutes les victoires individuelles ne feraient pour l'améliorer. Ce surmenage des jeunes femmes est absolument inutile dans l'intérêt des progrès humains, et il est à la fois pernicieux pour elles et pour l'humanité ; il peut être agréable d'entendre une vieille fille d'un certain âge lire un mémoire savant sur les mathématiques, mais nous devons avoir de grands regrets quand nous songeons à combien d'enfants supérieurs elle aurait pu donner naissance si elle eût été un peu moins instruite.

Ceux qui demandent un traitement égal pour les deux sexes doivent se rappeler que la grande culture chez un homme ne le rend pas impropre à la paternité, mais au contraire l'aide, dans la lutte pour l'existence, à soutenir une famille. Pour les femmes au contraire, une culture exceptionnelle tend infailliblement à faire disparaître du nombre des mères les individus les plus aptes, ceux qui, le plus probablement, ajouteraient à la production des enfants d'une haute intelligence.

Tous les cas d'hyperémie ovarienne que j'ai rencontrés au moment de la puberté ont cédé au traitement, et un grand nombre de cas, que j'ai des raisons de regarder comme étant de celle nature, mais dans leur dernière période, en ont obtenu du bénéfice. Cependant, c'est par le parfait accomplissement des fonctions des organes utéro-ovariens que nous obtiendrons la cure radicale.

L'hyperémie ovarienne est parfois le résultat du mariage, particulièrement quand on s'est livré aux rapports conjugaux avec excès et surtout quand il en est résulté une grossesse.

Ce n'est là, en somme, que la forme la moins grave d'une maladie sérieuse qui peut se terminer par la désorganisation inflammatoire totale des ovaires des femmes nouvellement mariées. Il n'est pas rare de trouver une femme délicate, qui a été réglée normalement avant son mariage, souffrant de ménorragie grave pendant les trois ou quatre premières années de son mariage, ce dont il est facile de trouver l'explication dans la vigueur de son mari.

Dans ces cas il y a toujours de la sensibilité de l'ovaire, et très fréquemment il existe une douleur violente et du ténesme, qui durent pendant des heures après les rapports; en sorte que bientôt la malheureuse souffrante s'effraye à l'idée des embrassements conjugaux.

La période menstruelle augmente peu à peu de longueur, au point qu'il ne reste plus qu'une période inter-menstruelle de quelques jours. Chez les prostituées jeunes, cette affection est extrêmement fréquente, et se termine souvent par une ovarite chronique avec adhérence de l'extrémité frangée de la trompe à l'ovaire, et atrophie ultérieure de tous les organes sexuels, ce qu'on trouve si souvent à l'autopsie. Les attaques inflammatoires récurrentes qui se produisent chez ces infortunées ont été appelées *colica scortorum*. La guérison dépend naturellement de la disparition de la cause efficiente, et de l'emploi d'un traitement comme celui auquel j'ai fait allusion plus haut; mais dans les cas graves et qui durent depuis longtemps, on ne peut y arriver que par l'enlèvement des ovaires et des trompes. On n'y arrivera que lorsque tous les autres traitements auront manqué ; mais un grand nombre de fois j'ai été obligé de l'adopter, et toujours avec les meilleurs résultats. L'idée que l'enlèvement des ovaires ôtera tout sexe à une femme est basée sur l'ignorance. En ce qui concerne la maternité, elle détruit naturellement la fonction ; mais cette destruction existait déjà du fait de la maladie pour laquelle l'opération a été pratiquée. Une femme qui a souffert pendant des années d'ovarite chronique, avec adhérence des trompes et peut-être d'hydrosalpingite ou de pyosalpingite est nécessairement stérile, en sorte qu'en enlevant les annexes de l'utérus on ne la rend pas pire qu'elle était. Mais une maladie comme celle-là l'obligera à suspendre ses rapports conjugaux, ou à ne les supporter que par devoir, et avec grandes souffrances. Enlever les tissus malades sera lui permettre de remplir d'une façon satisfaisante ses devoirs conjugaux, et l'opération, si elle réussit, permettra en réalité à la femme de remplir ses fonctions sexuelles, et ne lui fera pas perdre les qualités de son sexe.

Dans le plus grand nombre des cas dont je viens de parler, on ne peut dire d'une façon bien nette où finit l'hyperémie et où commence l'ovarite aiguë ou chronique. Dans un grand nombre de ces cas, les renseignements qu'on nous donne sont ceux d'une attaque aiguë, qui a été probablement une ovarite, tandis que dans d'autres, les symptômes sont apparus peu à peu, sans point de départ appréciable, et dans ces cas l'hyperémie ovarienne passe insensiblement à l'état d'ovarite chronique. Je vais donner ici une série de cas types des différentes catégories.

E. S... venait de se marier lorsque je la vis pour la première fois en mai 1879, avec M. Arthur Newton, de Newhall street. Elle a été réglée pour la première fois à l'âge de treize ans, et ses règles ont toujours été si douloureuses qu'elle était forcée de garder le lit pendant leur durée parce qu'elle était absolument incapable de se lever et de s'asseoir. Les douleurs se montraient invariablement deux jours avant l'apparition des règles, et on peut dire qu'elle commença sa vie sexuelle ayant les ovaires malades. Elle se maria en 1876 et le mariage aggrava beaucoup la situation. Elle devint enceinte au bout de trois mois, et on espéra que cela la guérirait, mais il n'en fut rien. Après son accouchement elle eut une attaque aiguë de pelvi-péritonite, qui semble avoir été très sérieuse. Elle devint enceinte de nouveau, accoucha en janvier 1879, et elle eut une autre attaque inflammatoire ; à partir de ce moment elle ne sortit du lit qu'après la guérison de l'ovariotomie qui fut pratiquée le 9 février 1880.

Je la vis, ai-je dit, pour la première fois en mai 1879, et je trouvai alors le fond de l'utérus très volumineux et en rétroversion ; les ovaires étaient aussi considérablement augmentés de volume, extrêmement sensibles et couchés au-dessous du fond de l'utérus. Elle ne pouvait supporter aucune espèce de pessaire ; la menstrua-tion était régulière et profuse, et, pendant sa durée, la douleur était poignante. J'essayai la vésication, la morphine, les pessaires, l'administration à hautes doses du bromure de potassium et de l'ergot. Ce traitement ne produisit aucun effet, et les efforts d'un autre spécialiste auquel on la confia n'eurent pas plus de résultat. Je la vis de nouveau avec M. Newton, en janvier 1880, et je trouvai son état aggravé. Elle présentait tous les anciens symptômes, et de plus elle avait de la fièvre, elle était épuisée et tournait à l'hecticité.

Tout avait été essayé et tout avait manqué ; il ne restait plus que l'ovariotomie. Ce fut l'avis de M. Newton, et aussi celui de la malade, de son mari et de ses amis. Je trouvai les deux ovaires adhérents dans le cul-de-sac, et je dus prendre beaucoup de pré-cautions pour les détacher. Ils étaient très mous, considérable-ment augmentés de volume, et couverts de lymphe. Elle guérit sans accident et se leva le 5 mars. Le 1er avril elle se promena dans la maison pour la première fois depuis dix-huit mois, et elle avait considérablement gagné sous tous les rapports. Le 20 juillet, elle fut capable de faire un mille, elle se sentait tout à fait forte, elle ne souffrait plus du tout et elle avait pu avoir des rapports conjugaux avec une parfaite satisfaction, et cela, elle me le dit franchement, pour la première fois de sa vie. Le 9 septembre, je la vis descendre sans aide d'un haut dog-cart, et courir quelques pas comme si elle n'avait jamais été malade. Depuis l'opération il n'y a pas eu la moindre apparence de menstruation ; elle n'a présenté aucun trouble de ménopause (février 1881) et elle jouit d'une parfaite santé.

La malade, ses amis et son médecin, M. Newton, sont aussi satisfaits que moi du résultat obtenu, et sont convaincus que rien en dehors de l'ovariotomie, ne lui aurait sauvé la vie. Je ne regrette qu'une chose, c'est de ne pas l'avoir opérée plus tôt que je ne l'ai fait. Dans ce cas, la malade a probablement été atteinte d'hypéré-mie ovarienne pendant toute sa vie menstruelle, et cette hyper-émie s'est transformée en ovarite chronique à la suite d'une attaque aiguë dans l'état puerpéral.

Le 20 février 1880, une dame me fut amenée de Londres ; elle était retenue dans la position couchée depuis sept ans, et au lit complètement depuis près de quatre ans. Elle avait été réglée pour la première fois à l'âge de douze ans ; ses règles n'étaient pas très régulières et s'accompagnaient toujours de douleur. Elles continuèrent ainsi jusqu'à l'âge de vingt-huit ans, où elle fit une maladie ; et depuis lors, la douleur qui accompagnait la menstruation a été beaucoup plus vive, et cela n'a fait qu'augmenter pendant les neuf dernières années. Pendant quatre ans elle a été soignée par le Dr Graily Hewitt et elle a été soumise à des traitements prolongés, soigneux et variés, par les pessaires, etc., mais sans le plus léger bénéfice ; en fait, elle allait de mal en pis. Lorsque je la vis pour la première fois, elle me raconta que sa menstruation était parfaitement régulière, durait six à huit jours, et était très abondante. La douleur apparaissait immédiatement avant la période menstruelle et durait, avec une légère rémission, pendant toute la période. La douleur dans le bas ventre était incessante et l'empêchait absolument de marcher. Je trouvai l'utérus complètement plié sur lui-même en arrière et en rétroversion telle qu'il était presque tourné sens dessus dessous. Le fond de l'organe était très volumineux et mou, et les ovaires, très augmentés de volume, étaient placés le long de l'utérus de chaque côté et au-dessous. Les organes étaient si sensibles, que sans éther l'examen aurait été impossible, en sorte que je ne suis pas surpris qu'elle n'ait pu supporter aucun pessaire.

J'expliquai à la dame et à ses amis que les conditions étaient telles qu'il ne fallait tenter aucun effort pour rectifier l'organe par un pessaire ; que si le Dr Hewitt n'avait pas réussi, il n'était pas probable que je réussisse et que la cure radicale par l'ovariotomie pouvait seule faire espérer un succès. Ils acceptèrent et je pratiquai l'opération le 26. Les ovaires étaient énormément augmentés de volume, mais non kystiques ; le fond de l'utérus était mou et spongieux, et avait près de trois fois le volume d'un utérus de vierge. Il n'y avait pas d'adhérences. Après avoir enlevé les ovaires et pendant que je fermais la plaie, je passai un point de suture à travers le fond et je le fixai à la paroi abdominale. Elle guérit parfaitement et ne fut jamais réglée depuis ; elle est grasse et bien portante, et elle peut aujourd'hui se promener dans la maison et le jardin. Elle recouvrit peu à peu, mais complètement, sa puissance de locomotion, et il est à peine besoin de dire qu'après sept ans de suspension, nous ne pouvions guère espérer un progrès bien rapide. L'utérus est maintenant parfaitement droit et normalement situé et il a des dimensions séniles.

Le cas suivant est celui d'une dame, âgée de trente-trois ans, qui commença à être réglée à treize ans ; elle s'était mariée à vingt et en onze ans avait eu sept enfants. Son premier enfant naquit prématurément, et elle ne fut jamais bien portante depuis lors, parce qu'elle se leva et fit un voyage en chemin de fer le quatorzième jour. Après cela, elle eut des hémorragies continues pendant plusieurs mois. Elle eut ensuite plusieurs enfants qui naquirent prématurément et morts, puis un enfant vivant, et le septième mort. Trois ans avant que je la visse, elle consulta un spécialiste distingué de la métropole qui, sur son lit de cabinet de consultation, lui fit quelque chose qui lui produisit immédiatement une douleur violente dans le bas ventre et cette douleur ne l'a jamais quittée une heure, sauf lorsqu'elle dormait ou était anesthésiée, jusqu'au jour où je l'opérai. Je ne sais naturellement pas ce qu'on lui a fait, quoique je ne doute pas qu'on ait essayé de redresser l'utérus en rétroversion avec la sonde. Si cela est vrai, c'est encore un exemple que je puis citer contre cette détestable pratique. Lorsque je la vis pour la première fois, elle me raconta que depuis cet incident, sa vie lui avait été à charge ainsi qu'à son entourage ; qu'elle ne pouvait pas se lever, qu'elle était sur la chaise longue toute la journée, que sa menstruation était si abondante et prolongée qu'elle durait la moitié du mois, et elle se remettait à peine de l'épuisement causé par la perte et l'augmentation de ses douleurs qu'elle était malade de nouveau. Elle avait été soignée par un certain nombre de spécialistes ici et à Londres ; et après s'être renseignée sur son cas et avoir comparé les opinions exprimées, elle vint à moi délibérément, me demander si je pensais que je pouvais la châtrer, et si je croyais que cela la guérirait. On lui avait dit que l'utérus était plié en arrière, mais qu'il y avait une tumeur de chaque côté de lui. Je trouvai que les tumeurs en question étaient les ovaires considérablement augmentés de volume et très sensibles, situés en arrière et au-dessous du fond de l'utérus en rétroflexion et en rétroversion, qu'on sentait si volumineux, qu'on pouvait en réalité se demander s'il ne contenait pas un myome. En raison de mon expérience antérieure, je fus d'avis que l'augmentation de volume du fond était due principalement à la métrite chronique du fond de l'utérus, bien que je fusse préparé à trouver un myome au moment de l'opération.

Il ne me fut pas difficile, dans un cas de ce genre, de recommander l'enlèvement des ovaires, car les noms seuls des médecins qui lui avaient antérieurement donné des soins étaient une garantie suffisante que tout avait été essayé. De plus, la malade, femme intelligente, connaissait sa situation et me dit assez exactement tout ce qui avait été fait. J'eus, en outre, l'avantage d'avoir des renseignements d'un de ses médecins.

L'arrêt immédiat de l'hémorragie, que n'avait pu arrêter même les injections hypodermiques d'ergotine, aurait été seul une raison de faire l'ovariotomie, mais il y avait de nombreuses autres raisons en sa faveur. Je la pratiquai donc le 9 avril, et je trouvai le fond de l'utérus augmenté de volume par la métrite chronique seule, les ovaires étaient augmentés de volume par inflammation interstitielle chronique, et le déplacement était celui que j'ai décrit. J'enlevai les ovaires et suturai l'utérus à la plaie comme dans le cas précédent. Elle guérit sans incidents et n'a plus été réglée depuis. Elle est maintenant colorée, vigoureuse et bien sous tous les rapports, excepté un. Elle passa la première période de la ménopause sans souffrir, et ses désagréments disparurent rapidement. Pendant six semaines elle fut absolument exempte de douleur dans le bas ventre; mais quand elle commença à se lever la douleur revint, et, pendant quelque temps, aussi vive que jamais, bien que l'utérus fût absolument normal comme position et qu'il eût rapidement repris son volume normal. Cette douleur dans le bas ventre continue, mais sous une forme modifiée, et elle décroît peu à peu, je pense; je suis convaincu qu'elle disparaîtra complètement avec le temps. Je ne sais pourquoi elle est réapparue et pourquoi elle a persisté si longtemps, car il n'y a aucune raison physique perceptible qui puisse l'expliquer; sous les autres rapports, les résultats de l'opération ont parfaitement justifié son utilité.

Dans un grand nombre de cas de ce genre, on ne trouvera dans les antécédents aucun incident qui permette de dire que l'hyperémie ovarienne s'est transformée en ovarite chronique. Dans d'autres cas on pourra vous apprendre, qu'une attaque aiguë a marqué le début de l'affection ; je crois que l'observation ultérieure permettra de distinguer plus nettement les deux classes et montrera que leurs traits caractéristiques sont absolument différents,

Autant que je sache, l'ovarite aiguë n'est le résultat que de quatre conditions :

1° Le traumatisme ;

2° L'infection gonorrhéique ;

3° L'empoisonnement septique dans l'état puerpéral ;

4° Les fièvres exanthématiques et le rhumatisme aigu.

Chez une femme, je fis le diagnostic d'ovarite aiguë à la suite de contusions qui lui avaient été faites par son amant en lui donnant des coups de pieds, et bien qu'elle ait pu avoir une péritonite pelvienne générale, l'utérus ne devint jamais immobile comme cela arrive dans cette affection, et le trouble de la menstruation qui suivit persista, accompagné d'autres signes d'ovarite chronique, ce qui me confirma dans mon opinion.

L'ovarite aiguë par gonorrhée est un résultat commun de l'infection et une cause fréquente de stérilité. Elle semble être absolument identique à l'épididymite aiguë de l'homme, comme l'ont fait remarquer les premiers, Bernutz et Victor de Méric. Dans cette affection, on trouve la malade la figure anxieuse, en proie à une douleur pelvienne angoissante, n'occupant généralement qu'un seul côté, les genoux relevés, et présentant tous les signes d'une attaque inflammatoire grave. La malade n'est bien couchée que sur le dos, et la miction et la défécation produisent parfois une douleur déchirante.

Il est souvent impossible de faire l'examen vaginal sans anesthésie, et il est préférable de s'en s'ervir, car il est important de faire le diagnostic entre l'ovarite aiguë et la cellulite pelvienne. Dans cette dernière, on trouvera la tumeur accolée à l'utérus, se mouvant avec lui et avec toute la voûte du bassin ; elle sera plus ou moins immobile, tandis que dans l'ovarite, l'ovaire augmenté de volume sera, règle générale, facile à reconnaître. Le traitement consistera en sangsues appliquées au périnée, en un vésicatoire sur l'ovaire, en diurétiques et en faibles doses d'opium qu'on répètera.

On aura soin de bien vider le rectum au moyen d'un lavement, et on maintiendra l'intestin au repos pendant quelques jours. Le grand danger de cette maladie, c'est qu'elle se transforme en péritonite généralisée. Dans le cas où l'attaque semblerait menacer la vie d'une malade, je n'hésiterais pas à ouvrir l'abdomen, à nettoyer la cavité, et peut-être à enlever les organes malades. L'orsqu'une tumeur de l'ovaire est gangréneuse, ou bien suppure, nous traitons la malade en enlevant rapidement la tumeur, et je ne vois pas pourquoi nous n'étendrions pas plus loin ce principe.

Le résultat de la maladie est presque toujours de détruire les fonctions des glandes, et par conséquent, en présence de l'issue fatale de la maladie, nous n'avons pas à tenir compte de l'argument qu'on oppose à l'opération, que la malade perdra les qualités de son sexe.

L'ovarite gonorrhéique est une maladie extrêmement perfide, ou plutôt, je devrais peut-être dire, que la gonorrhée est une maladie qui chez les femmes peut s'accompagner des conséquences les plus sérieuses et les plus inattendues. Un gentleman qui était marié depuis peu de temps faisait une visite dans le voisinage lorsqu'il rencontra malheureusement une amie qu'il avait connue alors qu'il était étudiant. Quarante-huit heures plus tard, il venait à moi dans une terrible détresse, avec les premiers symptômes de la gonorrhée, mais avec la crainte encore plus terrible qu'il pouvait l'avoir donnée à sa femme, car il avait eu des rapports avec elle quelques heures avant l'apparition des symptômes.

Je l'engageai naturellement à cesser absolument tout rapport avec sa femme, avis que je n'avais aucune raison de croire qu'il ne suivrait pas. Sa gonorrhée fut très légère et guérit entièrement en moins d'une semaine. Désirant fêter son jour de fête annuel, il m'amena sa femme pour s'assurer qu'elle n'était point atteinte de la maladie, et je ne pus trouver la plus légère trace de vaginite. Je leur permis donc de faire un long voyage. Mais trois jours après je fus appelé près d'elle et je la trouvai atteinte d'une attaque très grave d'inflammation de l'ovaire gauche. Au bout de quelques semaines elle alla mieux, bien qu'il fût possible de sentir l'ovaire, par le rectum et par le vagin, aussi gros qu'une petite orange absolument immobile et d'une sensibilité excessive.

Subitement l'ovaire droit fut pris à son tour ; et après une maladie très grave, pendant laquelle elle sembla, à plusieurs reprises, sur le point de mourir, elle guérit et l'ovaire droit resta gros et immobile. Elle ne fut jamais réglée après cette seconde maladie, et elle mène maintenant une vie d'invalide, rarement exempte de douleur, et incapable de grand exercice, bien qu'à mesure que le temps passe, ses souffrances semblent diminuer. Elle ne peut supporter les rapports sexuels, et ce qu'on pourrait faire de mieux pour elle serait de lui enlever les annexes de l'utérus. Elle appartient aux meilleurs rangs de la société, mais nous voyons les malades de cette classe préférer souvent l'impotence chronique aux dangers d'une opération. Elles peuvent se payer beaucoup de luxe et de soins médicaux, et elles font ce qu'il y a de mieux pour leurs docteurs dans le sens pécuniaire, mais non ce qu'il y a de mieux pour elles.

Dans ces cas il est indubitable que le poison a pénétré dans l'utérus et les trompes de Fallope, puis s'est abattu de la trompe sur l'ovaire probablement au moment où la trompe se trouvait en contact avec lui ; mais ce qui est un peu surprenant c'est qu'il n'y eut jamais de vaginite.

J'ai eu à soigner pendant quelque temps dans mon hôpital privé un cas d'ovarite alternante dont je fus incapable de trouver la cause. La malade, J. K., âgée de vingt-cinq ans, arriva à l'hôpital avec une inflammation aiguë bien nette de l'ovaire gauche. Elle était mariée depuis trois ans, et n'était jamais devenue enceinte. Rien dans son histoire ne pouvait me faire soupçonner qu'elle eût été atteinte de gonorrhée, et elle n'avait pas connaissance que son mari en eût été atteint. L'ovaire gauche guérit en quelques semaines, mais resta un peu gros et très sensible, et il était un peu immobile. Deux mois après, elle revint ; l'ovaire droit était aussi gravement atteint et j'eus à la soigner pendant quelque temps, tantôt l'un, tantôt l'autre ovaire était pris ; mais les ovaires ne furent jamais attaqués ensemble et aucune de ces attaques ne coïncida avec la menstruation, qui, toujours irrégulière, devint graduellement plus rare et moins abondante. L'explication la plus probable de ce cas curieux, c'est qu'elle s'est exposée une fois ou l'autre à une infection quelconque qui traversa les trompes de Fallope sans donner ailleurs aucun indice de sa présence.

La possibilité d'un événement de ce genre doit toujours être présente à l'esprit, et, comme guide pour se diriger dans l'avenir, il peut être utile de prendre avec prudence des renseignements sur ce point dans le cas d'attaque d'ovarite aiguë. Quelle que soit l'explication, il faut toujours avoir présent à l'esprit que l'ovarite est une maladie particulièrement susceptible de rechute, et il faudra donner des conseils sur ce point à la malade.

Sur l'ovarite aiguë se produisant pendant les suites de couches, par le fait de causes septiques qu'il faut séparer de la péritonite septique généralisée dans laquelle l'ovaire est atteint, mon expérience est limitée à un seul cas qui se termina comme dans ceux rapportés par Simpson, Bernutz et autres, par un abcès. L'infection se produisit après une fausse couche chez la femme d'un médecin et était nettement limitée aux deux ovaires, comme cela fut facile à établir par un examen fait pendant l'anesthésie. Un abcès se forma dans l'ovaire droit, je le ponctionnai à la première période, au moyen de l'aspirateur, et le résultat fut parfaitement heureux. Les symptômes généraux furent la douleur, l'élévation de la température, des sueurs nocturnes, la flexion des genoux, une douleur sous-mammaire et des élancements douloureux dans les cuisses et les jambes. Les principaux remèdes furent les contre-irritants, comme des lotions à la térébenthine, et des vésicatoires, et on donna à l'intérieur de la quinine et de l'opium. L'aspiration fut naturellement pratiquée à travers le vagin.

Le Dr Mathews Duncan décrit un cas de cette maladie dans lequel « l'ovaire droit était augmenté de volume, rénitent, gros comme une noix, et lorsqu'on le coupa, on trouva que tout le tissu sain était entièrement détruit et converti en une masse jaune, purulente, presque diffluente. Il n'y avait pas de lymphe dans le cul-de-sac de Douglas, la vessie et l'utérus étaient normaux ; il n'y avait pas de péritonite généralisée. Les exemples d'ovarite de ce genre avec suppuration ne sont pas rares, parce que la pyohémie puerpérale n'est pas rare. »

Il y a longtemps qu'on sait que dans certaines affections zymotiques, particulièrement dans la rougeole et la scarlatine, les garçons peuvent être atteints d'orchite, et je me souviens d'avoir lu quelque part qu'une inflammation du testicule de ce genre pouvait être suivie d'atrophie et de perte de sa fonction. Je ne puis cependant appuyer mon souvenir en donnant des indications bibliographiques.

En 1870-71, mais encore plus en 1874, mon attention fut attirée sur l'apparition de la péritonite pelvienne aiguë chez des femmes qui avaient été atteintes de scarlatine et de variole ; ces affections ayant laissé des traces qui montraient clairement que le mal avait commencé dans les ovaires. Le hasard me permit de suivre plus tard l'évolution de deux cas de ce genre, et je trouvai que dans les deux cas, la menstruation diminua considérablement comme quantité, s'accompagna de symptômes dysménorrhéiques sérieux, et que, dans un des cas, elle disparut complétement. En raison de ces faits, je commençai à soupçonner que les attaques étaient primitivement dues à l'inflammation des annexes de l'utérus, et que cela avait quelque rapport avec les maladies zymotiques qui les avaient précédées.

La terrible épidémie de variole qui s'abattit sur cette ville de 1872 à 1874 me donna l'occasion de poursuivre mes recherches, et dans la seconde édition de mon *Hastings Essay on the Pathology and treatment of Diseases of the Ovary*, je donnai mes conclusions sur ce sujet, et, jusqu'à ce jour, je ne vois aucune raison de les modifier :

« On n'a pas encore, que je sache, suffisamment mis en évidence l'apparition de l'ovarite aiguë dans certains cas d'exanthème ou à leur suite. J'y ai déjà fait allusion, mais je désire ici rapporter les faits nouveaux que j'ai recueillis dans l'épidémie si grave de variole qui sévit à Birmingham, de 1872 à 1874. Quoique ne m'occupant exclusivement que de gynécologie, il est assez curieux que j'aie été appelé en consultation pour quatre cas où les malades étaient, disait-on, atteintes d'affection pelvienne et qui devinrent plus tard des cas de variole. Un de ces cas présenta avec une grande netteté les caractères cliniques de l'ovarite exanthématique. La malade était mariée depuis quatre ans et avait accouché deux fois. Elle était enceinte pour la troisième fois, en septembre 1873, lorsqu'elle fût saisie d'un froid subit suivi de symptômes fébriles graves. Ces symptômes se localisèrent rapidement dans le bassin ; la malade se plaignait de douleurs angoissantes dans les fosses iliaques. Je la vis le quatrième jour de sa maladie et je la trouvai atteinte d'une double ovarite aiguë et menacée d'avortement. Elle avorta le cinquième jour, et on vit apparaître une éruption papuleuse de variole qui devint rapidement confluente. La convalescence fut longue et depuis elle n'a jamais été réglée. Le fond de l'utérus est fixé dans la concavité sacrée et les ovaires sont augmentés de volume et sensibles ; l'ovaire gauche est étroitement adhérent à l'utérus.

« Dans la pratique hospitalière, j'ai rencontré un grand nombre de cas dont voici un bon exemple : H. A., àgée de 22 ans, fut réglée peu de temps après ses quatorze ans, et ses règles furent régulières jusqu'au mois d'août 1872. A cette époque, elle fut atteinte de variole qui, dit-elle, ne fut pas grave, et qui ne laissa pas de marques profondes. Jusqu'au moment de cette maladie, elle était forte et robuste et n'avait jamais été malade. Pendant sa variole, elle fut réglée très abondamment en dehors de l'époque habituelle, et les règles furent suivies d'une douleur abdominale violente qui fut traitée par des fomentations chaudes. Elle ne fut entièrement délivrée de cette douleur qu'au bout de quelques mois, et depuis lors elle n'est réglée qu'à de longs intervalles, l'écoulement est très peu abondant et s'accompagne de grandes douleurs. Elle est aujourd'hui très anémique, quoiqu'encore forte ; elle a l'haleine courte et on entend à la base du cœur un murmure systolique très éclatant. On ne peut pas sentir du tout les ovaires et il est donc probable qu'ils se sont atrophiés. Elle obtint un soulagement considérable en prenant de petites doses de fer combiné au chlorate de potasse. Je ne doute pas qu'elle ait eu une attaque d'ovarite exanthématique aiguë qui a déterminé l'atrophie des organes.

« J'ai vu à plusieurs reprises, à l'autopsie, l'atrophie cirrhotique des ovaires chez des femmes qui n'avaient en aucune façon atteint la ménopause, mais avaient cessé prématurément d'être réglées. Dans un cas seulement, je pus obtenir des renseignements sur la vie menstruelle de la malade ; elle n'avait commencé à être réglée qu'à vingt ans et avait cessé de l'être avant d'en avoir trente ; vers cette époque elle avait eu une maladie qui, probablement avait été la scarlatine. Les ovaires étaient petits et ratatinés, et sur une coupe colorée on vit que des fibres nucléées et striées constituaient le bulbe des glandes. Çà et là, dans de petites loges d'où les bandes semblaient s'irradier, un petit groupe de cellules servait à indiquer le siège d'un follicule de Graaf, mais on ne trouva pas de follicules parfaits. Ce cas extrême était probablement le résultat de deux facteurs, le développement insuffisant et l'atrophie exanthématique. Je pense que dans les cas de ce genre il est probable que l'observation future établira l'existence d'une ovarite interstitielle présentant un caractère et peut-être une origine distincte de l'inflammation aiguë ordinaire du revêtement péritonéal de l'ovaire, à laquelle nous pourrions donner le nom plus approprié de péri-ovarite. Les résultats, dans ces deux classes de cas, me semblent être différents; car dans la seconde. la menstruation ne semble pas être supprimée, mais, au contraire, elle est parfois excessive, tandis que, dans la forme interstitielle supposée, nous avons une atrophie de l'ovaire et une aménorrhée d'une forme incurable; et alors il survient chez les femmes, pendant les suites de couches, une superinvolution de l'utérus. »

Les idées que j'ai exprimées dans ces quelques phrases ont été aujourd'hui pleinement confirmées par ce que j'ai vu et par les recherches ultérieures, et je ne doute pas aujourd'hui qu'il y ait une forme spéciale d'ovarite associée à certains exanthèmes, plus particulièrement à la scarlatine et à la variole, et que, dans ses résultats, elle diffère absolument de la forme d'inflammation ovarienne à laquelle je préfère donner le nom de péri-ovarite.

Le résultat le plus important de cette forme spécifique d'inflammation ovarienne est qu'elle conduit à la cirrhose de l'ovaire qni peut, ou non, se caractériser par une atrophie générale. Elle se traduit toujours, comme je l'ai dit, par l'atrophie des éléments glandulaires vrais, et l'excès de l'élément fibreux. Comment cela se produit-il ? C'est ce qui n'est pas encore clair; mais, comme je vais vous le montrer immédiatement, les faits sont absolument établis, et mon explication personnelle est qu'elle est due à l'absorption des éléments glandulaires après l'inflammation, tandis que les éléments fibreux restent dans le même état que dans le rein contracté et dans les autres cas de cirrhose.

Quelle que soit la marche, il n'est pas douteux qu'elle s'accompagne quelquefois d'atrophie de l'utérus dont le résultat est cet état connu et bien décrit pour la première fois par Simpson sous le nom de superinvolution de l'utérus. A la page 119 de mon livre sur les maladies des femmes, voici l'explication que je hasarde sur cet état :

« Je dois tout d'abord dire que la superinvolution de l'utérus est une affection extrêmement rare, et c'est à Simpson que nous devons tout ce que nous en savons. C'est un état absolument analogue dans ses détails à l'arrêt de développement de l'utérus, avec cette différence dans son histoire que l'utérus en superinvolution a atteint, à un moment donné, le volume d'un utérus à l'état de gravidité ; nous ne pouvons savoir comment l'involution utérine normale se transforme en hypererchésis ; et, d'après mes recherches, nous ne possédons qu'une seule description d'autopsie donnant l'aspect de l'utérus atteint de cette maladie, celle qu'a donnée primitivement Simpson. La malade était âgée de vingt ans, et n'avait jamais été réglée depuis un premier accouchement ; mais il n'est donné aucun renseignement sur une maladie fébrile quelconque à laquelle on pourrait attribuer l'absorption anormale de la substance utérine. Après la mort, l'utérus n'avait qu'un pouce et demi de long, et ses parois avaient une épaisseur moitié moindre que l'épaisseur normale, leur tissu avait une apparence dense et fibreuse. Les ovaires étaient aussi très atrophiés, et dans leur tissu fibreux dense on ne voyait aucune trace de vésicule de Graaf. Dans ce cas, on ne sait si la marche de la maladie fut vraiment celle d'une atrophie de l'ovaire, suivis de l'atrophie de l'utérus, en obéissance à la loi usuelle que tous les organes inutiles tendent à disparaître. J'ai eu à soigner plusieurs cas qui, j'ai des raisons de le croire, étaient des cas de superinvolution véritable de l'utérus : mais, dans chacun d'eux, il y avait eu une maladie fébrile généralement d'un caractère zymotique qui était apparue au moment d'un accouchement ou d'un avortement, ou aussitôt après ; et mon impression est que, de tous les cas, ceux dans lesquels un avortement avait marqué l'origine de la maladie formaient la majorité. En fait, je suis fortement disposé à regarder la superinvolution comme le résultat d'une inflammation atrophique survenue au moment où l'involution se faisait. Ainsi, dans un cas que j'ai publié dans le *London Obstetrical journal* de mai 1873, et qui, certainement, était le cas le plus prononcé de superinvolution que j'aie jamais vu, la malade avait eu la scarlatine la seconde semaine de la convalescence de son second accouchement. J'eus à la soigner en 1871, sept ans après la fièvre, et depuis lors elle est toujours restée en observation. Lorsque je la vis pour la première fois, son utérus était absolument infantile ; la portion vaginale du col était représentée par un simple bouton. Les règles avaient disparu, et étaient remplacées par des crises épileptiformes graves dont on trouvera les détails dans le journal. J'ai réussi à restaurer la menstruation, et l'utérus a augmenté de volume par l'emploi de pessaires galvaniques, et à mesure que les règles reparurent, l'épilepsie disparut. Mais quand je cessais l'emploi du pessaire, la menstruation disparaissait peu à peu, et les accès venaient graduellement ; cette expérience thérapeutique fut répétée plusieurs fois avec les mêmes résultats ; et ce qui rend certain que ces accès étaient épileptiques, ce sont les contusions graves que la pauvre femme se faisait pendant les attaques. En tenant compte de ce cas et de plusieurs autres, aidé par les symptômes des autres faits rapportés sous le titre d'ovarite exanthématique, je suis arrivé à croire que la superinvolution s'explique par la production de l'inflammation, suivie d'atrophie pendant la période puerpérale ; et que l'utérus suit simplement la marche de l'ovaire, tout en la dépassant cependant, parce qu'il a déjà été mis en action et qu'il ne s'est arrêté peut-être que lorsqu'il n'y avait plus de tissu musculaire à absorber. Je ne suppose pas qu'il soit nécessaire que l'ovarite, cause de la maladie, soit forcément exanthématique ; mais la péri-ovarite ou l'inflammation qui atteint seulement le revêtement de l'ovaire ne semble pas affecter la menstruation ; il est plus probable qu'elle ne fait qu'amener la stérilité. Ces idées expliqueraient un grand nombre de faits qui, autrement, sont inconciliables, et, ce qui est le plus remarquable, la rareté de la superinvolution. Tout d'abord, l'ovarite exanthématique ou tout autre ovarite interstitielle conduisant à l'atrophie de l'ovaire est très rare dans l'état puerpéral, la grande majorité des cas de ce genre se terminant par la mort. Il est probable que les quelques femmes qui guérissent, sont atteintes de superinvolution. De plus, les nombreuses femmes qui ne sont pas dans l'état puerpéral et sont atteintes d'atrophie ovarienne, résultant de l'inflammation, n'ont pas en même temps une atrophie de l'utérus, parce que lorsque l'affection ovarienne a commencé, l'utérus n'était pas déjà en involution. Cette explication s'accorde absolument avec l'histoire et les symptômes du cas de Simpson, et est aussi en harmonie avec les principes généraux de la physiologie utérine. Au point de vue pratique, nous pouvons dire que, bien que dans des cas de ce genre nous puissions obtenir une guérison temporaire par la tige galvanique, cette guérison disparaîtra avec la cessation de l'emploi de l'instrument; ou bien, comme cela arrive quelquefois, que son action stimulante devient insuffisante. Le cas que je vais rapporter est d'une telle importance qu'au risque d'être ennuyeux, je donnerai toute son histoire depuis le jour où je vis la malade pour la première fois. Je tire la première partie de cette observation de l'*Obstetrical journal* de mai 1873.

« E.-E., âgée de 35 ans, fut placée dans mon service d'hôpital en novembre 1871. Elle était mariée depuis 12 ans et avait 2 enfants, dont le dernier était né 7 ans auparavant. Elle eut la scarlatine après son accouchement, et ses règles furent longtemps à réapparaître. Lorsqu'elles se montrèrent, elles furent peu abondantes et très douloureuses, et elles se montrèrent irrégulièrement à des intervalles de cinq semaines à trois mois, ne durant qu'un jour ou deux au plus. Quatre ans environ avant sa première visite, de légères attaques de nature épileptiforme se produisirent à chaque période, presqu'imperceptibles au début, mais augmentant graduellement d'intensité à mesure que les règles devenaient plus irrégulières et moins abondantes. Quelques mois avant son entrée à l'hôpital, elle avait deux ou trois accès la laissant insensible pendant quelques heures et s'accompagnant souvent de contusions graves. Le 5 novembre, elle avait eu ses règles et un accès très grave; le 9 j'ordonnai de lui administrer chaque jour trois doses de 0, 30 centigr. de bromure de potassium, et deux fois par semaine une pilule d'aloès et de fer. Je l'examinai le 16, et je trouvai l'utérus absolument infantile, les ovaires normaux, l'utérus était si petit qu'il me fut impossible de faire pénétrer quoi que ce fût dans sa cavité. Le 30, je doublai la dose de bromure; le 7 décembre, elle fut réglée pendant un jour; l'écoulement fut plus abondant et il n'y eut pas d'accès. Elle fut réglée le 4 et le 5 janvier; il y eut une légère augmentation de quantité, et un accès grave le second jour. Elle eut un accès sérieux le 22, sans écoulement menstruel. C'était la première fois que cela arrivait.

Elle fut réglée le 1er et le 2 février; elle n'eut pas d'accès. Le 11 et le 12 mars, menstruation sans accès, mais une attaque grave se produisit presque immédiatement après la cessation de l'écoulement. Le 18, M. Jordan fut assez bon pour lui donner du chloroforme pour moi, et je lui mis une petite tente dans l'utérus. En même temps, je découvris qu'il y avait une antéflexion considérable. Le 25 Mars j'introduisis une tente n° 8, et le 29 une tige galvanique n° 8. Le 5 avril, j'introduisis une tige n° 12; le 7, le 8 et le 9 elle fut réglée plus abondamment, mais sans accès, bien qu'il s'en soit produit un le 16. J'introduisis de nouveau la tige, et elle fut réglée régulièrement et abondamment, mais sans accès. A partir de ce point, je continue l'observation d'après le cahier d'hôpital.

Le 26 avril 1873, j'introduisis la tige galvanique n° 16, la plus volumineuse que j'aie jamais employée, et du 3 au 7 mai, elle eut une période menstruelle plus abondante qu'elle n'en avait jamais eu depuis son accouchement. Le 4 juin, elle fut réglée de nouveau pendant 4 jours; de même en juillet, août et septembre. Pendant tout ce temps, elle porta une tige volumineuse, et n'eut pas un seul accès.

La tige fut enlevée à la fin de septembre; elle avait été portée pendant 5 mois avec les résultats les plus satisfaisants. En novembre, elle ne fut réglée qu'un jour seulement, et en décembre les règles n'apparurent pas du tout, mais il se produisit un accès à l'époque où elle les attendait. Pendant toute cette période, elle avait pris 3 gr. 50. de bromure chaque jour. Les accès reparurent à chaque période où la menstruation devait apparaître, en sorte que le 16 mai, j'eus recours de nouveau à la tige galvanique. Elle fut réglée du 20 au 24 sans accès, elle porta la tige et n'eut que de très rares accès, en-même temps que la menstruation reparut régulière et parfaite, jusqu'en novembre où la tige fut enlevée. Au mois de mars suivant, 1874, les accès avaient reparu, on attendait de nouveau la menstruation, et en même temps qu'elle disparaissait les accès se reproduisaient.

Pendant l'année 1875, je ne la vis que de temps en temps, car elle ne venait que lorsqu'elle était plus mal que d'habitude pour avoir de la mixture bromurée. Je m'aperçus alors que ses facultés mentales s'affaiblissaient et que sa physionomie prenait les traits caractéristiques de l'épileptique imbécile. Pendant l'année 1876, je fis une nouvelle tentative pour rétablir les règles au moyen de la tige galvanique; mais les résultats furent moins satisfaisants que les années précédentes. Le 5 février 1877, je fus appelé à la voir chez elle, et je la trouvai en proie à la manie épileptique. Je fus d'avis de la transporter dans une maison d'aliénées, mais son mari et sa mère ne voulurent pas suivre mon avis, bien qu'il fût absolument évident pour eux que les contusions qu'elle se donnait pendant les attaques étaient assez sérieuses pour mettre sa vie en danger et qu'il fût très possible que dans un accès violent elle commit un homicide. Tous les mois les accès se reproduisirent en augmentant de gravité et les attaques de manie persistaient pendant toute la semaine, pendant laquelle un écoulement léger durant pendant quelques heures, indiquait que ses règles cherchaient à se produire. Le bromure de potassium fut poussé jusqu'à la dose de 12 grammes par jour sans produire le moindre effet, et d'autres médicaments furent essayés sans plus de résultat.

En juillet 1879, son état était si épouvantable que ses amis se déterminèrent à l'envoyer dans un asile d'aliénées où je la vis le 28. Elle était presque complètement idiote, sa mémoire avait presqu'entièrement disparu, les accès ne semblaient manquer qu'une semaine sur quatre; les attaques de manie étaient irrégulières et se montraient à des périodes variables, et la menstruation apparaissait à des intervalles irréguliers. De plus, par dessus tout, sa mère disait qu'elle était très malade régulièrement une semaine sur quatre.

Il me vint à l'idée que, si mon opinion était exacte, si c'était un cas d'épilepsie menstruelle dépendant en réalité d'une cirrhose exanthématique de l'ovaire, l'enlèvement des ovaires, opération de date très ancienne, et que j'avais pratiquée pour la première fois en 1872, avait des chances de guérir cette malheureuse femme. En tous cas, je ne pouvais pas aggraver son état, car, même si elle en mourait, sa disparition serait une chose agréable à son entourage. Ses amis me donnèrent donc leur consentement lorsque je leur en parlai, et approuvèrent les raisons sur lesquelles j'appuyais ma proposition.

Je reçus donc la malade au Woman's Hospital et avec l'aide de mes collègues, j'enlevai les ovaires le 11 août.

Cette opération, qui, d'après ce que je sais, est une des opérations les plus heureuses de la chirurgie et qui probablement est appelée à rendre les plus grands services aux femmes qui souffrent, fut pratiquée en 1872 par le professeur Hégar de Leipsig et il publia le premier sa proposition.

Très peu de jours après le Professeur Hégar, je la pratiquai ici plusieurs mois avant que l'observation du cas du professeur Hégar fut arrivée dans ce pays. Le Dr Battey dont on a proposé de donner le nom à cette opération, n'opéra qu'après Hégar et moi-même, et sa publication ne parut qu'après nos deux mémoires.

L'opération dans le cas de E.-E. fut rendue un peu difficile parce qu'elle était extrêmement grasse. Un écoulement cataménial profus se montra le troisième jour après l'opération, et dura pendant trois jours, mais sans la plus légère apparence d'accès. La pseudo-menstruation est très commune après les opérations ovariennes, et elle se produit souvent deux ou trois fois après l'enlèvement des deux ovaires.

Les points de suture furent enlevés le 18 et la malade se leva le 23 août, douze jours après l'opération.

Je la quittai le jour de ma fête et ne revins plus que le 29 septembre; c'était alors une femme transformée. Elle n'avait pas eu d'accès ni de menstruation, sa figure était brillante et joyeuse, sa mémoire revenait, et elle avait perdu l'aspect idiot, morne et épileptique qu'elle avait auparavant.

Je la vis pour la dernière fois le 13 octobre, elle était sur le point de rentrer chez elle à Péterborough; elle était, ainsi que ses amis, satisfaite de sa parfaite guérison et ils étaient reconnaissants autant qu'on peut l'être de l'amélioration de l'état de la malade.

Reste une question : l'amélioration sera-t-elle persistante? Je ne sais. Cela semble presque trop de l'espérer, mais je pense réellement qu'il en sera ainsi. La description des ovaires faite par mon ami, M. Alban Doran, justifie complètement mes idées sur la pathologie de ce cas, et mon traitement n'est qu'une conclusion logique de cette manière de voir. Après une semblable opération on pouvait supposer que les accès continueraient probablement pendant quelques mois et disparaîtraient graduellement; mais, dans ce cas, ils ont disparu tout d'un coup, et, après une absence de trois mois, je pense qu'on peut supposer qu'ils ont disparu d'une façon définitive.

Les ovaires enlevés n'étaient pas beaucoup plus petits que des ovaires normaux, mais ils étaient fissurés d'une façon très remarquable, de manière à ressembler en miniature aux reins d'un bœuf, ou aux circonvolutions du cerveau humain. J'en envoyai un au College of Surgeons Museum, et voici un extrait du rapport de M. Doran.

« Il n'y a aucun signe de dégénérescence alvéolaire, mais les cellules allongées de stroma sont plus volumineuses que dans les

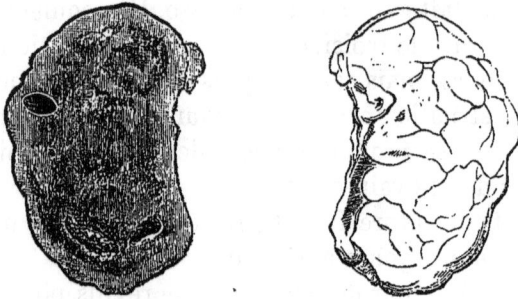

Fig. 41. — Cirrhose exanthématique de l'ovaire.

ovaires normaux, et il y a peu de vaisseaux ; l'hypertrophie de ceux qui persistent et les faisceaux de tissu fibreux indiquent une transformation cirrhotique, suite d'une ovarite exanthématique. Il n'y a ni kyste morbide, ni extravasation de sang, ni rupture pathologique. Il y avait deux vésicules de Graaf, ayant chacune un millimètre de diamètre ; elles étaient toutes deux près de la surface ; la périphérie de l'ovaire était un peu plus dense que le stroma sous-jacent, elle avait une épaisseur de 3 millimètres. Près de l'extrémité interne de l'ovaire, il y avait un corps jaune de la menstruation, qui faisait une saillie notable sur la surface. »

Je ne puis terminer les notes que je viens de donner sur ce cas, sans redire que je suis convaincu que nous avons, dans l'opération qui consiste à enlever les annexes de l'utérus, le moyen de soulager une quantité énorme de souffrances qui sans elle seraient incurables.

Les conclusions que j'ai données au sujet de l'influence des maladies exanthématiques sur les ovaires ont déjà été confirmées par un grand nombre d'observations intéressantes, principalement par le Dr Lebedinsky. Dans les spécimens qu'il a examinés pendant le cours de l'inflammation, il décrit l'aspect macroscopique, comme n'étant changé ni à la surface ni sur une coupe. Il examina les ovaires après qu'ils avaient été plongés dans le liquide de Muller, puis dans l'alcool et l'acide picrique. A la

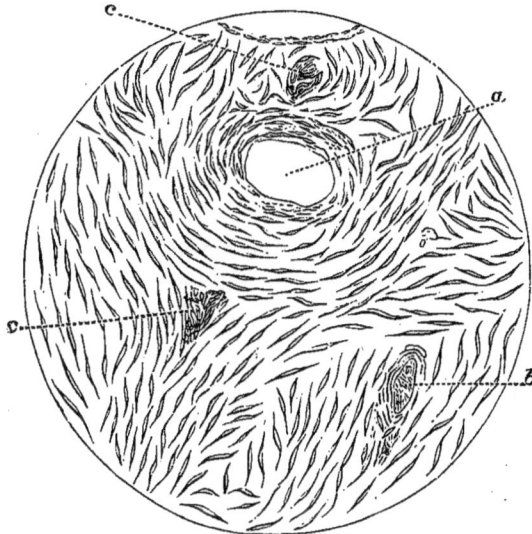

Fig. 42. (dessinée par M. Alban Doran). — Aspect microscopique d'un ovaire cirrhotique, diamètres grandis : *a*, artériole normale ; *b*, petits vaisseaux obturés ; *cc*, débris, sièges probables de vaisseaux obturés par pression du nouveau tissu cellulaire.

coupe, il trouva que tous les follicules de Graaf étaient dans un état d'inflammation parenchymateuse qui commençait par un gonflement trouble de l'épithélium et se terminait par une destruction complète des cellules. Le stroma ovarien, si ce n'est qu'il y avait de l'hyperémie au voisinage de quelques-uns des follicules, n'était pas atteint. C'est dans le cas d'une fille âgée de huit ans qui, pendant sa convalescence d'une scarlatine, fut atteinte de rougeole dont elle mourut le huitième jour, qu'il trouva la destruction du tissu glandulaire la plus marquée.

La plupart des follicules des ovaires de cette malade étaient occupés par une matière sans structure, finement granuleuse, et dans la couche corticale, les follicules semblaient avoir été presque entièrement détruits. Lebedinsky regarde cette affection des ovaires comme étant tout à fait analogue aux inflammations parenchymateuses bien connues d'autres organes pendant le cours des maladies infectieuses. Le résultat est une destruction d'un nombre plus ou moins grand de follicules et un obstacle à la fonction ultérieure des ovaires à un degré correspondant, en sorte que la fécondité de la personne infectée sera rendue, dans les cas graves, extrêmement problématique, et le résultat sera certain si les trompes ont aussi été atteintes. C'est ce qui arrive dans le plus grand nombre des cas, et les trompes participent à l'atrophie générale des parties dans la transformation cirrhotique ultérieure.

Comme je l'ai déjà indiqué, l'ovarite chronique peut être le dernier stage de l'hyperémie de la menstruation; elle peut aussi être le résultat d'une ovarite aiguë, mais la plupart des cas surviennent par suite d'excès sexuels et de masturbation, ou à la suite de la fièvre exanthématique et rhumatismale, et probablement de la syphilis. Je n'ai eu qu'une fois l'occasion de disséquer un cas dans lequel j'avais reconnu une ovarite chronique pendant la vie, qui était certainement le résultat d'un rhumatisme aigu. C'était chez une jeune fille de dix-sept ans qui avait été atteinte huit ou neuf fois d'attaques de rhumatismes. J'avais eu à la soigner deux fois comme malade du dispensaire, et, après que l'affection articulaire eut cédé, une attaque de douleur pelvienne était apparue, qui était augmentée par la pression, et l'attaque s'était accompagnée d'un écoulement menstruel irrégulier. Tout se dissipa en quelques jours après l'application d'un vésicatoire; mais à la suite, sa menstruation resta irrégulière, profuse et douloureuse, et elle souffrit plus ou moins des symptômes que je vais décrire. Je regardai l'attaque comme une ovarite subaiguë, suivie d'un état chronique. Elle mourut plus tard d'une embolie dans une artère cérébrale, et je trouvai ses ovaires volumineux, mous, recouverts de lymphe et ponctués de follicules augmentés de volume, et le péritoine était épaissi tout autour d'eux. L'ovaire gauche était en partie adhérent au rectum, et presque toutes les franges de la trompe correspondante étaient fixées sur lui.

Dans l'observation suivante la malade présenta la même lésion à une période plus avancée encore :

H. B. âgée de trente ans, me fut confiée en septembre par le Dr Bradley, de Dudley, qui me dit que lorsqu'elle était venue lui demander ses soins, elle avait une rétroflexion et présentait un certain nombre de symptômes assez graves, notamment des douleurs dans les aines s'étendant en bas vers les cuisses et dans les reins, qui augmentaient beaucoup immédiatement avant la période menstruelle. Il remédia à la rétroflexion au moyen d'un pessaire de Graily Hewitt, mais les douleurs persistèrent aussi intenses qu'auparavant, et il me l'envoyait avec une lettre contenant cette opinion : « Il me semble que pour la guérir complètement, il serait nécessaire de lui enlever un ou les deux ovaires. »

Voici ce qu'elle me raconta : Elle commença à être réglée à quatorze ans et fut dès le début régulièrement et normalement réglée ; à l'âge de seize ans, alors qu'elle résidait à Paris, elle eut une attaque de pleuro-pneumomie rhumatismale, après laquelle elle ne fut pas réglée pendant sept mois. Cela n'est pas tout à fait clair, mais je pense qu'il est plus que probable qu'à ce moment elle eut une attaque d'ovarite, parce que, pendant sa convalescence, elle ne put pendant plusieurs mois se redresser en raison de douleurs pelviennes graves qui existaient des deux côtés et s'étendaient vers les cuisses ; elles l'empêchèrent longtemps de faire un certain trajet à pied. Au bout de sept mois elle alla un peu mieux et ses règles reparurent, mais elle ressentit des douleurs vives pendant leur durée. Trois ans avant que je la voie, pendant qu'elle résidait à Poland, elle eut une attaque grave d'inflammation pelvienne, qui fut alors regardée comme ayant un caractère rhumatismal. Depuis cette attaque, sa menstruation a toujours été extrêmement irrégulière et très douloureuse, en sorte que pendant trois semaines tous les mois elle est absolument incapable de faire quoi que ce soit, même de marcher, et depuis deux ans elle est absolument incapable de remplir ses fonctions de gouvernante. Je trouvai l'utérus occupant sa position normale, et en bas en arrière et de chaque côté de lui on pouvait sentir les ovaires, volumineux et noduleux, ressemblant absolument à des mûres. Ils étaient extrêmement sensibles et évidemment adhérents. Après une nouvelle discussion avec le Dr Bradley, on convint d'enlever les ovaires, et je pratiquai cette opération le 26 octobre 1880. Je trouvai les ovaires adhérents, nodulés, parsemés de petits kystes, et nettement cirrhotiques ; ils étaient très friables, et j'eus beaucoup de peine à les enlever. En même temps que les ovaires, j'enlevai les trompes adhérentes. Elle guérit rapidement, mais malheureusement pendant la marche de la guérison, elle eut une hématocèle, et quoique l'amélioration ait été constante depuis l'opération, par suite de cet accident, sa marche n'a été ni aussi rapide ni aussi satisfaisante que je pouvais l'espérer, et qu'elle l'est d'habitude dans la plupart de mes cas. L'état de ses ovaires présente tous les caractères de la forme interstitielle de l'ovarite, résultat du rhumatisme.

En parlant de l'ovarite chronique, le Dr Mathews Duncan donne le témoignage important qui suit, que je cite en entier en raison de la précision de son langage, de l'éminence de l'auteur, et par dessus tout, parce que, le Dr Mathews Duncan ne pratiquant pas la chirurgie, on peut supposer qu'il donne son opinion sans préjugé chirurgical :

« Ces cas résistent en général à tous les traitements. En voici un : A. H..., âgée de 24 ans, mariée depuis un an et demi, n'a jamais eu d'enfant ; règles régulières ; elle se plaint qu'elles sont douloureuses. A l'examen on sent facilement l'ovaire gauche, il est un peu augmenté de volume et sensible. L'utérus est normal à l'exception de la muqueuse du corps qui est d'une extrême sensibilité. Le col permet aisément le passage d'une bougie n° 7. Après un traitement partiellement heureux de la dysménorrhée, elle quitta l'hôpital, mais revint bientôt en disant qu'elle n'était pas guérie. Aujourd'hui elle me fait connaître en particulier que ce qu'elle désire voir guérir ce n'est pas tant sa menstruation douloureuse, que la douleur qu'elle éprouve pendant les rapports sexuels, douleur que la délicatesse l'a empêchée de mentionner plus tôt. Après cette communication je la réexaminai, et je pus alors en sentir les deux ovaires en prolapsus, augmentés de volume, sensibles, mais cependant mobiles. Quand on exerce une pression sur eux on produit de la douleur ; elle est maintenant en traitement. J'emploie à l'extérieur les contre-irritants, et à l'intérieur de petites doses de sublimé corrosif. Je ne puis que dire que j'espère la guérir. »

Nous avons donc affaire dans ce cas à une maladie qui de l'avis d'un des plus grands gynécologistes vivants est presque incurable. Dans la pratique hospitalière, j'affirme qu'elle est absolument incurable dans l'immense majorité des cas. Seules, les classes qui possèdent la fortune et l'éducation ont les moyens d'arriver à un résultat aussi satisfaisant, car dans ces classes seules il est possible d'assurer l'obéissance à la direction donnée au traitement, et la persévérance dans ce traitement, qui peut quelquefois mener à la guérison. Je dois ajouter que c'est seulement chez les femmes qui peuvent mener une vie luxueuse qu'il est possible d'empêcher les rechutes qui se produisent si souvent dans cette maladie.

Les symptômes de cette maladie varient beaucoup; cependant, tous les cas présentent certains caractères communs qui sont suffisamment nets pour qu'on puisse y avoir confiance au point de vue du diagnostic.

La douleur est un caractère inévitable, et dix-neuf fois sur vingt, elle est plus intense du côté gauche que du côté droit; et si elle n'existe que d'un seul côté, c'est presque toujours du côté gauche. On trouvera l'explication de cette particularité dans le premier chapitre (p. 13). Cette douleur est toujours rapportée au pli de l'aine comme point d'origine, et comme point où elle est le plus intense. Elle est presque toujours persistante et susceptible d'exacerbation quand la malade est dans la position debout, lorsqu'elle marche, mais surtout lorsqu'elle est cahotée dans une voiture. Elle devient aussi plus intense lorsque les organes se congestionnent, au moment des périodes mensuelles. Lorsque la douleur augmente d'intensité par suite d'une cause quelconque, elle se propage de son siège habituel en bas vers les cuisses et tout autour dans les reins, et très souvent il se produit une douleur réflexe dans le sein, du même côté. Parfois, la douleur est assez grande pour empêcher la malade de se redresser elle-même, et l'oblige à marcher dans l'attitude semi-pliée. Une pression exercée sur le siège de la douleur l'augmente toujours, et le plus léger toucher sur l'ovaire, par le vagin, donne naissance à une sensation toute particulière qui soulève le cœur et qui est très caractéristique. Pour cette raison, et aussi par suite de ce fait que l'ovaire enflammé chroniquement est presque toujours déplacé en bas, les rapports conjugaux déterminent généralement une grande douleur et sont, dans la grande majorité des cas, absolument insupportables. La douleur dure pendant toute la période menstruelle ; mais, dans quelques cas, cela varie un peu, car dans quelques-uns des cas les plus prononcés d'ovarite chronique que j'ai vus, la douleur cessait, ou du moins diminuait considérablement lorsqu'apparaissait l'écoulement menstruel.

La menstruation, dans la plupart des cas, est profuse, mais dans quelques-uns des cas dont j'ai déjà parlé en détail, cette métrorragie profuse est due, non pas tant peut-être à l'ovarite qu'à la métrite du fond de l'utérus et à l'inflammation des trompes qui l'accompagnaient ; et cela a été la cause principale de l'intervention par une opération chirurgicale. Ces cas dans lesquels l'hémorragie est caractéristique sont, je crois, ceux dans lesquels l'inflammation présente un caractère interstitiel, et ne sont pas probablement de cette espèce dans laquelle la transformation cirrhotique se produit ultérieurement. J'ai trouvé que dans les cas de transformation cirrhotique il y a moins d'inflammation dans les autres organes, et généralement une atrophie de ces organes, comme de l'ovaire lui-même dans les dernières périodes, et que, comme conséquence, les périodes menstruelles, au lieu d'être profuses, deviennent plutôt peu abondantes. C'est dans les premiers cas que nous trouvons l'ovaire parsemé de petits kystes, tandis que, dans les autres, l'augmentation de volume de l'ovaire est constitué par un tissu solide.

Mais je ne trouve ni dans ma propre pratique, ni dans les cas publiés par les autres, des données suffisamment précises sur lesquelles je puisse baser une conclusion absolue ; ce n'est que tout récemment que nous avons pu voir ces ovaires malades dans des cas où l'histoire clinique était bien connue. Notre expérience est encore insuffisante pour nous permettre de donner une conclusion positive.

Il est, de plus, parfaitement certain que l'ovarite chronique se présente sous deux aspects pathologiques, et ces aspects sont probablement le résultat de deux processus morbides absolument différents. C'est dans les cas où il y a une production kystique que nous trouvons le plus d'adhérences, et d'après ce que j'ai déjà vu, je pense qu'il est très probable que ces adhérences sont

produites par des inflammations limitées résultant de la rupture
de ces petits kystes. Ce phénomène fut primitivement décrit par
le Dʳ Mathews Duncan, et j'en ai vu les résultats, je crois, dans
plusieurs cas ; dans un de mes cas, j'ai été deux fois absolument certain, d'après l'état d'altération complète de l'ovaire à des
examens séparés, que des ruptures de ce genre devaient s'être produites. J'ai si souvent vu ces kystes se rompre aussitôt que l'ovaire
était touché que je ne puis avoir aucun doute sur l'exactitude
de la description du Dʳ Duncan. J'ai récemment montré à la
Pathological Society un spécimen d'un kyste de la trompe de
Fallope où j'avais reconnu qu'il s'était produit à plusieurs
reprises une rupture, chaque rupture étant suivie d'une attaque
de péritonite aiguë. J'avais obtenu ce spécimen à l'autopsie,
après la mort subite de la malade.

L'examen physique d'un cas de ce genre demande à être conduit avec beaucoup de soins, car rien n'est désagréable à une
femme qui souffre, comme de voir sa douleur augmenter, parce
qu'on pratique cet examen rudement; par conséquent, lorsque le
praticien entend le récit de symptômes comme ceux que j'ai
décrits, qu'il prenne garde de blesser avec son doigt, avec la sonde
ou le spéculum, un ovaire ou une trompe déplacée et enflammée ;
comme je l'ai déjà dit, il le trouvera facilement, soit en arrière,
soit au niveau de la partie supérieure du col. Un observateur peu
soigneux peut le confondre avec une rétroflexion du fond de
l'utérus, et appliquer un pessaire pour le réduire ; mais ce sera
presque toujours une source d'ennuis ; et, comme je l'ai déjà dit,
il peut être une source de danger. En outre des symptômes
d'inflammation de l'ovaire dans une ovarite chronique, il y a des
symptômes de complication utérine, et un très grand nombre
des cas d'endométrites inguérissables qu'on rencontre dans la pratique, ne sont que les expressions de la même maladie sérieuse.

Pour le traitement de cette maladie, la plus importante de
toutes les considérations est le repos physique. Dans ce but, la
femme doit se regarder, pendant toute la semaine de ses règles,
comme complètement impotente et doit rester au lit pendant
tout ce temps. Cette condition sépare la malade de l'hôpital de la
malade privée, et c'est pour cela que nous sommes d'avis que,
tandis que dans la pratique hospitalière il est presqu'impossible

de guérir d'une façon permanente un cas d'ovarite chronique, dans la plupart de nos cas de la pratique privée, on peut arriver à la guérison avec de la patience et de la persévérance. En outre du repos menstruel, il doit y avoir cessation complète des rapports conjugaux. Si on trouve que l'ovaire est déplacé et non adhérent, on pourra le remettre en place, soit par un pessaire, soit par la position genu-pectorale (comme je l'ai déjà décrit au chapitre des développements de l'ovaire). On appliquera une contre-irritation au niveau de l'aine au moyen de vésicatoires, d'iode ou de cantharides ; ma formule favorite est une mixture à parties égales de teinture et de liniment d'iode (B. P.) qu'on applique sur l'aine chaque matin, aussi longtemps que la peau reste intacte. Lorsqu'on ne peut plus en mettre, on laisse la peau se peler et se renouveler, et après cela on recommence, et ainsi de suite, pendant plusieurs mois. Quant aux remèdes internes, les seuls médicaments qui aient rendu de légers services sont le bromure et le chlorate de potasse, et la noix vomique ; je les donne généralement combinés, ou en alternant ; la malade prend de $0^{gr},90$ à $1^{gr},20$ de bromure ou de chlorate pendant un mois, puis de la noix vomique pendant un mois.

Dans ces cas, je ne donne jamais de fer, s'il y a quelque tendance à l'hémorragie, ou dans n'importe quelle autre condition, lorsque ce symptôme est prédominant. J'ai toujours trouvé qu'alors le fer fait mal ; et à l'appui de mes idées sur ce point, qui ont été très critiquées, je ne puis mieux faire que de citer le Dr Alfred Meadows : « Je ne pense pas du tout exagérer lorsque je dis que, dans quatre-vingt-dix-neuf cas sur cent de ménorragie que le praticien a à traiter, sa première pensée est : quelle forme d'astringent donnerai-je ? et il est bien probable que dans la plupart des cas la réponse sera : Un astringent chalibé, soit le perchlorure, soit le pernitrate ; ou bien il est presque certain qu'il prescrira une préparation analogue de fer. Il n'y a rien d'étonnant à ce qu'une semblable pratique routinière manque souvent, car un très grand nombre des cas de ménorragie qu'on a à traiter sont de l'espèce que nous avons étudiée, et dans ces cas, les persels de fer sont plus qu'inutiles ; leur seul effet sera probablement d'aggraver la maladie. » Le Mémoire du Dr Meadows dont je viens de citer les paroles est un mémoire sur la *ménorragie ovarienne*.

Parmi nos malades privées, malgré toute espèce de traitement, quelle qu'en soit la durée, nous trouverons des cas dans lesquels nous n'obtiendrons aucun bon résultat, et ces cas n'ont plus qu'une ressource, l'opération chirurgicale. Parmi les malades de l'hôpital, au contraire, les guérisons sont exceptionnelles, et les insuccès sont la règle, par la seule raison que ces pauvres femmes ne peuvent remplir les conditions nécessaires. Je discuterai tout au long cette partie du traitement au chapitre de l'ovariotomie.

L'un des résultats de l'ovarite chronique est une hypertrophie prononcée des glandes, et cela survient nettement dans deux formes, selon qu'elle affecte les follicules de la glande ou son tissu fibreux. Il peut y avoir, comme l'ont fait remarquer le Dr Ritchie et le Dr Fox, augmentation du nombre des follicules; c'est là, selon toutes probabilités, un caractère pathologique de l'hyperémie ovarienne que j'ai décrite. L'hypertrophie folliculaire peut prendre la forme d'une augmentation de volume individuelle des follicules et constituer, comme l'a le premier montré Rokitansky, une variété de tumeur kystique; et c'est là, comme le Dr Duncan et moi l'avons indiqué, un caractère que présentent fréquemment les ovaires qui ont dû être enlevés en raison des souffrances déterminées par l'ovarite chronique.

En fait, il me semble y avoir une connexion étroite et qu'on n'avait pas soupçonnée jusqu'ici entre la maladie kystique de l'ovaire et quelques-uns des symptômes utérins les plus graves que les malades aient à supporter. Ainsi, j'ai enlevé les ovaires d'un grand nombre de femmes qui souffraient d'hémorragies profuses et destructives, dues à la présence d'un myome utérin, et dans la majorité de ces cas, j'ai trouvé les ovaires kystiques. Mais on peut remarquer que ces kystes n'ont pas toujours ressemblé aux volumineuses tumeurs pour lesquelles nous pratiquons l'ovariotomie, et les ovaires qui les contenaient étaient rarement plus volumineux que des noisettes. Dans ces cas, le tissu ovarien était remplacé par des kystes, et lorsque ces kystes étaient vidés, il restait très peu de chose en dehors de leurs parois. D'un autre côté, quelques-uns des ovaires kystiques, observés dans ces cas de myomes, avaient atteint un très grand volume, en sorte qu'il a été difficile de décider si l'opération qu'on faisait était destinée à l'enlèvement d'ovaires kystiques, ou à l'enlèvement des ovaires dans le but d'arrêter l'hémorragie dans les cas de myomes. A la vérité, la difficulté était de dire si c'était un cas d'ovariotomie ou de ce qu'on a appelé « *oophorectomie.* » Il en est résulté, comme je l'exposerai tout au long dans un autre chapitre, que j'ai cessé complètement de me servir de cette dernière expression, parce que, à moins d'établir entre eux une distinction conventionnelle, il nous serait impossible de classer nos cas d'une manière logique et dans un but utile.

Ces petits ovaires kystiques donnent souvent lieu à une hémorragie extrêmement grave, même alors qu'il n'y a pas de myome, et qu'on ne soupçonne pas qu'il y ait une inflammation chronique des glandes. Le volume des ovaires n'est pas assez grand pour nous autoriser à leur donner le nom de tumeur de l'ovaire, et il est très probable qu'il n'y a rien là de plus que des hypertrophies folliculaires ; je me propose de donner ici trois cas de cet état particulier.

En juin 1880, je fus appelé par le Dr Collis, de Bridgenorth, à voir avec lui en consultation, une dame occupant une position sociale éminente, pour une métrorragie persistante. Elle était mariée depuis six ans et avant son mariage elle avait toujours eu plus ou moins de pertes blanches, et sa menstruation était irrégulière et profuse. Neuf mois après son mariage elle était accouchée d'un enfant mort-né, et elle avait failli perdre la vie par hémorragie. Deux ans plus tard, elle eut un autre enfant, vivant, et l'année suivante un troisième enfant, et les deux accouchements s'accompagnèrent d'hémorragie considérable. En 1878, elle fit une fausse couche, et l'hémorragie la mit dans un état alarmant, En Août 1879, un quatrième enfant naquit, six semaines environ avant terme, et cette fois encore l'hémorragie fut extrême. Le Dr Collis m'avait remis les notes suivantes sur la marche de ce cas très intéressant : il l'avait vue pour la première fois le 31 mai 1880, et il avait appris que trois périodes menstruelles avaient manqué, mais que depuis quinze jours elle perdait d'une façon continue. Ni son mari ni elle ne pensaient qu'elle pût avoir été enceinte. Ils regardaient cet écoulement comme ses règles habituelles, profuses et prolongées ; mais en examinant la malade le Dr Collis trouva l'utérus augmenté de volume. Il lui ordonna de garder le lit et lui fit prendre des astringents, puis de l'ergot

et du bromure de potassium. Enfin, il lui tamponna le vagin et
me télégraphia de venir la voir avec lui. Je la vis dans la soirée,
le 13 juin, et je trouvai la malade très anémique, et l'utérus
augmenté de volume comme il l'est à trois mois de grossesse. Le
col étant fermé, il était clair qu'il fallait le dilater, et dans ce but
j'introduisis mes instruments, qui agirent en exerçant une pression élastique continue. En quelques heures la dilatation avait fait
de tels progrès, qu'après avoir donné de l'éther à la malade, il
me fut possible de retirer de l'utérus une grande quantité de caillots et de kystes villeux. Ces kystes étaient, je le présume, les
restes d'un chorion dont les villosités avaient subi la dilatation
kystique, mais je ne pus rien découvrir ayant la forme de membranes et la structure du placenta. Reconnaissant qu'il était absolument nécessaire qu'il n'y eût pas d'hémorragie, j'enlevai avec
le plus grand soin tout ce que contenait l'utérus, et je raclai toute
la surface interne avec la curette. Elle ne perdit pas, et tout alla
bien jusqu'au 10 juillet, où elle fut réglée très abondamment,
l'écoulement dura dix jours, et laissa la malade très anémique
et épuisée. Pendant toute la durée des règles elle prit de fortes
doses de bromure de potassium et d'ergot, mais sans effet apparent.
L'hémorragie se reproduisit le 29 juillet, époque à laquelle elle
avait été conduite à Malsern, où elle était soignée par les Drs Pike
et Weir. L'hémorragie fut extrême, et tout fut essayé, y compris les injections hypodermiques d'ergotine, mais sans succès.
On vint me chercher le 3 août, et je trouvai la malade au dernier
degré de l'épuisement anémique. J'enlevai un tampon qui avait
été placé dans le vagin, je trouvai l'utérus petit et parfaitement
normal, je l'explorai avec une pince alligator, mais je ne trouvai
rien dans sa cavité, et j'y appliquai une certaine quantité de nitrate d'argent solide. Cela arrêta l'hémorragie pendant environ
vingt heures, mais au bout de ce temps elle reparut et on m'envoya chercher de nouveau le 6. A ma visite du 3, j'avais averti
le mari que si le nitrate d'argent n'arrêtait pas l'hémorragie, je
ne connaissais rien en dehors d'une opération chirurgicale qui
pût le faire, mais je ne lui avais rien dit de la nature de l'opération que je comptais pratiquer. Lorsqu'on me télégraphia le 6, je
répondis que j'emmènerais avec moi mon assistant et que tout
était prêt pour opérer si on le croyait utile, et dans ce but, mon

ami le Dʳ J. W. Taylor m'accompagna à Malsern en l'absence de M. Raffle Harmar.

Lorsque j'arrivai à la maison, je trouvai sur la porte le mari, homme d'une grande intelligence et occupant une haute situation. Il me fit remarquer qu'il ne savait pas ce que je comptais faire, qu'il s'en remettait complètement à moi, mais qu'il était absolument sûr que seul l'enlèvement des annexes de l'utérus donnerait à sa femme une guérison temporaire ou permanente. Comme c'était là mon opinion et que ce fut aussi l'avis de mon collègue, je procédai séance tenante à leur enlèvement, je n'avais qu'une crainte c'est que l'opération ne fût pratiquée trop tard. L'opération ne présenta aucune difficulté et nous trouvâmes les deux ovaires kystiques et ayant à peu près le volume d'une mandarine. L'utérus avait son volume et sa consistance normale lorsque je l'eus entre mes doigts. Je ne fis qu'une incision de deux pouces et demi de long, et les points qui saignèrent furent indiqués par un écoulement presque incolore. Une heure environ après l'opération je perdis presque tout espoir de guérison. Le Dʳ Pike et moi nous restâmes constamment près d'elle pendant cinq jours, pendant lesquels elle eut des hauts et des bas, mais finalement elle prit le dessus, et depuis elle n'a jamais perdu une cuillerée de sang. Elle eut les rougeurs habituelles et les autres indices de la ménopause, mais ils disparurent ; la dernière lettre de son mari, que j'ai reçue il y a quelques jours contenait cette phrase : « Il ne me reste qu'à vous exprimer toute notre gratitude pour votre habileté et vos soins ; car, humainement parlant, je vous regarderai toujours comme son sauveur. »

Mettant de côté, autant que possible, toute satisfaction personnelle d'une semblable expression, je désire seulement donner le témoignage d'un homme d'une haute éducation se rendant parfaitement compte de l'état de sa femme et de ce qu'il fallait y faire, en faveur d'une opération sur laquelle ceux seuls qui l'ont essayée sans succès s'efforcent de jeter le blâme. Ce que je désire faire ressortir dans ce cas, c'est que j'ai eu le courage de mes convictions et que j'ai procédé, comme dernière ressource, à une opération, que je n'aurais pas tentée, si j'avais partagé les opinions de la métropole. Si j'avais eu un insuccès, la situation de la malade était telle que ma manière de faire aurait été fortement critiquée, et, je le crains, d'une façon hostile.

En examinant les ovaires dans ce cas, je vis, qu'il restait peu de tissu ovarien vrai, si même il en restait. Il n'y avait guère que les parois minces d'un certain nombre de follicules dilatés, et il est très difficile de croire qu'un ovule sain pût en sortir et pénétrer dans la trompe. Cela soulève naturellement la question de savoir si l'ovulation imparfaite qui fut la première cause pour laquelle on me fit appeler était le résultat de cette hypertrophie folliculaire. Je pense qu'il est très vraisemblable qu'il en fut ainsi. L'état dans lequel se trouvaient ces ovaires doit avoir, je pense, quelque chose de spécial et n'être pas seulement la première période d'un kystome, car je n'ai jamais entendu raconter par une malade chez laquelle s'est développé un kystome ordinaire, une histoire aussi terrible d'hémorragie, que celle que j'ai eu à raconter dans les trois cas où j'ai trouvé ces petits ovaires kystiques que j'ai enlevés avec un succès complet.

Le second cas fut sous certains rapports plus remarquable que le premier, bien qu'il ne soit pas nécessaire d'accorder à son histoire une aussi grande place. La malade était âgée de trente-neuf ans, s'était mariée à quatorze ans et elle était accouchée de son premier enfant avant seize ans et de son second à dix-sept. Huit mois après, elle avait fait une fausse couche, puis, pendant les dix années suivantes, elle avait eu un baby chaque année. A chaque accouchement, l'hémorragie avait été très considérable, et deux ou trois fois elle avait failli en mourir. Comme elle n'avait pas été réglée pendant douze ans, étant presque toujours soit enceinte, soit nourrice, elle ne put me donner aucun renseignement sur sa menstruation, jusqu'au jour où elle devint veuve, à vingt-huit ans. Elle se remaria il y a environ quatre ans, et pendant son veuvage elle fut réglée beaucoup trop fréquemment et trop abondamment, et elle fut pour cette raison presque constamment entre les mains du docteur. Depuis son récent mariage, elle a fait huit fausses couches en quarante mois ; la première à sept mois et les autres entre quatre et cinq mois. Elle fut admise à l'hôpital en février dernier, enceinte de trois mois. Elle fut mise au chlorate de potasse et au bi-iodure de mercure afin d'éviter la répétition de l'avortement. et elle prit toutes les précautions possibles pour nous aider en cela, car son mari et elle désiraient beaucoup avoir un enfant vi-

vant. Malgré tout, cependant, elle fit une fausse couche à cinq mois ;
elle fut aussi près que possible de mourir d'hémorragie. Pendant les mois de mai, juin et juillet elle fut très abondamment
réglée, bien qu'un traitement actif ait été employé, et lorsqu'elle
fut admise de nouveau à l'hôpital, elle était devenue complètement anémique, et son désir était de mourir si l'on ne pouvait rien
faire pour elle. Dans ce cas, il ne me vint pas à l'idée d'enlever
les annexes de l'utérus, et c'est mon collègue le Dr Hickinbotham qui en fit la proposition à la consultation que nous eûmes
ensemble à propos de cette malade. Je dois dire que je ne regardai pas tout d'abord cette idée avec faveur, et ce ne fut qu'après
une discussion prolongée avec mes collègues, et à la suite des re-
quêtes fréquemment répétées et véhémentes de la malade que je
l'entrepris. Elle basait sa demande sur ce qu'elle savait qu'une
malade, qui avait été dans la même situation qu'elle, avait été
guérie par l'opération. Ici encore, les ovaires étaient kystiques,
absolument comme dans le premier cas ; les kystes étaient petits
et à parois minces, mais ils occupaient l'ovaire tout entier. Nous
pouvons nous demander de nouveau : ces kystes sont-ils la cause
de l'ovulation incomplète répétée, aussi bien que de l'hémorragie ? Pour résoudre une semblable question, il est nécessaire
d'en voir un grand nombre de cas. Quelle que soit l'explication,
le résultat fut brillant, car la femme guérit rapidement, et aujourd'hui qu'une année ne s'est pas encore écoulée depuis l'opération, elle jouit d'une robuste santé, comme elle ne l'a jamais
eue avant l'opération.

Le troisième cas me fut envoyé par le Dr Meredith de Wellington, dans le Somersetshire. En voici l'histoire en propres
termes :

En mai 1877, je fus appelé auprès d'une jeune femme âgée de
vingt ans, pour un écoulement menstruel excessif qui durait depuis
plusieurs semaines. Voici, brièvement, quels étaient les antécédents
de cette malade. Lorsqu'elle était jeune fille, elle avait toujours été regardée comme délicate, jusqu'au moment de la première période menstruelle qui chez elle se produisit à quinze ans,
quoiqu'elle fût bien conformée et de haute taille. Lorsque les règles furent établies, elle commença à se fortifier et à engraisser.
Les règles étaient régulières, mais peu abondantes ; elle ne salis-

sait que trois serviettes par période ; elle se sentait bien et n'y attachait aucune importance. Ses parents, ainsi que ses frères et
sœurs sont bien portants. Un jour de mars 1877, pendant ses règles, elle aidait à soulever une bibliothèque, lorsqu'elle sentit que
l'effort lui faisait mal, et l'écoulement au lieu de se terminer au
moment ordinaire, persista de jour en jour.

Lorsque je la vis, elle était, par suite de la perte du sang, dans
un état d'épuisement, et elle souffrait dans la partie inférieure de
l'abdomen, ce qui m'indiquait qu'il y avait un certain degré d'inflammation locale. Après l'administration d'un opiacé, cet état
d'irritabilité tomba, et au bout de quelque temps j'obtins la per-
mission de faire un examen digital du vagin et du col utérin.

Je n'eus aucune difficulté appréciable à introduire le doigt ; l'orifice utérin était béant, et contenait un caillot sanguin ; le col était
allongé. Il n'y avait rien de particulier à noter du côté de l'utérus,
ni version ni flexion marquée. Une question très naturelle se posait et je ne doute pas qu'elle s'élève en même temps dans nos
esprits, n'était-ce pas un cas d'avortement? Une question que je po-
sai quelque temps après à la malade, à ce sujet, reçut une réponse
négative, comme je m'y attendais. Mais mon devoir était d'arrêter l'hémorragie et de guérir la malade si c'était possible.
Dans ce but je lui donnai de l'ergot, des acides, du bromure de
potassium, du chlorate de potasse, de la digitale et du cannabis
indica. Les trois derniers médicaments combinés, semblèrent bien
faire pendant quelque temps, puis il y eut une rechûte. Des linges
imbibés d'eau vinaigrée furent placés sur la vulve et la partie inférieure de l'abdomen; de l'eau froide, de l'eau vinaigrée et une
solution d'acide phénique furent injectés à certains intervalles dans
le vagin, et naturellement on ordonna le repos absolu au lit et les
aliments et les boissons furent donnés froids.

Malgré tout, l'écoulement continua plus ou moins jusqu'en juillet.
De temps en temps le linge était à peine taché en rose. La malade eut bientôt l'apparition de ce liquide rosé en horreur, car
elle avait toujours alors un grand mal de tête, dont elle n'était
soulagée que par l'expulsion de caillots sanguins. L'explication de
ce fait, c'est que le caillot se formait dans l'orifice utérin, et,
comme l'écoulement n'était pas suffisant pour l'entraîner tout
d'une pièce, la fibrine se séparait au niveau de l'orifice de même

que dans l'utérus, y restait et augmentait le volume du caillot, tandis que la partie liquide du sang s'échappait, et produisait les taches dont nous avons parlé. La partie fibrineuse en s'épaississant, se posait sur les parois de l'orifice, et le distendait; et comme pendant le travail ou lorsqu'il existe une tension quelconque au niveau de l'orifice utérin, la malade reportait ses douleurs à la région sacrée, qui est la région ou souffrent la plupart des femmes. Après avoir fait suivre ce traitement pendant quelque temps, je me décidai à appliquer de l'acide phénique pur à l'intérieur de la cavité utérine. Je fis cette application de la manière habituelle, au moyen d'un morceau de coton enroulé autour d'une sonde utérine ordinaire. Le résultat fut satisfaisant pendant quelque temps; l'écoulement s'arrêta pendant cinq mois, la malade reprit des forces, et put de nouveau aller et venir.

« Au commencement de 1878 les règles réapparurent, mais la malade n'eut pas beaucoup à s'en plaindre tout d'abord; bientôt la perte prit un caractère plus persistant. Les médicaments parurent cette fois avoir très peu d'action, et l'application intra-utérine d'acide phénique ne réussit pas comme la première fois; cependant elle modéra l'écoulement. Vers la fin de 1878, la perte n'était pas très grande, mais elle reparaissait à de courts intervalles; au christmas elle s'excita avec quelques-unes de ses amies, et l'écoulement devint profus. Il y avait de la sensibilité au niveau des ovaires; parfois cette sensibilité était plus marquée d'un côté que de l'autre, et naturellement la sensibilité habituelle le long de l'épine existait.

Trouvant que je ne pouvais obtenir la guérison que je désirais, j'engageai la malade à entrer au Woman's-Hospital de Birmingham, afin d'être soignée par M. Lawson Tait, avec lequel j'ai tenu une correspondance au sujet de ce cas. Suivant mon conseil, elle y entra le 15 janvier; quelques jours plus tard je reçus une lettre de M. Tait qui me disait qu'il avait dilaté l'utérus et l'avait soigneusement exploré, qu'il n'y avait rien trouvé de mal et qu'il n'y avait qu'un peu d'augmentation de volume du fond de l'organe, rien de plus.

Quelques jours après son admission, on appliqua du nitrate d'argent sur la cavité utérine, et on répéta l'opération trois fois de ce moment au 15 février. Le 19 la perte cessa, et on ne fit pas de

nouvelle application. Tait donna à la malade des mixtures composées d'ergot, de bromure de potassium ou de chlorate de potasse et après la cessation de l'écoulement, du fer dyalisé.

Elle quitta l'hôpital guérie en apparence le 1er mars, et alla à
la maison de convalescence, où elle resta quelque temps et il se
fit une grande amélioration. Elle retourna chez elle à Wellington.
La nuit de son retour l'écoulement reparut.

Ce n'est que quelques semaines après sa rentrée chez elle que
j'eus des renseignements sur son retour et que j'appris la réapparition de l'écoulement. Pendant cette période, elle essaya les effets
de quelques médicaments que des voisins lui procurèrent et
tomba dans une sorte de désespoir qui doit nous faire tout
pardonner. J'essayai alors les bains de siège froids, et j'en obtins
de bons résultats. L'application de cataplasmes à la moutarde
ne fut suivie d'aucun bénéfice. Le nettoyage de la cavité utérine produisit du soulagement; au bout de quelque temps,
j'introduisis dans la cavité de l'organe un crayon de nitrate
d'argent et l'y laissai. Cela changea la nature de l'écoulement;
mais malgré tout la perte continua. Je la laissai fréquemment
tranquille, sans lui faire prendre de médicaments; le résultat fut
le même : elle perdait toujours.

Le 9 juillet dernier je lui donnai une injection hypodermique
d'ergotine, qui fut suivie d'un arrêt de l'écoulement pendant trois
semaines; le 5 août, je l'envoyai de nouveau au Woman's Hospital
de Birmingham, à M. Tait. La malade était alors maigre, chétive,
anémique et à peine capable de se tenir debout.

Je reçus de nouveau la malade au mois d'août 1879 et lui enlevai,
le 8, les deux ovaires. Ils étaient volumineux et flasques, contenant un certain nombre de follicules distendus formant des kystes.
Ils étaient aussi chroniquement enflammés, car il y avait des
traces de lymphe ancienne çà et là à leur surface, et ils étaient un
peu adhérents. La malade retourna chez elle quelques semaines
après l'opération et reprit rapidement santé et force. Elle ne fut
jamais réglée depuis, et jouit d'une parfaite santé. (Mai 1882.)

En raison de ces cas, je suis forcé de conclure qu'entre ces
petits ovaires kystiques et l'hémorragie intarissable, il y a un
rapport qui est encore à étudier, et que, dans les cas de ce genre,
l'enlèvement des ovaires est non seulement justifié, mais encore

le traitement approprié, les résultats dans ces cas ayant été brillants et heureux.

En outre de cette hypertrophie folliculaire, il y a une forme distincte d'hyperplasie fibreuse, qui est probablement le résultat de cette forme d'ovarite chronique qui attaque l'élément fibreux, et se traduit par une destruction des follicules et la production en excès des éléments trabéculaires. C'est en somme la marche de la cirrhose à sa seconde période, avant la rétraction.

Le cas suivant est un cas que j'ai pu observer pendant nombre d'années, et qui semble aujourd'hui tendre vers l'état cirrhotique.

La malade et moi sommes d'avis que si j'avais pu faire pour elle il y a dix ans ce que je pourrais faire aujourd'hui si cela était nécessaire, elle préfèrerait l'enlèvement de ses ovaires à l'impotence prolongée à laquelle elle a été soumise. Elle appartient à un rang élevé et elle a eu, par conséquent, toutes les chances de guérir ; il n'est pas d'argent qu'elle ne dépenserait pour s'assurer une bonne santé ; cependant elle a été impotente pendant douze ans, et elle l'est encore, bien qu'elle jouisse d'une meilleure santé qu'il y a trois ans. Il eût été plus économique pour elle et préférable de toutes façons qu'on lui enlevât les ovaires il y a dix ans.

Elle a aujourd'hui environ trente-huit ans ; c'est une blonde, jolie, délicate, d'un tempérament nerveux, aux traits très raffinés, mariée depuis huit ans. Comme antécédents, elle a eu de l'hyperémie des ovaires de bonne heure, et ses règles ont toujours été très abondantes et généralement irrégulières, jusqu'à il y a trois ou quatre ans, où elles sont devenues peu abondantes et moins fréquentes. Depuis le mois de novembre 1871 jusqu'au jour où elle vint réclamer mes soins (en sept mois), elle n'eut qu'une seule période normale et une autre en avril 1872. Depuis le mois de novembre 1871, il existe un écoulement brun, irritant, constant, qui augmente par l'exercice ; elle éprouve de la douleur et une sensation de tension après le coït, de la douleur pendant la défécation ; l'appétit est perdu ; elle a des faiblesses fréquentes. L'examen permit de reconnaître que l'utérus était développé et sensible ; le col était ouvert, et il y avait une rétroflexion très marquée du fond avec une tendance à la rétroversion de l'organe tout entier. La cavité n'était pas plus grande qu'à l'état normal, mais le passage de la sonde déterminait une grande douleur. On réduisait facilement le déplacement, et on trouvait alors que les deux ovaires étaient très augmentés de volume et sensibles, le gauche tout particulièrement.

On pouvait distinguer par le toucher bi-manuel qu'ils étaient tous deux libres d'adhérences, et les faire mouvoir aisément. Je plaçai un pessaire-anneau pour rectifier le déplacement, ce qui lui fut très agréable, et je me servis du badigeonnage iodé comme je l'ai décrit plus haut. Elle prit aussi une mixture tonique, consistant en quinine et angusture, et je lavai de temps en temps la cavité utérine avec une solution faible d'acétate neutre de plomb. La dernière partie du traitement fut cessée au bout de quelques mois, mais on continua la contre-irritation et le pessaire, tout en ayant recours parfois aux toniques. En octobre 1875, l'écoulement brun avait presque disparu, et on pouvait sentir que l'ovaire droit avait nettement diminué de volume. L'utérus était droit et le col fermé; tout l'organe avait diminué de volume. Dans les premiers jours de novembre, les règles apparurent peu abondantes et durèrent trois jours; en janvier suivant, les règles se montrèrent normales pendant quatre jours, et furent suivies d'une abondante leucorrhée. En février, la période menstruelle attendue ne se produisit pas. Je lui ordonnai de petites doses de fer, sous forme de dix gouttes de sirop de phosphate de Parrish, prises trois fois par jour.

Pendant les cinq dernières années, le traitement avait été varié et ordonné soit par moi, soit par d'autres; mais rien ne sembla produire un effet notable, à l'exception d'un séjour à Kreuznach et l'emploi prolongé des eaux. La nature semble travailler à sa propre cure, et la seule question à discuter est la suivante :

Ne serait-il pas préférable pour la malade, dans un cas de ce genre, de courir un danger minime par l'enlèvement des ovaires et de guérir rapidement et définitivement? Je pense que cela serait préférable, et c'est ce que pense ma malade.

Il se produit parfois dans la phtisie chronique une ovarite chronique; car, bien qu'il soit de règle dans cette maladie que l'ovaire s'atrophie, lésion qui se manifeste tout d'abord par de la dysménorrhée et finalement par de l'aménorrhée, j'ai vu cependant quelques cas où la menstruation était profuse, irrégulière et caractérisée par les autres symptômes de l'ovarite chronique. J'ai vu des états de ce genre temporairement après la variole, et fréquemment après la scarlatine, chez des adolescentes. Dans un cas, je me suis assuré qu'il y avait syphilis acquise précoce. Il y a une forme particulière de métrite syphilitique qui a été indiquée il y a longtemps par M. Langston Parker, et il n'est pas douteux que dans ces cas les ovaires soient atteints.

Arthur Farre a noté une coloration rouge intense des ovaires dans les maladies du cœur, et j'ai trouvé plus d'une fois que la ménorragie intarissable avait apparemment son origine dans une affection valvulaire du cœur, ou du moins était étroitement associée à cette affection; dans ces cas, on ne pouvait découvrir souvent aucune lésion de l'utérus ou des ovaires.

J'ai rencontré un petit groupe de cas que je ne puis classer que sous le titre de névralgies ovariennes; ils ont été caractérisés par une douleur lacinante aiguë, rapportée à la région des ovaires, généralement des deux côtés, présentant des exacerbations, n'ayant aucun rapport avec les fonctions utérines ou ovariennes.

Dans ces cas, on ne trouvait aucun signe physique de maladie, et toutes les femmes qui en étaient atteintes approchaient de la ménopause. Elles s'adonnaient toutes à la boisson qu'elles prenaient, disaient-elles, pour soulager la douleur. Cette ivresse était-elle le résultat ou la cause de la névralgie? Était-ce vraiment de la névralgie dans quelques-uns des cas? C'est ce que je ne saurais dire, bien que le caractère particulier de la douleur et son siège aient été décrits par les femmes qui souffraient avec une constance qui semble témoigner de sa réalité.

A propos de cette affection, je signalerai ici la nécessité pour les médecins de lutter vigoureusement contre le tort que les femmes se font souvent à elles-mêmes en prenant des alcools pour soulager une douleur ovarienne ou menstruelle; il n'est pas d'habitude plus pernicieuse et qui ait plus de chance de conduire à une maladie mortelle, physique ou morale.

Le Dr Priestley a noté un état singulier caractérisé par une douleur intermenstruelle, survenant vers le milieu de la période intermenstruelle, qui est presque certainement dû à une affection de l'ovaire, quoique cela ne soit pas absolument net. Depuis qu'il a écrit son mémoire, j'en ai vu plusieurs cas, mais il m'a été impossible de les rapporter à une catégorie quelconque.

L'abcès de l'ovaire est un état d'une extrême rareté, ou du moins c'est un état qu'il nous est rarement donné de diagnostiquer pendant la vie ; et, dans la majorité des cas, la mort survient probablement par rupture de l'abcès dans le péritoine, sans qu'un diagnostic ait été fait en dehors de l'expression générique d'attaque d'*inflammation des intestins*, sous laquelle un grand nombre de cas sont inscrits sur le registre des morts ; il est probable qu'un grand nombre d'entre eux auraient pu être guéris si un diagnostic plus exact avait été possible. Dans les cas d'abcès de l'ovaire qui guérissent après rupture, nous ne trouvons plus comme traces de la maladie que les restes de vieilles péri-métrites, qui souvent, du reste, reconnaissent pour cause un grand nombre d'autres lésions. Il est probable cependant que la plupart des cas qui ont été publiés comme abcès de l'ovaire n'étaient autre chose que des kystes de l'ovaire suppurés, et appartiennent par conséquent à une catégorie différente de celle des cas dont je parle actuellement.

On dit que le véritable abcès de l'ovaire survient fréquemment en même temps que la suppuration pelvienne dans l'état puerpéral, et c'est peut-être là une condition de production assez fréquente. Comme j'ai, depuis un certain nombre d'années, soigneusement évité de faire l'autopsie des cas de ce genre, je n'ai vu aucun cas de cette espèce. Les seuls cas d'abcès de l'ovaire que j'aie vus en clinique, et dont j'aie été certain, sont au nombre de deux, l'un dont j'ai déjà parlé sous le titre de pyosalpingite ; et le second est un cas très intéressant, parce qu'il montre que les progrès faits par la chirurgie abdominale ont récemment rendu possible un immense succès.

La malade me fut envoyée par le Dr Lycett, de Wolverhampton, et je ne puis mieux faire que de donner l'histoire de ce cas, telle qu'il me l'envoya dans une lettre ; c'est un modèle de ce genre de communications. La voici : « Elle a environ trente-huit ans et elle a souffert pendant nombre d'années de grandes douleurs ovariennes, qui disparaissaient rarement et augmentaient beaucoup au moment des règles qui se montraient souvent tous les quinze jours, étaient peu abondantes et duraient de huit à dix jours. C'est l'ovaire gauche qui me semble malade, parce qu'il est sensible et un peu augmenté de volume; l'utérus est plutôt conique, mais le passage est absolument libre. Je l'ai traitée de différentes façons, et bien que j'aie pu la soulager, je ne vois poindre aucune amélioration persistante, en sorte qu'à la fin je désire avoir votre opinion au sujet de l'oophorectomie, car sa santé s'altère, comme vous le verrez. C'est une personne faible, nerveuse, anémique, dont la vie est misérable, et il est probable qu'elle mourrait avant la ménopause. Elle n'a pas eu d'enfants; plusieurs fois, au moment des règles, sa température s'est élevée jusqu'à 102, ce qui indiquait une inflammation locale, et à ces moments la douleur et la sensibilité étaient plus grandes. »

Il est impossible de rédiger une observation plus graphique, concise et complète; je n'y ajouterai que deux choses, c'est que la vie maritale était absolument insupportable et que j'ai trouvé l'ovaire gauche adhérent dans le cul-de-sac.

J'abondai absolument dans les idées du Dr Lycett, et, avec son aide, je pratiquai l'ovariotomie le 28 juin. Je trouvai l'ovaire gauche fortement adhérent en avant du rectum, et ce fut un ouvrage difficile que de le séparer de ses attaches. Il contenait environ 10 grammes de pus et semblait être sur le point de se rompre dans la cavité péritonéale. S'il s'était rompu, elle aurait eu certainement une attaque de péritonite aiguë dont elle aurait pu mourir. L'ovaire droit était ratatiné, en sorte que je l'enlevai aussi; elle guérit parfaitement, et non seulement elle guérit, mais encore ses rapports sexuels sont aujourd'hui possibles, en sorte que, non seulement l'enlèvement des ovaires ne l'a pas privée des qualités de son sexe, mais au contraire les lui a rendues, remarque que j'ai déjà faite dans un certain nombre d'autres cas du même genre.

Deux cas d'abcès des deux ovaires ont été rapportés par M. C.-J. Cullingworth, dans la *Lancet* du 3 novembre 1879, qui sont de bons exemples de cette maladie rare, et sont également instructifs en ce qu'ils font voir combien les résultats peuvent être désastreux quand on tarde trop à pratiquer la section abdominale dans les cas douteux où les malades sont atteintes d'accidents pelviens.

Le premier cas est celui d'une femme âgée de quarante-cinq ans, admise le 13 janvier, qui présentait des vomissements et une douleur violente dans l'abdomen, qui était augmenté de volume. A la partie inférieure de l'abdomen, il y avait une tumeur fluctuante atteignant presque l'ombilic, absolument mate à la percussion, et il y avait une tumeur molle et arrondie dans le vagin, à droite de l'utérus. La température matinale était basse, mais elle montait la nuit, indiquant clairement la présence du pus, de même que tous les symptômes.

« 27 janvier. — On retire un litre de pus au moyen de l'aspirateur, sans soulagement.

« 7 février. — On fait une incision exploratrice, et on ouvre un volumineux abcès dans les parois abdominales, en dehors du péritoine, communiquant avec la cavité abdominale. La malade mourut quelques heures après l'opération, et l'autopsie fit voir que la source des accidents était un abcès de l'ovaire droit qui s'était rompu. L'ovaire gauche était aussi converti en une petite poche de liquide purulent. » Ce cas semble avoir eu une marche chronique, et si la section abdominale avait été faite quelques semaines auparavant, il est probable qu'on aurait eu un succès.

Le second cas est encore plus instructif. Vers le milieu de 1875, la malade remarquait que son ventre augmentait de volume, et éprouvait une gêne locale. En juin 1876, ces symptômes s'augmentaient d'une douleur constante dans la région iliaque gauche où on pouvait sentir nettement une tumeur dure, sensible à la pression. L'utérus était absolument dur; le vagin empiétait sur lui et à sa partie supérieure il était d'une exquise sensibilité; le toucher le plus léger déterminait une grande douleur. Une ponction exploratrice fut faite sans résultat, et après avoir résidé pendant quelques mois à l'hôpital, elle fut renvoyée le 31 mars 1877.

Elle fut réadmise au mois de mai suivant. Les symptômes s'étaient considérablement aggravés; l'abdomen était uniformément développé et sensible partout, et l'ancienne tumeur douloureuse pouvait encore être sentie. La température vespérale était toujours beaucoup plus élevée que celle du matin. Elle fut maintenue en observation jusqu'au 3 août, où elle mourut.

L'autopsie révéla l'existence d'une ancienne péritonite. L'ovaire droit avait 12 centimètres dans sa plus grande circonférence et 9 centimètres dans sa plus petite, et n'était qu'une coque remplie de liquide purulent. L'ovaire gauche était beaucoup plus volumineux, et formait la grosse tumeur qu'on sentait pendant la vie. Elle était également remplie d'un liquide purulent très irritant.

Dans un cas comme celui-là, il est impossible de ne pas arriver à cette conclusion que la section abdominale pratiquée aussitôt après l'apparition des symptômes sérieux aurait permis au chirurgien de guérir sa malade.

M. C. Darolles a publié quelques observations intéressantes contenant l'examen microscopique des ovaires, dans lesquelles l'ovarite s'est terminée par la formation d'un abcès. Il trouva qu'il y avait eu tout d'abord suppuration des follicules séparés, que ces petits abcès s'étaient ensuite réunis et avaient formé un abcès de toute la glande. Il fait remarquer que ces cas, de même que les cas d'inflammation suppurée des trompes, résultent fréquemment d'une série d'accidents secondaires, tels que pelvi-péritonite et péritonite généralisée aiguë qui peuvent avoir rapidement une issue fatale.

M. C. Salamon a rapporté une série de cas de tubercules de l'ovaire; mais, comme cet état est toujours associé à la présence de tubercules dans d'autres organes, ce qui est beaucoup plus grave, ces cas n'ont guère qu'un intérêt de curiosité. Je n'ai pas entendu parler de cas où les turbercules étaient localisés à l'ovaire.

Hermaphrodisme. — Si la loi de l'évolution embrasse tous les éléments organisés, — et ses détails ont été aujourd'hui si complètement étudiés que nous pouvons admettre qu'elle les embrasse — nous devons accepter la théorie de Darwin sur la descendance de l'homme. Cette acceptation explique la production qui a lieu quelquefois de vertébrés bisexués, et conséquemment l'hermaphrodisme vrai dans la race humaine. D'un autre côté, la production de semblables malformations peut être mise en avant comme une des nombreuses preuves qu'on a accumulées de tous côtés, en faveur de la théorie de Darwin, car elles doivent être regardées comme des réversions de types. Dans le règne végétal, le plus grand nombre des espèces est bisexué, bien que les recherches modernes aient montré de très ingénieuses combinaisons pour assurer les avantages de la fécondation croisée (1). Même dans

(1) *Darwin.* « Fertilisation of orchids. » « Cross and self fertilisation of flowers. » — *Kerner* Flowers and their unbidden guests.

les organismes les plus complexes du règne animal, on trouve la bisexualité jusqu'aux nudibranches, tandis que dans le sous-ordre le plus rapproché, les prosobranches, la plupart des groupes sont unisexués. Chez les céphalopodes, dont la structure est beaucoup plus avancée, l'unisexualité est la règle. A partir de ce point, le schema présente un corps symétriquement double, bien qu'on le rencontre aussi chez les insectes et que les organes sexuels soient doubles, un dans chaque moitié du corps. Chez les insectes, où l'unisexualité est la règle, l'hermaphrodisme se produit assez fréquemment, comme chez les vertébrés inférieurs ; cependant la fréquence de la malformation diminue jusqu'à l'homme où on trouve rarement l'hermaphrodisme vrai. Dans tous les cas d'hermaphrodisme chez les animaux où l'unisexualité des individus est la règle, les organes doublement sexués sont toujours imparfaits, même chez les insectes ; et, dans la plupart des cas rapportés chez les oiseaux, on n'a trouvé du côté mâle qu'un tube séminifère enroulé et pas de testicule, en sorte qu'on aurait très bien pu prendre ce tube pour un oviducte avorté, s'il n'y avait pas eu, comme dans un des cas de Simpson (*encyclopedia of Anatomy and Physiology*), la présence concomitante des annexes épithéliales caractéristiques du mâle. Dans le second cas de Simpson, je ne pense pas qu'il y eût des signes d'hermaphrodisme vrai.

Le testicule humain et l'ovaire se développant dans le même blastème et étant en réalité le même organe, il n'est pas surprenant qu'il se produise parfois des réversions de types, dans lesquels un testicule incomplètement développé apparaît d'un côté et un ovaire imparfait de l'autre. Suivant Simpson, dans ces cas, l'ovaire apparaît généralement à gauche. Cet auteur distingué a recueilli à de nombreuses sources une grande quantité de cas dont les descriptions ne sont pas au-dessus de tout soupçon ; mais il en est d'autres, particulièrement celui qui a été publié par le Dr Banon, dans le *Dublin Medical Journal* de 1852, où les faits sont indiscutables ; car l'examen des tissus des glandes, fait au microscope, a nettement établi que l'une était un ovaire et l'autre un testicule, bien que l'un et l'autre fussent assez incomplètement développés pour ne contenir aucun produit parfait. Il y avait un pénis imperforé, l'urètre s'ouvrait à sa racine et en arrière de lui, et il y avait un canal génital fermé par un hymen parfait en croissant, fait qui sépare le cas des classes d'hermaphrodites faux déjà décrites. Ce canal génital conduisait à un utérus petit, bien conformé, ayant des rapports normaux avec la vessie, le rectum et le péritoine, et présentant à sa corne gauche une trompe de Fallope parfaite avec un pavillon frangé; en rapport avec la trompe, il y avait un ovaire. Il n'y avait ni trompe, ni ovaire du côté droit, mais un testicule contenant les petits tubes caractéristiques et pourvu d'un épidydime et d'un vas-deferens. Simpson appelle cela l'hermaphrodisme latéral vrai, et il décrit en outre ce qu'il entend par hermaphrodisme transverse vrai : ce sont les cas où les organes internes, testicules ou ovaires, sont semblables des deux côtés, mais où les organes externes sont ceux de l'autre sexe. Mais il ne ressort pas, dans les cas qu'il cite, que la malformation soit autre chose que l'extension des caractères d'un hermaphrodisme faux ; et, comme l'élément glandulaire doit toujours être considéré comme l'élément capital du sexe, il n'est pas philosophique de dire que l'un et l'autre sexe sont représentés, à moins qu'il n'existe un testicule et un ovaire; même lorsque le clitoris est perforé par un urètre jusqu'au gland, l'état n'est que ce qu'on voit normalement dans le *Loris gracilis*.

Cette opinion, que j'ai énoncée pour la première fois en 1873, a été pleinement confirmée par un admirable mémoire du Prof. Morrison Watson, publié dans le *Journal of Anatomy* d'octobre 1879 ; il dit : « C'est dans la glande seule et dans sa structure qu'on doit trouver la détermination du sexe. Aucune disposition du passage ne permet une distinction absolue. La prostate même est absente chez les mâles de quelques animaux (l'élan, le daim rouge, etc.), et elle existe parfois chez un grand nombre de mammifères femelles, même chez la femme. Les hermaphrodites latéraux de Simpson sont les seuls auxquels le terme *vrai* puisse être appliqué. »

Dans la troisième variété de Simpson, à laquelle il donne le nom d'*hermaphrodisme vrai*, *double ou vertical*, il existerait une glande de chaque sexe de chaque côté, ou, comme il dit, il y aurait *duplicité sexuelle réelle*. Sans nier la possibilité de la chose, je dois dire que je la crois absolument invraisemblable, et je n'hésite pas à ajouter qu'aucun des cas qu'il cite ne justifie l'établissement de cette variété. Le cas le plus complet est celui qu'a publié Vrolik, et il établit nettement que ni dans le tissu qu'il supposait être un testicule, ni dans celui qu'il considérait comme un ovaire, il n'a trouvé les caractères histologiques évidents de la nature de la glande. La position anatomique seule ne compte pour rien dans un cas de ce genre, car l'ovaire descend parfois par la même voie que le testicule, étant donné qu'il possède aussi un gubernaculum. Il faut également avoir présent à l'esprit qu'on rencontre parfois les appendices du testicule et de l'ovaire qui font croire que l'individu avait trois, ou même quatre testicules ou ovaires. Si on rencontrait un état semblable chez un mâle hypospade ayant en même temps un utricule prostatique augmenté de volume, comme cela existait indubitablement dans un grand nombre des cas cités par Simpson, et si l'appendice testiculaire n'était pas descendu avec le testicule vrai, les apparences seraient exactement celles qui sont décrites dans la plupart des cas de Simpson, et cependant il n'y aurait pas la plus petite raison de prétendre que les deux espèces de glandes existaient. Le seul témoignage satisfaisant est celui que fournit l'examen microscopique, et tout tend à démontrer qu'il n'y a qu'une seule espèce d'hermaphrodisme vrai, celui dans lequel il y a un ovaire d'un côté et un testicule de l'autre.

Les cas récemment publiés par Léopold, de Leipsig, et C.-E. Underhill, d'Édimbourg, sont nettement des cas de descentes d'ovaires non développés dans le canal inguinal, — ce sont des cas d'hypererchésis.

CHAPITRE IV

TUMEURS DE L'OVAIRE ET AFFECTIONS QUI LES SIMULENT

Bibliographie. — *Billroth's Handbuch der Frauenkrankheiten* Heft VI. R. Olshausen. Stuttgart, 1877. — *Clinical Lectures*, Mathews Duncan. London, 1879. — *Gooch on Diseases of Women*, Fergusson. London, 1859. — *Kystes de l'ovaire*, Gallez. Bruxelles, 1873. — *Ovarian Tumours*, Peaslee. London, 1873. — *Diseases of the Abdomen*, Edward Ballard. London, 1852. — *Ovarian Physiology and Pathology*, Ritchie. London, 1865. — *Lessons in Gynecology*, Goodell. Philadelphia, 1880. — *Females and their Diseases*, Meigs. Philadelphia, 1848. — *Ovarian Tumours*, Atlee. Philadelphia, 1873. — *Ovarian Dropsy*, Baker Brown. London, 1868. — *Tumours of the Uterus*. T. S. Lee. London, 1847. — *Entvickelung der Ovariencysten*, Stahl, Cent. f. Gyn., v. I. — *Ætiologie der Ovariencysten*, Breisky, Cent. f. Gyn., v. I. — *Ovariencarcinom*, Ullac. Cent. f. Gyn., v. I. — *Myxoid Krebs der Ovarien*, Mossé. Cent, f. Gyn., v. I. — *Ovarienschwangerschaft* (Spiegelberg), Gurchard. Cent. f. Gyn., v. I. — *Grossesse de l'ovaire*, Puech. Ann. de Gyn., juillet, 1878. — *Ovarienadenom*, Neelsen. Cent. f. Gyn., v. III. — *Eicrstocksarcomen*, Leopold. Arch. f. Gyn., v. XIII. — *Ueber Blutergüsse u. Blutgesch wulste der Ovarien*, Leopold. Arch. f. G., v. XIII. — *Ovarium Tumor mit elweissfreien Inhalte*, Westphal. Schmidt's Jahrbuch, v. 169. — *Ovarium Cystenadenosarkom*, Schmidt, v. 174. — *Ovarialschavangerschaft*, Schmidt. Schmidt., v. 178. — *Carcinom der Ovarien. Küster u. Kegscheider*. Beiträge f. Geburt., v. 4. — *Ueber Dermoid-Cysten des Ovariums*, Pauly. B. f. Geb. v. 4. — *Ovarialschwangerschaft*, Besuche. Berlin, 1876. — *Histologie der Ovarientumoren*, Marchand. Cent. f. Chir., v. 4. — *Cavernöses Fibrom des linken Ovarium*, Dannier. Arch. f. Chir., v. 21. — *Ein Fall von Psammocarci-*

nom des Ovarium, FLAISCHLEN. Virchow's Arch., Jan. 1880. — *Des Tumeurs solides de l'ovaire*, LIEMBECKI. Ann. de Gyn., 1877. — *Ovarian Cysts in Infants*, LEARED. Lancet, 1878, VI. — *Fibroma of the Ovaries*, GOODHART. Med. T. and. Gaz., 1874. — *Ovarian Cyst with Muscular Envelope*, G. HEWITT. Patholog. Soc. Trans., 1874. — *Pathology of the Ovaries*, M. DUNCAN. Med. T. and. Gaz., 1875. — *Dermoid Tumours of the Ovaries*, Med. T. and. Gaz., 1877. *Tumours of the Ovary in the Pleasant*, SLATER. J. Anat. and Phys., 1879. — *Kystes de l'ovaire*, SINÉTY and MALASSEZ. Arch. de Phys., 1878. — *Ovarian Serous Cysts*, PANAS, Amer. J. Obstet., May 1875. — *Ovarian and Parovarian Cysts*, KŒBERLÉ. Obstet. Journ., v. 4. — *Cancer of Ovary*, FOULIS. Ed. Med. Jour., 1874-75. — *Pathology of Unilocular Ovarian Cysts*, BANTOCK. — *Suppurating Ovarian Cysts*, KEITH. Edin. Med. Journal. — *Torsion of Pedicle of Ovary*, KŒBERLÉ. Amer. Med. J. Obstet., 1878. — *Axial Rotation of Ovarian Tumours*, LAWSON TAIT. Trans. Obstet. Soc. Lond., vol. XXII. — *Maladies des Ovaires*, BOINET. Arch. générales, 1874. — *Cancer of Ovaries Transplanted*, GOODHART. Pathol. Trans., 1874. — *Fibro-cystic Disease of Ovaries*, LEGG. Pathol. Trans., 1874. — *Fibroma of Ovaries*, GOODHART. Pathol. Trans., 1874. — *Fibroma of Ovaries*, WALSHAM. Pathol. Trans., 1876. — *Fibroid Ovaries*, CRISP. Pathol. Trans., 1877. — *Lymphadenoma of Ovaries*, COUPLAND. Pathol. Trans., 1877. — *Intra-Ovarian Pregnancy*, TALBOT. Med. Record, 1879. — *Ovarian Pregnancy*. Med. Record, 1874. — *Extra-Uterine Gestation of the Tubo-Ovarian Form*, DR. SIBLEY CAMPBELL. Amer. Jour. Obstet., vol. 1876. — *Eierstocksschwangerschaft*, LEOPOLD LANDAU. Archv. f. Gynœkologie, Bd. XVI. — *Papilloma of Ovary*, EMMET. New-York Med. Journal, 1879. — *Diagnosis of Ovarian Tumors*. Boston. Med. J., 1879. — *Zur normalen und pathologischen Histologie des Graaf'schen Bläschens des Menschen*, SWIANSKI, Virchow's Arch., v. 51. — *Robitansky's Pathological Anatomy*, Sydenham Society. — *Pathologische Anatomie der weiblichen Sexual Organe*, KLOB. Vienna, 1864. — *Beobachtungen über die, Entwickelung multiloculären Eierstockcysten*, BŒTTCHER. Virchow's Archives, v. XLIX. — *On Cystic Tumours of the Ovary*, WILSON FOX. Trans. Roy. Med.-Chir, Soc., 1864.

TRAVAUX QUI ONT PARU DEPUIS LA PUBLICATION DE L'ÉDITION ANGLAISE :

1880. — *Kyste dermoïde de l'ovaire*, par LEE (New-York Med. Journ., avril). — *Kyste dermoïde de l'ovaire*, par M. H. BARKER (Boston, Med. and. Surg. Jour., 1er nov. 1879). — *Papillome de l'ovaire*, par LEE (New-York Med. Journ., avril). — *Papillome de l'ovaire*, par TH. ADDIS EMMET. (Amer. Journ. of obstetrics, vol. XIII, p. 590). — *Des maladies des vaisseaux sanguins de l'ovaire dans leurs rapports avec la genèse des kystes de l'ovaire*, par NŒGGERATH. (Amer. Journ. of obst. vol. XIII, p. 1). — 1881. — *Du carcinome primitif de l'ovaire*, par TALENT (Th. de Montpellier). — *Kyste de l'ovaire à pédicule tordu*, par HACHE (Soc. anatom., 30 avril). — *Contribution à la connaissance du mode de développement des kystes ovariens; épithélium vibratile*, par FLAISCHLEN. (Berlin. Klin. Woch., 5 déc.). — 1882. — *Des dégénérescences malignes des kystes de l'ovaire*, par FLAISCHLEN (Berlin. Klin. Wochens, n° 6, p. 92). — *Les cellules que l'on trouve dans les liquides des kystes de l'ovaire sont-elles pathognomoniques ?* par W. EDWARD (Am. Journ. of the med. sc., p. 428). — *Popilomes ovariens*, par MARTIN (Berlin. Klin. Woch., 5 juin). — *Fibro myxome des ovaires*, par A. POPOW (Edinb. Med. Journ., mars). — *Production d'un enchondrome au sein d'un fibrome de l'ovaire chez une jeune fille de 19 ans*, par SCHRŒDER (Berlin. Klin. Woch., 7 août). — *Cancer de l'ovaire et du rein*, par SHARKEY (Lancet, 22 mai). — *Fibrome de l'ovaire droit, laparotomie, ligature élastique du pédicule, guérison*, par HOFMOKL (Wien. Med. Presse, n° 45). — 1883. — *Sur la péritonite aiguë compliquant les kystes de l'ovaire*, par HUE (Th. de Paris). — *Tumeurs ovariques*, par GALLARD (Gaz. Med. de Paris, 12 mai). — *Des tumeurs solides de l'ovaire*, par THORNTON. (Med. Times, 24 février). — *Les dangers de la fonction des kystes de l'ovaire*, par ZWEIFEL (Centr. gynœk., n° 7). — *Des kystes du parovarium*, par GOODELL (Med. News, p. 698). — *Deux cas d'épithélioma ayant pour point de départ un kyste dermoïde de l'ovaire*, par BABINSKI (Soc. anat., 14 mai). — 1884. — *Fibro-myome de l'ovaire, ascite, ovariotomie, guérison*, par HARTMANN (Soc. anat., 4 janv.). — *Observations chimiques et pathologiques sur les tumeurs de l'ovaire*, par DORAN (In-8°, Londres). — *Cas de sarcome de l'ovaire droit et de l'épiploon*, par C. SPARADO (Il·Morgagni, juin, p. 365). — 1885. — *Kyste colloïde de l'ovaire gauche, compliqué d'affection chronique des poumons, ovariotomie, guérison*, par Dr KIRÉÉFF (Yégên. Klin. Gazeta, n° 1). — *Sarcome encéphaloïde de l'ovaire, laparotomie, mort*, par GALOZZI (Gaz. degli. ospitali, 5 avril).

La pathologie de l'ovaire a toujours été un champ fertile pour les recherches, et bien que la liste des auteurs qui ont écrit sur ce sujet, et que nous venons de donner, soit longue, elle est loin de représenter complètement le grand nombre des travaux qui ont été publiés. L'intérêt que les maladies de cet organe a toujours excité s'est grandement accru pendant les vingt dernières années, en raison des triomphes remarquables qu'a remportés la chirurgie en faisant de l'ovariotomie la plus heureuse des grandes opérations.

La pathologie des tumeurs ovariennes, et particulièrement de celles qui offrent un caractère kystique, comprend un certain nombre de questions qui ont été soulevées et discutées par les observateurs les plus éminents; mais je pense que ce n'est que dans ces derniers temps qu'on a émis une opinion raisonnable sur l'origine de ces tumeurs. Dans la première édition de ce livre, j'ai dit qu'avant le moment où je l'écrivais, je n'avais trouvé que fort peu d'opinions s'accordant avec mes propres observations, ou qui me semblaient donner une explication satisfaisante de ces tumeurs. Les conclusions que j'émettais étaient en opposition avec celles que soutenaient la plupart des auteurs qui m'avaient précédé et qui étaient probablement beaucoup plus compétents; mais ces conclusions, cependant, me semblaient être fondées sur des faits et avoir l'excellente recommandation de fournir des explications qui étaient au moins simples et intelligibles. Depuis le moment où je les ai écrites, on a fait paraître beaucoup de travaux sur ce sujet; je les ai étudiés pour la plupart avec soin, mais sans trouver une raison de me départir des idées que j'avais publiées en 1873.

Les travaux les plus importants qui aient été faits récemment sur la pathologie de l'ovaire me semblent être les mémoires qu'ont publiés MM. De Sinéty et Malassez dans les *Archives de Physiologie* de 1878. J'ai trouvé dans ces mémoires beaucoup de choses qui confirment complètement mes propres conclusions antérieures; mais, d'un autre côté, je dois dire qu'il y a désaccord complet entre ce que j'ai observé et la plupart des choses avancées par ces auteurs. Sur le dernier point, je pense que les faits établis par Balfour, dans ses recherches sur le développement de l'ovaire, que j'ai reproduits tout au long dans un chapitre précédent, peuvent être acceptés comme décisifs, plus particulièrement en ce qui touche au mode de développement de la maladie kystique de l'ovaire par ce qu'on appelle les tubes de Pflüger.

Quant aux causes premières qui conduisent à certaines de ces maladies, il nous faut confesser que nous en sommes profondément ignorant et que le peu que nous savons se borne entièrement aux processus par lesquels ces causes produisent leurs résultats particuliers. Nous connaîtrons peut-être un jour, ce que nous désirons tant connaître dans les autres champs de recherches pathologiques, quelles peuvent être les causes ultimes de certaines lésions particulières; mais jusqu'à ce jour, nous n'avons aucune espèce de connaissance de ce genre.

Il est extrêmement difficile de mettre de l'ordre dans la discussion sur ce sujet, de façon à pouvoir en donner une idée générale satisfaisante, et toute division des tumeurs ovariennes doit être entièrement arbitraire. Nous pouvons les prendre d'après leurs caractères physiques, d'après leurs particularités chirurgicales, d'après leurs caractères microscopiques ou d'après le mode d'origine qu'on leur suppose ; mais il nous est impossible de les prendre dans un ordre qui satisfasse tous ces aspects. De Sinéty et Malassez adoptent une méthode de classification parfaitement arbitraire, qui, en elle-même, ne soulèverait pas d'objection si les noms dont ils se servent pour établir leurs divisions n'étaient pas tels, qu'en Angleterre du moins, ils impliquent certaines significations que les auteurs n'ont évidemment pas voulu leur donner. Ainsi, ils divisent leurs observations en observations d'*ovaires kystiques*, entendant par là les cas où les kystes sont très petits, et où l'ovaire est encore reconnaissable. Ils emploient l'expression *kystes de l'ovaire* pour désigner les tumeurs où l'ovaire n'est plus distinct et semble avoir disparu. Et alors, d'autre part, lorsqu'ils parlent d'un cas dans lequel les parties solides d'une tumeur deviennent les éléments prédominants, ils se servent du terme *tumeur kystique*. Il est parfaitement inutile de prendre le temps de discuter le manque de précision d'une division comme celle-là ; tout ce qu'on peut dire en sa faveur, c'est qu'elle n'est pas plus illogique que d'autres qui ont été proposées. Les auteurs disent eux-mêmes : « Il est très certain qu'entre les ovaires kystiques, les kystes de l'ovaire et les tumeurs kystiques de l'ovaire, il existe toute une série de tumeurs intermédiaires, et qu'il serait très difficile, même impossible, d'établir entre elles des lignes de démarcation bien définies. En fait, la difficulté est exactement la même que celle qui, dans les deux ou trois premières années, s'est attachée à l'emploi du mot « ovariotomie » ; car toutes les personnes dont l'expérience s'est étendue au delà de l'enlèvement des grands kystomes ovariens ont trouvé qu'il était tout à fait impossible de se servir d'un mot quelconque, comme oophorectomie, par opposition à ovariotomie, sans faire une division et sans donner une définition arbitraire de leurs cas. C'est pourquoi j'ai indiqué mon intention d'employer dorénavant le mot *ovariotomie* dans les cas d'enlèvement d'un ovaire, quel que soit le but qu'on se propose ou quelle que soit la maladie. De même, je réserve le mot *kystome* à toute maladie de l'ovaire caractérisée principalement par l'existence de kystes. Je laisse à mes lecteurs le soin de juger si j'ai été plus heureux que mes prédécesseurs dans l'établissement des subdivisions de cette maladie, et si j'ai réussi à donner une idée rationnelle de ses modes de production.

Dans le premier chapitre de ce livre, j'ai attiré l'attention sur les nombreuses observations qui établissent le fait qu'au moment de la naissance on trouve très fréquemment les follicules de l'ovaire si distendus par un liquide limpide qu'ils présentent presque les apparences d'une maladie; en raison de ce fait, également bien établi, que ces kystes se rompent et passent par les différentes périodes de cicatrisation, nous pouvons admettre comme prouvé que le développement hydropique du follicule est l'une des originalités les plus communes du kystome ovarien. En recherchant dans les travaux publiés sur ce sujet, on trouvera de nombreux cas dans lesquels ces follicules étaient si distendus qu'ils avaient une apparence absolument morbide. Dans l'*American journal of obstetrics* de janvier 1880, le Dr T.-G. Thomas décrit un kyste de l'ovaire enlevé, post mortem, sur un nouveau-né, qui lui avait été envoyé par un médecin de New-Jersey. Ce qu'il y avait de particulier dans ce cas, c'est que cet enfant était né à terme et qu'on n'avait rien découvert d'anormal. Environ un mois après la naissance, on découvrait une tumeur, dans l'une des fosses iliaques, du volume d'un œuf de poule. L'enfant était bien développé à sa naissance, mais il commença bientôt à donner les signes d'une altération de la nutrition; il grandit très lentement, devint émacié et languit jusqu'à l'âge de trois ans et cinq mois, où il mourut. L'autopsie révéla l'existence d'un kyste ovarien (ou parovarien?) ordinaire qui remplissait l'abdomen. Les restes de la trompe de Fallope et de l'ovaire étaient sur un côté de la tumeur.

Au meeting de la Société pathologique de Londres, le 21 mai 1878, le Dr Leared montra des spécimens de kystes de l'ovaire d'enfants jumeaux qui avaient été soignés par le Dr Macmahon, de Norwood. Ils étaient nés à terme, et l'un d'eux, atteint de jaunisse dès la naissance, était mort à l'âge de huit semaines. On avait trouvé une oblitération complète du canal cholédoque. Chaque ovaire était le siège d'un kyste du volume d'une aveline. L'autre enfant, mort de pneumonie, présentait aussi un petit kyste de l'ovaire du volume d'un pois.

Les observations de De Sinéty et Malassez, ainsi que celles

d'Haussmann, nous conduisent donc à la conclusion, qui a été absolument établie par les faits, que le kystome ovarien peut être le résultat de ces processus chez le jeune enfant, et que nous pouvons nous attendre à voir, de temps en temps, une de ces hydropisies folliculaires atteindre un volume tel qu'elle réclame l'intervention chirurgicale. Ainsi, le Dr Basil, de Bonn, a pratiqué l'ovariotomie sur une enfant âgée de deux ans pour un kystome volumineux. M. Folker, d'Hauley, en a opéré à l'âge de trois ans. Un chirurgien américain a rapporté un cas d'opération à sept ans, et M. Wells a opéré une enfant de huit ans. Il est probable que dans ces cas et dans beaucoup d'autres, le kystome a été le résultat du développement de l'hydropisie folliculaire, qui survient normalement pendant les trois premiers mois de la vie, et qui est devenue pathologique en raison de ce que les follicules ne se sont pas rompus, comme cela a lieu ordinairement.

Waldeyer, dans les *Archiv. f. gynækologie*, tome Ier, page 289, fait aussi observer que « dans les ovaires de vieilles femmes, on trouve fréquemment de petits kystes du volume d'un pois. Ils sont revêtus d'un épithélium cylindrique, qui, sous forme de tubes glandulaires, pénètre souvent dans le stroma de l'ovaire... Ces petits kystomes ne contiennent jamais d'ovules ni de restes d'ovules... Dans quelques cas, on peut voir l'épithélium qui revêt ces cavités kystiques se continuer avec l'épithélium de la surface de l'ovaire. »

Nous avons ici un point de départ qui nous permet d'arriver à une explication du kystome de l'ovaire, la seule, à mon avis, qui puisse être raisonnablement mise en avant. Il me semble qu'elle expliquera tous les spécimens que j'ai moi-même examinés. En effet, mes dernières recherches, aussi bien que celles que j'ai rapportées plus haut, m'ont fortifié dans les idées que j'ai avancées il y a huit ans, à savoir que le kystome de l'ovaire n'est que le résultat d'une hydropisie folliculaire. Le fait, qui est aujourd'hui presque universellement admis, que les kystomes ovariens ne sont jamais uniloculaires, vient aussi appuyer cette conclusion. Les D^{rs} De Sinéty et Malassez disent : « De tous les kystes que nous avons examinés, nous n'en avons pas trouvé un qui fût véritablement uniloculaire. Tous ceux qui nous ont été envoyés comme tels présentaient, il est vrai, un grand kyste principal; mais en les examinant avec soin, nous avons toujours trouvé d'autres cavités kystiques, quelquefois assez petites, il est vrai, pour passer inaperçues à un premier examen. »

Je puis apporter à l'appui de cette conclusion l'examen d'un très grand nombre de tumeurs. Il y a une exception possible, cependant, c'est celle d'un petit kyste, aujourd'hui au musée du Collège des chirurgiens, que j'ai enlevé croyant enlever un ovaire, dans un cas d'hémorragie grave due à un myome utérin. La malade guérit, et l'opération eut pendant plusieurs mois un résultat très heureux; mais environ six mois après elle mourut, à ce que je crois, d'un cancer de l'utérus. Aucun examen post mortem ne fut fait, et il me fut tout à fait impossible d'obtenir des renseignements sur son cas du médecin qui l'avait soignée au moment de sa mort. Il est donc très possible que ce que j'ai enlevé d'un côté ne fût pas l'ovaire; il se peut encore que je n'aie pas enlevé la totalité de l'ovaire, mais seulement un kyste faisant saillie. Quoiqu'il en soit, je ne me sens pas disposé, en raison de cette observation isolée et incomplète, à me départir de la conclusion que j'ai tirée d'une expérience, d'ailleurs uniforme, qui est que le kystome uniloculaire de l'ovaire n'existe pas. A priori, pour ces raisons, un état de ce genre est extrêmement improbable, car il est difficile d'imaginer, quelle que soit la cause de la distension des follicules de Graaf en kystes pathologiques, qu'elle puisse n'affecter ou qu'elle n'affecte qu'un seul follicule, et permette que le reste de la glande ne soit pas influencé par elle. Réciproquement, en admettant comme vraisemblable qu'une hydropisie folliculaire donne lieu en se développant à un kystome de l'ovaire, nous nous trouvons avoir en même temps une explication de ce qui existe réellement, à savoir que ces tumeurs sont toujours multiloculaires.

Je pense que le terme *adénoïde* peut être conservé avec avantage dans la nomenclature des tumeurs ovariennes, parce qu'il les classe convenablement par rapport au tissu dont elles naissent, et indique l'hyperplasie dont elles sont formées sans donner aucune explication théorique de leur formation. Toutes les tumeurs non cancéreuses de l'ovaire sont donc adénoïdes; les tumeurs dermoïdes le sont même à un certain degré, car elles sont le résultat du développement de l'une ou de l'autre partie constituante normale de la glande, sans altération, sauf en quantité. Les tumeurs cancéreuses, d'un autre côté, introduisent un tissu qu'on ne trouve pas normalement dans la glande, ou bien le produisent sous une forme qui n'est pas mûre. On admet pour les kystes pathologiques deux modes d'origine, et l'ovaire nous offre des exemples de l'un et l'autre. Le premier mode est l'occlusion des conduits normaux ou tubes, ce qu'on voit mieux, peut-être, sur le rein et les glandes salivaires, et en ce qui touche à l'ovaire dans la forme de dilatation kystique de la trompe de Fallope, ou de son extrémité en forme de trompette, après adhérence à l'ovaire, kystes tubaires et tubo-ovariens. L'autre forme de tumeur kystique consiste dans la dilatation d'une cavité kystique physiologique, par le fait de sa propre sécrétion portée à un degré anormal; et cette sécrétion peut, ou garder sa constitution et son caractère primitifs, ou être altérée par addition de sang ou de produits albumineux usuels ou exceptionnels. Ce dernier mode de formation kystique est celui qui est le plus fréquent dans l'ovaire, et nous en voyons des exemples dans la tumeur adénoïde multiple et dans la tumeur dermoïde. Le premier montre la formation des kystes par rétention de leurs produits dans la cavité du sac normal de la glande, ces produits étant la substance cellulaire liquide et son nucleus, l'ovule. Cela s'accomplit, autant que j'ai pu le découvrir d'après deux spécimens que j'ai à décrire, par hypertrophie du tissu fibreux qui recouvre la glande, — il se fait une sclérose de l'ovaire; et le noyau, l'ovule, semble avoir gardé son apparence normale jusqu'à ce qu'il soit détruit par quelque processus qu'on n'a pas encore saisi. Il est cependant possible que quelque défaut d'action dans le noyau puisse être pour quelque chose dans la non rupture du sac; car, à l'état de santé, c'est indubitablement la maturation de ce noyau qui régit la rupture de la paroi de l'ovisac et permet à l'ovule parfait de s'échapper. Sur ce point, il me semble que les observations de De Sinéty et Malassez ont une très grande valeur, car elles montrent que c'est lorsqu'il y a absence d'ovule dans le follicule que des changements très marqués s'effectuent dans l'épithélium. Qu'ils en résultent ou qu'ils soient eux-mêmes la cause de l'absence de l'ovule, c'est ce que nous ne pouvons dire.

Les kystes dermoïdes sont dus, d'un autre côté, à une

altération et à un accroissement de l'activité du noyau cellulaire dans l'enfance ; les résultats restant latents pendant des années, jusqu'à ce que ces phénomènes reçoivent un coup de fouet de la grande transformation de l'économie, nous pouvons encore avoir recours à une autre altération des éléments cellulaires pour expliquer la variété de tumeur kystique de l'ovaire qui reste, et à laquelle M. Wells et autres ont donné le nom de *prolifères*.

Je n'aime pas ce terme appliqué aux kystes composés, quelle qu'en soit l'espèce, car il admet, ce que je suis certain n'être pas vrai, que les grands kystes sont directement les mères des petits. Ainsi, M. Wells, à la page 25 de son livre sur les maladies des ovaires, donne la définition suivante : « kystes prolifères — kystes mères contenant des kystes secondaires qui se développent de l'intérieur de la paroi kystique. » Ces kystes plus petits sont secondaires, en ce qui concerne la date du développement ; mais ils sont les frères et sœurs plus jeunes, et non les enfants, des sacs plus grands. En fait, l'avertissement que Pajet a donné à ses auditeurs, en employant le terme *prolifère*, est méconnu lorsqu'on l'applique ainsi, comme on peut le voir par la citation suivante :

« Dans un ovaire, il est fréquent de trouver un grand nombre de petits kystes formés évidemment par le développement simultané de vésicules de Graaf séparées. Ces petits kystes sont placés côte à côte et se compriment mutuellement, étant donné qu'ils augmentent tous de volume ensemble, et quelquefois, par usure des cloisons qui les séparent, ils entrent en communication et peuvent à la longue être regardés comme un seul kyste à beaucoup de loges, ayant une paroi propre formée par l'extension du tissu fibreux qui recouvre l'ovaire. Beaucoup de kystes multiloculaires, comme on les appelle, ne sont que des groupes de kystes simples étroitement accolés, bien que, lorsqu'on les examine à la dernière période de leur développement, et particulièrement lorsque l'un de ces groupes de kystes se développe beaucoup plus que le reste, il puisse être difficile de les distinguer de certains kystes prolifères. » (Paget's. *Surgical Pathology*, p. 415.)

La formation d'une tumeur kystique composée dans l'ovaire, qu'elle appartienne à la variété multiple ou bien à l'espèce moins complète dont je viens de parler, peut être très bien montrée en soufflant des bulles de savon dans un bassin. Si le liquide n'est pas assez visqueux pour permettre aux bulles de garder leur forme, elles éclatent et disparaissent, absolument comme le font normalement les cellules de l'ovaire. Si, au contraire, le liquide est suffisamment visqueux pour que les bulles ne se rompent pas, on voit se former une série de bulles, les unes plus grandes, les autres plus petites, qui constituent bientôt une volumineuse tumeur multi kystique. On peut, de la sorte, reproduire les apparences véritables d'un ovaire kystique. On peut arriver à faire un kyste volumineux en refoulant dans son intérieur un certain nombre de petites bulles qu'on peut considérer comme étant ses enfants. Si les parois de quelques-unes de ces bulles se brisent, on se trouve en présence d'un kyste multiloculaire, les restes des parois de séparation ne persistant pas lorsqu'il s'agit de bulles de savon. Si elles persistaient, on aurait absolument le diagramme des tumeurs de l'ovaire qu'a représenté M. Spencer Wells, à la page 39 de son ouvrage. La production continuelle des cellules dans l'ovaire se trouve représentée par le soufflement continu des bulles; et il nous reste à découvrir dans l'ovaire un phénomène analogue à l'augmentation de la viscosité de la solution de savon, c'est-à-dire quel est l'agent qui fait que les kystes ne se rompent pas, transformant ainsi un processus physiologique en un processus pathologique.

A l'exception de deux exemples de *tumeur de Rokitansky* (à laquelle je donne le nom de kystome multiple), et que je décrirai plus loin tout au long, il m'a été impossible de trouver quelque chose qui ressemblât à des ovules dans aucun des kystes des tumeurs que j'ai examinées; et je n'ai aucune raison de croire, d'après ce que j'ai vu, que les petits kystes secondaires qu'on rencontre dans les parois de sacs plus grands soient, d'après l'interprétation du Dr Ritchie, une hydropisie des vésicules blastodermiques, et cela surtout parce que je n'ai pas réussi à voir autour d'eux quelque chose qui ressemblât aux restes de la membrane granuleuse et qu'il m'est arrivé, à plusieurs reprises, d'en voir trois ou quatre sur la paroi du même sac. En recherchant les ovules dans les kystes des deux tumeurs où je les ai trouvés, je ne les ai rencontrés que rarement dans les parois des kystes, parce qu'ils avaient dû flotter librement et avoir été mis en liberté par l'ouverture des sacs. Dans d'autres cas, ne les trouvant pas dans

le liquide des follicules, je me suis avisé d'isoler d'abord le kyste
à examiner et, l'ayant ouvert, de rechercher soigneusement l'ovule
dans le sédiment de son contenu. Ne le trouvant pas, je retournai
le sac de dedans en dehors sur une pelote de ouate imbibée de
glycérine, j'enduisai sa surface retournée de la même substance,
et la recouvrant morceau par morceau d'une fine lamelle de verre,
je l'examinai soigneusement, sur toute son étendue, à la lumière
réfléchie. Je n'ai jamais trouvé quoi que ce soit qui ressemblât à
un ovule. Dans une tumeur que j'enlevai dernièrement, je trouvai
une masse de tumeurs secondaires, au niveau de l'ovaire, à la base
d'un grand kyste simple. Je fis des coupes de cette masse par le
procédé de la congélation, et je la trouvai composée de follicules
revêtus de leur épithélium propre et ayant subi une augmentation de volume kystique ; mais dans aucun d'eux il n'y avait
trace d'ovule.

Je ne puis concilier cette divergence entre mes observations et
celles de Ritchie autrement qu'en supposant qu'ayant été un de
ceux qui ont découvert l'ovule dans une certaine espèce de tumeur de l'ovaire, il ait voulu trop généraliser à toutes les tumeurs
le principe sur lequel il avait basé son explication, ou bien il
doit avoir eu une méthode d'examen plus heureuse que la mienne.

Mes premières observations, faites en 1872, ont été amplement
confirmées par De Sinéty et Malassez, qui disent : « Aucun auteur
n'a rencontré des ovules dans des kystes plus grands qu'une noix.
Tous les grands kystes que nous avons étudiés, et que nous décrirons plus loin, possédaient un revêtement épithélial complètement différent de celui des follicules, fait également attesté par
tous les observateurs récents. » Rindfleisch a trouvé, une fois
seulement, un ovule dans un kyste ovarien dont la cavité n'était
pas plus grande qu'une cerise.

Le fait que je n'ai jamais trouvé d'ovules dans aucun des sacs
de ces tumeurs à kystes multiples, même des plus petites, ou dans
celles dont le contenu était le plus limpide, m'a conduit à concevoir l'idée que c'était là l'explication de leur formation. L'ovaire
a pour fonction de former des kystes depuis le commencement
jusqu'à la fin de son existence; et dans sa pathologie, nous n'avons
pas besoin de nous éloigner beaucoup de sa physiologie. Il me
semble, par conséquent, très inutile *a priori*, de recourir aux in-

génieuses explications de la formation des kystes données par le
Dr Wilson Fox, bien qu'elles puissent convenir à des cas exceptionnels. L'expérience que j'ai acquise dans l'examen des tumeurs
m'a fortifié dans cette opinion ; car plus j'en vois, plus je suis
étonné qu'elles ne se développent pas plus fréquemment et avec
plus de complexité qu'elles ne le font, étant donné le grand
nombre des productions kystiques de l'ovaire qui se font d'un
bout à l'autre de la vie.

Le but et l'objet de cette formation kystique sont la production,
la maturation et la libération de l'ovule. Mais si l'ovule ne se
forme pas, ou s'il ne se forme qu'à l'état rudimentaire, ne peut-
il arriver que le kyste ne se rompe pas, et aille en grossissant
sans but bien déterminé ? Quelle que soit la cause de cette transformation, nous savons qu'elle n'affecte pas qu'un seul ovisac, et
qu'elle peut en influencer un grand nombre, qu'elle se soit produite dans une tumeur où les ovules sont arrivés à maturité et
n'ont pas pu parvenir à s'échapper par suite de sclérose du revête-
tement de l'ovisac, ou dans une tumeur dans laquelle on ne doit
pas trouver d'ovules. Il y a une grande différence clinique entre
ces deux espèces de tumeurs ; car dans l'une l'accroissement est
très limité et lent, et dans l'autre il peut être, et il est souvent,
extrêmement rapide et il n'a pratiquement pas de limite. En fait,
l'accroissement de ces kystes sans ovules présente un peu le
caractère de malignité que Briglet leur a assigné primitivement
pour des raisons cliniques. La malignité, en dehors de toute
association à des éléments cancéreux, est toujours indiquée
histologiquement par une tendance à la production d'une forme
de tissu jeune et incomplètement développé, et c'est certainement
là l'état de ces ovisacs sans ovules. Il est un fait positif, c'est que
les kystomes de l'ovaire sont beaucoup plus souvent malins qu'on
ne l'a admis jusqu'ici. La guérison par l'ovariotomie est généralement si rapide et si facile, qu'au bout d'un mois nous disons
guérie et nous congédions la malade. Mais un certain nombre de
ces *guéries* meurent rapidement d'un cancer du péritoine ou d'un
autre organe, et plus notre mortalité primitive du fait de l'opération a diminué, plus nombreuses sont devenues ces morts
secondaires par cancer, survenant entre trois et trente mois
après l'opération.

Il y a quelques mois, j'ai enlevé une tumeur de l'ovaire chez une enfant de douze ans et je ne vis pas, soit dans la tumeur, soit dans l'abdomen, la moindre trace d'affection maligne. Elle guérit de l'opération, mais mourut, dans le mois, de cancer dans tous les grands organes. Cette suite singulière demande une explication, et je crois qu'on y est arrivé aujourd'hui, le dernier anneau ayant été fourni par le travail de De Sinéty et Malassez ; et si les observations sont exactes, elles jettent une vive lumière sur toute la question du cancer. Dans un autre ouvrage (*Diseases of Women*, 1877), j'avais dit : « Histologiquement, les caractères du cancer sont essentiellement ceux d'une prolifération cellulaire non arrivée à maturité et indifférente, et la présence de nombreux noyaux dans les cellules, et en liberté, donne à penser qu'ils n'ont pas eu le temps d'arriver à un complet développement ; et je n'ai jamais manqué de trouver la preuve que les premiers changements s'étaient produits dans l'épithélium. » On verra plus complètement, plus tard, toute la valeur de ce fait, quand je parlerai du cancer de l'ovaire ; mais, quant à présent, il conduit à la remarquable découverte de De Sinéty et Malassez à laquelle j'ai fait allusion.

« Si donc, disent ces auteurs, on ne peut nier absolument la possibilité de la formation d'un grand kyste de l'ovaire aux dépens d'un follicule, on voit que cette formation ne semble pas résulter d'une simple dilatation de ces follicules, comme beaucoup l'ont dit, et qu'il faut admettre une destruction des ovules et une transformation de l'épithélium, quand les follicules dépassent un certain volume. » On verra plus tard qu'il y a probablement une erreur dans le dernier membre de phrase de cette citation, dans laquelle la cause est prise pour l'effet ; mais c'est dans l'établissement du fait de l'altération de l'épithélium, ou plutôt dans l'interprétation de ce fait, que gît tout le mérite. J'ai admis longtemps qu'entre l'épithélium d'un follicule de Graaf sain et celui d'un grand kyste de l'ovaire, il y avait une grande différence. J'avais aussi reconnu le fait que dans le kystome de l'ovaire où on pouvait trouver des ovules (tumeur de Rokitansky ou kystome multiple), l'épithélium restait tel qu'il était dans le follicule de Graaf. J'en avais conclu que le kyste, dans ce dernier cas, n'était que le résultat d'une hydropisie folliculaire, et que, par conséquent, il

était probable que tous les kystes de l'ovaire étaient identiques ;
mais je n'avais pas vu, dans l'altération de l'épithélium, l'explication de la merveilleuse différence qui existe entre les deux
espèces de tumeurs, ni que nous pouvions y trouver l'explication
du développement des kystomes de l'ovaire. Je crois aujourd'hui,
cependant, que tel est le cas.

Parmi d'autres faits qui me conduisent à ces conclusions, que
je me propose maintenant de discuter, il me faut citer la ressemblance absolue qui existe entre la disposition des vaisseaux sanguins d'un follicule de Graaf et celle des vaisseaux d'un kystome ovarien qui n'a pas subi de modifications par rupture,
ponction, inflammation ou dégénérescence maligne. Si on injecte
soigneusement un kyste de ce genre, si on en fait des coupes et
qu'on les compare, au point de vue de leur disposition vasculaire,
avec des coupes d'un follicule de Graaf, soit avant, soit après sa
rupture, on ne voit aucune différence. On peut en voir la description dans le premier chapitre. Rokitansky, Cruveilhier, Schrœder,
Arthur Farre et De Sinéty ont publié des observations, auxquelles
je puis en ajouter plusieurs, de kystes qui s'étaient nettement
produits dans le follicule après sa rupture, par le fait de la continuation ou du retour de l'hémorragie, et auxquels on a donné le
nom de kystes hématiques.

La théorie de ce mode de développement du kystome est que
l'ovaire revient à l'état dans lequel il se trouvait avant la puberté,
en ce qui concerne les ovules des ovisacs affectés. L'ovaire tout
entier, du reste, n'est pas atteint simultanément, et des ovules
mûrs peuvent encore être mis en liberté par des ovisacs encore
intacts et à la portée des franges de la trompe de Fallope. L'imprégnation peut ainsi se produire, alors que l'ovaire est dégénéré,
bien qu'il soit beaucoup plus vraisemblable qu'elle se produise
sur l'autre ovaire qui est sain.

Ces faits nous expliquent pourquoi les tumeurs adénoïdes surviennent le plus fréquemment pendant la vie menstruelle, si tant
est que l'expérience future ne vienne pas montrer que c'est
pendant cette période qu'elles se produisent exclusivement. La
congestion menstruelle et l'excitation déterminent une distension
hydropique et le développement d'une cellule qui ne se serait
pas ainsi altérée pendant l'enfance ou la sénilité, alors que

son alimentation sanguine suffit juste à la nutrition passive.

Le développement des kystes dans les parois des grands sacs se faisant tantôt au dehors et tantôt en dedans, en grand nombre, dépend entièrement du rapport du tissu adénoïde primitif avec la paroi kystique; et comme cette paroi se développe primitivement dans ce tissu et se trouve entourée par lui, il serait, à la vérité, surprenant qu'elle n'entraînât pas avec elle, dans son expansion, quelques-unes des cellules de *cette couche ovigène* dont elle provient.

Ces cellules déplacées sont à leur tour stimulées à se développer prématurément, peut-être en raison de l'augmentation de l'activité circulatoire des tissus anormaux qui les entourent et qui est due au développement du sac. Elles vont à travers le processus de la distension hydropique, ne développant aucun ovule, ne se rompant pas, mais constituant des kystes secondaires, qui peut-être, en fin de compte, rivaliseront ou même surpasseront celui qui les a précédés, sur lequel ils se sont développés, et dont on a supposé qu'ils étaient les enfants.

Quelquefois, ces excroissances intra-kystiques doublent la cavité du grand kyste à la manière d'une éruption variolique. Dans le cas d'une tumeur qui fut enlevée par mon collègue, M. C.-J. Bravy, des centaines de petits kystes séparés couvraient le grand sac de la tumeur, comme si le tissu adénoïde tout entier s'était déployé sur la surface interne à mesure que le kyste se développait et avait dégénéré; et je ne doute pas que tel fut réellement le cas, car ces petits kystes étaient tous des follicules de Graaf, cela n'est pas douteux.

L'altération capitale que subissent les follicules de Graaf, à laquelle ils doivent indubitablement leur développement ultérieur, sous forme de kystes, gît dans l'épithélium. Pour citer les expressions des écrivains français : « L'épithélium, dans ces formations, présente toutes les variétés possibles; mais dans aucune, pas même dans celles qui simulent les follicules de Graaf, nous n'avons trouvé un épithélium semblable à celui des follicules, et nous n'avons jamais trouvé d'ovules à leur intérieur. » Ils ont très soigneusement fait remarquer que cette altération ne s'effectue pas subitement et ne s'étend pas uniformément sur toute la surface du kyste.

Parlant de la pathogénie de l'hydropisie folliculaire, voici ce qu'ils disent :

« Dans tous les cas que nous venons de rapporter, l'épithélium folliculaire était normal, dans sa forme comme dans ses dispositions, bien qu'il ait dû être le siège d'un certain degré de prolifération, puisqu'il couvrait une surface plus grande, par suite de l'augmentation du volume du follicule. L'ovule a pu être constaté sur un assez grand nombre de follicules même dans les plus gros, il n'a pas paru altéré. La lésion semble donc consister en une augmentation des follicules et en une plus grande quantité du liquide folliculaire. Nous ne saurions dire si ce liquide est ou n'est pas modifié dans sa composition, si la sécrétion est ou n'est pas altérée. »

Dans ces cavités, qu'ils regardent comme des pseudo-follicules, c'est-à-dire ressemblant dans toutes leurs particularités, sauf dans leur revêtement épithélial aux follicules qu'ils viennent de laisser, De Sinéty et Malassez font remarquer, « qu'au microscope, les différences sont encore plus considérables. L'épithélium qui revêt ces cavités ne ressemble en rien à celui des follicules. On y trouve des cellules épithéliales cylindriques plus ou moins volumineuses, des cellules *à cils vibratiles*, quelquefois même des cellules caliciformes. Les différentes espèces d'épithélium peuvent s'observer dans la même cavité. En général, ces cellules sont disposées sur un seul rang.

« Dans aucune cavité nous n'avons pu trouver quoi que ce soit qui ressemblât à un ovule ou à un disque proligère. Le contenu est un liquide transparent, plus ou moins fluide, se coagulant et devenant opaque au contact de l'alcool, reprenant sa fluidité et sa transparence en présence de l'eau, et montrant, dans son intérieur, des granulations et des cellules dégénérées, provenant sans doute du revêtement épithélial des parois. Dans l'une de ces cavités, il existait de grandes cellules étoilées disséminées dans le contenu, qui lui donnaient l'aspect de tissu muqueux. »

A propos de l'épithélium, les seuls points sur lesquels mes observations personnelles ne concordent pas entièrement avec celles des auteurs que je viens de citer, sont d'abord la fréquence avec laquelle ils semblent avoir rencontré des cellules à cils vibratiles. Je ne les ai trouvées que sur une des tumeurs que j'ai examinées, et c'était un kyste dermoïde présentant de nombreuses traces d'éléments nerveux non arrivés à complet développement; j'ai regardé ces cellules comme représentant probablement la membrane de revêtement d'un ventricule cérébral. Beneke parle de les avoir trouvées une fois ou deux, mais je ne sache pas qu'aucun autre observateur en ait vu fréquemment. De Sinéty et Malassez disent même en avoir vu sur un spécimen très frais, dont les cils vibratiles étaient en mouvement. En raison de l'exactitude générale des observations de ces Messieurs, je suis obligé d'accepter ces affirmations remarquables; mais je ne vois pas que la présence de ces cellules puisse être regardée comme ayant une importance ou une signification particulière. Le second point sur lequel nous différons est que, dans les follicules hydropiques contenant des ovules, j'ai trouvé l'épithélium tout à fait normal comme disposition et comme aspect.

Les observations de De Sinéty et Malassez, cependant, établissent d'une façon complète les faits que j'ai si souvent vus, à savoir qu'on trouve dans le même ovaire, on pourrait dire dans le même kyste, des indices d'une réversion de type dans le développement épithélial; c'est-à-dire qu'on peut observer les cellules cylindriques normales sur une partie de la membrane de revêtement d'un kyste de l'ovaire volumineux, en même temps que sur une autre partie on trouve des cellules incomplètement développées, grossissant rapidement et présentant toutes les apparences qu'elles auraient sur une surface muqueuse. On ne voit pas cependant dans la tumeur de Rokitansky des cellules comme celles-ci. Les cellules en colonne sont disposées sur une seule couche ou à peu près, et le premier changement qui s'opère dans le type est une augmentation considérable du volume des cellules, dont la forme devient un peu irrégulière, et l'apparition, au-dessous de la première couche de cellules, d'une autre couche polyédrique et polymorphe. Nous pouvons, je pense, accepter la description suivante comme parfaitement exacte :

« Parfois, ces cellules sont plates, à bords sinueux, et présentent quelquefois des dimensions considérables. Vues de face, sur des préparations traitées par l'argent, elles simulent un pavement à dessins irréguliers, tout à fait différent de la mosaïque très régulière formée par l'épithélium cylindrique. Vues de profil, sur des coupes, leur épaisseur est un peu variable ; elles sont généralement plus larges au niveau du noyau. Elles possèdent un et quelquefois plusieurs noyaux.

« Parfois, les cellules, au lieu d'être plates, sont épaisses, volumineuses et affectent des formes très variées et fantastiques.

« Quelques-unes présentent une large base d'implantation et se terminent par une extrémité étroite, pointue, qui les font ressembler à des cônes. D'autres, au contraire, ne sont attachées à la paroi que par un mince pédicule, plus ou moins long, tandis que leur extrémité est renflée, ce qui leur donne l'apparence de massues. Il y en a quelques-unes qui sont larges à la base, larges à leur extrémité libre, et dont les deux extrémités volumineuses sont unies par un col plus ou moins étroit. Nous en avons vu qui présentaient successivement deux parties rétrécies et, par conséquent, trois parties renflées ; d'autres qui étaient portées comme des grains de raisin sur un pédicule ramifié. Les extrémités libres ont une tendance à s'approcher de la forme sphérique, tandis que les autres sont polyédriques par pression réciproque.

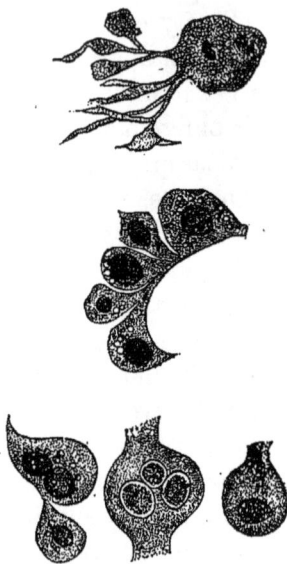

Fig. 43.
Epithélium altéré des parois des kystes de l'ovaire. — (D'après De Sinéty et Malassez.)

« Le protoplasma de ces cellules singulières est en général granuleux, à gros grains. Il prend une couleur jaune brun sous l'action du picrocarminate, excepté dans les portions rétrécies ou dans les pédicules, qui sont plus homogènes et réfractent plus la lumière ; ces cellules possèdent généralement de gros noyaux, avec un ou plusieurs nucléoles volumineux. Celles qui présentent plusieurs portions renflées possèdent un noyau dans chaque portion. On remarquera que ce sont des éléments qui prolifèrent et bourgeonnent avec une grande activité. »

L'épithélium d'une cavité kystique, après avoir subi les changements de type déjà décrits, prend un nouvel accroissement, et,

s'écartant de la disposition sur une seule couche, tel qu'on le voit
sur le follicule normal (Fig. 23), ou sur les kystes contenant encore
un ovule, il s'accroît en épaisseur, par l'adjonction de couches
successives de cellules non arrivées à maturité. A mesure que ces
couches s'accroissent, les cellules s'éloignent de plus en plus des
formes normales et adultes, et cessent finalement d'avoir la
moindre ressemblance avec elles. Waldeyer, comme De Sinéty
et Malassez, a pleinement confirmé mes observations sur ce
point. Les nouvelles couches ne sont pas uniformément distri-
buées sur l'intérieur du même kyste, et elles sont souvent localisées au point de former des plaques saillantes, ou même des
tubercules à l'intérieur du kyste. A l'œil nu, elles ressemblent
souvent beaucoup à des cancers ; et, à l'examen microscopique,
elles ont toutes les apparences que nous avons déjà décrites comme
appartenant à cette tendance. Les auteurs français que j'ai si
souvent cités disent de ces masses : « Elles ont l'aspect de fongo-
sités carcinomateuses, et elles semblent aussi avoir leur malignité. » Boettcher, Waldeyer et d'autres auteurs, appuient complètement mes conclusions.

Dans certaines tumeurs, on trouve des touffes d'aspect velouté
suspendues à la paroi interne ; et on voit, à l'examen, qu'elles
consistent en une base de tissu fibreux nucléé, en somme, de stroma
ovarien, recouvert de chaque côté de leurs nombreuses branches,
par un épithélium à colonne régulier, ou par un épithélium à
formes incomplètement développées. Elles se transforment quelquefois en masses pédiculées de cancer villeux.

Comme ces éléments se divisent et se subdivisent en branches,
ils ressemblent beaucoup à des arbres ; c'est pourquoi on leur a
donné, entre autres noms, celui de productions dendritiques
intra-kystiques. Si on injecte un kyste dans lequel ils existent et si
on colore les coupes, on trouve qu'ils consistent principalement en
restes de follicules qui se sont rompus dans leurs efforts pour
devenir kystiques, et que les branches qui forment la charpente
ont retenu l'épithélium des kystes qui, autrefois, étaient placés de
chaque côté de lui. Par suite du développement de nouveaux
kystes, ces restes papillaires sont souvent forcés de faire des plis
irréguliers et très complexes, dont la complexité peut être encore
considérablement accrue par les accidents de la coupe.

Ceci nous explique, entre autres choses, les différences extraordinaires qui existent entre les opinions qui ont été émises au sujet des résultats de l'examen microscopique du contenu des tumeurs de l'ovaire. Il y a quelques années, le professeur John-Hughes Bennet décrivait ce qu'il appelait *une cellule ovarienne*. Le Dr Drysdale, M. Thornton et plusieurs autres, sont tous tombés dans la même erreur en croyant qu'une forme quelconque de cellule pouvait caractériser ces curieuses tumeurs.

Dans la seconde édition de son livre (1868) sur les *Hydropisies ovariennes*, M. Baker Brown discute les idées du professeur Bennet, d'Édimbourg, qui croyait qu'il était possible, par l'examen microscopique, de décider si le liquide était ovarien ou péritonéal. M. Brown, de concert avec M. Nunn, semble avoir approfondi cette matière, et voici, d'après ce dernier, le résultat auquel ils seraient arrivés.

« J'incline à dire, d'après les nombreux examens de différents

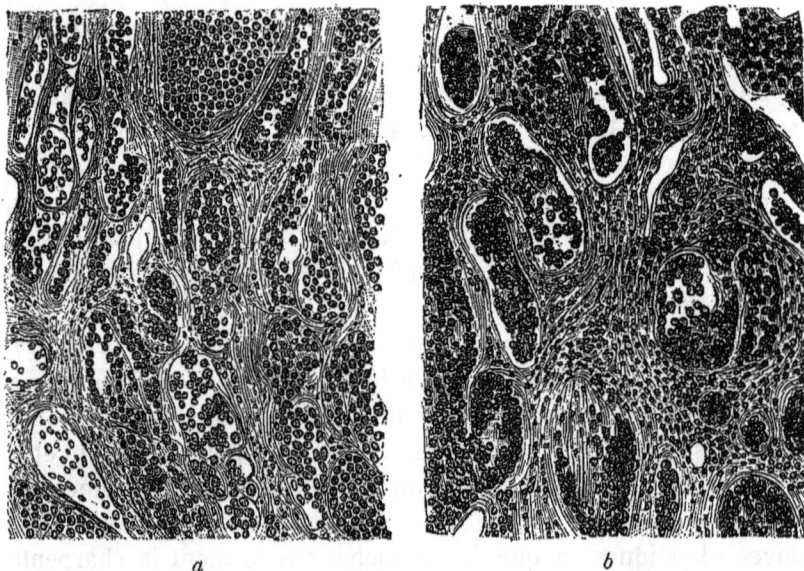

Fig. 44. — *a*, coupe de l'ovaire du fœtus ; *b*, coupe d'un cancer de l'ovaire à développement rapide. En comparant ces deux coupes, on voit que le cancer est un retour au type fœtal de développement.

spécimens de liquide ovarien, que ce qui caractérise avec le plus de constance un semblable liquide c'est son contenu, qui est constitué par la présence, en plus ou moins grande abondance, de cellules gorgées de granulations et de granulations ambiantes ayant les mêmes dimensions que celles qui sont entourées par la paroi cellulaire. A un certain moment, j'ai cru que le volume de ces granulations était constant; mais des observations ultérieures m'ont convaincu de l'inexactitude de cette conclusion. Le volume des cellules gorgées et des granulations varie considérablement, même dans le liquide des différents kystes d'un même ovaire. Dans l'état actuel de nos connaissances, je ne pense pas que nous puissions affirmer que la nature du liquide permette de faire le diagnostic de la maladie qui lui donne naissance. Quant à la valeur de l'examen microscopique du liquide, je crois qu'il peut servir à fortifier une opinion, mais qu'il ne doit pas à lui seul l'arrêter. »

Les observations de De Sinéty et Malassez viennent encore confirmer ce que nous avons avancé, il y a quelques années, dans une discussion sur ce sujet : qu'on pouvait trouver dans les cavités kystiques d'une tumeur de l'ovaire toutes les espèces de cellules d'origine épithéliale (1).

Le dernier paragraphe des auteurs français que nous avons cités contient une description très concise de ce qui doit être regardé comme une tendance à un développement malin, à savoir la réversion du type dans la production de ces cellules, vers des éléments se développant d'une façon incomplète et rapide qui sont, en réalité, cancéreux.

Ceci explique en même temps le fait clinique que connaissent bien tous les ovariotomistes, et sur lequel le Dr Keith a tout particulièrement attiré l'attention, à savoir que la rupture de certains kystes, par suite de l'écoulement de leur liquide dans la cavité péritonéale, est suivie ou du moins accompagnée de l'infection de toute la surface du péritoine par le cancer papillaire, qui se termine uniformément par la mort. D'un autre côté, j'ai vu mille et mille fois les mêmes cellules et les mêmes expressions

---

(1) Le Dr Mathews Duncan s'exprime, sur ce sujet, avec sa vigueur habituelle, dans les termes suivants : « En somme, dans toutes les parties du diagnostic ovarien, en ce qui touche aux liquides, il nous faut plus admirer le zèle et la diligence des histologistes que l'exactitude et la véridicité des résultats pratiques qu'ils peuvent montrer. »

de développement incomplet, dans le péritoine, sans la présence
de tumeur ovarienne ; et le matin même où j'écrivais ces lignes,
j'ouvrais l'abdomen d'une femme qui m'avait été confiée par le
Dr Oliver Pemberton, chez laquelle je trouvai exactement l'état
si bien décrit par De Sinéty et Malassez dans la phrase citée plus
haut, mais sans aucune tumeur ovarienne. Aujourd'hui que nous
ouvrons très fréquemment la cavité abdominale, nous rencontrons constamment cette forme particulière d'affection maligne,
et nous voyons qu'elle n'est nullement limitée à l'intérieur des
tumeurs de l'ovaire ou de la cavité péritonéale, même lorsqu'il
n'y existe aucune tumeur, car j'ai eu l'occasion d'examiner des
pièces de la plèvre et du péricarde où on trouvait exactement les
mêmes apparences (1).

Je conclus de tout ceci, comme je l'ai déjà indiqué, que le développement des tumeurs de l'ovaire s'accompagne d'une tendance
à une affection maligne, qui se traduit par une physionomie clinique constante et qui s'explique par les changements merveilleux
qui se produisent dans les revêtements épithéliaux de ses kystes.
Il est nécessaire d'étudier davantage cette très intéressante question, et il n'est pas douteux que lorsqu'on aura éclairci leur mode
de développement, nous pourrons trouver des indications pour
les prévenir plus sûrement. Il est une chose que cela établira
nettement, j'en suis sûr, c'est l'utilité absolue de l'enlèvement des
tumeurs de l'ovaire à une période de leur existence beaucoup plus
précoce que celle qui a été, jusque presque tout récemment, la
règle admise en pratique. Si ces changements épithéliaux se
font progressivement, comme cela n'est pas douteux, s'ils sont
malins et je crois qu'ils le sont en général, nous devons alors,
agissant d'après les principes qui nous guident dans le traitement

---

(1) Mon expérience plus récente tend à montrer qu'il y a deux formes de
papillome associées aux tumeurs de l'ovaire, une forme maligne et une qui
ne l'est pas. La dernière disparaît rapidement après l'enlèvement de la tumeur, et la malade guérit complètement, bien que les apparences à l'œil nu
soient absolument identiques à celles de l'espèce maligne. J'ai opéré, l'année dernière, deux malades âgées de cinquante-sept et de trente-huit ans, chez
lesquelles j'ai laissé de volumineuses masses de papillome fixant l'utérus
dans les deux cas. Depuis les opérations, ces masses ont entièrement disparu et les deux malades sont en parfaite santé.

de toutes les tumeurs, enlever un kystome ovarien à la première période de son développement, avant que ses changements
ne se soient effectués, et surtout avant qu'il y ait danger de
rupture kystique. Enfin, nous devons regarder l'opération de la
ponction comme une opération qui doit être mise de côté, sauf
dans des cas exceptionnels, non seulement parce qu'elle est
pleine de dangers immédiats, mais aussi parce qu'elle semble
entraîner un danger secondaire encore plus important qui, jusque
dans ces derniers temps, a été presque perdu de vue. Je puis dire
que c'est une opération que je ne pratique plus jamais, à moins
d'être certain que les tumeurs ne peuvent être enlevées.

Il est un fait qu'on peut citer à l'appui des idées avancées par
De Sinéty et Malassez, sur lequel ils n'ont pas attiré l'attention,
mais dont la signification devient manifeste ; ce fait, c'est que
tandis que dans les kystes des tumeurs, que je décrirai plus tard,
et qui contiennent des ovules, le contenu est toujours limpide,
dans ceux où les changements se sont produits, le contenu est
muqueux, visqueux, légèrement albumineux, et souvent san-
guinolent ; en somme, ils présentent tous les caractères que possède le contenu des kystes muqueux. Il pourrait être bon aussi
de faire remarquer ici, que les arguments que j'ai donnés plus
haut tendent également à établir pour le cancer une origine locale.
Il existe donc des tumeurs ovariennes présentant des caractères
bien prononcés et faciles à reconnaître, possédant le pouvoir
d'infecter de cancer l'économie tout entière, ce qui arrive indubitablement si on tarde trop à les enlever, si elles se sont rompues ou si elles ont été fréquemment ponctionnées ; et, d'un autre
côté, des tumeurs présentant les mêmes caractères, mais qui
n'ont jamais été ponctionnées et ne se sont pas rompues, ou qui
ont été enlevées au début de leur développement. En enlevant de
bonne heure ces dernières tumeurs, nous faisons disparaître
la source d'infection de l'économie, ce qui prouve, ce me semble,
l'origine locale du cancer, du moins en ce qui concerne l'ovaire.

Une question se pose alors. Si nous trouvions dans le liquide
extrait d'un kyste ou d'une cavité séreuse quelques-unes de ces
cellules altérées et en voie de développement, devons-nous regarder
le cas comme certainement malin, et si on avait affaire à un kyste
de l'ovaire, refuser, pour cette raison, d'opérer ? Je ne puis cer-

tainement pas répondre à ces questions par l'affirmative. Je crois
que ces éléments indiquent la grand'route au cancer, mais il
est possible que le but ne puisse jamais être atteint. Je pense qu'il
est parfaitement certain que l'enlèvement de cette tumeur peut
arrêter la marche de l'altération avant qu'il y ait infection générale. Le Dr Mathews Duncan fait très bien remarquer que l'ovaire
est, de toutes façons, l'organe le plus isolé du corps. L'enlèvement d'un kystome dans lequel de semblables changements se
sont opérés de bonne heure peut conjurer une infection de
l'organisme ; et il est un fait positif, c'est que j'ai observé toutes
ces altérations dans des tumeurs que j'ai enlevées il y a quelques
années, et les malades sur lesquelles elles ont été enlevées sont
vivantes et bien portantes aujourd'hui. Dans un cas, il s'est écoulé
onze ans depuis l'opération.

On a beaucoup écrit sur la question de l'origine et du diagnostic
de cet état ; il faut citer particulièrement le Dr Foulis, d'Édimbourg, et M. Thornton, de Londres. Ils réclament l'un et l'autre
l'honneur d'avoir découvert les masses d'épithélium bourgeon-
nant dans le liquide kystique et dans celui du péritoine, qui nous
permettent de diagnostiquer les cas de cancer. Après avoir vu un
très grand nombre de cas présentant ce caractère, après avoir
fait de nombreux examens microscopiques, je ne puis admettre
leurs idées. Le Dr Foulis va jusqu'à dire que l'absence de ces
masses bourgeonnantes dans le liquide ascitique est un signe
presque certain de l'absence de péritonite maligne et de tumeur
ovarienne maligne. Dans deux cas au moins, j'ai soupçonné
l'existence de tumeurs malignes, alors que je ne trouvais aucune
de ces cellules dans le liquide, et j'ai pu, plus tard, amplement me
convaincre que mes soupçons étaient justes. En somme, je
n'accorde aucune confiance à la présence ou à l'absence de ces
cellules dans le liquide retiré par ponction, et comme je ne ponctionne jamais plus aujourd'hui les tumeurs qui peuvent être enlevées, je n'ai jamais plus l'occasion de les rechercher. Les changements auxquels est due leur présence conduisent certainement
à un état malin dans les dernières périodes, mais leur présence
ne peut servir de guide pour prédire que la malade mourra de
cancer, et elle constitue le meilleur des arguments en faveur de
l'enlèvement rapide de la tumeur.

Il est aussi absolument certain que cette forme de cancer papillaire se développe fréquemment, longtemps après l'enlèvement
d'une tumeur de l'ovaire, dans des circonstances qui ne permet
tent guère de regarder la tumeur comme en étant la cause. Il est
probable qu'ils se produisent l'un et l'autre sous l'influence de la
même cause, quelle qu'elle puisse être. Ainsi, dans la *Lancet* du
25 octobre 1875, j'ai publié une courte note sur un cas d'ovariotomie pratiquée sur une jeune fille, chez laquelle l'opération fut
faite pour guérir une procidence complète de l'utérus. L'opération fut pratiquée le 18 août 1875, et depuis sa guérison jusqu'en
mai 1877, elle a joui d'une parfaite santé. Elle vint me voir à ce
moment; elle présentait les signes d'une altération générale de sa
santé, des douleurs pelviennes obscures, un léger degré d'ascite,
et je trouvai une petite masse immobile derrière l'utérus. Pendant un mois, elle prit des ferrugineux, et lorsqu'elle revint me voir
sa santé générale s'était beaucoup améliorée, mais l'ascite avait
augmenté et la masse rétro-utérine s'était développée. Au commencement de juillet, l'augmentation de l'ascite était si marquée
qu'il devint évident qu'il faudrait faire quelque chose. L'âge de la
malade (19 ans) me faisait hésiter à me prononcer pour un cas
de cancer du péritoine, opinion vers laquelle j'inclinais beaucoup.
Je ne pouvais raisonnablement hésiter qu'entre cette affection et
le développement kystique de l'autre ovaire, qui serait fixé dans
le bassin et aurait produit de l'ascite par compression des veines.
Je jugeai donc utile de faire une incision exploratrice, et je la fis
le 15 juillet. Dans l'opération, le seul point digne d'être noté fut la
perfection absolue de l'union qui s'était faite entre les éléments
tendineux divisés dans la précédente opération, résultat qu'on
n'obtient pas toujours après la section abdominale.

Lorsque le péritoine fut ouvert et le liquide évacué, je reconnus
que je me trouvais en présence de la forme papillaire du cancer du
péritoine. De petits nodules papillaires étaient éparpillés sur toute
la surface du péritoine pariétal et sur la surface de l'intestin grêle.
Le bassin était occupé par plusieurs masses dont la plus volumineuse, ayant à peu près le volume d'une orange, semblait embrasser le rectum; c'était celle que nous avions antérieurement
sentie par le vagin. Sur la face postérieure de l'utérus, on sentait
plusieurs nodules, mais l'ovaire qui restait (le gauche) était en

parfait état. La corne droite de l'utérus était fixée à l'angle inférieur de la plaie par une bandelette solide d'environ un centimètre de diamètre, représentant le pédicule de la tumeur enlevée
près de deux ans auparavant. Elle guérit de cette opération,
revint chez elle et mourut, après de grandes souffrances, le
27 août. J'ai de nouveau examiné la tumeur que je lui avais
enlevée avec grand soin, et je ne pus découvrir autour d'elle
aucun indice d'excroissances papillaires; comme elle est restée
en parfaite santé pendant au moins seize mois après l'opération, je
ne puis regarder l'apparition de ce développement papillaire que
comme un événement indépendant. On peut voir survenir, dans
les cas où les tumeurs de l'ovaire prennent le caractère malin, un
autre accident : l'hémorragie dans leur cavité. J'ai vu un cas
où elle se produisit, alors que la tumeur n'était pas cancéreuse;
cependant, règle générale, son apparition doit être toujours
regardée comme suspecte. Le cas suivant est un exemple type de
tumeur kystique de l'ovaire qui a subi la dégénérescence maligne,
cas dans lequel les erreurs que j'ai commises m'ont rendu depuis
un immense service.

Le 2 mars 1876, je fus appelé au voisinage de Llangollen pour
voir une malade soignée par le Dr Price Jones, qui me raconta
l'histoire suivante : Elle était accouchée de son premier enfant le
21 février. Le travail avait été naturel, l'enfant était mort-né; le
placenta était un peu friable, mais il avait été expulsé sans difficulté. Après l'accouchement, son ventre ne diminua pas autant
qu'il aurait dû le faire et, au bout d'un jour ou deux, les symptômes de péritonite apparurent. Le 28 février, son pouls et sa température tombèrent à 100 et 99°, et on nota seulement que l'abdomen était considérablement distendu par du liquide. Le
21 mars, à deux heures après-midi, je trouvai l'abdomen aussi
distendu que le serait une peau de tambour ; la température était
absolument normale, mais le pouls était à 180 environ et la respiration à 50 par minute. Ces symptômes furent regardés comme uniquement dus à l'entrave mécanique apportée à la respiration. L'u-
térus était fixé en haut par une masse solide molle, qui ne pouvait
être qu'un caillot sanguin. On ne pouvait découvrir la résonnance
intestinale en aucun point. Sur toute l'étendue de la surface abdominale, on pouvait percevoir de la fluctuation; mais çà et là, elle

était moins distincte. La palpation ne donnait pas de renseignement
en raison de la tension des téguments. Ma conclusion fut que ce
devait être un cas d'hématocèle intra-péritonéale suivie d'effusion
séreuse, car je regardais comme impossible que le liquide ne se
composât que de sang. Je ponctionnai l'abdomen, et j'enlevai environ les trois quarts du liquide, qui me sembla du sang veineux
pur. Cela soulagea immédiatement la malade; et quand je la
quittai le 3 mars, à sept heures du soir, le pouls était tombé à 120
et la respiration à 32 par minute. La diminution de la tension me
permit aussi de découvrir des masses molles flottantes, que je
regardai comme des caillots. L'amélioration fut considérable
après cette ponction, et elle fut amenée à Birmingham le 30 mars.
Le voyage fut différé le plus longtemps possible; mais la malade
me pressa tellement de faire quelque chose de plus, qu'il me fut
impossible de l'apaiser plus longtemps. Il était cependant évident
que l'enlèvement était au-dessus de ses forces, lorsque le lendemain un œdème passif de la cuisse gauche apparut et fut suivi
d'une augmentation du volume de l'abdomen. Cette dernière
condition devint si sérieuse le 2 avril, qu'il fut nécessaire de la
ponctionner de nouveau et on retira huit pintes et demie d'un
liquide qui semblait constitué par une égale quantité de sang et
d'eau. La respiration fut beaucoup plus facile pendant quelques
heures; mais dans l'après-midi du lendemain, elle devint de nouveau très mauvaise, et comme cela semblait provenir de la poitrine, le D' Herlop fut appelé à la voir en mon absence. Il découvrit alors que la plèvre gauche était pleine de liquide, et il en
retira immédiatement 800 grammes environ par aspiration. Cela
soulagea tout à fait sa respiration. Comme le liquide était nettement teinté de sang, le D' Herlop émit l'idée qu'il pourrait bien y
avoir quelque affection maligne de la poitrine; mais après avoir
discuté le cas sous toutes ses faces, nous ne trouvâmes pas de
données suffisantes pour arriver d'une façon décisive à une conclusion si défavorable, car on pouvait croire que l'effusion pleurale
pouvait avoir été le résultat d'une pression mécanique de l'abdo
men. Les 4, 5 et 6 avril, elle fut très bien; et, après une discussion soigneuse, nous nous déterminâmes à ouvrir l'abdomen, de
manière à savoir si on pouvait faire quelque chose pour arrêter
l'hémorragie. En sectionnant l'abdomen, je coupai une ligne de

tissu anormal à travers laquelle j'aperçus une production maligne ; j'ouvris alors une cavité contenant une certaine quantité de sang liquide et des lames épaisses de fibrine laminée. Ne pouvant découvrir aucun point hémorragique, et reconnaissant qu'aucune altération de tissu ne pouvait conduire à une hémorragie intarissable, je lavai la cavité avec une solution de thymol, je plaçai un tube à drainage et je fermai la plaie. La section n'avait pas absolument éclairci la nature de la maladie, car on ne pouvait se former aucune idée exacte sur la nature de la paroi postérieure de la cavité de l'hématocèle. Elle mourut le 9 avril, dans l'après-midi. L'autopsie fut faite par le Dr Saundby, qui trouva que la plèvre gauche contenait environ deux litres de sérum teint de sang ; le poumon était complètement revenu sur lui-même, mais sain. Il y avait une production fongueuse ulcérée du volume d'une noix environ, recouverte d'un caillot sanguin sur la surface pleurale du diaphragme. La cavité pleurale droite contenait environ 800 grammes d'un liquide semblable, et il y avait sur le diaphragme une production analogue. Quelques-uns des ganglions médiastins étaient aussi gros qu'un œuf de poule par infiltration cancéreuse. L'abdomen était occupé par une volumineuse tumeur couchée en bas sur l'utérus, les ligaments larges et la section, et ce n'est qu'après qu'on eut fait une dissection soigneuse qu'on reconnut que cette masse était une tumeur cancéreuse de l'ovaire gauche, que c'était dans sa cavité que l'hémorragie s'était faite et que l'incision avait pénétré. Elle était adhérente par toute sa surface antérieure à la paroi abdominale. Les caractères microscopiques étaient ceux d'un cancer encéphaloïde.

En jetant un regard en arrière sur ce cas, je regrette d'avoir fait la section abdominale ; à la vérité, je l'ai faite contre mes propres convictions et entièrement à la requête très pressante de la malade. J'ai eu l'avantage d'être aidé par le Dr Marion Sims dans ce cas, et j'ai eu, par conséquent, toutes les chances possibles d'éviter l'erreur ; cependant, nous fûmes tous trompés.

Le terme *colloïde*, appliqué aux tumeurs de l'ovaire, doit être compris comme se rapportant uniquement à la consistance du liquide qu'elles contiennent, et ce n'est en aucune façon un caractère qui puisse servir pour la classification. Je n'ai jamais rencontré une description qui m'ait convaincu que ce qu'on a appelé *cancer colloïde*, celui qu'on trouve dans le sein, l'intestin et le péritoine, ait jamais été observé dans l'ovaire. Ce que nous trouvons, c'est le myxome déjà décrit, et qui toujours est absolument localisé dans la tumeur, simple incident, ne formant jamais a masse de la tumeur. Dans d'autres organes, il faut le considérer comme une affection maligne ; mais je ne sache pas qu'il en soit ainsi dans l'ovaire. C'est, comme je l'ai dit, le retour du stroma de l'ovaire à sa forme jeune ; on peut donc le suspecter. La première fois que je le vis, c'était dans une tumeur que M. Spencer Wells m'avait envoyée à examiner, me demandant : « Pensez-vous que ce soit un cancer? » Je répondis que je croyais que c'en était un ; le stroma était si jeune et si peu mùr qu'il ressemblait parfaitement à une excroissance myxomateuse ou à la structure canaliculée du cordon ombilical. En réalité, si j'avais placé des coupes de ces trois tissus sous des microscopes contigus, il n'est pas un histologiste qui aurait pu les distinguer les uns des autres.

Un exemple de cette maladie a été présenté à la Société obstétricale de Londres, en juin 1878, et comme il donne une bonne idée de cette maladie, et qu'il montre que les ovaires malades peuvent déterminer des ménorragies intarissables qui tuent la malade, je citerai l'observation entière. Si, au lieu d'employer une tente-éponge, qui a eu pour unique effet de tuer la malade affaiblie par péritonite septique, les chirurgiens lui avaient enlevé les ovaires, ils auraient fait disparaître la cause de l'hémorragie et ils auraient probablement sauvé et guéri leur malade. La victime, une femme âgée de vingt et un ans, était atteinte d'hémorragies constantes depuis son mariage qui remontait à trois ans; et lorsqu'elle fut admise à Guy's Hospital, elle était si épuisée qu'on songea à la transfusion. L'hémorragie cependant fut arrêtée au moyen d'une tente-éponge et d'une injection subséquente d'eau chaude ; mais la femme mourut dix jours plus tard de péritonite suppurée. On trouva les deux ovaires augmentés de volume, mais ayant conservé leur forme normale; et on pensa d'abord que l'augmentation de volume était due à l'inflammation aiguë. L'examen histologique, cependant, montra que les caractères histologiques de la tumeur étaient ceux du myxome, bien que les portions plus dures présentassent les caractères du sarcome. La rate était leucémique. La muqueuse utérine était détachée de sa surface (comme on le voit sur une des coupes histologiques) et altérée dans sa structure ; ses cellules rondes semblaient séparées, comme si du liquide s'était écoulé entre elles, et étaient entourées par une production fibrillaire, rappelant ce qu'on avait trouvé dans les ovaires. Le rapporteur dit qu'il laisse les pathologistes décider si on peut établir un rapport entre la leucémie dont souffrait la malade et le développement myxomateux des ovaires.

La structure des parois du kystome de l'ovaire est sensiblement uniforme ; mais elle est si souvent altérée par suite du développe-

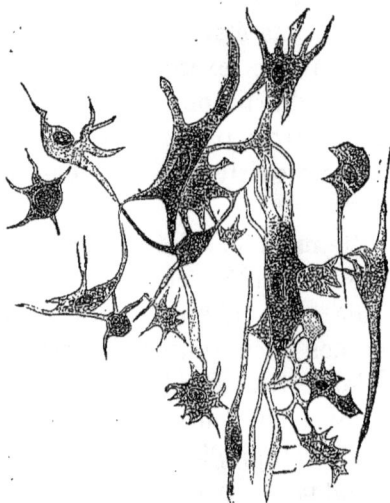

FIG. 45. — Production myxomateuse de l'ovaire.

ment prolongé et de l'inflammation de la tumeur qu'il peut être difficile, sur beaucoup de préparations, de reconnaître les tissus. Si on examine une tumeur qui ne soit pas aussi altérée, on trouvera que les tissus examinés ont assez l'aspect suivant :

En premier lieu, si on regarde la surface externe de la tumeur, alors qu'elle est parfaitement fraîche, avant qu'elle ait été endommagée par des maniements rudes, et si la préparation est faite de la manière que j'ai décrite, on verra que cette membrane présente tous les caractères de la surface séreuse normale. On trouvera une mosaïque de cellules plates, polyédriques, réunies par le cément caractéristique, s'étendant uniformément sur la surface de

la tumeur. La méthode d'examen que j'emploie est d'étendre
une petite portion de la tumeur sur une surface légèrement convexe, telle qu'un verre de montre, et de la placer dans mon mi-
crotome à congélation avec de l'eau distillée seulement. Je la
monte alors soigneusement au niveau de la plaque à coupe et
j'enlève une mince tranche à la surface de la tumeur. Je l'immerge
dans une solution à 5 0/0 de lactate d'argent et je la monte ensuite
dans la glycérine en gelée. Ce traitement fixe tous les tissus que
j'ai décrits dans des situations semblables, et nous voyons les
stigmates et les stomates, avec l'épithélium caractéristique de ces
derniers, absolument comme nous les trouvons sur toutes les
autres surfaces pavimenteuses séreuses. Je suis absolument certain
que les proliférations malignes dont j'ai parlé, et dont j'aurai
encore à parler, dérivent de l'endothélium des stomates. Elles
constituent une variété d'épithélioma, et sont, à mon avis, analogues aux nids de cellules épithéliales que nous voyons dans le
cancer de la peau. Ces cellules sont produites par une prolifération rapide et incomplètement développée de l'endothélium des
stomates. Sur les coupes favorables, on peut les voir émergeant
d'un stomate, rompant les relations de l'épithélium avec le tissu
sous jacent; et c'est ce qui fait qu'elles présentent à l'œil nu et
au toucher les caractères particuliers qui lui ont fait donner les
noms de papillome et de cancer miliaire. On voit donc, par cette
description, qu'elle ne diffère en rien de n'importe quelle autre
forme d'épithélioma et on peut la voir sur la surface d'une tumeur
de l'ovaire aussi souvent que dans son intérieur ou sur le péritoine, sans qu'il existe de tumeur ovarienne.

Les descriptions données par De Sinéty et Malassez de la surface externe d'un kystome de l'ovaire diffèrent essentiellement,
sur certains points, de la mienne; mais je n'ai qu'à indiquer leurs
méthodes d'examen pour donner l'explication de nos divergen-
ces. J'ai déjà dit, dans un mémoire lu à la Société Royale, sur
l'*anatomie du cordon ombilical*, qu'on ne pouvait donner une description correcte d'un tissu quelconque, d'après l'examen microscopique, qu'en faisant la préparation sur le tissu parfaitement
frais, et cela s'applique surtout aux surfaces épithéliales. Employer un réactif durcissant et décrire alors ce qu'on voit n'est
donc pas décrire ce qu'on peut voir sur le tissu frais. Lorsque

les auteurs français disent : « En employant ces deux procédés, nous nous sommes assurés que le revêtement extérieur des
parois ne ressemble en aucune façon au revêtement endothélial
du péritoine, » la différence qui existe entre leur description et la
mienne s'explique, en outre, par l'emploi différent du terme *endothélium*. Ils semblent l'employer pour signifier une couche sous-
épithéliale de cellules, tandis que je l'emploie, sous l'autorité du
Dr Klein, exclusivement pour désigner les cellules qui tapissent
les stomates ; et tandis qu'il ne peut y avoir aucun doute que
l'agencement sous-épithélial est absolument différent, dans le
kystome ovarien, de celui du péritoine, parce que les tissus sont
eux-mêmes absolument différents, l'agencement sous-épithélial
d'une tumeur ovarienne est précisément celui de l'ovaire.

Au-dessous de la couche épithéliale que je viens de décrire, il
y a une couche de stroma fibreux d'épaisseur variable et constituée par des éléments variés. Différents auteurs prétendent que
le stroma peut être divisé en un nombre variable de couches, de
deux à six, n'ayant entre elles qu'un seul point de ressemblance,
qui est que les divisions sont très marquées au niveau du point
d'implantation de la tumeur. Ainsi, De Sinéty et Malassez disent :
« Au voisinage du point d'implantation, on peut trouver trois
couches principales : une couche externe, en rapport avec la cavité péritonéale ; une couche interne, en rapport avec la cavité
kystique ; et une couche moyenne, interposée aux deux précédentes. Les couches externe et interne ont l'aspect de membranes fibreuses, tandis que la couche moyenne a plutôt l'aspect
de tissu cellulaire lâche. C'est dans cette dernière couche que se
répandent les volumineux vaisseaux du pédicule. A mesure qu'on
s'éloigne de la base de la tumeur, la couche moyenne devient
plus mince, n'est bientôt plus isolable, et la paroi kystique ne
semble plus alors formée que de deux couches fibreuses. Plus
loin, vers le sommet de la tumeur, les parois kystiques sont encore plus minces et ne peuvent plus être dissociées en plusieurs
couches, si ce n'est à l'aide d'une dissection très artificielle. Il
n'y a plus autre chose qu'une membrane fibreuse, homogène dans
toute son épaisseur. Ces transformations sont faciles à expliquer. Elles sont dues à ce que la couche moyenne de tissu cellulaire devenant de plus en plus mince et finalement disparais-

sant, les couches fibreuses interne et externe adhèrent entre elles
et s'unissent étroitement. »

En ce qui concerne ces différentes assertions, je dirai seulement
qu'un dissecteur habile pourrait arriver à les subdiviser encore
plus, et que les résultats obtenus par cette dissection seraient, du
reste, essentiellement influencés par le nombre des follicules
malades placés dans le voisinage du point où il travaillerait.

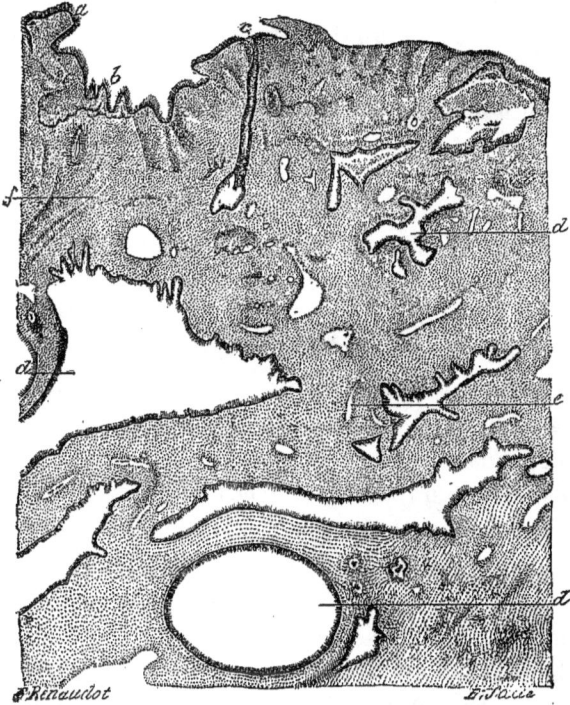

FIG. 46. — Coupe d'un ovaire kystique par néoformation épithéliale
(gross. 15 diam.); a, épithélium de la surface de l'ovaire; b, dépressions épithéliales; c, tube épithélial s'ouvrant à la surface de l'ovaire;
d, cavités kystiques de formes et de dimensions variables; e, vaisseaux; f, stroma ovarien. — (De Sinéty.)

La structure microscopique de cette couche moyenne varie
beaucoup avec l'âge de la tumeur. Lorsque la tumeur est vieille
et possède des parois épaissies et durcies, surtout si elle a été fréquemment ponctionnée, les tissus sont presqu'entièrement fibreux
et présentent çà et là quelques indices d'arrangements nucléaires
du stroma propre de l'ovaire, et les noyaux en forme d'amande sont

souvent si altérés et si allongés qu'on les prend pour les noyaux en forme de fuseau d'une fibre musculaire lisse. Je n'ai cependant jamais pu me convaincre dans un seul cas de la présence de fibres musculaires dans les parois d'un kystome ovarien, alors qu'au contraire, dans le kyste parovarien, il est presque constant de trouver la fibre musculaire entrant largement dans sa constitution. Le Dr Graily Hewit a décrit une tumeur ovarienne possédant une enveloppe musculaire; mais en lisant l'observation, je ne doute pas que ce qu'il a trouvé fût un kyste parovarien et non un kystome ovarien. J'ai vu moi-même une masse de fibres musculaires dans un kyste parovarien ayant presque un demi-pouce d'épaisseur.

De Sinéty et Malassez, cependant, disent avoir trouvé un grand nombre de fibres musculaires lisses dans les parois d'un kystome ovarien, observation dont les résultats admettent diverses explications. De leurs recherches, ils tirent cette conclusion, que l'emploi de l'ergot de seigle peut avoir pour résultat d'arrêter le développement du kystome ovarien, en raison de son action sur la fibre musculaire lisse, et ils citent un cas dans lequel des injections d'ergotine sont supposées avoir amené la guérison. Je ne puis, cependant, approuver une chose qui confondrait l'application de résultats thérapeutiques avec l'établissement de recherches microscopiques et pathologiques. Avec le Dr Mathews Duncan, je puis dire que « nous ne connaissons pas un seul cas de guérison d'un kystome de l'ovaire par un autre procédé que celui de l'opération d'Ephraïm Mc. Dowell ».

Dans la paroi d'un kyste récemment développé, on trouve constamment les restes du follicule de Graaf normal, auxquels ne s'est pas étendue l'influence mystérieuse qui dirige le développement kystique; mais sur une vieille tumeur, on les trouve rarement car, ou bien ils se sont déjà développés en kystes, ou bien leurs caractères disparaissent complètement par suite de sclérose. A sa base, une tumeur ovarienne peut être aisément séparée de sa capsule péritonéale, absolument comme un ovaire normal peut l'être, et c'est sur ce fait qu'est basé l'ingénieux traitement des tumeurs sessiles par l'énucléation, suggéré primitivement par le Dr Miner.

Parmi les conclusions données par De Sinéty et Malassez, il en

est une qui dit qu'un grand nombre de kystomes ovariens ont
leur origine dans les tubes de Pflüger. Ces tubes ont donné lieu à
de nombreuses discussions, et, personnellement, je suis très content
qu'on y ait fait grande attention et qu'on leur ait donné une
importance qu'ils ne méritent pas. Dans les figures 15 et 19, ces
tubes sont très nettement représentés, d'après Balfour. Ils sont
entièrement limités au hile de l'organe, car ils sont, comme je
l'ai dit, les survivants des tubes de Malpighi, et ne font donc
pas partie du tissu vrai de l'ovaire. Je ne les ai jamais vus tapissés d'épithélium ; c'est pourquoi je ne crois pas qu'ils soient
capables de subir le développement kystique, car sans épithélium, je ne pense pas qu'aucun travail de ce genre puisse se
faire. Selon toutes probabilités, ils possèdent une sorte d'épithélium dans les premières périodes de leur existence ; mais s'ils en
ont jamais eu, ils le perdent à une période plus avancée. Il est
possible que, dans des cas exceptionnels, ils puissent le garder
et se développer alors absolument comme les tubes du parovarium ; mais je n'ai jamais vu un cas où j'eusse quelque raison de
croire que ces tubes étaient le point de départ des kystes. S'ils
donnaient naissance à une tumeur kystique, il est probable qu'elle
présenterait le caractère uniloculaire et que ses parois ne possé-
deraient pas les traits qui caractérisent toujours le kystome adénoïde.

Dans les *Archives für Gynækologie*, 1870, Waldeyer confirme
cette opinion dans un remarquable jugement : « Mes recherches
m'ont démontré que l'opinion de Forster et Rindfleisch, que les
kystomes dérivent des éléments connectifs du stroma de l'ovaire,
n'est pas admissible ; » et je suis absolument du même avis. On
voit donc qu'à l'exception de l'apparition possible d'un kyste
uniloculaire naissant des tubes de Pflüger, ma croyance est que
tout kystome de l'ovaire a pour point de départ une hydropisie
folliculaire.

Je n'ai pas pu trouver une description d'une production cartilagineuse de l'ovaire en dehors de l'altération kystique, mais j'ai
trouvé deux fois des plaques de cartilage dans les parois de kystes
ovariens, et, ni dans l'une ni dans l'autre de ces tumeurs, il n'y avait
d'autres éléments pouvant les faire placer dans la catégorie des
kystes dermoïdes. Le cartilage se composait de grandes cellules

présentant une très faible gangue fibreuse ; en somme, c'était du cartilage hyalin, identique à celui que j'ai vu à plusieurs reprises dans le testicule. Il n'y a, du reste, aucune bonne raison pour que des tumeurs enchondromateuses ne puissent être rencontrées dans l'ovaire, absolument comme on les trouve dans le testicule ; mais, dans ce dernier organe, elles apparaissent indépendamment de la dégénération kystique, tandis que je ne sache pas qu'il en ait jamais été ainsi dans l'ovaire.

Les tumeurs fibromateuses de l'ovaire doivent être très rares, car je n'en ai rencontré que trois cas, dont l'un était nettement malin. Le développement du stroma fibreux de l'ovaire, au point de former une tumeur abdominale volumineuse exigeant l'enlèvement, n'a pas encore été décrit, autant qu'il m'a été possible de le découvrir ; et, en tous cas, cette affection est rare, car Peaslee n'en a rassemblé que sept cas, y compris deux cas qu'il avait vus lui-même, et Atlee en décrit un autre qui probablement était de même nature, bien que malheureusement aucun examen microscopique n'ait été rapporté. Je pense que si j'avais aujourd'hui une semblable occasion d'examiner une préparation de ce genre, il me serait possible d'en donner une description beaucoup meilleure, car je soupçonne que la raison de sa malignité pourrait être expliquée par un retour à une forme jeune du développement des cellules du stroma ovarien, analogue à celle de l'épithélium kystique.

La malade chez laquelle apparut la première des tumeurs que je vais décrire, était âgée de vingt-quatre ans ; très vigoureuse, elle avait donné naissance à six enfants et avait vu depuis deux ans sa santé s'altérer, par suite d'une augmentation de volume de son ventre. Elle me fut envoyée par le Dr Vinrau, en juillet 1873 ; je trouvai l'abdomen rempli par une grande quantité de liquide ascitique, dans lequel flottait une tumeur volumineuse et parfaitement solide. Les parois abdominales étaient aussi très œdémateuses. Je ponctionnai l'abdomen et fis des piqûres répétées à la peau avec une lancette, afin de faire disparaître l'anasarque. Cela fut répété plusieurs fois, jusqu'à ce qu'il fût évident que seul l'enlèvement de la tumeur, qui pour moi était une tumeur solide de l'ovaire, donnerait un bénéfice permanent à la malade. Lorsque l'abdomen fut ouvert, il fut nécessaire de prolonger l'incision de huit centimètres au-dessus de l'ombilic, en tout près de vingt-cinq centimètres, avant de pouvoir enlever la tumeur. Il y avait une adhérence à une anse intestinale et une adhérence très étendue au grand épiploon ; elle avait exactement les rapports de l'ovaire gauche, l'autre étant parfaitement sain. On mit un clamp sur le pédicule et la plaie fut fermée par le procédé ordinaire. La malade mourut le cinquième jour, comme cela arrive ordinairement lorsqu'on se sert du clamp. La tumeur était arrondie, lisse et d'une couleur d'un blanc crémeux ; son poids atteignait presque neuf livres. A la coupe, elle avait une structure rayonnante, blanche et trabéculaire ; elle était parfaitement solide en tous points, sans le moindre indice de formation kystique. On fit un certain nombre de coupes très fines, qui furent traitées de différentes manières ; le résultat uniforme fut de montrer que la tumeur était réellement l'ovaire, et que son stroma fibreux seul avait subi un accroissement excessif. Les fibres étaient disposées en bandes qui se croisaient dans toutes les directions, et en traitant les coupes par l'acide acétique, on vit qu'un petit nombre de ces bandes, et je pourrais dire un très petit nombre, étaient composées de fibres musculaires, observation qui vient à l'appui de celle de Sangali, citée par Kirchow, et qui fut faite sur une tumeur semblable mais beaucoup plus petite. En regardant les coupes de cette tumeur, faites il y a près de dix ans par le procédé grossier que j'employais avant d'avoir inventé la méthode des coupes de tissu frais congelé, je ne pus en découvrir beaucoup plus aujourd'hui ; mais je suis presque convaincu que ces fibres ne sont que le résultat d'un développement exagéré de fibres cellules jeunes. Au travers de la tumeur, mais principalement vers sa surface, on observait un certain nombre de petites cavités tapissées par un épithélium, contenant en un ou deux points une grande cellule avec un noyau qui présentait toutes les apparences d'un ovule. Le nombre de ces cavités arrivées à un état moins avancé était très considérable, et je ne doute pas que ce fussent des follicules de Graaf non arrivés encore à maturité. J'ai, dans ces derniers jours, enlevé une tumeur exactement semblable d'un volume plus petit.

Une commission microscopique de la *Philadelphia County medical Society* a fait le rapport suivant sur une tumeur du même genre qui lui avait été soumise par le Dr Washington L. Atlee, et qu'il avait enlevée avec succès, en 1876 :

« Sur des coupes minces faites sur les tumeurs fraîches et sur des préparations durcies, on voit un stroma dense, qui semble fibreux, dont les cellules fusiformes ne paraissent constituer qu'une faible portion, et dont la plus grande partie semble formée par un tissu fibreux complètement développé qui donne à la tumeur son caractère ferme et dense. L'application d'acide acétique dilué permit de voir de petits noyaux ovales, disposés avec une grande régularité sur la coupe, et qui, même à un fort grossissement (1250 diamètres), ne montraient en aucune façon le caractère double, triple et multiple qu'on rencontre communément dans les néoplasmes du type le plus malin. Votre commission conclut donc que ces deux tumeurs ovariennes sont des sarcomes à cellules fusiformes de Wagner, Virchow, Rindfleisch et autres pathologistes allemands, et correspondent exactement aux tumeurs décrites par Rokitansky, sous le nom de cancer fibreux, et par Paget, sous le nom de cancer dur avec structure fibreuse. Suivant Rokitansky, les tumeurs de l'ovaire présentant ces caractères se produisent très rarement, et Scanzoni prétend qu'à sa connaissance on n'a démontré l'existence de ces *corps fibreux* de l'ovaire que dans quatre cas, jusqu'au moment où son ouvrage a été revu en 1858. »

Je n'ai jamais rencontré cette rare variété de fibrome de l'ovaire, dont trois cas seulement ont été décrits — deux par Rokitansky et un par Klob — et dans laquelle de petites productions fibreuses naissent du corps jaune.

Dans les *Transactions of the obstetrical Society of London* de 1874, le Dr Goodhart relate un cas de fibrome de l'ovaire, probablement de cette espèce, chez une femme âgée de vingt-deux ans, qui mourut d'affection granulaire des reins. Il y avait plusieurs tumeurs fibreuses dans la paroi utérine, etc., et il y en avait une dans l'ovaire qui avait un diamètre d'environ six centimètres. Les rapports de la tumeur furent nettement déterminés. Elle naissait directement de la surface libre ou épithéliale de l'organe, et n'avait aucune connexion avec le ligament large. Sur une coupe on voyait qu'elle provenait de la couche interne du stroma ovarien de cette partie appelée *tunique albuginée* par les anciens écrivains, et que Waldeyer a décrite comme étant la couche externe condensée du stroma propre de l'ovaire.

J'ai eu l'occasion de voir un cas de fibrome malin en octobre 1869, en consultation avec le D' Hollings, de Wakefield. Il y avait une volumineuse tumeur ovale et lisse se mouvant librement dans l'abdomen, située sur la ligne médiane, et il y en avait une semblable, plus petite, du côté droit. La tumeur la plus volumineuse dépassait l'ombilic d'environ cinq centimètres et pouvait être sentie profondément dans le bassin; elle s'attachait à l'utérus. Je diagnostiquai un cas de cancer solide de l'ovaire, et refusai de l'opérer. Il n'y avait ni ascite ni aucune autre complication du côté de l'abdomen. Je la vis une seconde fois au bout de quelques semaines et je trouvai que les tumeurs avaient l'une et l'autre augmenté de volume; et alors, m'étant davantage familiarisé avec le sujet, j'émis l'opinion que c'était un cas de la plus rare de toutes les formes de cancer — le cancer fibroïde. Le 5 décembre, je lui trouvai des symptômes de péritonite et une effusion considérable de liquide ascitique. Je la ponctionnai afin de soulager la respiration, et je trouvai une masse volumineuse molle, semi-fluctuante, s'étendant presque depuis le cartilage xyphoïde jusqu'à 8 centimètres du pubis, masquant les contours des tumeurs. Je pensai que cela pouvait être un développement fongoïde de l'épiploon. Je la ponctionnai de nouveau le 9, et elle mourut le lendemain. Vingt-quatre heures après, je fis l'autopsie, et en ouvrant l'abdomen je trouvai la paroi adhérente, sur toute son étendue, à la volumineuse masse fongueuse de couleur foncée que j'avais, avec raison, regardée comme provenant de l'épiploon. Elle adhérait en arrière à l'intestin et aux tumeurs. La plus volumineuse de ces dernières était parfaitement libre et n'adhérait qu'à la masse épiploïque et à la corne droite de l'utérus, à laquelle elle était attachée par un pédicule court et épais; en somme, c'était l'ovaire droit, car on ne put trouver aucune autre trace de la glande. De même la plus petite tumeur était l'ovaire gauche, et une tumeur encore plus petite semblait naître du même pédicule. Il y avait, disséminées à la surface du péritoine, des plaques semblables à celles que nous avons décrites précédemment comme étant du cancer papillaire du péritoine. Nous trouvâmes aussi de ces plaques à la surface des tumeurs, et nous les enlevâmes facilement avec leur revêtement épithélial.

Dans la tumeur la plus volumineuse, celle de droite, il y avait quelques cavités contenant du liquide et de curieuses crétifications à la base et dans le pédicule. Elle pesait de douze à treize livres, en sorte qu'il ne me fut pas possible de l'enlever convenablement pour la conserver. J'enlevai et j'examinai soigneusement les tumeurs plus petites, une petite partie du péritoine, ainsi que des spécimens des plaques et un morceau du fungus de l'épiploon.

Dans le morceau d'épiploon, on ne trouva que des détritus de sang, quelques rares fibres, et un certain nombre de cellules irrégulières, avec un nombre immense de noyaux libres, ou qui semblaient tels. Les nodules pris sur le péritoine présentaient tous les caractères du tissu cancéreux; ils étaient composés de cellules volumineuses de formes et de dimensions irrégulières, contenant des noyaux de forme variée et en nombre variable. Ils semblaient ne pas contenir de tissu fibreux, et on séparait facilement leurs éléments par une pression douce entre le couvercle et le glissoir de verre. Une coupe soigneuse montra que l'épithélium de la surface libre de la couche péritonéale avait subi des altérations intéressantes. Les cellules de la couche superficielle étaient normales; mais à deux ou trois couches de profondeur, on les trouvait plus volumineuses, plus irrégulières, et le nombre des noyaux était augmenté; ce dernier fait était rendu plus net par addition d'acide acétique.

Les tumeurs de l'ovaire enlevées étaient ovales, lisses et brillantes, et çà et là les surfaces présentaient les plaques spéciales décrites plus haut. Ensemble elles pesaient près de trois livres. Lorsqu'on les coupa, aucun liquide n'en exsuda, et la faible humidité raclée à la surface de la coupe ne contenait aucune cellule. Le tissu était d'un blanc de perle et dur. En le piquant avec des aiguilles, on n'obtenait pas de résultat satisfaisant, et il fallut faire un grand nombre de coupes avant d'en obtenir une assez mince pour être examinée. Je trouvai alors que la texture était purement fibreuse; je ne pus en aucun point découvrir des cellules sous la couche épithéliale. Les fibres étaient extrêmement fines, étroitement et régulièrement rangées, sans aucune apparence d'ondulation ou d'entrelacement, et elles semblaient être couchées parallèlement, et ne présentaient qu'une légère courbe dans leur direction générale. Elles se teignaient facilement par le

carmin. L'acide acétique ne fit apparaître aucun noyau, et n'agit
sur les fibres qu'en éclaircissant légèrement la coupe. Les tumeurs
différaient tout à fait de celles qui ont déjà été décrites : c'étaient
des fibromes qui ne semblaient pas être malins.

On trouvera que cette description diffère par quelques particularités importantes de celle qu'a donnée sir James Pajet de tissus
semblables, particulièrement par l'absence de noyaux ; mais on a
si rarement l'occasion d'examiner de pareilles tumeurs, qu'il
est fort difficile de les étudier d'une façon convenable ; nous possédons aujourd'hui des méthodes beaucoup meilleures pour examiner ces tumeurs, en sorte que l'expérience future nous donnera des résultats beaucoup plus précis.

Parmi toutes les tumeurs que j'ai examinées, je n'ai jamais vu
d'ostéomes ; à la vérité, il est très douteux qu'on ait jamais
trouvé l'ostéome vrai dans l'ovaire, excepté comme partie d'un
kyste dermoïde. Dans les cas qu'on a décrits, ce n'était évidemment
que de la crétification.

Cette forme d'altération a été très soigneusement étudiée par
De Sinéty et Malassez, et ils résument ainsi leurs conclusions :

Elle se présente sous deux formes, dont la première et la plus
simple consiste dans un dépôt de petits grains calcaires dans la
substance connective. Parfois, ils semblent déposés dans les
interstices de deux lamelles ou de deux faisceaux connectifs, à la
place occupée par les cellules connectives ; mais ce n'est qu'une
apparence due à ce que la calcification a commencé sur une des
faces de la lamelle ou du fascicule connectif. Ces petits grains de
calcification sont quelquefois isolés, et quelquefois réunis en
une bande. Cette forme existe rarement seule ; on la trouve habituellement associée à la seconde, dont elle semble être la cause.

La seconde forme consiste en des plaques plus ou moins étendues, disposées parallèlement à la surface kystique. Comme nous
l'avons déjà dit, il existe habituellement une lame de tissu conjonctif entre elles et la cavité kystique. Leur surface interne ou kystique
est généralement lisse et forme sur les coupes une ligne droite,
tandis que la face externe ou profonde, et surtout les extrémités,
sont irrégulières et présentent des saillies et des dépressions. Les
saillies ont presque toujours une forme arrondie, semi-sphérique,
comme si elles étaient dues à l'addition de petits grains calcai-

res à la masse principale. Les dépressions ont la forme de coupoles et ressemblent à celles que présentent les os atteints d'ostéite atrophique ; elles sont quelquefois situées à l'intérieur de la plaque calcaire et forment des anfractuosités très irrégulières. Dans la substance de la plaque, on peut voir, en outre, la disposition des lamelles et des fascicules connectifs, de fines stries indiquant la place qu'occupaient les cellules détruites à ce moment.

A côté de la formation du kystome de l'ovaire par simple distension du follicule de Graaf par excès de son propre liquide, Rokitansky et Farre ont depuis longtemps attiré l'attention sur les kystes de l'ovaire par hémorragie dans la cavité du follicule.

Dans son article classique sur l'ovaire, de l'*Encyclopédie d'anatomie et de physiologie*, le Dr Farre figure et décrit un kyste de ce genre comme ayant « sa cavité remplie de flocons libres, de couleur chocolat foncé, formés de caillots sanguins décomposés, mêlés à des morceaux de membrane granuleuse. Les parois du follicule n'étaient pas jaunes et ne contenaient pas de globules huileux, et elles étaient un peu plus épaisses que celles d'un follicule sain ». Leurs tissus composants étaient précisément ceux qu'il décrit comme caractérisant l'ovisac dans son état normal, et la masse principale de ses éléments était constituée par des granulations et des fibres embryonnaires entremêlées à quelques fibres développées de tissu fibreux blanc ordinaire. Il considère que cet état constitue l'une des premières périodes de ces énormes tumeurs qui forment le kystome ordinaire de l'ovaire.

Rokitansky regarde ces kystes comme étant dus à une dégénérescence kystique du corps jaune. Il dit qu'ils peuvent excéder le volume d'une noix, que leur surface interne est plissée et que leur limite extérieure est aisée à reconnaître.

D'après Cruveilhier, les kystes hématiques de l'ovaire sont le résultat d'une apoplexie de l'ovaire, et peuvent être souvent la conséquence du petit foyer sanguin qui se produit dans l'ovaire par la rupture d'un ovisac. Ces kystes hématiques ovariens se transforment souvent en kystes séreux parfaitement organisés, dont l'origine véritable, souvent révélée par des concrétions fibreuses ou par la coloration bistre ou jaune orangé des parois, est quelquefois d'une détermination bien difficile. Le kyste le plus volumineux qu'il ait vu occupait l'ovaire d'une vieille femme ; il était rempli d'une matière d'un brun marron foncé ayant la consistance et la couleur du chocolat à l'eau. Les parois du kyste étaient très injectées, plaquées de rouge, infiltrées de sang dans leur épaisseur, et présentaient d'ailleurs la structure fibro-séreuse accoutumée.

De Sinéty et Malassez ont fait des observations semblables, et je puis confirmer tout ce que ces observateurs ont observé au sujet de la production de kystes de petit volume par apoplexie de l'ovisac. Je suis absolument certain qu'ils sont le résultat d'une hémorragie excessive dans la cavité de l'ovisac, survenant soit au moment de sa rupture pour le passage de l'ovule, soit peut-être lorsque l'ovule n'a pas été expulsé alors qu'il aurait dû l'être. Dans un cas, j'ai enlevé une tumeur de cette espèce à cause d'une hémorragie utérine persistante et impossible à arrêter. Avant l'opération, qui fut pratiquée en 1873, je pensais que la malade était atteinte d'hémorragie due à un myome utérin ; mais lorsque j'ouvris l'abdomen, je trouvai qu'il y avait une véritable tumeur de l'ovaire, consistant en un kyste volumineux, ayant à sa base quelques petites cavités. Le grand kyste contenait une matière d'un pourpre sombre ayant la consistance du mastic, qui était évidemment les restes de caillots sanguins, dont le sérum avait été résorbé ; et cette matière s'était séchée en une substance friable, exactement comme le font les caillots sanguins. L'enlèvement de la tumeur arrêta complètement l'hémorragie utérine, et la malade guérit d'une façon complète et définitive. Malheureusement à ce moment je n'étais pas aussi familiarisé avec les faits de pathologie ovarienne que je le suis aujourd'hui ; la tumeur ne fut pas convenablement examinée, et la seule note que je possède sur son aspect, en dehors de ce que j'ai déjà décrit, c'est que, sur sa surface interne, il y avait une large plaque ayant l'apparence d'une ulcération et que ce point fut probablement la source de l'hémorragie. Sur cette surface ulcérée, il n'y avait aucune apparence de couche épithéliale. Avant de pouvoir donner sur ces cas une conclusion qui ait de la valeur, il faudrait en examiner plus soigneusement quelques-uns ; mais je crois fermement que cette tumeur était un exemple de kyste hématique de Rokitansky, qui atteignait un volume et une importance que ces tumeurs ne possèdent pas habituellement.

Je pense que l'opinion d'Arthur Farre doit être exacte, et que lorsque l'hydropisie folliculaire commence comme une apoplexie, ce caractère ne dure que pendant une période assez courte de son développement, et que sa marche ultérieure est celle d'un kystome ordinaire. Il est absolument vraisemblable, cependant, qu'on rencontrera un cas exceptionnel dans lequel la distension sera due à une hémorragie récurrente, et je pense que mon cas en est probablement un exemple. Je ne puis prétendre expliquer pourquoi cette tumeur était accompagnée de la terrible hémorragie utérine dont était atteinte ma malade; et je m'explique encore moins pourquoi l'enlèvement de la tumeur fit disparaître complètement ce symptôme.

Les tubes qui constituent le parovarium contiennent fréquemment une quantité perceptible de liquide et je les ai vus à plusieurs reprises, par hasard, dans des autopsies, distendus et atteignant le volume d'une fève ou d'une aveline, et je les ai regardés comme des *sacs de Wolff*, n'ayant aucune importance pathologique. Il y a quelques années, j'eus l'occasion de faire l'examen médico-légal du corps d'une femme âgée, et je trouvai dans son ligament large gauche un kyste du volume d'une orange, rempli d'un sérum limpide et clair. Il était refoulé hors du bassin en haut et en arrière, l'ovaire était à sa partie antérieure et inférieure et la trompe de Fallope décrivait un arc sur sa face antérieure. Sur le côté, près de l'utérus, il y avait deux petits kystes contre lui et, plus près encore, un très petit sac qui était évidemment, par sa forme seule, un tube parovarien distendu. L'ovaire était blanc, ridé et ratatiné et n'avait aucun rapport de continuité avec les kystes, bien qu'il touchât le plus volumineux au niveau de son hile. La trompe de Fallope était normale et ne se trouvait en rapport avec les tumeurs que par un tissu aréolaire lâche. Il n'y eut aucun doute dans mon esprit que c'était là une indication pathologique importante; car dans une ovariotomie que j'avais pratiquée peu de temps auparavant, j'avais été frappé de ce fait que l'ovaire était parfaitement sain et séparé de la tumeur, comme l'était aussi la trompe, par un mésovarium d'une certaine étendue; en somme, je ne fis pas du tout l'ovariotomie en enlevant la tumeur; car en passant la chaîne d'écraseur autour de sa base, je ne compris ni la trompe, ni l'ovaire, et ils retournèrent l'un et l'autre dans la cavité abdominale. Dans les relevés d'ovariotomies, ces cas avaient, jusqu'à présent, toujours été comptés comme ovariotomies, et l'ovaire et la trompe unis à la tumeur avaient été enlevés avec elle. Le relevé fait erreur et l'enlèvement de l'ovaire est une erreur. L'opération n'est pas du tout une ovariotomie, et, neuf fois sur dix, l'ovaire et la trompe peuvent être facilement séparés de la tumeur et laissés; aujourd'hui, j'essaye toujours de suivre cette pratique. Il est très curieux que ceux qui crient le plus fort contre l'enlèvement inutile des ovaires sont précisément ceux qui, sans remords, ont pour habitude de suivre cette pratique dans le cas de tumeurs parovariennes.

Il résulte de toutes mes observations, que dans tous les cas de tumeur vraiment uniloculaire, j'ai trouvé l'ovaire intact, bien que je l'aie vu, en plusieurs occasions, appliqué sur la paroi kystique. J'ai vu trois ou quatre fois l'ovaire séparé du kyste par un mésovarium plus ou moins distinct et, dans un cas, j'ai trouvé dans ce repli plusieurs tubes parovariens intacts; c'était celui d'une dame, malade de M. Hall-Wright, à qui j'avais enlevé un volumineux kyste multiloculaire, il y avait environ six mois. Dans un autre cas, l'ovaire saisi fut laissé au moins à 3 centimètres au-dessous du clamp; et dans un troisième, l'ovaire et la trompe furent trouvés collés sur le kyste, mais n'en faisant pas partie. Dans ce kyste, les parois étaient extrêmement épaisses et contenaient une grande quantité de fibres musculaires lisses, fait qui ne milite pas, je pense, contre mon opinion qu'il était d'origine parovarienne; car des fibres-cellules musculaires nucléées existent dans le ligament large en nombre considérable, et on trouve quelquefois des tumeurs myomateuses dans ses replis.

Le cas auquel j'ai fait allusion où il y avait une tumeur avec plusieurs kystes, mais qui devait être placé dans la même catégorie que les kystes uniloculaires, est celui d'une dame âgée de soixante-six ans. C'était une veuve, qui avait été mariée pendant quarante-trois ans avant l'apparition de la tumeur. Les règles avaient cessé depuis près de vingt ans, et le plus jeune de ses enfants était âgé de vingt-cinq ans. Il y avait donc toutes raisons de croire que le développement cellulaire de ses ovaires ne devait avoir qu'une très faible activité. La tumeur fut pour la première fois découverte environ cinq ans avant que je la visse ; elle avait grossi lentement pendant quatre ans et demi, mais avec une extrême rapidité depuis six mois. Les parois abdominales étaient très minces, et la sensation de flot à la percussion se communiquait uniformément avec une extrême rapidité dans toutes les directions. Je diagnostiquai, à mon premier examen, que c'était un kyste de Wolff uniloculaire, et qu'on trouverait, selon toutes probabilités, l'ovaire sain et libre. J'avais raison quant à l'ovaire, car il fut trouvé le long de la trompe, presque intact et nullement compris dans la tumeur, celle-ci s'étant apparemment échappée entre eux, en haut et en arrière. J'avais fait une erreur, cependant, en croyant la tumeur uniloculaire, car elle était composée de cinq ou six sacs. Les parois de ces sacs étaient très singulières ; elles avaient une épaisseur uniforme, ou plutôt une minceur uniforme, car elles ressemblaient à du tissu papier, et elles ne présentaient aucun épaississement vers la base de la tumeur, comme cela est toujours le cas dans les tumeurs adénoïdes à kystes multiples, ou tumeurs multifolliculaires de l'ovaire. Je crois que cette tumeur était un spécimen d'hydropisie d'un certain nombre de tubes parovariens ; car si un tube seul peut devenir hydropique, il n'y a aucune raison pour qu'un certain nombre de tubes ne le deviennent pas en même temps. Mon opinion a été grandement fortifiée par un nouvel examen de la tumeur, le Dr Bantock ayant attiré mon attention sur un point particulier : la possibilité de séparer le revêtement externe ou péritonéal du kyste. Il me fut facile de le faire vers la base, à peu de distance au-dessus de l'ovaire, ce qui me fit découvrir le fait que la glande et son conduit pouvaient être séparés de la tumeur, sans endommager leurs parois. Le rapide accroissement de la tumeur pendant la dernière période de son existence, cependant, avait tellement allongé les parois, qu'à partir de 6 à 7 centimètres de la base, la couche péritonéale ne put être séparée de la paroi kystique propre. Je me suis absolument convaincu que ce cas était réellement un cas de tumeur parovarienne multiloculaire ; et ce qui me confirme dans cette opinion, c'est que le Dr Bantock renvoie à un cas de M. Spencer Wells qui fut reconnu comme un cas de kyste parovarien biloculaire.

Étant donné ce fait, il serait bon de rechercher si oui ou non le

curieux petit kyste pédiculé, qui représente le bulbe terminal
du canal de Wolff, et qui est généralement connu sous le nom
d'organe de Rosenmüller, ne peut pas parfois former une tumeur
uniloculaire de volume morbide, et être enlevé comme tumeur
ovarienne.

Tous ces éléments rudimentaires sont tapissés par un épithélium et peuvent donc se conduire comme le font d'autres éléments ainsi pourvus. Le diagnostic des kystes parovariens est
généralement très aisé pour la main qui a de la pratique, car ils
donnent une onde de fluctuation uniforme et très rapide dans
tous les diamètres de la tumeur. Leur forme est habituellement
globulaire, mais ils ne font pas saillie dans le bassin, comme
cela est très souvent le cas pour les petits kystes d'une tumeur
ovarienne. Ils donnent rarement naissance à des symptômes
quelconques et encore plus rarement à des symptômes d'urgence.
Ils croissent quelquefois très rapidement. J'ai enlevé un kyste
parovarien très volumineux, il y a quelques années, à une malade soignée par le Dr Campbell, de Stourbridge, chez laquelle il
était absolument certain que la tumeur s'était développée en moins
de six semaines. Il peut arriver, cependant, que tous les caractères
d'un kyste parovarien puissent être simulés parfaitement par une
tumeur ovarienne, et ils sont absolument imités par deux formes
rares de kystes que j'aurai à décrire plus tard, dont l'une est
un développement de l'ouraque, dont le conduit est fermé, et dont
l'autre serait due au développement d'un ovule égaré. Le liquide
qu'on retire de ces kystes est souvent limpide, d'un faible poids
spécifique et contient peu d'albumine. Cependant, tel n'est pas
toujours le cas, car j'ai enlevé beaucoup de kystes parovariens
qui contenaient un liquide épais, gélatineux, granuleux ou san-
guinolent, liquide qui nous aurait certainement fait penser, à la
ponction, qu'il provenait d'un kystome ovarien. A la réunion de la
Société médicale de Strasbourg, le 15 novembre 1875, M. Kœberlé
lut un mémoire sur le diagnostic des kystes de l'ovaire, des kystes
du ligament large et des kystes de la trompe de Fallope, basé
sur l'examen chimique du liquide qu'ils contiennent. Il trouve que
le liquide des kystes de l'ovaire contient une certaine quantité
d'albumine, mais une proportion beaucoup plus grande de la
variété d'albumine appelée paralbumine, dont le précipité par

l'acide nitrique est soluble dans l'acide acétique. Le liquide trouvé
dans les kystes de la trompe de Fallope, au contraire, dit-il, contient de l'albumine, mais non de la paralbumine, de sorte que le
précipité formé par l'acide nitrique est plutôt accru par l'acide
acétique. Le liquide des kystes du ligament large est généralement très limpide, contient des sels, mais pas d'albumine. Quelquefois cependant, il contient une faible quantité d'albumine, et
le précipité formé par l'acide nitrique peut être soluble dans un
excès de cet acide. Les recherches de Schutzenberger, par le procédé du tanin, pour estimer la quantité et l'espèce d'albumine,
ont cependant jeté un grand doute sur ces conclusions, et je
suis absolument convaincu que les conclusions de M. Kœberlé ne
doivent pas être acceptées. A ma demande, le Dr Melbunn, de
Wolverhampton, se chargea de rechercher s'il était possible
de déterminer la source des liquides au moyen du spectroscope.
Je lui fournis un certain nombre de spécimens de liquide, dont
les sources étaient absolument connues; mais les résultats de ses
recherches furent absolument négatifs. Elles ont été publiées en
détail dans un excellent ouvrage sur le *Spectroscope en médecine*,
(Londres 1880). On croit à l'étranger que ces kystes peuvent
quelquefois guérir par ponction, mais je suis obligé de dire que
je n'en ai jamais rencontré un cas. J'en ai ponctionné beaucoup,
et je les ai vus rester tranquilles pendant un certain temps, jusqu'à
trois ans, puis demander de nouveau à être ponctionnés. Depuis
quelque temps, j'ai entièrement cessé de ponctionner et je les
enlève invariablement; l'opération est simple et facile, et dans
mes mains elle a été uniformément heureuse.

Il est un autre signe important qui permet de distinguer les
ascites simples des tumeurs ovariennes ou parovariennes; dans
le premier cas, on voit généralement sur la figure de la malade
qu'elle souffre de troubles fonctionnels sérieux, tandis que dans le
second, la malade paraît toujours en parfaite santé. Il arrive
quelquefois qu'on trouve les parois d'une tumeur parovarienne
si minces et si flasques, qu'on pourrait croire à une ascite.

C'est cette classe de tumeurs qui a donné naissance à un très
grand nombre de croyances différentes sur l'histoire et le traitement des tumeurs de l'ovaire que le Dr Mathews Duncan a fort
bien appelées des illusions. Parmi ces croyances, on peut citer

celle de M. Boinet, que des tumeurs de l'ovaire avaient été guéries par ponction, par injection d'iode, par ce que M. Baker-Brown a appelé la formation d'un faux oviducte, par l'insertion de sétons, et par un certain nombre d'autres procédés plus ou moins barbares et non scientifiques.

Les parois de ces kystes sont presque toujours très fines et consistent en une membrane à peine plus épaisse qu'une base-ment membrane, .et en un revêtement d'épithélium à colonne. Cet épithélium subit indubitablement des altérations analogues à celles que j'ai décrites dans les kystes ovariens, car j'ai retrouvé sur le revêtement d'un kyste parovarien tout ce que j'avais vu sur une tumeur ovarienne. Elles subissent la dégénérescence maligne, elles suppurent et deviennent gangréneuses, absolument comme le font les tumeurs ovariennes. Quelquefois, la basement mem-brane de leurs parois, qui contiennent toujours des fibres muscu-laires, s'épaissit énormément, et j'ai enlevé un kyste parovarien dont les parois avaient plus d'un centimètre d'épaisseur et dont la plus grande partie se composait de fibres musculaires fusi-formes.

Il n'y a donc aucune raison de plaisanter avec elles. Il est plus simple et plus sûr de les enlever de bonne heure. On ne s'amusera jamais à les ponctionner, et on devra les enlever par section abdominale dans les premières périodes de leur dévelop-pement, absolument comme pour les tumeurs de l'ovaire. Quel-quefois, ils se rompent et semblent disparaître spontanément, et cela a encore donné naissance à cette prétention qu'on obtient quelquefois ce résultat pour les tumeurs de l'ovaire. Lorsque cet accident heureux se produit à une période jeune de leur dévelop-pement, il y a des chances pour qu'il ne produise aucun mal; mais s'il survient dans les périodes avancées, il est fort probable qu'il se produira un cancer du péritoine, comme si le kyste avait été ovarien. Il y a quelques mois, j'enlevai un volumineux kyste parovarien qui avait été ponctionné plusieurs fois et qui s'était rompu dans la cavité abdominale. En l'enlevant, je trouvai la surface péritonéale parsemée de papillomes, dont la malade est morte depuis.

J'ai maintenant à parler de cette variété de kystome que j'ai souvent citée sous le nom de *tumeur de Rokitansky*, ou kystome

multiple. Je sais pertinemment que l'un et l'autre de ces noms
sont passibles d'objection, mais je n'ai pu en trouver un autre
plus approprié ou plus descriptif. C'est certainement Rokitansky
qui le premier a décrit cette tumeur comme une variété particulière de kystome ovarien, et c'est à Ritchie qu'il faut attribuer la
priorité de la découverte des ovules dans ses kystes, bien que,
comme je l'ai déjà montré, l'observation l'ait conduit à une géné-
ralisation trop précipitée. Je pense que je puis réclamer pour moi,
d'avoir le premier mis à leur place les différents travaux qui ont
été publiés, et, grâce à deux spécimens, je puis aujourd'hui
confirmer et étendre les observations des deux auteurs que j'ai
cités.

Ces tumeurs sont toujours doubles; on n'a pas encore décrit de
cas où elles se fussent développées d'un seul côté. Elle grossis-
sent toujours très lentement; leurs kystes sont uniformément petits, atteignent rarement le volume d'une orange et
sont généralement un peu plus gros que des grains de raisin.
Les tumeurs ne sont jamais volumineuses et c'est seulement
parce que les deux ovaires sont toujours pris qu'elles nécessitent
l'intervention chirurgicale. Le contenu des kystes est invariablement limpide, et l'ovule peut presque toujours être trouvé ;
c'est par ces deux motifs, aussi bien que par le nombre immense
des kystes, que ces tumeurs diffèrent absolument du kystome
ordinaire.

Le premier cas se produisit chez une malade de l'hôpital dont
j'enlevai les deux ovaires. Les deux tumeurs étaient multiloculaires et présentaient un ou deux kystes plus grands et une
quantité innombrable de petits, descendant graduellement jusqu'au plus petit volume. Le liquide contenu dans tous ces kystes
était limpide, et ce qui en fut évacué de trois ou quatre kystes au
moment de l'opération, joint aux masses solides des deux tumeurs,
ne pesait pas tout à fait dix livres. La tumeur droite semblait
être d'environ un quart plus volumineuse que la gauche, en sorte
qu'il est probable qu'elles pesaient respectivement quatre et six
livres, ce qui est peu pour des tumeurs. Les deux pédicules
furent inclus dans un seul clamp et la malade guérit radicale-
ment.

Après l'enlèvement, le plus soigneux examen des tumeurs ne

me permit pas de découvrir aucun débris de l'ovaire en dehors d'elles, et je ne trouvai aucune trace des trompes de Fallope, ne les ayant pas enlevées. Ces tumeurs étaient d'un blanc de perle et brillantes ; mais les parties minces des kystes plus grands avaient une transparence particulière que je n'avais jamais remarquée sur aucune autre tumeur auparavant, et il y avait en relief sur les parois des bandes en forme de colonnes. Je puis dire que ces tumeurs se sont développées extrêmement lentement, car j'ai pu observer la malade pendant près d'un an avant l'opération, et je n'ai découvert aucun accroissement de volume des tumeurs, bien qu'elles existassent probablement depuis cinq ou six ans.

L'intérieur des grands kystes était tapissé d'épithélium à colonne régulier, et la paroi semblait composée de tissu fibreux avec quelques cellules nucléées en forme d'amande. Les kystes plus petits étaient étroitement collés ensemble, et en quelques endroits, où ils étaient d'un volume uniforme, les tumeurs ressemblaient beaucoup à une énorme framboise blanche. Je fus frappé de la ressemblance que ces tumeurs présentaient avec ce que je me rappelais des tumeurs dans lesquelles Rokitansky et Ritchie avaient trouvé des ovules ; je me reportai à l'admirable monographie de Ritchie, et je trouvai qu'elles répondaient complètement aux descriptions. J'examinai donc le contenu d'un aussi grand nombre de kystes que je pus, et dans chacun d'eux, sans exception, je pense, je trouvai une trace plus ou moins distincte d'un ovule.

J'atteindrai mieux mon but en citant tout au long l'ouvrage de Ritchie, car ce que nous avons vu est presque identique, et il donne aussi les observations de Rokitansky.

« Dans le premier volume du *Wochenblatt der Zeitschrift der K. K. Gesellschaft der Aertzte zu Wien*, Rokitansky décrit ce qu'il a observé à l'autopsie d'une femme âgée de trente-six ans, qui était morte d'une maladie des ovaires. Les deux ovaires étaient atteints. La tumeur du côté droit avait le volume d'une tête d'enfant, celle du côté gauche avait celui d'un poing d'homme. Les deux ovaires se composaient d'un certain nombre de kystes du volume d'une cerise, qui pour la plupart étaient étroitement accolés ensemble ; çà et là ils s'étaient aplatis par compression réciproque, et quelquefois même pénétraient les uns dans les autres. Les surfaces

des tumeurs étaient légèrement lobulées, et entre les protubé-
rances on voyait, par endroits, des kystes du volume d'un grain
d'orge, d'un pois ou d'une fève. Quand on ponctionnait ces derniers kystes, il en sortait un liquide verdâtre contenant des flocons
membraneux, et dans tous on trouva des ovules. Dans chacun
d'eux, cependant, l'ovule était ramolli, de couleur sombre et se
désagrégeait facilement. La zone pellucide avait, chez la plupart,
perdu son contour net, et, excepté dans un cas, on ne put découvrir de vésicule germinative.

Autant que je sache, cette observation de Rokitansky n'avait
jamais été confirmée publiquement jusqu'en juillet 1864, où celui
qui publia dans le *Medical Times and Gazette* les observations
de quatre cas d'ovariotomie pratiqués par M. Spencer Wells au
Samaritan Hospital, mentionna que, dans deux des tumeurs enlevées, le Dr Webb et moi-même avions été assez heureux pour
découvrir beaucoup d'ovules.

La malade chez laquelle les tumeurs en question avaient été
enlevées était âgée de cinquante-quatre ans et souffrait depuis
un certain temps d'une double affection des ovaires. Les tumeurs
furent facilement enlevées et la malade guérit. Chaque tumeur
était du volume d'une tête d'enfant de quatre ans. Chacune d'elles
contenait plusieurs grandes cavités centrales et un certain nombre
de petites cavités dans la paroi de la cavité centrale, la paroi elle-
même n'excédant jamais deux centimètres et demi d'épaisseur.
Dans le *Medical Times and Gazette* du 6 août 1864, M. Spencer
Wells écrivit ce qui suit :

« Les deux tumeurs en question furent examinées immédiate-
ment après leur enlèvement par le Dr Ritchie, qui me fit remarquer
dans chacune d'elles un certain nombre de petits kystes, qui
étaient évidemment des follicules de Graaf augmentés de volume.
Sachant que depuis longtemps le Dr Woodham Webb était familiarisé avec les ovules des différentes espèces d'animaux, depuis
ses recherches avec Barry, je lui demandai d'examiner quelques-
uns de ces kystes, afin d'établir s'ils contenaient ou non des
ovules, sachant que sur ce point je ne pouvais avoir affaire à un
homme plus compétent.

Comme un ami avait émis l'idée que nous pouvions avoir pris
par erreur un corpuscule du sang pour un ovule, j'avais quelque

raison de prendre mes précautions; mais je crois que la note suivante du Dʳ Webb lèvera tous les doutes :

« Les deux tumeurs que vous m'avez envoyées après leur enlèvement chez une femme âgée de cinquante-quatre ans sont constituées par un développement exagéré du véritable tissu ovarien. Le caractère multiloculaire est dû à des grappes d'ovisacs de volumes variables. J'ai trouvé dans tous les petits sacs des ovules avec les autres éléments qu'ils contiennent normalement. Les revêtements fibreux des sacs plus grands sont épaissis et contiennent beaucoup d'autres sacs secondaires développés dans leur épaisseur. L'intérieur est tapissé par un épithélium qui, dans quelques cas, a, par développement parthogénétique et bourgeonnement successif des cellules, donné naissance à des touffes d'excroissances analogues à des grains de raisin, générations répétées d'ovules imparfaits. »

« Tout n'est donc qu'une reproduction, chez l'homme, des conditions qui sont normales chez quelques-unes des espèces inférieures. Je suppose que vous décririez cet état, pour me servir de vos expressions pathologiques orthodoxes, « hypertrophie des ovaires, avec arrêt de développement de leur contenu. »

Cette note, provenant d'un homme d'une expérience aussi connue que celle du Dʳ Webb, est d'un grand intérêt. Le Dʳ Webb incline évidemment à croire que l'ovule n'est qu'une cellule épithéliale altérée. Il semble aussi croire que les proliférations en forme de grains de raisin — celles qui sont encore décrites sous le nom d'excroissances dendritiques — sont des générations répétées d'ovules imparfaits.

La mort malheureuse du Dʳ Ritchie et mon manque de rapports en ce moment avec le Dʳ Webb m'empêchèrent de me familiariser avec leur méthode de manipulation; mais celle que j'imaginai de moi-même répondit complètement à mon but. Ma méthode consiste à fendre largement le kyste avec un couteau à cataracte au-dessus d'un verre conique; je recueille tout le contenu et je seringue ensuite doucement la cavité du kyste avec une solution de sulfate de magnésie dans l'eau distillée ayant à peu près la consistance du liquide kystique. Je laisse aussi tomber dans le vase le liquide qui a servi à seringuer le kyste, et je laisse le tout en repos pendant quelques heures; au bout de ce temps, un petit sédiment floconneux se sera collecté au fond du vase. On l'enlèvera soigneusement au moyen d'une pipette, on le déposera sur un verre de montre propre et on cherchera l'ovule sous le microscope.

Je ne puis pas affirmer que ce que j'ai trouvé dans tous les cas fût un ovule; mais en ayant trouvé un ou deux spécimens, pour lesquels il ne pouvait y avoir de doute que ce fût des ovules, et, dans tous les cas, ayant trouvé quelque chose qui y ressemblait plus ou moins, je suis parfaitement convaincu que dans ces tumeurs, chaque kyste était un ovisac dilaté. Plus le sac était petit, plus l'ovule semblait parfait, et je présumai en conséquence que les petits sacs étaient ceux qui s'étaient développés le plus récemment. Non seulement ces ovisacs dilatés occupaient la partie périphérique des tumeurs, mais on les trouvait tout au travers de sa substance. En somme, il me semblait que pendant une longue période de leur histoire ovarienne, les ovules s'étaient transformés en kystes au lieu de se répandre au dehors à la manière habituelle. Son plus jeune enfant avait six ans, et s'il nous fallait admettre qu'un ovule s'est échappé de chaque ovaire mensuellement, nous devrions trouver que le nombre des ovules ainsi retenus s'élèverait à environ cent cinquante.

Le nombre des kystes était cependant beaucoup plus grand, deux ou trois fois plus, en sorte que nous avons le choix entre deux explications : les tumeurs existaient avant la dernière grossesse ou bien plus de deux ovules sont mis en liberté chaque mois. Je crois, pour mon compte, que l'une et l'autre de ces suppositions sont exactes; car, lorsque j'ai parlé de l'ovulation au commencement de cet ouvrage, j'ai donné les raisons qui me faisaient croire que l'ovulation et la menstruation n'avaient entre elles qu'un rapport de coïncidence. Je suis d'avis que l'ovulation se produit beaucoup plus fréquemment que ne le fait la menstruation.

C'est un fait un peu singulier que l'observation de Rokitansky n'ait pas été confirmée, autant que j'ai pu le voir, par aucun autre que Ritchie et Webb et par mes cas personnels. Ce qu'il y a de plus curieux encore, c'est que ces quatre cas soient presque identiques, présentant de petites tumeurs multiloculaires d'un développement lent, et que, dans les quatre cas, les deux ovaires étaient atteints. Cela me porte à croire que, dans ces cas, nous avons eu affaire à une espèce particulière de tumeurs de l'ovaire, survenant rarement et différant des productions adénoïdes ordinaires. Qu'il en soit ainsi ou non, l'avenir seul peut nous le montrer. Le Dr Ritchie dit, immédiatement après la citation que j'ai donnée plus haut, qu'il a réussi ultérieurement à trouver des ovules dans quelques-unes des petites loges d'un grand nombre de kystes de l'ovaire, mais qu'il n'a jamais pu en trouver lorsque le volume de la loge dépassait une cerise, ni lorsque son contenu était gélatineux. Je ne puis confirmer cette observation; car, bien que j'aie fait de nombreuses recherches sur les kystes endogènes secondaires sous-jacents aux tumeurs multikystiques ordinaires, je n'ai jamais trouvé d'ovule, ni quoi que ce soit qui y ressemblât. Peut-être ma méthode est-elle défectueuse? Le Dr Ritchie dit encore que lorsqu'on ne peut pas trouver d'ovule, on peut voir un petit kyste simple, compris dans une partie de la paroi, et qu'il a cru pouvoir en conclure que ce kyste n'est autre chose qu'une hydropisie de la vésicule blastodermique. J'ai certainement vu de semblables vésicules dans les parois des petits kystes, mais je les ai trouvées aussi souvent multiples qu'uniques, et je n'ai jamais vu qu'il y eût raison de les interpréter comme l'a fait le Dr Ritchie.

Le second cas de cette espèce particulière de tumeur a été celui d'une malade qui me fut envoyée par le D^r Mc. Veagh, de Coventry, en décembre dernier; la tumeur avait été reconnue deux ans auparavant, et elle s'était développée assez rapidement depuis sept mois. Je n'eus aucun doute quant au diagnostic de tumeur de l'ovaire, mais il y eut quelque chose dans l'examen qui me fit craindre qu'elle ne fût maligne. La malade était mince et semblait très souffrante, mais il n'y avait pas encore de symptômes particuliers, et la distension de l'abdomen n'était pas considérable, la tumeur n'étant pas très volumineuse. Je l'opérai le 7 décembre, et lorsque j'ouvris l'abdomen, je trouvai une masse volumineuse de kystes brillants, d'un blanc de perle, variant du volume d'un pois à celui d'une petite orange. L'épiploon était mêlé à ces kystes d'une façon inextricable, en sorte que, à première vue, j'eus l'impression que j'avais fait une erreur et que j'avais affaire à un cas d'hydatides du péritoine. Je trouvai cependant que cette masse était enlevable et que les kystes étaient pédiculés sur une tige commune. Il me fut très difficile de faire sortir cette masse de l'abdomen, et, pour y arriver, je dus faire une incision beaucoup plus grande que d'habitude, de près de 7 centimètres de long. Je trouvai alors que le pédicule de la tumeur se portait vers la corne gauche de l'utérus et comme il me fut impossible de trouver l'ovaire gauche, la tumeur devait le représenter. Je liai le pédicule et j'enlevai la masse; je recherchai alors l'ovaire droit, mais je ne pus le trouver nulle part; je trouvai, perdue dans l'abdomen, une masse plus petite de kystes qui devait être, pensais-je, la glande qui manquait. Comment se fait-il qu'elle se soit séparée de son pédicule? C'est ce que je ne sais pas. Pendant l'opération, plusieurs des kystes se détachèrent de la tige commune par rupture de leurs grêles pétioles, et j'eus à aller soigneusement à leur recherche parmi les anses intestinales afin d'être sûr de ne pas en laisser. La malade guérit parfaitement et jouit aujourd'hui d'une excellente santé.

La figure ci-jointe, qui a été prise par un photographe, donnera une idée meilleure de l'aspect de la tumeur que n'importe quelle description. Du côté droit, et pendant en bas de la masse, on peut voir l'épiploon, dont la plus grande partie a été enlevée avec la tumeur, et beaucoup de kystes semblent s'être développés à travers ses mailles. Il est adhérent çà et là; mais dans ses rapports avec la tumeur, il semble plutôt se comporter comme une sorte de filet dont les mailles seraient traversées par les excroissances, qu'avoir avec elles ce qu'on appelle ordinairement des adhérences. Partout on peut voir les curieux petits kystes avec leurs pédicules grêles pendant comme des grains de raisin sur leur grappe, et, à la partie supérieure de la tumeur, on remarque quelques-uns de ces pédicules se divisant en branches et portant à leur extrémité un kyste qui leur est attaché exactement comme une feuille sur son pétiole. Sous ce rapport, ce cas diffère un peu de celui que j'ai déjà décrit; mais au niveau des autres parties de la tumeur, la ressemblance est étroite, et les recherches microscopiques ont donné exactement les mêmes résultats que ceux qui ont été décrits plus haut. Sauf dans les très grandes cavités qui ont été vidées afin de faciliter l'enlèvement de la tumeur, j'ai trouvé un épithélium à colonne et des ovules normaux ou presque normaux. Dans les petits kystes, les apparences étaient absolument celles qu'on voit dans les follicules de Graaf. La tumeur est aujourd'hui au musée du Collège des Chirurgiens, et je crois qu'il n'est pas une assemblée possédant un exemple semblable qui lui garantisse un plus soigneux examen.

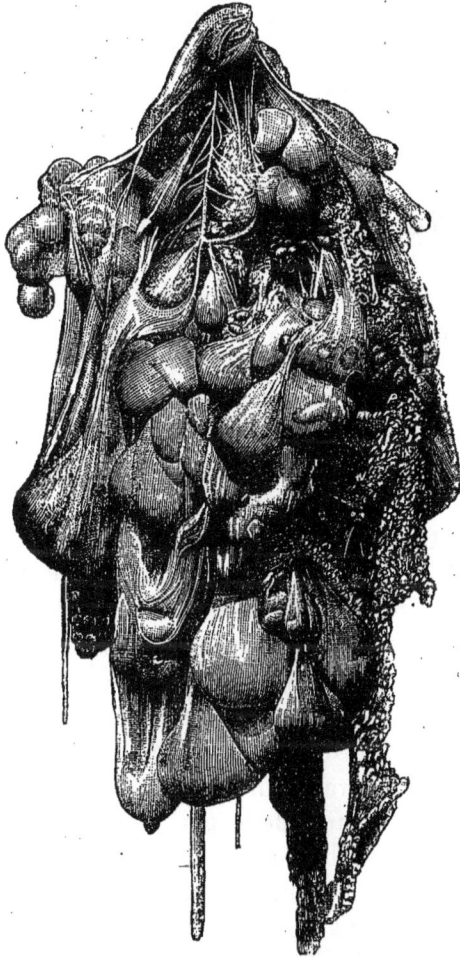

Fig. 47. Tumeur de Rokitansky ; (d'après une photographie de Thrupp); chaque kyste contient un ovule à environ un tiers de son volume actuel. Préparation du Hunterian Museum of Royal College of Surgeons.

Les mystérieuses productions connues sous le nom de kystes dermoïdes participent de la nature des kystes que nous venons de

décrire en dernier lieu, à un degré et d'une façon encore inexplicables. L'expression *dermoïde* n'est pas bonne, car elle n'exprime
en aucune façon un caractère constant de ces tumeurs. Quelquefois, il n'y a pas la moindre trace de produits épithéliaux quelconques, alors que nous trouvons des os, des muscles, de la
substance cérébrale même, suivant Beneke, dans quelques-uns
d'entre eux. Le nom, cependant, est consacré par la tradition, et
il n'est pas aisé d'en fabriquer un meilleur.

J'ai déjà expliqué assez longuement, et avec succès j'espère,
mon opinion que la tumeur de Rokitansky est produite par la rétention des ovules dans les follicules de Graaf et la distension
de leurs cavités par une sécrétion continue de la liqueur du follicule. Ma théorie de la production des tumeurs dermoïdes est
qu'elles sont le résultat du développement de l'ovule lui-même.

Que ces tumeurs soient le résultat d'un changement opéré dans
l'ovule, c'est à peu près la seule partie de leur histoire sur laquelle
il puisse y avoir quelque certitude. Mais il peut y avoir doute
quant à savoir si l'anomalie a son point de départ dans un ovule
de l'individu qui porte la tumeur, ou si elle a son point de départ
dans l'ovule dont l'individu a été lui-même le produit; en d'autres
mots, si les tumeurs sont des ovules anormalement développés
ou sont dues à l'inclusion. Nous pouvons écarter tout de suite
la supposition qu'elles prennent naissance dans l'imprégnation
puisqu'on les a fréquemment rencontrées chez les nouveau-nés,
et qu'on les trouve le plus fréquemment, d'après M. Spencer
Wells, dans les ovaires des jeunes femmes de faible complexion.

La question de leur origine se pose alors entre l'hypothèse d'un
effort fait par la nature sur une partie d'un ovule quelconque
suractif dans la direction de la parthogénèse, hypothèse qui a été
basée par le Dr Ritchie sur l'expression, moins scientifique et
plus scholastique, de Blumenbach d'*excès de nisus formatif*, et
le procédé également hypothétique de l'inclusion. D'après ce
que nous savons de l'inclusion, elle suit la loi ordinaire de la tératologie, qui veut que tout individu attaché, qu'il soit développé ou
flétri, soit symétriquement uni. Ainsi les Jumeaux Siamois et la
monstruosité Millie-Christine sont liés l'un à l'autre par des tissus
similaires et identiques (*Voir* Vrolik, Von Baer, etc.). Je n'ai vu
rapporté nulle part qu'on ait trouvé des restes fœtaux attachés à un

ovaire ou situés dans un ovaire d'une façon qui permît de les
classer sous cette loi. Les tissus qu'on rencontre sont toujours rudimentaires et tels que, tout en étant les produits de l'ovule après
la conception, ils n'ont pas la moindre analogie anatomique avec
les tissus de l'ovaire. Je suis donc disposé à laisser complètement
de côté l'idée de leur origine par inclusion, car l'ovaire est dans
l'embryon l'organe le moins propre à présenter un semblable
processus; et s'ils naissaient de cette façon, nous devrions trouver des kystes dermoïdes dans les testicules du mâle tout aussi
souvent que dans les ovaires de la femme. Il ne reste alors que
l'explication qui veut que les kystes dermoïdes soient le résultat
de l'altération d'un ou de plusieurs ovules; et s'il m'est permis,
d'après mes dissections, d'émettre un avis, je dirai d'un seul
ovule. Les kystes dermoïdes sont généralement uniloculaires, et
lorsqu'ils ne le sont pas, il n'est pas difficile de montrer, comme
l'a fait le Dr Ritchie, et comme cela était évident dans un ou
deux spécimens que j'ai examinés, que les kystes secondaires sont
formés par le kyste mère divisé par le développement de parois en
forme d'épine à l'intérieur du kyste.

L'apparition de kystes ayant une structure ressemblant un peu à
celle des kystes dermoïdes de l'ovaire dans d'autres parties du corps,
particulièrement au voisinage de l'orbite, a mis de la confusion
dans la discussion de l'origine des kystes de l'ovaire. Dans les kystes
de l'orbite, il n'y a que des aberrations dans la marche normale
de l'involution de l'épithélium dont proviennent les organes, et on
n'a pas mentionné, autant que je sache, qu'on ait trouvé de ces
kystes congénitaux extrêmement petits, qui ne se développent
jamais plus tard, contenant autre chose que des produits purement
épithéliaux, tels que cheveux, cellules épithéliales mortes, graisse.
Dans les kystes dermoïdes de l'ovaire, au contraire, la variété
des produits est si considérable qu'il y a une très grande analogie
entre eux et les kystes qui les renferment. Ainsi, dans un kyste de
l'ovaire que j'ai examiné, sous la direction de mon ami et maître le
Dr Grainger Stewart, il y a plusieurs années, dans la substance
d'une paroi placée entre deux loges, des os plats, qui étaient certainement quelques-uns des os du crâne, s'étaient développés, et
près d'eux on pouvait sentir les représentants des os d'un membre
rangés en ordre. On trouve fréquemment de l'os vrai dans les

kystes de l'ovaire, et souvent dans ceux qui ne contiennent pas du tout de tissus dermoïdes.

Sir James Paget renvoie à une remarquable pièce du musée de S. Georges's Hospital, qui montre une masse de matière graisseuse et une mèche de cheveux foncés, de quatre à cinq centimètres de long, attachés à la surface interne de la dure mère, au niveau du pressoir d'Hérophile, trouvées chez un enfant de deux ans et demi, chez lequel cela paraissait congénital. Il ajoute, en note, que le Dr John Ogle, qui a examiné soigneusement la pièce et l'a décrite à la Société pathologique, était d'avis que le kyste s'était primitivement formé au dehors du crâne, mais que, à une période jeune de la vie fœtale, avant que l'ossification de l'occipital se fût faite, les membranes cérébrales et le cuir chevelu étaient devenus adhérents, et que, le développement de l'os se faisant, le tégument externe avait été attiré en dedans par rétraction des membranes cérébrales. C'est ainsi qu'une partie des tissus cutanés se seraient trouvés inclus dans le crâne. Il considère que le kyste présente des caractères qui autorisent cette supposition, et il ajoute que, de la même façon, les kystes de l'orbite peuvent s'étendre dans la cavité cranienne. Une semblable explication ne peut s'appliquer aux phénomènes des tumeurs de l'ovaire qui contiennent des tissus tels que des dents, de l'os, du cartilage, des fibres musculaires striées du cerveau et du tissu nerveux, etc... On ne peut trouver la véritable solution qu'en admettant le développement hypererchétique d'un ovule, cellule qui possède le pouvoir de former tous ces tissus. La marche du développement d'un ovule après l'imprégnation ne peut être suivie qu'après l'admission, soit exprimée, soit inconsciemment acceptée, d'une hypothèse comme celle qui est contenue dans la *Pangénésie* de Darwin. Le germe fourni par le mâle contient, nous ne le savons que trop bien par l'expérience pathologique, des gemmules ayant certains pouvoirs et certaines fonctions ; et nous pouvons admettre, car nous le savons aussi, que le germe femelle contient également de semblables gemmules. Il est possible que l'ovule ait en lui les germes de certains tissus, et que, par une action hypererchétique exceptionnelle, ces germes puissent arriver à la formation rudimentaire de ces tissus sans qu'il y ait eu fusion avec le germe mâle. Une description plus soigneuse et plus exacte de ce qu'on trouve dans les kystes dermoïdes peut aider à résoudre cette énigme, et encore mieux peut-être un examen soigneux des tissus qu'on n'y trouve pas.

Cette doctrine de l'hypererchésis est soutenue par nombre de faits qui ont été observés dans des cas où on a pu étudier les changements qui se produisent dans l'ovule en dehors du corps de la mère. Ainsi Bischoff et Leuckhart ont l'un et l'autre décrit le développement partiel d'ovules qui avaient été mis dans l'impossibilité d'être fécondés. Le Dr Moquin-Tandon a décrit, plus récemment (1875), des faits analogues à l'Académie des Sciences ; il donne des détails sur la marche de la segmentation dans les ovules d'une grenouille qui avait été tenue enfermée pendant quatre mois.

On avait d'abord noté deux larges fissures verticales dans l'ovule, suivies bientôt d'une semblable segmentation horizontale, et ce mode de division s'était poursuivi encore, mais d'une façon moins régulière que d'habitude, les sphères du jaune se multipliant irrégulièrement et devenant de volume inégal ; cette segmentation se faisait plus rapidement que dans les ovules fécondés qu'on faisait se développer à la même température. Un petit nombre seulement des ovules présenta ces signes d'un commencement de développement, et le plus grand nombre mourut sans avoir présenté aucun signe de segmentation. Parfois, la mort survenait après la division en deux ou quatre segments, quelquefois à une période plus avancée ; mais l'œuf ne prit jamais l'aspect d'une mûre. L'auteur considère que cela prouve incontestablement que les œufs des vertébrés, non imprégnés par les spermatozoïdes, peuvent passer par les périodes les plus jeunes du développement dans certaines conditions, dont la nature exacte est, quant à présent, inconnue. Il me semble que nous pouvons admettre que ce travail est exactement celui qui se produit dans le développement de la spore de la fougère dans le prothalle, et que la tendance que ces ovules non fertilisés ont à ce développement primitif et inefficace dérive de la continuité de la descendance. Chez les insectes, le travail est poussé beaucoup plus loin, car Balbiani a montré des œufs de ver à soie, à la Société de Biologie (1873), qui avaient été déposés avant que la fécondation eût pu avoir lieu. Un certain nombre de ces œufs étaient restés stériles, mais d'autres présentaient des signes de développement, bien que, dans aucun cas, la larve ne fût sortie de l'œuf. Le nombre de ces œufs qui s'étaient développés variait extrêmement suivant l'espèce de papillon par laquelle ils étaient déposés. Ce sont ceux qui produisent plusieurs générations par an qui en fournissaient le plus grand nombre ; sur 9.000 œufs d'une race polyvoltine, 513 s'étaient développés spontanément, tandis que sur 50.000 d'une race annuelle, 29 seulement furent fertiles. M. Balbiani pense que cette énorme différence est probablement due à la faible vitalité de l'œuf chez les races annuelles, sugges-tion qui ne peut être considérée en aucune façon comme une explication ; et il n'est pas possible d'admettre son idée que le développement parthogénétique doive être accepté comme prou-vant l'hermaphroditisme de l'œuf, car il n'y a aucune espèce de signe d'un semblable état. Ce qu'a observé Balbiani n'est, à la vérité, qu'un essai de reproduire ce qu'on a vu chez les puce-rons, où la multiplication cellulaire dans les pseudo-ovaires pro-duit un nouvel individu sans l'union sexuelle. Plaçant ces faits à côté des autres faits observés par Agassiz et Burnette chez le poisson, par Hensen chez le lapin, par Bischoff chez la truie, et surtout de la remarquable observation de Œllacher, que la segmen-tation se produit dans les œufs de poule préservés du froid, alors que les œufs sont encore dans l'oviducte, je pense que rien ne s'oppose à ce qu'on admette que les efforts hypererchétiques de l'œuf humain, qui ont pour résultat la formation de ces kystes appelés dermoïdes, soient parthogénétiques et aient leur origine dans les phases jeunes de notre ancêtre. Dans l'ovaire humain, ces phénomènes sont poussés plus loin parce que la circulation y est très active.

Sir James Paget a, il me semble, frappé la tonique de la patho-logie des kystes dermoïdes lorsqu'il a écrit : « Ce n'est peut-être que lorsque les forces formatives sont en pleine vigueur chez le fœtus ou dans les périodes les plus jeunes de la vie extra-utérine que se forment les kystes aussi fortement organisés et productifs. » Cette phrase a trait à un point très important de la pathologie, qui ne peut être établi que par la détermination de l'âge auquel on trouve ces tumeurs. Il est évident qu'on ne peut tenir compte de

l'âge auquel ces tumeurs ont été enlevées par le chirurgien, car
elles se développent lentement, et on les a souvent reconnues et
observées pendant plusieurs années sans qu'elles se soient accrues
d'une façon perceptible. Elles diffèrent tout à fait, sous ce rapport,
des tumeurs adénoïdes ordinaires. Leur contenu même montre
que leur existence doit souvent avoir été contemporaine de la
vie de celles qui les portent, car on y trouve de volumineuses
mèches de cheveux, résultat du développement épithélial, implantées sur une saillie analogue à un mamelon, qui n'est pas plus
gros que l'extrémité du doigt; et dans un sac, sur 300, on
a trouvé des dents ressemblant, sous beaucoup de rapports,
à des dents de lait; en sorte que nous pouvons raisonnablement supposer qu'elles étaient les produits répétés d'une

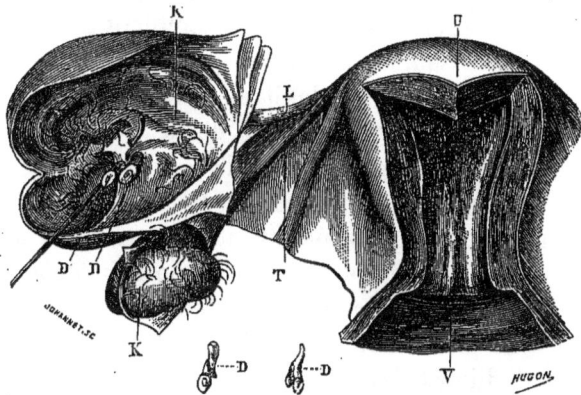

Fig. 48. Kystes dermoïdes de l'ovaire et de la trompe (d'après Cruveilhier). KK, cavités kystiques ouvertes (le grand kyste présente
une bride fibreuse que soulève une sonde); DD, dents implantées
dans les parois kystiques et figurées isolément après leur extraction;
L, ligament utéro-ovarien droit formant le pédicule du kyste principal; T, trompe droite; U, utérus ouvert par sa face antérieure;
V, vagin.

surface dentigène limitée. Dans un des cas de M. Spencer
Wells, dont la pièce se trouve au Hunterian Museum, on a trouvé
un morceau d'os ressemblant beaucoup à une partie du maxillaire
supérieur et des os sphénoïdaux contenant des dents molaires
bien développées. En somme, l'inspection du spécimen entraîne
presque la conviction que l'os et le sac dentaire furent produits
à une période jeune, peut-être intra-utérine de la vie de la malade,

et qu'ils ont grandi et se sont développés jusqu'à ce que la tumeur ait été enlevée, à l'âge de trente-neuf ans.

On a trouvé si fréquemment des kystes dermoïdes et dentigènes chez les enfants qu'on peut supposer que, si on pouvait établir les observations de tous les cas de ce genre qui ont été opérés, on trouverait, comme dit Paget, qu'ils sont congénitaux ou qu'ils ont commencé à se développer tout au début de la vie. En effet, il me semble impossible qu'il puisse en être autrement, quand nous nous rappelons que, peu de temps après la naissance, le travail de développement doit cesser et le travail de croissance seul continuer; il est impossible que de nouveaux tissus, aussi étranges et déplacés, puissent se développer après que les pouvoirs formatifs ont cessé de produire de nouveaux tissus dans les conditions normales. Plus nos connaissances en pathologie augmentent, plus nous trouvons que ses phénomènes ressemblent à ceux de la physiologie; et il me semble beaucoup plus simple d'expliquer la production des kystes dermoïdes dans l'ovaire par l'action hypererchétique d'un ovule à un moment de la vie où de semblables phénomènes sont en vogue dans l'économie, qu'à tout autre moment où ces phénomènes ont entièrement cessé partout ailleurs. J'ai déjà montré que la formation et la destruction des cellules ovariennes se produisent depuis les premiers jusqu'aux derniers moments de l'existence, le degré de leur maturité variant avec les périodes de la vie. On voit souvent des follicules de Graaf complètement dilatés dans les ovaires d'enfants nouveau-nés contenant des ovules qui sont petits, transparents, et des cellules sans structure. Mais supposons que, pendant la période de développement de la vie, un follicule de Graaf et l'ovule qu'il contient reçoivent une certaine dose de stimulus, que nous pouvons appeler accidentel, faute de plus ample connaissance, et que cela détermine une maturation prématurée de l'ovule, qui, si le reste de l'organisme était prêt à fonctionner, pourrait être entraîné dans l'utérus et y être imprégné; supposons, en outre, qu'au lieu d'être détruit par rupture de l'ovisac, l'ovule reste dans l'ovisac et prenne part aussi, avec le reste de l'économie, à l'activité du développement, il ne pourrait en résulter qu'une chose, ce serait la formation incomplète de ces tissus qui, dans des conditions favorables, évolueraient vers la perfection.

A l'appui de ma supposition, je désire attirer l'attention sur une autre description d'un kyste dermoïde que j'ai trouvé dans le péritoine, auquel il était attaché, mais qui n'avait aucune connexion avec les ovaires. Cette tumeur adhérait si intimement et sur une si grande étendue au péritoine, que je dus l'abandonner, et j'ai toutes raisons de croire qu'elle n'avait aucune connexion avec les ovaires. Ce kyste n'était-il pas dû au développement d'un ovule échappé des ovaires au début de la vie, qui s'était greffé sur le péritoine, comme nous savons qu'ils le font plus tard, et avait poursuivi sa tentative de parthogénèse?

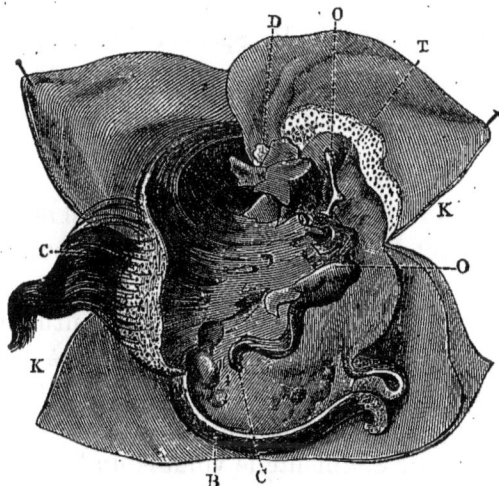

Fig. 49. Kyste dermoïde de l'ovaire (d'après Cruveilhier). KK, parois du kyste; C, poils dans un tissu semblable à la peau; BT, coupe de ce tissu; OO, pièces osseuses; C, partie présentant une structure cornée; D, dent ayant l'aspect d'une molaire.

La conclusion logique de cette idée, c'est que si un ovule de ce genre pouvait arriver dans l'utérus après s'être échappé de l'ovisac, il se produirait un exemple parfait de parthogénèse; ce n'est naturellement là qu'une spéculation de l'esprit, mais elle n'est pas plus étrange que quelques-uns des faits d'embryologie ne nous semblaient l'être avant que nous les ayions compris. C'est un fait tout à fait analogue à la production du puceron par une vierge et une mère larvipare sans sexe.

Quelle que puisse être la valeur des idées que j'ai émises, elles sont certainement conséquentes avec ce que j'ai observé; car dans un cas où j'ai enlevé un kyste dermoïde chez une jeune femme, il y avait toutes raisons de croire qu'il avait existé longtemps avant la puberté. La plus vieille femme à laquelle on ait enlevé un kyste dermoïde est, je crois, une femme que j'ai opérée : elle était dans sa quarante-cinquième année. La tumeur ne pesait que 200 grammes et était remplie de cheveux qui avaient poussé sur un petit mamelon de peau qui n'était pas plus gros que l'extrémité de mon petit doigt, d'où ils se répandaient dans la cavité kystique. Si la quantité de cheveux trouvée dans le sac s'était développée sur un cuir chevelu de même dimension, il aurait fallu toute une existence pour arriver au même degré de développement. Dans le cas le plus âgé de M. Spencer Wells (trente-neuf ans), la tumeur avait été reconnue seize ans auparavant; dans un cas, (trente-sept ans), non opéré, mais examiné après la mort, on avait reconnu l'existence de la tumeur depuis au moins douze ans. C'est ordinairement chez les femmes âgées de dix-sept à vingt-deux ans que le chirurgien voit les kystes dermoïdes; il est donc certain qu'en général ils existent depuis longtemps. Après la puberté, la congestion récurrente de tout l'appareil sexuel doit donner un coup de fouet au développement, ce qui lui est facile, étant donné que le kyste existe depuis longtemps, comme je l'ai suggéré dans mon hypothèse. Les résultats de ce développement peuvent être minimes et même microscopiques, jusqu'au moment où le stimulus de l'hyperémie menstruelle augmente le volume du kyste au point de lui donner une importance chirurgicale; il se passe là ce qui se passe dans l'expérience de Hunter qui consiste dans la transplantation d'un éperon de coq sur sa crête; il en résulte une augmentation extraordinaire, en longueur et en volume, de l'éperon, par suite du changement de caractère de sa nutrition sanguine. Parfois, cependant, les kystes dermoïdes augmentent de volume avant la puberté.

A la réunion de la Société pathologique de Londres, le 5 mai 1874, le Dr Dickson montra une tumeur de l'ovaire enlevée, à l'autopsie, chez une enfant âgée de dix ans. Environ un an auparavant, l'enfant s'était plainte de douleurs dans le côté droit et à la partie inférieure de l'abdomen, et on remarquait alors une petite grosseur du volume d'un œuf. Six mois plus tard, cette tumeur était grosse comme une petite pomme. Elle augmenta alors rapidement. Lorsqu'il l'avait vue pour la première fois, la circonférence ombilicale était de 63 centimètres, et l'enfant souffrait beaucoup. Le diagnostic était difficile et on supposa d'abord que c'était une tumeur maligne du rein. L'enfant fut retirée de l'hôpital, et à son retour, quelques mois plus tard, la circonférence ombilicale était de 68 centimètres. Elle mourut bientôt après de péritonite. On trouva une tumeur de l'ovaire droit, pesant cinq livres et demie, qui contenait des cheveux, des os, etc. Tous les autres organes du corps étaient sains. L'enfant n'avait jamais été menstruée. Une incision exploratrice lui aurait probablement sauvé la vie.

En résumé, je crois que les kystes dermoïdes sont le résultat d'un développement hypererchétique d'un ovule pendant la vie fœtale ou infantile, donnant naissance à une tumeur pendant et après la puberté. Ils sont toujours recouverts par le revêtement péritonéal ordinaire de l'ovaire, au-dessous duquel il y a une lame plus ou moins épaisse de tissu fibreux mêlé et disposé par bandes, qui forme la base de tous les kystes de l'ovaire. J'ai vu cette lame être aussi mince qu'une feuille de papier, et sur un kyste dermoïde ancien elle avait plus d'un pouce d'épaisseur et présentait de grandes plaques de calcification. Dans cette couche, on peut trouver les mêmes noyaux en forme d'amande qui caractérisent le stroma de l'ovaire, seulement ils sont éparpillés ; il en est toujours ainsi dans les vieilles tumeurs, comme je l'ai déjà dit. C'est dans cette couche que les éléments particuliers qu'on rencontre dans les kystes dermoïdes sont disposés d'une façon qui indique nettement le mode d'origine que je leur ai attribué. Je ne connais pas de tissu dans le corps qui ne puisse pas y être représenté, car Beneke y a même trouvé de la substance cérébrale. Habituellement, cependant, ils ont le caractère épithélial, et dans quelques cas ces tissus présentent un état de développement très avancé. Lorsqu'il y a de la peau ou une membrane muqueuse, on peut distinguer tous les détails de leur structure ; et comme il n'y a aucun frein vaso-moteur de l'alimentation vasculaire, on trouve souvent les matières qu'ils sécrètent normalement en grandes quantités, comme, par exemple, des centaines de dents et des livres de matière sébacée.

J'ai observé plusieurs fois une autre espèce de tumeur, dont
l'origine ovarienne est indubitable, bien qu'elle ne semble avoir
aucun rapport avec l'ovaire, sauf celui de contiguïté, et comme je
n'ai trouvé aucune description de tumeur de ce genre, je vais en
donner une complète. Le premier cas a été celui d'une femme âgée
de trente-sept ans, qui me fut confiée par le Dr Blackwood, de
Wednesbury, qui l'avait assistée dans trois accouchements, dont
le premier avait été naturel; le second avait dû être terminé par le
forceps, et au troisième, on avait dû faire la version parce qu'il y
avait un obstacle. Le dernier accouchement remontait au mois
d'avril 1869, et depuis ce moment jusqu'à celui où je la vis, en
avril 1873, la menstruation avait été normale. Pendant cette période, un prolapsus s'était graduellement formé par la vulve, et
quand le Dr Blackwood vit la malade pour la première fois, il avait
atteint un volume énorme et comprenait l'utérus, la vessie et le
rectum, et il était devenu absolument irréductible. Le Dr Blackwood
découvrit aussi une volumineuse tumeur abdominale, qui semblait
être la cause du prolapsus. Je trouvai que cette tumeur s'étendait
à environ dix centimètres au-dessus de l'ombilic, qu'elle remplissait le bassin, et que le caractère de la fluctuation montrait nettement que c'était un kyste uniloculaire. Il était si fortement fixé
dans le bassin, que j'émis l'avis qu'il était adhérent, et que probablement on rencontrerait beaucoup de difficulté pour l'enlever;
mais comme son accroissement avait été rapide, je fus d'avis de
faire une incision exploratrice. C'est ce que je fis de la façon
habituelle le 27 avril, mais je ne pus trouver aucune ligne de
démarcation entre le péritoine et la paroi kystique. Cette dernière
était très épaisse, et en la sectionnant on sentait qu'elle contenait
une grande quantité de cheveux, qui ne s'étaient pas développés
dans le kyste, comme c'est habituellement le cas, mais seulement
dans la paroi, car on ne trouva aucun cheveu libre sur la surface
interne du kyste. Le contenu consistait en un liquide séreux clair,
dans lequel flottaient de longs morceaux de membrane transparente, ressemblant exactement à l'épiploon du fœtus; il y avait
aussi un appendice long comme le doigt de graisse pure, encap-
sulé dans une membrane séreuse. Le sac fut complètement vidé
et j'essayai de tous côtés de découvrir une séparation entre le
kyste et la cavité péritonéale. En haut je disséquai jusqu'à ce que

j'eusse trouvé que son union avec les intestins était si intime qu'elle rendait tout enlèvement impossible. De chaque côté il semblait être absolument continu avec les parois abdominales, jusqu'au détroit du bassin. Au-dessous de lui, on sentait l'utérus et les ovaires tout à fait libres, en sorte qu'il était certain que la tumeur n'était pas ovarienne, et derrière le kyste, on pouvait sentir les intestins dans une cavité qui s'étendait probablement en bas jusqu'au cul-de-sac de Douglas.

Lorsque ces détails furent bien constatés, il devint absolument évident que le traitement convenable de ce cas anormal était de fermer la plaie, sauf à son angle inférieur, où un tube à drainage serait placé; mais avant de le faire, j'enlevai un fragment de la paroi du kyste dans laquelle j'avais trouvé les cheveux. Je n'ai pas besoin de donner ici le récit détaillé de la marche du kyste vers la guérison; tout ce que je puis dire, c'est qu'il suppura abondamment, et que la suppuration diminua peu à peu, de telle sorte qu'en juillet j'enlevai le tube à drainage. Au mois d'octobre, il restait encore un léger écoulement au niveau du tube à drainage; toute tendance au prolapsus par la vulve avait cessé, et on pouvait sentir que la voûte du bassin était un peu fixée, et l'utérus en rétroversion. La plaie était aussi légèrement entraînée en dedans, mais c'était la seule trace qui restât de la tumeur. La malade jouit aujourd'hui (1880) d'une robuste santé et est encore régulièrement réglée.

L'examen du morceau de paroi kystique que j'avais enlevé montra que les cheveux avaient poussé dans son épaisseur, ou du moins existaient dans son épaisseur en grand nombre et qu'ils étaient tous placés parallèlement à la paroi kystique.

Il y avait aussi des traces d'éléments cutanés rudimentaires, tels que papilles, loges graisseuses et sortes de glandes, absolument suffisants pour placer cette tumeur remarquable dans la catégorie des kystes dermoïdes; et, sous ce rapport, il faut noter aussi la membrane séreuse trouvée dans son intérieur. Quelle est donc son origine? Comme réponse, on peut faire deux suppositions, dont la première et la moins vraisemblable c'est que c'était une inclusion kystique semblable à celle dont j'ai déjà parlé, et qui siégeait au niveau du pressoir d'Hérophile. L'autre, et je pense que c'est celle qu'il faut accepter, c'est qu'un ovule égaré s'était développé, ovule qui, après son expulsion du follicule de Graaf, n'avait pas suivi la voie ordinaire, n'était pas mort et avait été l'objet d'un développement hypererchétique.

Nous savons que des ovules mûrissent quelquefois dans l'enfance, même pendant la vie embryonnaire, et nous savons aussi que quelquefois ils subissent ce développement hypererchétique dans l'ovaire. Nous savons encore que, chez l'adulte, tous les ovules qui s'échappent des follicules n'atteignent pas l'utérus, et il est plus que probable qu'un grand nombre d'entre eux tombent dans la cavité péritonéale et errent jusqu'à ce qu'ils meurent. De même que l'ovule, lorsqu'il est imprégné, se fixe lui-même sur la surface avec laquelle il est à ce moment en contact et s'y développe, de même il n'est pas impossible qu'un des ovules en état d'hypererchésis, s'étant échappé dans la cavité abdominale, y devienne adhérent et se développe en un kyste dermoïde comme celui que j'ai trouvé dans le cas du Dr Blackwood. Toutes les circonstances nécessaires pour cette coïncidence étant rares, les tumeurs qui en résultent seront nécessairement rares ; mais comme notre expérience chirurgicale en de telles matières est absolument à ses débuts, un cas comme celui que j'ai raconté peut se reproduire. Il est certain que je n'ai trouvé aucune description d'un cas exactement semblable, bien que le développement kystique d'ovules égarés ait pu être reconnu par plusieurs auteurs, notamment par Boinet. Le Dr Lloyd Roberts, de Manchester, a décrit une tumeur kystique analogue, qu'il a enlevée avec succès ; elle n'avait aucune connexion avec l'utérus ni avec les ovaires, et il la regarda comme un ovule non fécondé qui était tombé dans la cavité péritonéale et s'y était énormément développé.

J'ai trouvé toute une série de cas auxquels je pense qu'aucune autre explication ne peut être donnée que celle que j'ai émise pour le cas décrit plus haut. Dans ces cas, on n'avait rien trouvé qui ressemblât aux éléments dermoïdes, quoique, sous d'autres rapports, ils coïncidassent exactement avec leurs apparences; ils avaient des caractères parfaitement communs, surtout en ce qui regarde leurs rapports avec les organes pelviens et abdominaux. La série comprend six cas; mais il me suffira d'en décrire un, car ils se ressemblent tous, comme apparence, comme traitement et comme résultat. Toutes les femmes étaient jeunes, âgées de 15

à 26 ans, et elles présentaient les signes physiques des kystes de
l'ovaire. Au moment de l'opération cependant, je trouvais qu'entre
le kyste et le péritoine il y avait une adhérence absolue et lorsque
j'ouvrais le kyste j'évacuais une grande quantité de liquide parfaitement limpide. Les kystes étaient tapissés par un épithélium
et avaient une surface parfaitement lisse et brillante. Ils étaient
absolument adhérents à toute la surface du bassin et aussi à la
paroi abdominale postérieure; et 6 à 7 centimètres au-dessus
du détroit du bassin cette adhérence s'étendait, suivant une ligne
inclinée en avant, en haut et en dehors, jusqu'à 4 ou 5 centimètres
au-dessus de l'ombilic. A partir de cette ligne d'attache, les kystes
semblaient être libres, et lorsqu'on les vidait les intestins refou-
laient en bas la paroi supérieure dans le kyste comme une poche
énorme. Dans tous ces cas, on pouvait sentir l'utérus et les
ovaires, à leur place ordinaire, à travers la paroi kystique, et,
autant qu'on pouvait s'en assurer, parfaitement sains et indé-
pendants du kyste.

Ces kystes n'étaient donc pas des tumeurs de l'ovaire, et ils
n'étaient certainement pas d'origine parovarienne; d'après l'uniformité de leurs rapports, il est certain, je pense, qu'ils forment une
classe particulière de kystes pathologiques. Dans le premier cas que
je rencontrai, qui me fut envoyé par le Dr Eshelby, de Stonehouse,
il y a quelques années, je fis tous mes efforts pour enlever le
kyste; mais ne pouvant y arriver, j'appliquai un large tube à drainage, je le maintins en place pendant plusieurs semaines, et de
cette façon je guéris le kyste, et la jeune fille se porte aujourd'hui
parfaitement bien.

Je pourrais donner la même histoire pour les cinq autres cas;
dans les quatre derniers je pus reconnaître la nature de la maladie,
je ne fis pas de tentative pour énucléer la tumeur, et je me contentai de les drainer suivant la méthode décrite.

Je crois, comme je l'ai déjà dit, que, dans ce cas, on se trouve
en présence de kystes formés par distension hydropique d'un
ovule qui n'a pas été imprégné, qui est tombé dans la cavité
péritonéale, et s'y est attaché et développé.

Il y a une classe de tumeurs qui simulent absolument les tumeurs kystiques de l'ovaire et qui ont été quelquefois considérées,
dans les observations des opérations qui ont été publiées, comme

étant des kystes extra-péritonéaux, et, dans un cas au moins, la description que l'écrivain donne de la tumeur indique nettement qu'il la regarde comme un véritable kystome ovarien développé en dehors de la cavité péritonéale. Il est naturellement impossible d'admettre une semblable explication pour ces tumeurs, car on ne peut se figurer comment une tumeur de l'ovaire ou une tumeur développée aux dépens d'un ovule égaré pourrait, d'une façon quelconque, se développer en dehors du péritoine. Dans ma propre pratique, je n'ai vu que deux cas de kyste extra-péritonéaux, et dans l'un et l'autre cas l'opération fut malheureusement fatale. Comme dans ces deux cas l'autopsie ne put être obtenue, la nature exacte de la tumeur reste tout à fait incertaine ; je pense cependant pouvoir en donner une explication satisfaisante.

Le premier cas que je rencontrai a été celui d'une dame âgée de cinquante-six ans, soignée par le Dr Lamb, d'Albrighton, qui depuis un an se plaignait de douleur abdominale et de sensibilité ; en octobre 1880, elle avait commencé à présenter un certain nombre de symptômes sérieux, dont les principaux étaient des vomissements fréquents et du dégoût pour les aliments solides. On notait à ce moment une augmentation de volume de la partie inférieure de l'abdomen et on pensa qu'elle était due à de l'ascite. Les symptômes devinrent peu à peu de plus en plus graves jusqu'en février 1881, où il y eut une consultation entre les Drs Lamb, Heslop et Saundby. On décida de la ponctionner et on retira cinq litres et demi de liquide ; ce n'était pas là la quantité totale du liquide contenu dans la cavité ; mais de volumineuses masses de flocons obstruèrent le tube du trocart et empêchèrent de vider complètement le kyste. Une partie du liquide me fut soumise afin de donner mon opinion ; en raison de ce que ce liquide était brun et épais, qu'il contenait d'abondants flocons, et présentait un dépôt jaune qui consistait surtout en pus, j'émis sans hésiter l'avis qu'il n'était pas ascitique et que c'était un liquide qui devait être contenu dans une cavité kystique, et qu'il provenait probablement d'un kyste du parovarium. Je la vis le 13 février, et je trouvai l'abdomen absolument aussi distendu qu'avant la ponction. Je proposai donc une incision exploratrice avec l'intention d'enlever la tumeur, s'il était possible, quoique l'état d'épuisement profond dans lequel se trouvait la malade ne me donnât pas de grandes chances de succès. Il était parfaitement clair que si je ne faisais rien, la malade en mourrait certainement ; les médecins qui l'assistaient et ses amis acceptèrent donc l'opération.

J'ouvris l'abdomen à l'endroit habituel et, après avoir sectionné toutes les couches à l'exception du péritoine, j'arrivai sur la paroi kystique. J'ouvris le kyste et j'enlevai environ dix-sept litres de liquide exactement semblable à celui qui avait été retiré par la ponction ; il contenait en suspension de grandes masses de dépôts fibrineux, qui rendaient compte de l'impossibilité de retirer par la ponction tout le liquide. Je me mis alors en devoir d'enlever l'énorme kyste qui était fixé de tous côtés à la paroi pariétale, par sa face externe, et à la face externe du péritoine épaissi, par sa face postérieure. Le kyste ne plongeait pas dans le bassin et le péritoine pariétal antérieur atteignait la paroi au niveau du cartilage ensiforme. On pouvait sentir les intestins et les organes pelviens à travers le repli péritonéal antérieur non adhérent et, autant qu'on pouvait s'en assurer, ils étaient en parfait état. Le kyste siégeait donc entre le fascia transversalis en dehors et le péritoine pariétal en dedans, le péritoine n'ayant été nulle part ouvert pendant cette opération grave et prolongée. Le kyste fut enlevé en son entier ; sa surface interne était formée par un épithélium mucoïde altéré, infiltré de pus, de toutes parts appliqué sur la basement membrane, qui était constituée presque entièrement par des fibres musculaires.

Quant à la nature de ce kyste, la conclusion à laquelle je suis arrivé, c'est qu'il s'était développé aux dépens de l'ouraque, qui s'était fermé à sa partie supérieure, et un peu plus bas laissant entre ces deux points une partie qui ne s'était pas oblitérée pendant la période embryonnaire ni dans l'enfance. Je ne vois absolument aucune autre origine possible pour ce kyste, et si mon explication est exacte, il est extraordinaire que cette poche soit restée tranquille pendant cinquante-six ans, qu'elle se soit enflammée tout à coup et ait donné naissance à un kyste énorme. La malade alla très bien pendant trois jours, mais succomba rapidement par épuisement. On ne fit pas l'autopsie, ce qui ne me permit pas d'éclairer davantage la chose ; et, autant que je sache, l'observation est unique, quoiqu'il soit parfaitement connu, car j'ai eu moi-même à plusieurs reprises l'occasion de l'observer, qu'on ouvre parfois de petits kystes de l'ouraque quand on fait la section abdominale. Je n'ai pas connaissance qu'on ait rencontré antérieurement un kyste de ce genre suffisamment volumineux pour avoir une importance pathologique.

Le second cas de kyste extra-péritonéal me fut envoyé par le Dr Craig, de Stoke-Upon-Trent. Ici encore, la malade était, avant que je la visse, presque sans espoir en dehors de l'intervention chirurgicale. La tumeur avait été reconnue par le Dr Craig en 1878, et, à ce moment, il lui avait recommandé de venir se mettre entre mes mains pour que je la lui enlève. Elle ne s'y décida pas cependant avant le milieu de mai dernier; lorsqu'elle arriva à Birmingham, elle était moribonde. J'étais absent, et mes domestiques pensèrent qu'elle ne sortirait jamais de chez moi vivante. Elle fut logée dans mon voisinage, et je l'opérai aussitôt que je fus de retour, trois jours après. Je trouvai un kyste gangréneux et rempli de pus, dans lequel nageaient de grandes masses de lymphe. Il était situé entièrement en dehors du péritoine, qui ne fut pas ouvert, et il plongeait dans le bassin du côté droit seulement. Autant que je pus m'en convaincre, sa disposition ressemblait très fort à celle de l'autre, sauf qu'il s'étendait presque entièrement du côté droit, le péritoine semblant être poussé complètement vers le côté gauche. Ses caractères ressemblaient beaucoup à ceux du cas du Dr Lamb, que je viens de décrire.

Elle se remit très bien de l'opération, et pendant huit jours il sembla qu'elle allait guérir; mais aussitôt qu'on enleva les points de suture de la plaie, celle-ci se rouvrit et continua à laisser couler une grande quantité de liquide purulent, brun, malsain, jusqu'au moment de sa mort, dix-sept jours après l'opération. Dans ce cas encore, malheureusement, on ne put obtenir l'autopsie, et je ne puis par conséquent rien dire de certain sur l'origine de la tumeur; mais je suis convaincu que c'était aussi un kyste de l'ouraque.

Dans les deux cas j'ai placé un tube à drainage dans la cavité du kyste, et je suis persuadé que ces tubes ont été pour quelque chose dans le résultat fatal, bien qu'il soit possible que je me trompe. Il est, du reste, facile d'expliquer ces morts par l'état d'épuisement dans lequel les deux malades se trouvaient au moment de l'opération, et je pense qu'on aurait obtenu très probablement un résultat heureux dans les deux cas si l'opération avait été faite à une période moins avancée de la maladie. Il est possible que la cause immédiate de la mort ait été la destruction de la vitalité du péritoine, qui était uni à la paroi interne du kyste. Dans les deux cas, l'étendue du péritoine, dénudé par le tissu kystique auquel il était sans doute redevable de son alimentation sanguine, était très grande, et si cet important tissu est mort par perte de son alimentation sanguine, cela peut être absolument suffisant pour amener la mort des malades. Je pense que si je me trouvais jamais en présence de cas semblables, je serais porté à enlever une grande partie de ce péritoine dénudé, et que je me fierais plutôt à un arrangement soigneux, au moyen de suture, des portions que j'aurais laissées, que de risquer d'agir comme je l'ai fait dans ces cas, manière de faire qui, je pense, a été la cause de la mort ; car j'ai eu souvent à enlever, dans des cas de kystes adhérents, un très grand morceau de péritoine pariétal, et je l'ai fait sans que cela mît obstacle en aucune façon à la guérison de la malade.

Ces cas montrent très bien les difficultés inattendues et considérables qui se présentent dans la pratique de la chirurgie abdominale, et combien nous avons encore à apprendre dans cette branche importante de notre art. Ils montrent aussi les nombreuses raisons que nous avons de regretter qu'on laisse aller les tumeurs abdominales aussi longtemps, ce qui enlève toute chance de succès dans leur traitement.

Avant de parler des affections très nombreuses qui simulent les tumeurs de l'ovaire, il me paraît convenable d'étudier maintenant les signes et symptômes au moyen desquels on peut reconnaître une tumeur de l'ovaire ; et je puis dire ici que les affections qui simulent ces tumeurs sont si nombreuses et présentent si peu de caractères dans lesquels on puisse avoir une confiance aveugle, qu'il n'y a qu'une seule chose sûre, c'est de procéder par exclusion ; c'est-à-dire, que si on veut établir un diagnostic exact dans un cas de tumeur de l'ovaire, ce qu'il y a de mieux à faire, c'est de dresser mentalement une liste de toutes les affections qui peuvent exister, et de les éliminer l'une après l'autre jusqu'à ce qu'il ne reste plus aucune alternative. Tous ceux qui suivront habituellement la méthode inverse tomberont tôt ou tard dans quelque bévue fatale. Notre plus vif désir doit être toujours, non de prouver qu'une tumeur donnée est ovariénne, mais de montrer qu'elle ne peut pas ne pas être ovarienne.

On peut dire avec une parfaite certitude qu'on ne peut diagnostiquer une tumeur de l'ovaire d'après les renseignements seuls qui sont donnés, tant sont variées les indications que les malades fournissent sur leurs cas. Ainsi, une malade peut se présenter à vous, ignorant complètement qu'elle porte une tumeur, tandis qu'une autre peut avoir connaissance depuis de longues années de la présence d'une petite masse qui est restée longtemps tranquille, et qui ne s'est développée que depuis quelques semaines ou quelques mois. Le degré du développement, soit dans les tumeurs uniloculaires, soit dans les tumeurs multiloculaires, ne peut servir de guide; car j'ai enlevé des tumeurs multiloculaires qui s'étaient développées en un très grand nombre d'années, et j'en ai enlevé une de gros volume, chez une malade âgée de soixante-six ans, qui s'était développée en quatre mois. J'ai enlevé, d'autre part, une volumineuse tumeur parovarienne uniloculaire qui existait depuis plus de dix ans, et dont la conformation montrait qu'elle avait toujours été uniloculaire ; et j'ai enlevé deux tumeurs uniloculaires, dont l'une s'était développée au point de remplir complètement l'abdomen en sept semaines, et dont l'autre, presque aussi volumineuse, n'avait pas été remarquée depuis plus de cinq semaines.

Les détails donnés par les malades sur la région où les tumeurs ont d'abord été observées induisent souvent en erreur, et on ne peut leur accorder aucune confiance. Une malade, chez laquelle il existait une tumeur fibreuse non douteuse de l'utérus, affirmait qu'elle s'était développée primitivement dans le voisinage de la rate et qu'elle était descendue peu à peu dans la situation qu'elle occupait alors dans l'utérus. Les malades prétendent souvent que les tumeurs de l'ovaire qu'elles portent sont nées du côté opposé à celui où on trouve qu'elles se sont développées. Il est une affection que nous avons rarement l'occasion de voir : ce sont les hydatides du péritoine, qui commencent généralement par rupture d'un acéphalocyste du foie ; dans cette affection, la malade raconte souvent qu'elle a débuté

à la partie supérieure de l'abdomen ; aussi, lorsqu'on vous donne
un renseignement comme celui-là et qu'il y a augmentation de
volume de l'abdomen, devez-vous prendre vos précautions avant
d'exclure les hydatides des affections possibles. Une tumeur qui
a commencé au centre et qui y reste a toutes chances d'être
utérine ; mais cela est loin d'être constamment la règle. J'ai entendu une malade prétendre qu'une tumeur de l'ovaire d'un
volume considérable était apparue subitement, et cela a pu réellement arriver, car sa sortie du bassin a pu avoir été subite. Il
m'est arrivé souvent de chasser du bassin une tumeur de l'ovaire
qui s'y était enclavée, et on peut obtenir le même résultat avec
les myomes utérins.

Les renseignements sur les règles, fournis par les malades
atteintes de tumeurs ovariennes, sont si variés, à ma connaissance, que cela m'a conduit à les laisser presque entièrement de
côté dans le diagnostic. Dubois affirmait n'avoir jamais vu une
tumeur kystique de l'ovaire accompagnée d'hémorragie ; je l'ai
cependant noté à plusieurs reprises dans ma pratique ; et l'explication de cette divergence apparente c'est qu'à l'époque où le grand
accoucheur écrivait, le diagnostic des tumeurs pelviennes n'était
pas arrivé où il est aujourd'hui. Dans quelques cas, dont deux ont
déjà été décrits avec détails, des tumeurs ovariennes ont donné
naissance à des ménorragies intarissables, et j'ai montré que ce
symptôme semble être étroitement lié à la présence de petits kystes
des ovaires et qu'il est sérieux.

J'ai fréquemment vu l'arrêt complet de la menstruation associé
aux tumeurs à marche rapide de l'ovaire et du parovarium. Quand une malade vous donnera un renseignement de
ce genre, recherchez avec beaucoup de soin les autres signes
de la grossesse, plus particulièrement de l'hydramnios, car je
sais que deux cas de ce genre, qu'on avait traités par la ponction,
se sont terminés par la mort ; dans un cas on avait cru avoir
affaire à une tumeur de l'ovaire ; et l'autre fois à une ascite. L'utérus, dans les premiers mois de la grossesse normale, se déplace
fréquemment vers l'un ou l'autre côté, et a souvent été pris
par erreur pour un kyste de l'ovaire ; dans un cas, je l'ai pris
moi-même pour un abcès du ligament large. Dans ce dernier cas,
j'avais été trompé par les symptômes généraux de la phtisie

dont était atteinte la malade. Cela m'apprit à ne pas me fier à un symptôme seul, ni à un groupe quelconque de symptômes, dans un diagnostic pelvien ; heureusement la malade guérit complètement après avoir avorté.

On rencontre un grand nombre de cas de tumeurs de l'ovaire vers la ménopause, et il est assez fréquent qu'elles soient annoncées par un arrêt prématuré de la menstruation ; en sorte que, pendant les premiers mois du développement de la tumeur, la malade croit qu'elle est enceinte. Chose assez curieuse : j'ai eu en même temps à soigner deux femmes auxquelles j'ai fait l'ovariotomie, et qui crurent pendant plusieurs mois qu'elles étaient enceintes, jusqu'à ce que le laps de temps écoulé ait rendu un examen utile. L'arrêt de la menstruation se produisit chez ces deux femmes avant que la tumeur fût remarquée, en sorte que l'augmentation de volume de l'abdomen avait été naturellement prise pour une grossesse. Dans un cas, les parois abdominales étaient si œdématiées qu'il était très difficile de se rendre compte s'il y avait grossesse ou tumeur ovarienne ; la difficulté fut surmontée par l'emploi de la sonde après quelque hésitation.

Pour le diagnostic des tumeurs de l'ovaire, soit subjectif, soit différentiel, il existe un très grand nombre de symptômes qui, pour la plupart, n'ont que peu ou pas d'importance pour l'exactitude, et il n'en est aucun qui, à lui seul, soit digne de confiance. Les symptômes varient beaucoup dans leurs caractères et leur intensité, en ce qui touche au volume de la tumeur, quoique cela soit loin d'être la règle. Ainsi la tumeur de l'ovaire la plus volumineuse que j'aie enlevée, qui dépassait comme poids cent livres, ne donnait naissance qu'à un seul symptôme : la malade était dans l'impossibilité de se mouvoir, par suite de son poids énorme ; tandis que la plus petite, qui ne pesait que deux cents grammes, donnait lieu à des douleurs intolérables et à une grande variété de symptômes réflexes, y compris l'aphonie, ce qui avait tenu la malade complètement dans l'inaction pendant des années. Dans la première période du développement d'un kyste simple, il est rare qu'on trouve des symptômes quelconques tant que la tumeur n'est pas suffisamment volumineuse pour s'enclaver dans le bassin. Le développement des kystes dermoïdes, au contraire, s'accompagne souvent de douleurs intenses qu'il est impossible d'expliquer

Dans un cas que j'ai déjà rapporté, j'avais à enlever un très petit kyste dermoïde à cause des douleurs atroces qu'il déterminait. Quoiqu'elle en ait été complètement guérie, différents symptômes nerveux apparurent, dont je ne pus découvrir la cause, qu'il me fut impossible de faire disparaître et qui, entre autres résultats, déterminèrent une contracture des muscles du jarret et une rigidité absolue des genoux, de telle sorte que la malade n'a jamais pu marcher depuis l'opération, il y a aujourd'hui près de dix ans.

Règle générale, on ne voit apparaître les douleurs que lorsque les tumeurs kystiques sont assez volumineuses, si elles sont hors du bassin, et compriment un viscère important; ou lorsque la surface de la tumeur s'enflamme. Dans ce dernier cas, on en est averti par la douleur et l'augmentation du pouls et de la température; cependant, chose assez surprenante, on peut trouver la tumeur adhérente sur une certaine étendue, sans qu'aucun symptôme inflammatoire se soit montré pendant son développement.

Il est rare de voir apparaître des symptômes de trouble constitutionnel tant que la tumeur n'est pas suffisamment volumineuse pour entraver la nutrition et surtout si elle n'est pas cancéreuse; cependant, il m'est arrivé de voir une petite tumeur très libre dans la cavité abdominale donner naissance à de grandes douleurs et à un grand malaise. De semblables tumeurs donnent aussi quelquefois naissance à des symptômes d'obstruction intestinale, comme cela s'est produit dans un cas de myome utérin qui fut enlevé avec succès par la section abdominale.

Pendant le développement d'une tumeur de l'ovaire, l'appétit n'est habituellement pas troublé jusqu'à une période avancée; le sommeil ne l'est pas non plus, quoique souvent la malade ne puisse se coucher que sur un côté; la température et le pouls ne subissent pas de modifications appréciables. On trouve quelquefois de l'hystérie dans les cas de tumeurs de l'ovaire, et celles-ci en sont la cause. Dans un de mes cas, cela fut très net, car l'hystérie disparut entièrement après la guérison par l'ovariotomie. Des symptômes hystériques accompagnent constamment les tumeurs fantômes; au début, les ovariotomistes opérèrent par erreur un certain nombre de cas de ce genre.

L'augmentation de volume des veines, qu'on observe souvent

dans la peau de l'abdomen, dans les cas de tumeur de l'ovaire, n'est pas d'un grand secours comme signe diagnostique, car il existe dans presque toutes les autres maladies qui simulent l'hydropisie de l'ovaire. Une augmentation de volume très marquée des veines peut être cependant une raison de soupçonner une affection maligne, si les autres indications sont négatives. Dans un ou deux cas, j'ai vu cette augmentation de volume être la seule indication d'un cancer qu'on trouva en ouvrant l'abdomen.

Lorsque la tumeur se développe, les symptômes deviennent plus nombreux et plus variés; ainsi, dans le bassin, la pression exercée sur le rectum, la vessie et les nerfs, peut donner naissance à de la dysurie ou à de l'incontinence, à de la constipation ou à de la diarrhée, et à des névralgies diverses. Dans la cavité abdominale, la pression exercée sur l'estomac, le foie et le diaphragme, détermine très fréquemment des nausées et des vomissements, et du dégoût pour les aliments; dans un de mes cas, elle amena de la jaunisse, et très souvent elle détermine de la difficulté pour respirer, qui peut arriver, dans les dernières périodes, jusqu'à l'orthopnée. En même temps que se produisent ces symptômes viscéraux, on voit apparaître peu à peu des indices d'une altération de l'économie due en partie à l'obstacle direct apporté à la nutrition, et en partie à sa perversion. Ainsi la malade maigrit, la peau est sèche et souvent chaude, les yeux s'enfoncent, les traits deviennent pincés, et elle a bientôt cette expression particulière de la face à laquelle on a donné le nom de *facies ovarien*. Les jambes, à ce moment, deviennent généralement œdémateuses, par obstacle mécanique apporté au retour du sang des membres, et l'œdème s'étend à la vulve et à la partie inférieure et médiane des parois abdominales. Quand la tumeur a atteint le volume extrême qu'indiquent ces symptômes, si on la voit alors pour la première fois, il est difficile d'en faire le diagnostic, même en étudiant soigneusement ses signes; car c'est dans les cas où les tumeurs de l'ovaire sont très petites ou très volumineuses que le diagnostic est le plus difficile. Lorsque la tumeur est d'un volume moyen, la tâche est beaucoup plus aisée.

Règle générale, le chirurgien n'a l'occasion de constater les signes physiques qui indiquent la présence d'une tumeur de l'ovaire que lorsque celle-ci a atteint un volume suffisant pour avoir été forcée de quitter le bassin et de donner lieu à une augmentation de volume de l'abdomen. Il est souvent nécessaire, cependant, de déterminer la nature d'une petite tumeur pelvienne et, comme je l'ai déjà dit, de l'enlever. Un diagnostic de ce genre n'est pas trop difficile pour une personne accoutumée à faire l'examen bi-manuel, surtout si on le pratique alors que la malade est sous l'influence d'un anesthésique. On trouvera presque invariablement la tumeur de l'ovaire placée en arrière de l'utérus, et ce viscère refoulé en avant contre le pubis ; on peut arriver, sauf chez les personnes exceptionnellement obèses, à sentir son fond immédiatement au-dessus du pubis. Habituellement, on peut saisir l'utérus entre les deux mains, et on ne peut alors concevoir de doute sur son identité. En arrière se trouve la tumeur, et si on peut arriver à la soulever aussi hors du bassin indépendamment de l'utérus, on peut être sûr que c'est une tumeur de l'ovaire ou du ligament large. Il n'est pas extrêmement important de différencier ces deux tumeurs, mais on peut y arriver, car des doigts exercés sont capables de reconnaître si l'onde de fluctuation qu'on reproduit dans les différents diamètres de la tumeur présente une intensité uniforme ; cette même recherche peut être faite au moyen des deux index quand on pratique l'examen bi-manuel.

Lorsque la tumeur augmente de volume et sort du bassin, il devient un peu plus difficile d'établir qu'elle n'est pas intimement unie à l'utérus. Il peut être nécessaire d'introduire la sonde, afin d'éclairer ce point; mais, et c'est là une règle qui n'admet guère d'exception, on ne doit jamais le faire à un premier examen. J'ai vu, dans un certain nombre de cas, des chirurgiens très compétents déterminer un avortement pour avoir négligé cette règle. Il arrive fréquemment que la menstruation, ou quelque hémorragie qui la simule, se produit pendant les premiers mois de la grossesse ; et pour entreprendre d'établir à un premier examen le diagnostic entre une grossesse au début et une tumeur de l'ovaire qui vient de sortir du bassin, il faut être ou téméraire ou très expérimenté. Si, alors que la malade est sur le dos, on place un index sur l'orifice utérin et l'autre sur le fond de la tumeur et que les deux doigts se trouvent embrasser un corps qui se meut *en masse*, on peut être certain que c'est l'utérus. Mais si les deux doigts semblent être en rapport avec des organes différents, celui qui est en dehors doit rechercher le fond de l'utérus, et lorsqu'il l'a trouvé, qu'il s'est assuré que l'utérus n'est pas augmenté de volume, *alors seulement* on peut introduire la sonde dans l'utérus, ce qui permettra de se rendre compte aisément de son rapport avec la tumeur. La première chose à faire alors est de s'assurer que la tumeur n'est pas utérine. Si elle ne l'est pas, si elle est arrondie, élastique et susceptible d'être soulevée à une certaine hauteur hors du bassin, il est alors presque certain que c'est une tumeur de l'ovaire. Elle peut être encore ovarienne, même si elle est fixée au bassin, quoiqu'il soit rare que les tumeurs ovariennes contractent des adhérences à une période si jeune de leur développement. Si elle est fixée, on peut avoir affaire alors à une hématocèle, à un abcès ou à une tumeur molle osseuse; mais le diagnostic de ces tumeurs peut être considérablement facilité par les antécédents et les symptômes généraux.

Le toucher rectal fournit souvent des renseignements de valeur, qui viennent s'ajouter à ceux qu'on a déjà obtenus par le toucher vaginal, sur les rapports de la tumeur pelvienne, et il peut être pratiqué, suivant la méthode de Simon, par l'introduction de la main entière dans le rectum. On ne le fera, cependant, que dans des circonstances exceptionnelles, lorsque tous les autres moyens n'auront pas satisfait l'esprit de l'examinateur, et les chirurgiens qui ont une grosse main ne l'essayeront pas. Personnellement, je n'ai jamais employé cette méthode, et je ne pense pas qu'elle ait été généralement acceptée. J'ai vu le Dr Simon la mettre en pratique plusieurs fois à Heidelberg, et il m'a dit qu'il n'en avait jamais obtenu de mauvais effets. J'ai cependant entendu parler depuis de beaucoup de désastres à la suite de son emploi dans ce pays; mais on n'en a publié aucun, et je crois qu'il est préférable de laisser cette méthode de côté.

Lorsqu'une tumeur de l'ovaire s'est élevée hors du bassin, et qu'elle n'a pas encore donné lieu aux accidents dont elle est susceptible, et qui conduisent aux complications, son diagnostic est chose aisée. Tout d'abord, par la palpation, on reconnaîtra qu'il y a une tumeur à sa résistance; si alors on applique fortement une des mains sur cette tumeur, et si de l'autre en percutant on produit un son mat, on sera sûr qu'on n'a pas affaire à une tumeur fantôme; comme la tumeur refoule les intestins en avant, en haut et de chaque côté, dans ces régions, on obtient par la percussion un son tympanique tout à fait spécial aux tumeurs de l'ovaire et de l'utérus, et je lui ai donné, en raison de sa répartition, le nom de *couronne tympanique*. Il faut se souvenir, cependant, que l'intestin peut s'être glissé en avant d'une tumeur ovarienne ou utérine, ou qu'il peut leur être adhérent, en sorte qu'on peut percevoir un son à résonnance claire. Cette condition est cependant très exceptionnelle, et si on trouve de la résonnance en avant d'une tumeur, il y a de grandes chances pour qu'elle ne soit pas ovarienne.

M. Spencer Wells a indiqué une condition très exceptionnelle qui peut nous mettre complètement en défaut dans les conclusions que nous aurions tirées de la percussion. Je ne l'ai jamais rencontrée, et je doute fort qu'elle existe; aussi vais-je donner tout au long un extrait des leçons de l'auteur à ce sujet.

« La pénétration de l'air dans un kyste de l'ovaire peut nous mettre dans un grand embarras, car si un kyste de l'ovaire contient une certaine quantité de liquide, il peut aussi contenir des gaz, soit que le liquide se soit décomposé après une ponction, soit qu'une communication se soit établie entre l'intestin et l'intérieur du kyste. Sir Thomas Watson rapporte un cas dans lequel la malade avait un kyste qui se remplissait alternativement de liquide et d'air. Lorsque le liquide se collectait en assez grande quantité, une sorte de communication valvulaire avec l'intestin semblait s'ouvrir, le kyste se vidait et se remplissait d'air. Puis, à mesure que le liquide se reformait, l'air était déplacé et la même série de changements se reproduisait. J'ai vu un cas dans lequel l'air entrait distinctement. »

Si l'on veut être sûr que la tumeur n'est pas utérine, cela demande quelque soin ; mais cela n'est pas difficile lorsque le toucher exercé a établi que la tumeur est fluctuante, et que le flot particulier, qu'on obtient en frappant doucement en un point d'une poche liquide tandis que la main est appliquée sur un autre point de sa circonférence, peut être senti dans toute son étendue. Il n'est pas aisé de décrire ce que c'est que la fluctuation, ce que c'est que ce thrill particulier, et il faut une longue pratique pour arriver à être capable de la reconnaître avec exactitude.

Si le flot se fait sentir également dans toutes les directions sur la tumeur, il est fort probable qu'elle est uniloculaire. Lorsqu'on a les doigts exercés, on peut souvent reconnaître une tumeur multiloculaire ou une tumeur composée de deux ou trois grands kystes, en trouvant une différence dans l'intensité du flot le long des différents diamètres de la tumeur. Il y a deux affections qu'il faut avoir bien soin d'éliminer par exclusion et auxquelles, précisément parce qu'elles sont très rares, il arrive de temps en temps qu'on ne fait pas attention. Ce sont les maladies kystiques de l'utérus et l'hydramnios. Dans le premier cas, on trouvera que l'utérus fait corps avec la tumeur, qu'il se meut avec elle quand on la déplace, et qu'il est attiré en haut par elle à un degré qui doit toujours nous rendre circonspect et nous avertir d'attendre et de prendre garde.

Enfin, on est grandement aidé pour le diagnostic par l'emploi d'un anesthésique, sans lequel, dans tous les cas douteux, on ne pourrait arriver à se faire une opinion positive. Lorsque les muscles sont relâchés, on peut établir un grand nombre de points qu'il ne serait pas possible d'établir autrement, surtout dans le bassin.

Je n'ai pas besoin de dire que, dans tous les cas de tumeur abdominale, il est d'une extrême importance de pratiquer le toucher vaginal. En ce qui regarde les tumeurs ovariennes et parovariennes, l'indication la plus importante que nous puissions obtenir par le toucher vaginal c'est qu'il n'y a rien dans le bassin en dehors de l'utérus qui occupe sa position normale et qui est très mobile. Nous pouvons alors être certain que les rapports pelviens de la tumeur sont des plus favorables et que le pédicule a une longueur raisonnable. Si on sent la tumeur dans le bassin, ce sera généralement derrière l'utérus, mais il n'en est pas toujours ainsi. L'utérus peut être derrière la tumeur et, dans ce cas, il y a des chances pour qu'elle soit sessile et on éprouvera de grandes difficultés lorsqu'on aura affaire au pédicule. Si on trouve que le col est élargi et qu'il est uni de tous côtés à la tumeur, cela indique clairement que la tumeur est utérine, c'est-à-dire que ce peut être une grossesse ou un myome. Si l'utérus est très fortement attiré en haut et que la lèvre postérieure semble se perdre sur la tumeur, on devra alors soupçonner une grossesse tubaire. Mais, d'un autre côté, on ne peut prétendre qu'une tumeur sentie dans le bassin doit être nécessairement soit ovarienne, soit utérine, car j'ai senti dans le bassin des tumeurs des reins, de la rate et du foie ; nous pouvons encore y trouver des tumeurs exceptionnelles, des tumeurs analogues, des os du bassin ou de l'épiploon, des hydatides du péritoine, etc...

L'auscultation des tumeurs de l'ovaire donne principalement des signes négatifs, mais ces signes ont souvent de la valeur, comme dans le cas d'absence complète de gargouillement intestinal sur la tumeur. On entend souvent un fort bruit de frottement, mais il ne fait qu'indiquer la sécheresse des surfaces péritonéales dans les points où on l'entend, et cela prouve qu'il n'y a pas d'adhérences en ce point. Je n'ai jamais rencontré le frémissement hydatique, décrit par M. Spencer Wells, bien que j'aie opéré un grand nombre de cas d'hydatides.

Le Dr Le Double, de Tours, a lu un mémoire sur ce sujet au Congrès scientifique du Havre, mais je n'y ai pas trouvé de faits nouveaux importants.

Le meilleur moyen pour apprendre à reconnaître la fluctuation est de s'exercer sur une volumineuse vessie munie d'une canule, de façon à pouvoir faire varier sa tension ; car on trouvera qu'il y a une différence considérable dans la fluctuation, suivant que le kyste est fortement rempli ou non. La sensation variera aussi beaucoup suivant la pression que les doigts de l'examinateur exerceront sur le kyste, et la première instruction que je donne toujours aux personnes qui recherchent la fluctuation abdominale pour la première fois, c'est de presser aussi légèrement que possible sur la peau. Plaçant doucement les extrémités des doigts d'une main sur la surface de l'abdomen, et les y laissant immobiles, on tape très doucement sur la peau à une faible distance, avec les doigts de l'autre main. J'attache une importance particulière à l'immobilité de la première main, parce qu'il est fréquent de voir des personnes s'efforcer de s'assurer de la présence du liquide dans l'abdomen par un mouvement de va-et-vient simultané de l'une et l'autre main, dont le seul résultat est de faire mouvoir le contenu, sans fournir à l'esprit de l'observateur aucune impression réelle.

Il est une chose qu'il faut bien savoir, c'est que, dans la couche

sous-cutanée d'une malade qui n'est pas extrèmement émaciée,
il peut se communiquer entre les deux mains, une onde analogue
à celle qui est produite par la présence du liquide; mais lorsqu'on
s'est familiarisé avec cette sensation en s'exerçant sur un abdomen
sain, surtout sur celui d'une personne corpulente, il sera fort
facile de surmonter cette difficulté. Dans les cas de doute, on peut
tenter une autre épreuve par la méthode que Sir James Paget, le
premier, a imaginée, à savoir : de palper d'abord suivant un diamètre, puis dans un diamètre perpendiculaire au premier, et cette
épreuve sera parfaitement sûre si l'ombilic est compris dans le
second diamètre ; car la pseudo-fluctuation peut être perçue dans
le premier cas, mais elle sera corrigée dans le second. Comme
Sir James Paget l'a fait remarquer, ce phénomène est dû principalement au tissu musculaire, qui donne un thrill ressemblant
très fort à la fluctuation d'un liquide dans le sens perpendiculaire à sa longueur, mais non suivant la direction de ses fibres.
Il est une partie du corps très convenable pour étudier ce fait,
c'est le mollet. Lorsque l'élève se sera familiarisé avec cette onde
sous-cutanée superficielle, il sera moins susceptible de la prendre par erreur pour l'onde superficielle du liquide ascitique, encore
moins pour l'onde plus profonde du liquide d'un kyste ovarien ou
autre.

On peut généralement reconnaître le liquide ascitique à ce
fait qu'il s'accompagne de la production uniforme d'une note
tympanique à la percussion ; mais lorsqu'il y a du liquide ascitique en même temps que du liquide contenu dans un kyste, on
obtient une double onde de fluctuation qui peut donner lieu à
confusion ; mais des mains exercées ne s'y laisseront pas tromper.
Il y a un moyen très simple et très net de s'assurer de la valeur
des signes fournis par la percussion dans un cas de ce genre,
moyen que j'ai eu occasion de mettre en pratique, et qui décidera
presque toujours entre l'ascite et l'hydropisie ovarienne dans les cas
exceptionnels comme ceux-là. Il consiste à indiquer la zone mar-
ginale de son clair à la percussion par une ligne d'encre, et alors
de s'assurer si la note claire, qu'on a obtenue en percutant sur
un doigt placé doucement sur la peau immédiatement en dehors
de cette ligne, peut être transformée en une note mate par
augmentation de la pression. Si ce changement se produit tout le

long de la ligne, ou dans sa plus grande partie, on peut être sûr qu'il y a une tumeur ovarienne ou parovarienne. D'un autre côté, si en un point de la zone de la tumeur on obtient une note claire, qui ne disparaît pas par une forte pression, mais s'étend plutôt et augmente d'intensité, et encore plus si par la pression on arrive à obtenir un son clair, là où il y avait un son mat, il sera alors évident qu'il y a de l'ascite et non un kyste de l'ovaire. L'explication de ces signes c'est que la pression autour du bord d'une tumeur de l'ovaire la mettra en rapport sur une plus grande étendue avec la paroi abdominale en déplaçant les intestins, et cela se fait plus facilement à l'épigastre. Réciproquement, lorsqu'on obtient un son clair par pression dans l'ascite, c'est que la paroi abdominale se trouve amenée au contact de l'intestin qui flotte, alors qu'en l'absence de pression par suite du peu de longueur du mesentère et de la grande quantité du liquide, ces organes s'en trouvent séparés. Il y a, en outre, une différence entre les notes claires qu'on obtient à la percussion dans l'ascite et dans l'hydropisie ovarienne, qui consiste en ce que, dans le premier cas, le son clair change facilement de position, se produisant toujours à la partie la plus élevée de la tumeur par rapport à la position de la malade. Ainsi, dans un cas douteux, si on trouve une zone de son clair au-dessus de la tumeur supposée, s'étendant des régions hépatiques aux régions spléniques, et qu'un changement de position, tel que l'abaissement des épaules et l'élévation du bassin, change la position de cette zone qu'on trouve dans la région de l'ombilic, on peut être alors presque certain que c'est un cas d'hydropisie péritonéale.

J'ai rencontré à plusieurs reprises des cas où ce signe même m'a trompé, et où j'ai ouvert l'abdomen pour enlever une tumeur de l'ovaire et n'ai trouvé que des masses de cancer péritonéal. La raison d'une semblable erreur, c'est que les intestins étaient réunis en une masse par des excroissances du grand épiploon, et étaient entraînés en haut, en voûte, sous le diaphragme. L'incision exploratrice, cependant, ne sera pas nuisible dans ce cas, car les malades en guérissent, et meurent quelque temps après par extension de la maladie. Dans un cas de ce genre, une difficulté vint s'ajouter au diagnostic : la malade avait été ponctionnée deux fois avant l'opération, et il n'était pas douteux qu'un kyste avait été vidé et que les masses qu'on avait senties étaient des kystes plus petits. J'ai aussi opéré un cas dans lequel on n'avait pu obtenir aucun son intestinal en un point quelconque. La malade avait été atteinte de péritonite récurrente et il était évident que les intestins étaient tous derrière la tumeur. À l'opération, on trouva que tel était le cas, et les adhérences étaient formidables. Cependant la malade guérit sans accident.

La rapidité avec laquelle les ondes se propagent est gouvernée par trois conditions principales. La première, c'est l'épaisseur des parois abdominales, et elle influencera aussi l'intensité avec laquelle l'onde sera sentie. La tension du kyste a une influence très nette sur le passage de l'onde, car dans un kyste très rempli l'onde se propage avec une très grande rapidité, tandis que dans un kyste flasque elle se transmet beaucoup plus lentement et elle est beaucoup moins aisément perçue, en sorte qu'un observateur peu exercé peut très bien ne pas la sentir. Si le contenu du kyste est épais et visqueux, il peut également être impossible d'obtenir une onde de fluctuation distincte et, dans un grand nombre de cas de tumeurs réellement solides, plus particulièrement dans la variété œdémateuse du myome utérin, la mollesse est suffisante pour permettre d'obtenir une onde de fluctuation qui nous met dans l'impossibilité de les distinguer des kystomes ovariens à contenu visqueux. En somme, je ne connais rien de plus difficile à enseigner que tout ce qui touche à la fluctuation. Je ne connais rien qui demande une pratique plus longue et une variété plus grande de connaissances, si l'on veut être très instruit sur ce sujet; mais je ne connais aucun mode d'exploration qui donne plus de renseignements certains pour le diagnostic lorsque les doigts ont été exercés à percevoir ces différences. Ainsi, étant donnés un cas de tumeur de l'ovaire chez une jeune femme et un autre cas de grossesse avancée, rien qu'avec les doigts, s'ils sont exercés, sans avoir posé une seule question, et sans l'emploi du stéthoscope, on pourra, dans la majorité des cas, faire un diagnostic exact; de même, dans le cas de myome utérin volumineux, la sensation seule de résistance au premier contact de la main est souvent suffisante pour permettre de faire le diagnostic. Cette *sensation de résistance* est une chose tout à fait impossible à enseigner. Je l'ai vu rechercher pour la première fois par le Dr Warburton Regbie,

qui fit le diagnostic avec exactitude rien que par cette sensation
entre une accumulation de liquide dans la plèvre et une solidifi-
cation du poumon. Dans l'abdomen, ce signe m'a presque toujours
permis de distinguer une grossesse d'une tumeur de l'ovaire et
d'une masse solide, mais naturellement je n'ai jamais songé à
me fier à ce seul signe.

Le signe auquel les écrivains français ont donné le nom de
ballottement est un signe du même genre. Il ne sert pas exclusivement à déterminer s'il y a grossesse. Dans le cas de tumeur
abdominale entourée de liquide ascitique, ce dernier peut être
facilement reconnu au moyen de la fluctuation ; mais la tumeur
peut ne pas être remarquée si on ne s'efforce pas de découvrir si
elle ballotte. J'ai donc l'habitude, lorsque j'examine un abdomen
dans lequel je suis sûr qu'il y a du liquide ascitique, de placer
les doigts d'une main très légèrement sur la peau et de refouler
alors le liquide ascitique d'un mouvement en bas ferme et un peu
rapide ; s'il y a une tumeur, les doigts arrivent rapidement à
son contact et perçoivent une sensation qui ne peut tromper.
Dans les cas de grossesse où il y a doute, ce signe est très connu
et alors, naturellement, ce qu'on sent c'est le déplacement du
liquide amniotique par le mouvement subit du fœtus. Ce ballottement peut être déterminé à travers la paroi abdominale aussi
bien qu'à travers le cul-de-sac vaginal. Si le liquide placé en
dehors du kyste est en petite quantité, son diagnostic n'a pas
grande importance ; mais dans le cas où il est abondant, si on ne
le reconnaît pas, cela peut conduire à des erreurs sérieuses. Par
exemple, dans un de mes cas, je m'étais convaincu qu'il y avait une
tumeur de l'ovaire par les signes fournis par la percussion, et qu'il
y avait évidemment de l'ascite par l'onde double de fluctuation.
La malade était énorme et la tumeur n'existait que depuis six
mois. Il était très important de savoir si j'avais affaire à une
tumeur multiloculaire composée d'un ou deux très grands kystes
et d'une petite quantité de liquide ascitique, ou bien s'il y avait
une petite tumeur et une grande quantité de liquide ascitique.
Le seul moyen de décider la chose aurait été de ponctionner
l'abdomen au-dessus de la tumeur, au moyen de mon trocart
mousse, et d'évacuer le liquide ascitique seul ; mais la malade ne
voulut jamais accéder à mon désir, et je dus commencer l'opération

avec un doute sérieux. Le résultat montra que la méthode que j'avais proposée était la bonne, car il y avait une tumeur comparativement petite et une énorme collection de liquide ascitique, tous les intestins ayant été refoulés au-dessus de la tumeur. Il y a quelques signes de moindre valeur qui servent souvent à indiquer la présence de l'ascite à un degré marqué, tels que la hernie du liquide à travers l'anneau ombilical, refoulant en avant de lui une lame de péritoine comme un doigt de gant. L'uniformité de l'augmentation de volume par le liquide ascitique est plus grande que celle qui est produite par une hydropisie ovarienne, bien que, dans le cas que je viens de rapporter, cette indication m'ait fait défaut; car c'était le manque de symétrie dans la mensuration qui me fit penser que la principale cause de l'augmentation de volume était kystique. L'abdomen ne présentait pas les changements de forme qu'il présente habituellement lorsqu'il est distendu par une hydropisie péritonéale; car, dans quelque position que se plaçât la malade, il conservait la même forme; et c'était entre l'ombilic et les pubis que l'abdomen était, à la mensuration, le plus développé. Cette particularité est habituellement un des signes des kystes ovariens ou des tumeurs utérines.

J'ai déjà averti mes lecteurs des dangers de l'emploi de la sonde, et je crois nécessaire d'y revenir ici; je vais donner le récit d'un fait très singulier, dans lequel l'emploi de la sonde, au lieu de m'aider, aurait pu me faire faire une erreur, si je n'avais pas su qu'il est arrivé dans certains cas qu'on a perforé le fond de l'utérus avec la sonde, alors qu'on s'en était servi de la manière habituelle, que celui qui l'employait avait l'habitude de s'en servir, et n'y avait mis aucune force excessive. De semblables perforations ne causent jamais d'accident, et j'avais l'habitude d'en voir souvent lorsque j'employais souvent la sonde; mais aujourd'hui que je l'emploie à peine, je n'en ai pas vu une depuis fort longtemps.

Il y a quelques années, j'ai attiré l'attention sur des cas de fistules métro-péritonéales persistantes, qui n'étaient intéressantes qu'en raison de leur curiosité; mais, dans le cas suivant, la fistule présenta des caractères d'une grande importance pour le diagnostic d'une tumeur de l'ovaire. S. W., âgée de quarante-cinq ans, célibataire, me fut envoyée vers le mois de septembre 1874, en raison d'un développement de l'abdomen, qui avait fait de grands progrès depuis trois mois, et avait atteint un volume considérable. Les parois étaient extrêmement minces, et l'onde de la fluctuation était très marquée de tous côtés. Derrière l'utérus, il y avait une masse nodulaire arrondie, très mobile, et la sonde pénétrait aisément de sept centimètres et demi dans l'utérus. Je fis le diagnostic d'hydropisie de l'ovaire, et j'admis la malade à l'hôpital dans le but d'enlever la tumeur. Le 8 octobre, il y eut une consultation, et quelques-uns de mes collègues émirent un doute en disant que cela pouvait bien être une hydropisie péritonéale, et afin d'éclairer le diagnostic, la sonde fut introduite par M. Ross Jordan. Il la fit pénétrer aisément de dix-sept centimètres vers le côté gauche, bien qu'il ne mît aucune force dans son introduction; l'instrument semblait glisser très facilement. J'exprimai l'opinion que l'utérus avait été perforé, et, avec le consentement de mes collègues, je procédai à l'opération. La tumeur fut enlevée sans difficultés, et on trouva que la masse nodulaire qui était placée derrière l'utérus était une petite tumeur fibreuse du fond de l'organe. C'était l'ovaire droit que j'avais enlevé, le gauche étant absolument sain; et comme le pédicule était très court et l'utérus un peu collé contre lui, je ne me crus pas autorisé à satisfaire ma curiosité en recherchant le siège de la perforation. D'après la position du fibrome, je suis certain que l'ouverture devait être située dans la paroi antérieure, car le fond était complètement rétrofléchi, et les trompes de Fallope avaient été entraînées avec lui. Il est probable que la paroi antérieure était devenue très mince, ou même était complètement perforée, par suite de l'allongement qu'elle avait subi sur le fibrome, du fait de la rétroflexion, cette dernière étant évidemment due principalement à la pression de la tumeur de haut en bas.

Que M. Jordan ait fait une perforation ou non, cela n'eut guère d'influence sur la marche de l'affection, car la malade guérit sans aucun accident, et retourna chez elle le vingtième jour. Elle me fit appeler huit semaines après l'opération : la plaie était presque guérie. Je passai une sonde dans l'utérus avec beaucoup de précaution, et je trouvai qu'elle y pénétrait facilement de sept centimètres et demi, et je rencontrai alors l'obstacle habituel. J'arrivai, cependant, à mouvoir un peu son extrémité, et je trouvai que vers le côté gauche de la cavité, elle glissait à travers une ouverture, et je la rendis immédiatement perceptible sous les téguments à gauche de la matrice. La corne droite de l'utérus était inclinée en haut vers la plaie, en raison de l'adhérence du pédicule, et je suis sûr que la sonde ne peut avoir passé à travers la trompe de Fallope de ce côté, car elle avait été embrassée par le clamp; tandis que la minceur de la paroi abdominale et la fixation de l'utérus me permirent d'établir que la sonde avait certainement passé à travers la paroi antérieure, vers le côté gauche de la ligne médiane de l'organe.

En outre donc du fait intéressant que mes premiers cas ont nettement établi, qu'il peut exister des communications permanentes entre la cavité péritonéale et la cavité utérine autres que celles des oviductes, sans qu'il en résulte quoi que ce soit de mauvais, ce cas est encore d'une grande importance clinique, en ce qu'il montre que ces ouvertures anormales peuvent être cause de confusion dans le diagnostic. Si je n'avais pas été fermement convaincu, par les signes physiques, que ma malade fût réellement atteinte de tumeur de l'ovaire, le passage de la sonde, à une profondeur de dix-sept centimètres, par un homme aussi soigneux et aussi habile que M. Jordan, m'aurait fait hésiter au point de me faire faire une erreur.

Connaissant bien la fréquence de la production de semblables ouvertures, je pus avoir le courage de mon opinion.

Au début de ma pratique, j'avais une confiance considérable dans la ponction comme moyen de diagnostic des tumeurs de l'abdomen, mais l'expérience que j'acquis me conduisit à m'en défier. Je donnerai plus longuement, dans un autre chapitre, quelques-unes des raisons qui m'ont porté à me défier de la ponction, et il en est d'autres qui ont déjà été discutées.

Dans les cas où il y a du liquide ascitique, son enlèvement peut, il est vrai, nous aider à reconnaître la position et le volume d'une tumeur avec une exactitude plus grande; si nous ponctionnons un kyste, cela peut nous aider à établir que c'est un kyste parovarien ou que c'est un kyste ovarien, par le fait que nous avons laissé derrière d'autres kystes ou des matières solides; mais en dehors de là, cette ponction ne nous aide guère. Elle ne sert en aucune façon à nous éclairer sur la nature d'une tumeur douteuse, et elle ne nous révèle pas les rapports intimes que cette tumeur peut avoir. L'opération a ses risques particuliers qui lui sont propres, et ce que nous avons vu dans ces derniers temps montre que ces risques sont plus grands ou au moins aussi grands que ceux d'une simple incision exploratrice. Je préfère donc cette dernière dans tous les cas, car si nous ne pouvons faire plus que soulager la malade d'une quantité de liquide ascitique, ou bien du contenu d'un ou plusieurs grands kystes, nous pouvons le faire d'autant plus efficacement par une petite incision exploratrice que par la plaie d'un trocart, et sans plus de danger.

J'ai eu un exemple très remarquable des accidents qui peuvent suivre une ponction dans le cas d'une malade qui me fut envoyée, il y a quelques années, par le Dr Laidler de Stockton-on-Tees. Elle était très grosse, en sorte qu'il fut utile de la ponctionner avant l'enlèvement de la tumeur. Malheureusement, les parois kystiques étaient parcourues par de larges sinus veineux, et l'un de ceux-ci fut blessé par le trocart, en sorte que plusieurs livres de sang s'écoulèrent dans la cavité du kyste vidé, et le résultat fut défavorable au succès de l'ovariotomie ultérieure. En outre d'un danger exceptionnel comme celui-là, il y a la possibilité de la suppuration du kyste après la ponction, et l'infection du péritoine par son contenu septique.

Enfin, au moyen d'une incision exploratrice, qui ne demande pas généralement à être longue de plus de quatre à cinq centimètres, nous pouvons nous assurer absolument de la nature de la tumeur et de la plupart de ses rapports ; nous n'avons généralement pas besoin de la ponction pour être bien renseigné sur elle. J'ai donc presque entièrement cessé, dans ma pratique, de faire la ponction dans le but d'arriver au diagnostic, et je ne l'emploie plus aujourd'hui que pour soulager la malade dans les cas où l'enlèvement de la tumeur est impossible. Lorsqu'il est absolument nécessaire de ponctionner, c'est avec le trocart que j'ai inventé que se pratique le mieux l'opération, trocart qui possède une pointe en acier, avec un bord trépan qui est presque mousse. La malade ayant été placée dans une position convenable, on fait une ponction au moyen d'une lancette ordinaire dans le kyste, et on fait suivre au trocart le trajet de la lancette. Le trocart est si simple qu'il ne peut jamais se déranger ; il est constitué par une tige solide, qui est extrêmement employée comme sonde, et sa pointe est assez aiguë pour pénétrer à l'intérieur du kyste, et cependant assez mousse pour ne pouvoir faire mal, sauf entre les mains d'un maladroit ou d'un opérateur sans soin. Il faudra toujours avoir grand soin de vider complètement le kyste qu'on a ponctionné et d'empêcher l'entrée de l'air ; sur ce dernier point, la parfaite solidité de mon trocart en est la garantie la plus absolue.

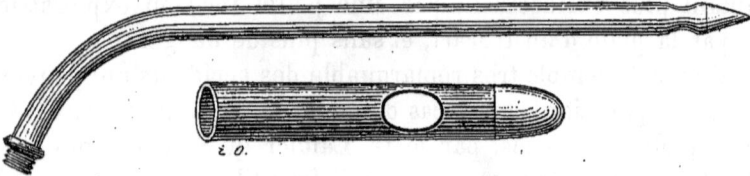

Fig. 48.

La ponction par le vagin était une opération très en vogue il y a huit ou dix ans, et j'ai eu deux cas dans lesquels des kystes furent guéris définitivement par ce moyen ; mais comme il n'est pas toujours suivi de bons résultats, je l'ai presque abandonné. Je sais que la mort est survenue trois fois dans des cas où on l'avait employé, et ma conclusion générale est que je me méfie de plus en plus de la ponction, de quelque espèce qu'elle soit ; et, dans tous les cas où on l'emploie comme traitement tout autant qu'en vue de faire le diagnostic, je préfère infiniment faire la section abdominale.

Le diagnostic de la variété de tumeur dans chaque cas est important, en ce qu'il nous guide dans le traitement ; ce n'est donc pas pour exercer seulement la sagacité des praticiens qui se trouvent en présence d'un cas de tumeur de l'ovaire que je leur recommande de passer en revue les différents points sur lesquels je me suis appesanti, ainsi que sur beaucoup d'autres points auxquels je n'ai pas fait allusion, mais que les particularités individuelles de chaque cs et laeur propre sagacité pourront leur suggérer. Laissez-moi, par-dessus tout, insister de nouveau sur la nécessité de raisonner par exclusion, et de faire des examens répétés à un certain intervalle avant de se croire certain du diagnostic. Trois fois, il m'est arrivé d'enlever des tumeurs de l'ovaire qui avaient été prises, à un examen rapide, à une période jeune de leur développement, pour des reins mobiles ; ce diagnostic fut fait les trois fois parce que le désir fut le père de la pensée, et parce que les praticiens qui le firent n'avaient pas appris ce que vaut la patience. C'est le manque de patience qu'il faut blâmer dans ces tristes cas de bévues, absolument impardonnables, où l'abdomen a été ouvert dans des cas de grossesse normale, dans lesquels on croyait à une tumeur de l'ovaire.

Il y a beaucoup d'affections que simulent les tumeurs de l'ovaire, en outre de celles dont nous avons déjà parlé; et je vais maintenant consacrer quelques lignes à l'étude d'un grand nombre de ces affections que j'ai rencontrées dans ma pratique. Je ne doute pas que je puisse en trouver d'autres encore, mais je pense que la liste que je vais en donner est déjà très complète.

Il est arrivé un assez grand nombre de fois, lorsqu'on a commencé à pratiquer les grandes opérations de la chirurgie abdominale, que le chirurgien s'est mis en devoir de procéder à l'enlèvement d'une tumeur de l'ovaire et qu'il n'a trouvé aucune tumeur. Pendant les vingt dernières années, cependant, je n'ai pas entendu parler de cas de ce genre, et cela tient à ce que l'introduction de l'anesthésie a rendu un semblable malheur presque impossible. Nous pouvons aisément comprendre comment des erreurs semblables à celle qu'a si candidement narrée M. Lizars pouvaient se produire; nous ne pouvons qu'admirer la franchise avec laquelle il les a publiées, et reconnaître le grand service que cette publication a rendu à ses successeurs.

Il est banal de dire, et cependant il est bon de le répéter souvent, que nos malheurs nous apprennent beaucoup plus que nos succès.

Avant l'introduction des anesthésiques, l'affection la plus susceptible de donner naissance à une semblable erreur était cette singulière maladie connue sous le nom de tumeur fantôme, ou grossesse nerveuse, à laquelle Goode a donné le nom de pseudocyésis. Cette singulière maladie est certainement une affection du système nerveux, qui se trouve sur la frontière de l'hystérie et de la folie, et sur la nature de laquelle on ne peut faire que des conjectures. Il n'est pas douteux que, quel que puisse être le mécanisme suivant lequel se produit cette maladie, sa cause efficiente immédiate réside dans les ovaires, et il en est de même pour le groupe entier des maladies hystériques. Nous savons, cependant,

que ces affections ne sont pas inconnues chez l'homme ; j'ai vu
un cas très net de tumeur fantôme chez un homme, et, chose
assez singulière, c'était un médecin qui était ainsi la victime de
son imagination. M. Spencer Wells (British medical Journal, juin
1878) dit qu'il a vu une tumeur fantôme chez un soldat qui allait
de Crimée à Smyrne ; il y avait une augmentation de volume de
l'abdomen qui disparaissait lorsque l'homme était endormi avec
le chloroforme. Peut-être n'était-ce là qu'un cas de simulation ?

Simpson, citant Harvey et parlant aussi de ce qu'il avait vu,
nous dit qu'on peut observer chez les vaches et les chiennes ces
mêmes symptômes ; et il n'est pas douteux que si on faisait des
observations exactes sur des animaux ainsi affectés, on pourrai
en tirer une explication. Que ces symptômes soient dus à un
trouble de l'intelligence ou au seul désir de frauder, cette explication ne peut s'appliquer à la plupart des cas que j'ai eu l'occasion d'observer ; c'est à peine si on pourrait la proposer pour les
animaux. Je n'ai pu trouver, cependant, qu'on ait souvent observé
chez les vaches et les chiennes des symptômes d'imitation ; en
d'autres termes, on voit rarement se produire des symptômes
comme la distension de l'abdomen. Les symptômes de la fausse
grossesse consistent chez elles dans des phénomènes réflexes qui
accompagnent la grossesse vraie, et cela indique d'une façon
décisive qu'un faux élan a été donné au mécanisme réflexe qui
unit les ovaires et l'utérus à leurs organes auxiliaires et à l'économie en général.

Le Dr S. Haughton, F. R. S., a fait une communication à la
Société Obstétricale de Dublin, le 7 février 1880, sur un cas de
tumeur fantôme chez une ânesse. Ayant acheté un beau spécimen
d'une rare variété de zèbre, et désirant lui donner une compagne
convenable, il se procura une ânesse vierge, bien portante, âgée de
trois ans. Il tenait à avoir une vierge, parce qu'on sait que les
premiers rapports impriment une marque à la progéniture ultérieure. Ils eurent entre eux de fréquents rapports qui semblèrent
satisfaisants. L'ânesse arriva au moment opportun au bout de
cinq semaines, et resta en rut de dix à quatorze jours ; la
période de gestation utérine étant de onze mois, il fut donc aisé
de savoir quand l'ânesse serait au moment de mettre bas. Au bout
de six semaines, elle commença à grossir visiblement, et un homme

très accoutumé à l'élevage des chevaux déclara qu'il pouvait
sentir le petit dans son ventre. Les onze mois expirés, l'ânesse
arriva au moment attendu sans avoir mis bas. Au bout de quatre
mois, elle fut de nouveau donnée au zèbre, et de nouveau grossit
pendant onze mois ; mais pas plus que la première fois elle ne
mit bas. Dans ce cas, M. Haughton pensa qu'on pouvait éliminer
l'élément mental ; l'ânesse ne pouvait avoir cherché à tromper
et son illusion d'être pleine avait eu une influence sur son état
physiologique, car ses glandes mammaires avaient grossi et
n'avaient diminué qu'en même temps que disparaissait le développement du ventre, après la terminaison de la prétendue grossesse. La grande majorité des cas de tumeur fantôme sont
réellement des cas de fausses grossesses incomplètement développées ; je ne suis pas cependant tout à fait sûr que, dans tous
les cas, il en soit réellement ainsi ; les femmes pour lesquelles
j'ai un doute sont celles qui constituent la classe des hystériques,
et chez lesquelles il n'existe pas d'autre signe que la distension
de l'abdomen ; il se passerait là ce qui se passe chez les chevaux
atteints de tic. J'en ai vu un nombre assez considérable pour pouvoir généralement les reconnaître au moment où elles entrent
dans mon cabinet de consultation, à un signe qu'on peut toujours
entendre et qui consiste en de forts gargouillements intestinaux.
Ces gargouillements sont dus à ce que les malades avalent de l'air
quelques minutes avant d'aller voir le chirurgien, et elles commencent généralement la consultation par attirer l'attention sur
eux et sur leur grand volume. L'accroissement de volume est dû en
partie à la fausse flatulence, et en partie à ce que les malades
contractent fortement certains muscles. Si on oblige la malade à
causer pendant quinze à vingt minutes sans qu'elle puisse renouveler sa provision d'air, les gargouillements cessent entièrement
et la malade diminue notablement de volume. L'examen physique, surtout lorsque la malade est sous l'influence d'un anesthésique, confirme la nature artificielle de la distension abdominale.
Dans ces cas, la malade ne cherche habituellement pas à faire
croire au chirurgien qu'elle est enceinte, ni même qu'elle a une
tumeur, et la croyance qu'elle cherche à tromper de propos
délibéré ne me paraît justifiée que dans des cas exceptionnels. Le
but de ces malades semble être réellement de satisfaire cet

amour insatiable d'attirer l'attention, si profondément enraciné
dans l'esprit de la femme ; c'est là une faiblesse qui se rencontre
chez quatre-vingt-quinze hystériques sur cent ; et il faut bien
savoir que ce désir est caractéristique de beaucoup de formes de
folie chez l'homme aussi bien que chez la femme. Dans la majorité des cas, la folie excentrique survient chez les femmes auxquelles la nature n'a pas donné les attractions de la beauté, ou
chez lesquelles ce manque de beauté n'est pas compensé d'un
esprit raffiné et cultivé. C'est donc chez les femmes négligées et
mal élevées que ces formes d'hystérie peuvent principalement se
rencontrer. J'ai vu de très près cette espèce d'imitation dont j'ai
parlé chez des juments à tics et des hongres, et le plus beau cas
s'est produit chez une jument. Elle était généralement forcée de
sortir à une heure particulière du jour, et quand cette heure
approchait, si elle pouvait réussir à atteindre un point fixe quelconque avec ses dents, elle s'assurait une journée tranquille à
l'écurie en se rendant tout à fait incapable de travailler pour
plusieurs heures. Elle avalait de grandes gorgées d'air, de façon
que la distension fût visible pour ceux qui n'y étaient pas accoutumés ; c'était à croire qu'elle était à la dernière période de
l'hydropisie péritonéale, et on pouvait entendre les gargouillements à plusieurs mètres de distance. Au bout de quelques heures,
elle se trouvait bien de nouveau et prête pour travailler ; mais
rien ne pouvait l'empêcher de réussir dans son truc à moins qu'on
ne prît soin qu'il n'y eût aucun objet sur lequel elle pût fixer ses
dents.

Les femmes qui se livrent à cette habitude répréhensible sont
presque toujours stériles, quoique je me rappelle deux cas chez
des mères de famille nombreuse. Elle n'est pas limitée à une
période quelconque de la vie, car je l'ai vue chez de très jeunes et
chez de très vieilles femmes.

Entre ces femmes et celles qui sont absolument convaincues
qu'elles ont une tumeur, il n'y a pas de ligne définie ; ce sont généralement des femmes du même type. Elles ne présentent pas
cependant habituellement les gargouillements ; la distension est
produite entièrement par un mode particulier de fixation des
muscles dans lequel le diaphragme joue probablement le principal rôle. Pour distendre les parois de l'abdomen, la première

chose à faire est de fixer le diaphragme à un niveau aussi bas que possible ; puis, quand cela est fait, la respiration peut se faire par les côtes seules. Le temps pendant lequel cette espèce de respiration peut être employée est très court chez l'homme ; mais il est pratiquement illimité chez la femme, ce qui est dû à ce que la femme respire suivant le mode costal supérieur. Après avoir fixé ses muscles de cette façon, une femme n'a qu'à renverser ses épaules en arrière et son bassin en avant, et, si ses vêtements sont lâches, elle paraît être enceinte ; dans ces cas, si vous possédez suffisamment la confiance de la malade, vous vous apercevrez bientôt qu'elle a un désir caché ou une crainte secrète de grossesse. Généralement il y a quelques petits signes ou un ensemble de symptômes qui donnent naissance au soupçon ; la malade peut avoir mal au cœur le matin, de la douleur dans les seins, un écoulement de lait, ou un arrêt des règles ; mais, dans ces cas, la malade ne vous dit pas qu'elle croit à l'existence d'une grossesse ; l'histoire des symptômes qu'elle raconte la fait rarement soupçonner, et les malades mettent souvent beaucoup de réticences à donner leur propre impression. Entre ce second groupe de cas et le troisième, dans lequel je classe celles qui expriment leur croyance à une grossesse, et qui en indiquent plus ou moins complètement et sans hésitation les symptômes et les signes, il n'y a aucune distinction bien définie ; car il se présente des cas dans lesquels l'état n'est pas suffisamment complet pour permettre de les classer parmi les cas de fausse grossesse, et cependant la malade croit qu'il y a quelque chose de plus qu'un gonflement. Il ne peut rien vous arriver de plus singulier que de vous trouver en présence d'un cas bien marqué de fausse grossesse, avec son cortège de symptômes imaginaires bien décrits et ses phénomènes réflexes bien développés, et il n'est pas d'affection qui puisse égarer davantage ceux qui ne sont pas accoutumés à l'examen physique du bassin. Cette affection ne s'observe pas seulement chez les femmes à la ménopause, comme beaucoup d'auteurs semblent l'avoir admis sans avoir bien examiné les faits, et elle n'est même pas limitée aux femmes mariées ou à celles qui ont des rapports sexuels sans être mariées ; car j'en ai vu un cas très marqué chez une femme, âgée de vingt-deux ans, qui présentait tous les caractères habituels et dignes de confiance de la virginité.

Il y a tout un mécanisme nerveux particulier mis en action au moment où un ovule fécondé se fixe à l'utérus ou à la surface muqueuse de la trompe, et ce mécanisme prend quelquefois un faux élan. Nous ne savons pas comment cela peut se faire; mais ce qui en résulte, c'est l'apparition de tous les symptômes de la grossesse, sans qu'elle existe.

Un des cas les plus complets de fausse grossesse, ou pseudocyésis, que j'aie jamais rencontré a été un cas que j'ai vu en consultation avec le Dr Charles Warden et M. Machin, d'Erdington. La malade était âgée de trente-deux ans, était mariée depuis douze ans et avait été réglée très régulièrement jusqu'en juin 1872. La menstruation s'était subitement et entièrement arrêtée; elle avait grossi peu à peu, elle avait des nausées le matin et beaucoup d'autres symptômes de grossesse; les seins étaient développés et elle retenait M. Machin pour l'assister dans son accouchement qu'elle attendait pour le mois de mars. Rien ne vint cependant. Lorsque je la vis au mois de mai suivant, elle présentait toutes les apparences d'une grossesse à terme : les seins contenaient une abondante quantité de lait, et la question qu'on se posait était : est-ce une grossesse extra-utérine? Comme l'utérus était parfaitement normal et n'était uni à aucune tumeur, ce soupçon fut laissé de côté; et en la plaçant complètement sous l'influence de l'éther, il devint évident que nous avions affaire à une fausse grossesse, ce que la suite montra, car le pseudocyésis est un des nombreux triomphes de la gynécologie dus au génie de Simpson. Cette malade était dans le même état en 1879.

Une autre affection peut donner naissance au soupçon que la malade est atteinte d'une tumeur, et, par conséquent, probablement d'une tumeur de l'ovaire : c'est le développement rapide et curieux de la graisse épiploïque qui se fait chez beaucoup de femmes au moment de la ménopause. J'en ai vu tout récemment un cas remarquable dans ma clientèle, dont la description servira pour tout ce que j'ai à dire sur ce sujet.

Une dame me fut amenée de loin par son médecin, qui était un homme d'une grande expérience et d'une grande capacité; mais comme tout médecin faisant de la pratique générale, il n'avait que très peu d'occasions d'acquérir de l'expérience dans le diagnostic des tumeurs de l'abdomen; et comme il me le dit franchement il

ne les connaissait que fort peu. Il m'amenait sa malade parce qu'il
avait un doute, et il n'y avait à cela aucune honte pour lui, en
raison de la difficulté du cas. La malade était âgée de quarante-
sept ans, et depuis un an environ sa menstruation était devenue
irrégulière, son abdomen avait augmenté considérablement de
volume et elle avait maigri de la face et des membres. Ses bras
en portaient des traces évidentes, le tissu graisseux sous-cutané
en avait disparu et la peau était devenue ridée et flasque. Son
abdomen était volumineux, et comme elle le disait, les vêtements
qu'elle portait quelques mois auparavant, elle était aujourd'hui
absolument incapable de les mettre. Placée sur un lit, l'apparence
était certainement celle d'une tumeur abdominale; mais lorsque je
touchai l'abdomen et que je sentis l'état de tension de la peau, je
vis tout de suite ce à quoi j'avais affaire. La couche de graisse
sous-cutanée était extrêmement épaisse, car en prenant une
poignée de peau, je trouvai qu'elle contenait plus de cinq centimètres de graisse. Sur toute la surface de l'abdomen, on pouvait
percevoir à la percussion un son clair résonnant; on ne pouvait
découvrir aucune trace de fluctuation; la cavité du bassin était
parfaitement normale; toutes les fonctions s'exécutaient bien, et
rien ne l'inquiétait que le volume de son ventre. En raison de
mon expérience antérieure dans des cas semblables, je n'hé-
sitai pas à émettre l'avis que ce n'était qu'une accumulation de
graisse dans l'abdomen due à la ménopause. Je réconfortai la
malade et son médecin par l'assurance qu'après la ménopause,
une nouvelle distribution de la graisse se ferait probablement,
qu'elle s'égaliserait sur tout le corps et serait moins prononcée
dans l'abdomen; et cela, je l'avais vu se produire tant de fois que
j'étais certain, dans le cas que je viens de décrire, de trouver
deux ans plus tard mon pronostic vérifié.

C'est là naturellement un cas extrême, parce qu'il est beaucoup
plus habituel de trouver un accroissement général du tissu adi-
peux du corps que de le voir déposé dans l'abdomen aux dépens
des autres régions.

Je puis cependant me rappeler un nombre suffisant d'erreurs
que j'ai faites dans des cas de ce genre, et que cela serve d'a-
vertissement pour les autres d'avoir à prendre des précautions
avant d'exprimer une opinion au sujet de l'existence d'une

tumeur en se basant seulement sur un accroissement de l'abdomen chez une femme à la ménopause.

Il est un autre état qui simule les tumeurs de l'ovaire et dont nous devons nous méfier plus que de tout autre, c'est la grossesse. J'ai déjà dit que, pendant toute la durée de la gestation, la menstruation peut se produire avec sa régularité normale et sa quantité normale, et j'ai dit aussi qu'un kystome de l'ovaire se développant rapidement peut arrêter l'écoulement menstruel. Il m'est déjà arrivé, comme cela a dû déjà arriver à tous les spécialistes, d'avoir des malades qu'on m'amenait comme étant atteintes de tumeur, alors qu'en réalité elles étaient enceintes, et j'ai à peine besoin de dire que cela arrive principalement chez les femmes non mariées. Cependant j'ai vu ce fait se produire plus d'une fois chez des femmes mariées, et je me souviens d'un cas de ce genre quelque peu dramatique.

Une dame, âgée de trente-deux ans, qui s'était mariée deux fois et dont la vie maritale avait duré dix-huit ans, m'était amenée par son docteur comme étant atteinte d'une tumeur ovarienne. J'eus énormément de peine à lui persuader que sa malade était enceinte et qu'elle devait être à quelques jours de son accouchement. La malade refusa de me croire, et ce n'est que lorsque les douleurs du travail apparurent qu'elle admit l'exactitude de mon opinion. Elle accoucha d'un enfant mort, et son accouchement lui coûta presque la vie. Il y a quelques jours seulement, une malade de l'hôpital me fut envoyée comme étant atteinte de tumeur de l'ovaire. Elle était très grosse; ses pieds et ses jambes étaient très enflés; on ne pouvait rien sentir dans le bassin, et elle n'avait pas été réglée depuis seize mois. Cependant, un soigneux examen stéthoscopique me permit d'entendre les bruits du cœur du fœtus, et en introduisant ma main dans le vagin, je trouvai le col normal bien que très élevé. C'était, somme toute, un cas de grossesse avec hydropisie cardiaque.

Lorsqu'une jeune femme non mariée se présente avec une tumeur abdominale, la plus extrême prudence doit être observée, car les malades de cette espèce vous opposent les dénégations les plus persistantes en ce qui touche leur état. L'expérience médicale en est pleine de démonstrations, et j'ai entendu beaucoup d'anecdotes racontées par des confrères qui le montrent. Quelques-unes de leurs malades ont même été jusqu'à nier toute possibilité de grossesse, alors que le travail en était à sa première période. Il y a quelques semaines, une malade vint à l'hôpital me consulter au sujet d'une tumeur de l'abdomen. C'était manifestement un cas de grossesse avancée. Cependant, lorsque je lui eus dit délicatement quel pouvait être son état, elle nia avec indignation. Mais lorsque je procédai à l'examen nécessaire, je trouvai que non seulement elle était enceinte, mais que la cloison rectovaginale avait été complètement détruite à un accouchement antérieur. On ne saurait donc être trop sceptique dans ces cas; mais le praticien fera bien de garder ce scepticisme pour lui-même. Si la tumeur est d'un petit voluem, et que la malade n'est pas souffrante, il n'est besoin que de lui poser deux questions : sa menstruation est-elle arrêtée, et, s'il en est ainsi, était-elle régulière avant son récent arrêt? Si l'on répond par l'affirmative à ces deux questions, je suis d'avis de ne pas pratiquer d'examen à la première visite, de dire à la malade qu'il serait bon d'être plus amplement éclairé, et de lui demander de répéter sa visite à un intervalle de sept ou huit semaines; et, à cette époque, on pourra lui faire entendre d'une façon voilée que le cas est probablement un de ceux qui n'exigent pas d'opération.

Dans la majorité des cas, cela me paraît suffisant, et les malades savent rapidement à quoi s'en tenir sur leur position et ne viennent plus me retrouver. Si cependant elles revenaient, à la seconde ou à la troisième visite je suis d'avis qu'une investigation doit être faite. Je n'ai pas besoin de décrire ici les signes sur lesquels nous basons un diagnostic de grossesse, et je ne parlerai en détail que d'un seul, parce qu'il est encore peu connu, et que ce signe a plus de valeur peut-être même que celui qu'on obtient par l'auscultation, en ce qu'il peut toujours être observé, tandis que le cœur fœtal ne peut pas toujours être entendu. Je veux parler de la contraction rythmique de l'utérus. Si on place les mains sur l'abdomen, dans un cas où l'on soupçonne la grossesse, et qu'on sente une tumeur fluctuante, cette tumeur deviendra absolument tendue comme un myome, si l'examen se prolonge pendant quelques minutes. Puis, la tumeur deviendra de nouveau flasque et fluctuante, et cette alternative se fera d'une façon rythmique à des intervalles variables. Une fois que ce signe a été senti et reconnu, je pense qu'il est impossible qu'un observateur puisse être jamais trompé de nouveau par un utérus en état de gravidité. Laissez-moi encore insister auprès de chacun sur la nécessité d'être prudent lorsqu'on a à donner un avis sur la grossesse possible d'une malade.

Je me suis trouvé, il y a quelques années, en présence d'un cas désastreux de cette espèce : il s'agissait d'une jeune fille très attrayante qui était atteinte d'une tumeur de l'ovaire que j'enlevai ultérieurement; elle avait été examinée par quatre praticiens différents qui tous étaient des hommes d'expérience et dont deux avaient vu la malade ensemble en consultation. Tous quatre affirmaient qu'ils avaient entendu les bruits du cœur du fœtus, signe qui est regardé comme démontrant l'existence d'une grossesse. Lorsque je vis la jeune fille, elle ne me communiqua aucun de ces faits; elle m'était amenée par ses parents, et je ne savais rien de ses antécédents. Je n'eus aucune hésitation à dire que c'était un cas de tumeur de l'ovaire, et quelques jours plus tard, je l'enlevai. Un des praticiens qui l'avaient soignée fut assez fou pour continuer à prétendre que la jeune fille avait été enceinte et que j'affirmais faussement que j'avais enlevé une tumeur de l'ovaire. Pour cette conduite extraordinaire, il fut, avec juste raison, appelé à s'expliquer par les parents de la malade, et ce ne fut qu'en faisant de très grandes excuses qu'il évita une action en dommages. Heureusement pour moi, j'avais pratiqué l'opération en la présence de deux messieurs qui connaissaient et la malade et le praticien, en sorte qu'il m'était très facile de prouver l'exactitude de mon assertion.

L'intérêt de ce cas se concentre sur ceci : comment se fait-il que ces quatre personnes aient déclaré qu'elles avaient entendu les bruits du cœur du fœtus ? Je suis obligé de dire que, sur ce point, je ne puis offrir aucune explication plausible, à moins que, pendant leurs examens, il ne se soit produit des bruits intestinaux curieux, d'un caractère rythmique. Mais c'est là un cas qui frappe et qui, je crois, a été si désastreux pour le praticien auquel j'ai fait allusion, que je l'ai cité à titre d'avertissement, afin que chacun prenne les plus grandes précautions lorsqu'il s'agit de dire qu'une femme non mariée est enceinte. Néanmoins, lorsqu'une malade de ce genre se présente, il faut toujours soupçonner la grossesse, car c'est de beaucoup la condition la plus vraisemblable, et ce n'est que par un examen répété, et par le témoignage concurrent des signes physiques qu'on pourra donner un avis positif. Il vaut beaucoup mieux différer un avis pendant quelque temps que de courir à une erreur comme celle dont je viens de parler.

Une autre précaution que je conseille de prendre dans les cas de ce genre, c'est de ne jamais se servir de la sonde lorsqu'il peut y avoir grossesse.

La grossesse coexiste parfois avec une tumeur ovarienne ou parovarienne et cela peut naturellement arriver chez une femme non mariée, bien que je n'aie jamais vu un cas de ce genre ; mais cela n'est pas rare chez les femmes mariées, et alors le diagnostic est très difficile. Nous courons cependant moins de risques, par ce fait que les femmes mariées admettent beaucoup plus facilement qu'elles sont enceintes, que lorsqu'elles ne sont pas mariées, et leur état attirera l'attention plus par leur volume énorme que par tout autre signe ; enfin elles n'ont aucune raison de cacher la possibilité d'une grossesse.

Je dois mentionner ici l'une des conditions anormales de la grossesse qui a, de temps en temps, conduit à un terrible désastre, parce qu'on l'a prise par erreur pour une hydropisie du péritoine ou pour une tumeur de l'ovaire. Dans cette maladie, l'hydramnios, il y a naturellement arrêt de la menstruation pendant quelques mois, généralement quatre ou cinq, et cela doit nous conduire à soupçonner l'état véritable de la malade ; mais, d'un autre côté, comme cette maladie se développe surtout chez la femme primipare, nous l'observons malheureusement plus fréquemment, ou tout au moins aussi fréquemment chez les femmes non mariées que chez les femmes mariées. Cette affection est toujours associée à l'albuminurie ; et très souvent, pendant son évolution, nous voyons apparaître les convulsions caractéristiques de cette maladie quand elle accompagne la grossesse. J'ai vu huit cas d'hydramnios, et je suis très heureux de pouvoir dire que je ne suis jamais tombé dans la faute d'en ponctionner une. Sept fois sur huit, elle accompagnait des grossesses doubles, et c'est là une proportion trop grande pour être accidentelle. Les huit femmes étaient primipares, et le cas le plus avancé n'avait atteint que le sixième mois de la grossesse. Le développement de l'utérus chez toutes ces femmes s'était produit avec une rapidité étonnante ; dans un cas, il s'était produit en moins de quinze jours.

Je conseillerai donc, chez les jeunes femmes dont on trouvera l'abdomen volumineux et chez lesquelles la distension sera survenue avec une grande rapidité, d'examiner tout d'abord l'urine, et si on la trouve albumineuse, de ne procéder qu'avec la plus grande précaution. Naturellement, on ne trouvera pas de résonnance intestinale, sauf au siège habituel de la couronne, et par l'examen pelvien on établira que c'est l'utérus qui est distendu. On y arrivera facilement en plaçant la femme debout et en pratiquant alors l'examen vaginal. On trouvera l'enfant ou les enfants reposant sur l'extrémité du doigt, et on pourra aisément le ou les sentir à travers l'utérus aminci. Il sera aussi fort facile d'obtenir le ballottement vaginal. De cette façon, j'ai facilement fait le diagnostic différentiel entre un kyste de l'ovaire uniloculaire et un utérus distendu.

Le diagnostic sera alors complet, et on pourra appliquer le traitement, qui est de vider l'utérus aussi rapidement que possible, d'administrer du chloroforme largement en prévision des convulsions et de donner les remèdes appropriés à l'albuminurie puerpérale (1). J'ai connu trois praticiens, tous hommes d'une expérience et d'une capacité étendues, qui avaient été assez malheureux pour ponctionner une malade atteinte de cette maladie, et qui furent immensément surpris de voir les malades faire une fausse couche quelques heures plus tard et mourir peu de temps après. Causant avec ces hommes, je trouvai qu'aucun d'eux n'avait jamais entendu parler de cette rare maladie ; et cependant, d'après ce que j'ai vu, c'est à peine si je puis la regarder comme

(1) L'albuminurie n'accompagne qu'exceptionnellement l'hydramnios, et nous croyons que l'auteur s'est trouvé en présence d'une série ; aussi faut-il surtout s'appuyer sur les autres signes pour faire le diagnostic de l'hydramnios. Quant au traitement, il y a lieu de distinguer deux espèces de cas : tantôt l'hydramnios marche lentement et ne s'accompagne pas d'accidents sérieux ; il faut alors s'efforcer de faire aller la femme à terme, et si elle est albuminurique, la mettre au régime lacté absolu. D'autres fois, l'hydramnios marche rapidement et on voit apparaître à un moment donné des accidents qui mettent la vie de la femme en danger ; dans ces cas, il faut interrompre la grossesse. (Note du traducteur.)

extrêmement rare. Dans les ouvrages classiques, on parle de ces maladies, mais brièvement.

Il est une autre maladie dans laquelle du liquide s'accumule dans la cavité utérine par suite de l'occlusion du col; on lui a donné le nom d'hydrométrie. Cette affection est probablement fort rare; je n'en ai vu qu'un cas. Il est plutôt difficile de comprendre comment cela peut arriver, surtout dans les cas comme celui que j'ai eu à soigner, où la malade était âgée de dix-neuf ans et était réglée normalement depuis environ trois ans. Quand je la vis, il y avait deux ans environ que la menstruation avait cessé, et son ventre avait fortement augmenté de volume. Les signes physiques étaient ceux d'un kyste parovarien et je n'examinai pas l'état du bassin parce que la malade était vierge. Je procédai à l'opération de la manière ordinaire et je ne trouvai rien qui ressemblât au péritoine. Après avoir traversé une fine couche musculaire, j'ouvris le sac et je retirai cinq litres d'un liquide limpide. L'intérieur du kyste était rugueux, et le kyste lui-même se rétracta rapidement après avoir été vidé. Passant l'index droit dans le vagin et ayant l'index gauche dans le bassin, je reconnus, par les rapports du col, que le kyste était en réalité la cavité de l'utérus. Je fixai un tube à drainage dans la plaie et je l'y maintins pendant environ trois semaines ; lorsque je l'eus enlevé, la plaie se cicatrisa peu à peu. La malade est restée depuis en parfaite santé, mais n'a jamais été menstruée. Je doute beaucoup que j'eusse fait un diagnostic plus exact dans ce cas, si j'avais examiné le bassin avant l'opération, et l'erreur que je fis n'eut heureusement aucune importance. Si j'avais pu faire un diagnostic exact, il eût été facile de passer un tube à drainage à travers le col sans pratiquer la section abdominale. C'est à peine si les auteurs font allusion à la possibilité de cette maladie, et on en a décrit fort peu de cas. On l'a observée chez des vieilles femmes après la ménopause. Il y a une exception, donnée par M. Richard comme un cas d'hydrosalpingite dans lequel, lorsqu'il exerçait une pression, il pouvait refouler le liquide dans l'utérus, puis au dehors. Son diagnostic peut certainement avoir été correct, mais je pense qu'il est beaucoup plus vraisemblable que c'était un cas d'hydrométrie.

La rétention du liquide menstruel dans la cavité de l'utérus

par occlusion du col ou, plus fréquemment, par atrésie, est beaucoup plus commune. J'en ai vu sept ou huit cas; mais dans aucun
d'eux, il ne me sembla possible de faire erreur avec une tumeur
de l'ovaire. Tout d'abord, la malade vous est presque toujours
amenée en raison des douleurs menstruelles internes dues à ce
qu'une certaine quantité de sang vient s'ajouter chaque mois au
contenu de l'utérus; et, dans tous les cas, on me raconta que les
règles ne s'étaient pas encore montrées; ces deux circonstances
seules suffisent pour faire songer à la nature réelle du cas.
L'examen de la malade révélera deux choses qui sont décisives :
la première est la présence d'une tumeur d'un volume comparativement petit, molle, ovoïde, centrale et très tendue au toucher ;
et, en second lieu, on trouvera une forme quelconque de malformation du canal génital. S'il y a doute, un examen sous l'éther permettra de reconnaître que la tumeur est utérine. On a décrit un
certain nombre de cas de ce genre survenus chez des femmes qui
ont été menstruées normalement, et qui même ont donné naissance à des enfants; dans ces cas, l'occlusion était due à l'union
des lèvres de l'utérus ou des parois du canal vaginal à la suite
d'une plaie ou d'une ulcération. Je n'ai pas vu de cas de ce genre,
mais les symptômes doivent être les mêmes, et les antécédents
fourniraient probablement une indication significative pour le
diagnostic.

Il y a encore deux affections de l'utérus qui peuvent demander
à être différenciées des tumeurs de l'ovaire, et l'une d'elles est
beaucoup plus commune que les maladies dont je viens de parler.
Ce sont les tumeurs fibro-kystiques et les myomes. La tumeur
fibro-kystique de l'utérus est une affection extrêmement rare, si
rare que, jusque il y a quatre mois, je n'en avais pas vu un cas;
dans ce cas, il était absolument impossible de distinguer la tumeur d'un kyste parovarien. La malade m'avait été envoyée par
le Dr Leacroft, de Freckenham, et je la vis pour la première fois il
y a environ cinq ans; je fis alors le diagnostic de kyste parovarien et je fus d'avis de l'enlever. Elle ne voulut pas, et dans l'intervalle elle fut ponctionnée plusieurs fois par le Dr Leacroft ; à
chaque ponction, la tumeur semblait vidée et on ne sentait aucune
tumeur solide. Elle n'était jamais devenue enceinte, et elle avait été
menstruée régulièrement toute sa vie, jusqu'à l'âge de cinquante

ans. Après la ménopause, la tumeur grossit avec une grande rapidité, et ce n'est qu'alors qu'elle fut ponctionnée pour la première fois. Lorsque je l'examinai, l'utérus n'adhérait en aucune façon à la tumeur, et les signes physiques étaient ceux d'un kyste uniloculaire et par conséquent probablement parovarien. A l'opération, je trouvai la tumeur très adhérente sur toute sa face antérieure, et je venais de commencer à la séparer, lorsque je reconnus l'apparence, qui m'est familière, du tissu utérin. Il était absolument impossible d'enlever la totalité de la tumeur, qui consistait entièrement en un kyste, et j'en laissai environ un sixième dans le bassin, la coupant aussi bas que je pus au moyen du cautère et liant plusieurs gros vaisseaux. Un examen ultérieur me donna la preuve évidente que les parois de la tumeur se composaient de tissu utérin. L'opération fut extrêmement grave, car de nombreuses anses intestinales avaient dû être séparées de la paroi postérieure de la tumeur, et les deux uretères avaient été mis à nu. Pendant quatre jours, elle ne présenta aucun mauvais symptôme ; mais le cinquième, elle commença à s'affaiblir et mourut le septième. L'examen *post mortem* fut fait par le Dr Saundby, qui trouva dans le tiers inférieur de l'abdomen une quantité considérable de liquide sanguin ; en l'enlevant, il découvrit une surface qui suppurait ; la partie inférieure de cette surface était formée par les restes de la masse utérine. Le Dr Saundby indique qu'une anse d'intestin avait son mésentère entièrement arraché, mais qu'elle n'était ni gangrénée, ni blessée. L'uretère gauche était comprimé par de vieilles adhérences inflammatoires, et le rein gauche était atrophié et kystique. La mort, dans ce cas, aurait pu, je pense, être évitée, si j'avais adopté la méthode de drainage de Keith. Il est très probable qu'une issue fatale se serait produite même si on s'était servi de tube à drainage ; mais si je me trouvais en présence d'un autre cas, je l'emploierais certainement. Si j'avais opéré la première fois que je vis la malade, avant qu'elle eût été ponctionnée, je pense qu'il est plus que probable qu'elle aurait guéri ; et je pense aussi qu'il aurait peut-être été préférable d'appliquer un clamp au dehors que d'employer la méthode intra-péritonéale. C'est dans des cas exceptionnels comme celui-là que le clamp peut rendre service.

Les tumeurs fibro-kystiques de l'utérus, qui ont été décrites, étaient généralement multikystiques, et je ne puis dire quelle est leur origine. Il semble qu'il n'y ait aucun tissu dans l'utérus qui puisse être soupçonné de donner naissance à des kystes ; il n'y a cependant aucun doute qu'ils prennent naissance dans l'organe. Les signes qui permettent de les distinguer des tumeurs de l'ovaire sont très sensiblement les mêmes que ceux du myome, avec cette addition que la découverte de la fluctuation peut faire soupçonner une maladie kystique. Je crois, cependant, que, sans expérience, le diagnostic différentiel des tumeurs fibro-kystiques serait une chose très difficile, et qu'il n'est possible que pour le chirurgien qui aura commencé par faire deux ou trois erreurs. Dans un cas de tumeur kystique uniloculaire de l'utérus, comme celui que j'ai décrit, un diagnostic correct était absolument impossible.

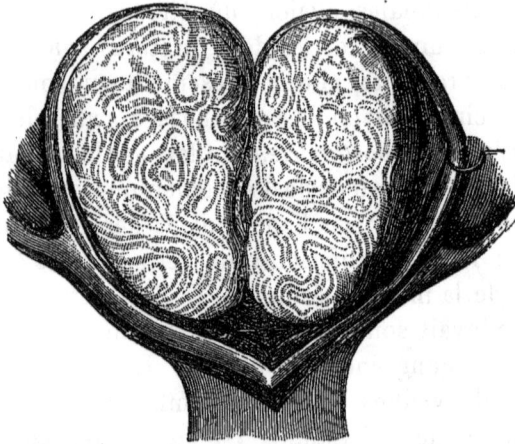

FIG. 49. — Coupe longitudinale d'un fibro-myome remplissant la cavité utérine. — (D'après Cruveilhier.)

Je ne parlerai du myome utérin qu'en tant que cette maladie simule une hydropisie ovarienne, car je ne m'occupe pas, quant à présent, de ses nombreuses autres phases ; quand je parlerai de l'ovariotomie, je compte m'en occuper plus complètement. Il y a un symptôme clinique très constant qui caractérise le myome, symptôme qu'on rencontre rarement dans le kystome ovarien, et qui à lui seul décidera souvent de la nature du cas ; je veux parler de la ménorragie. J'ai déjà dit que certaines affections de l'ovaire donnent lieu à une hémorragie utérine qu'on ne peut arrêter; mais cela est tout à fait exceptionnel. D'un autre côté, nous voyons beaucoup de cas de myomes utérins dans lesquels l'hémorragie ne se montre jamais comme un symptôme capital; cependant, étant donnée une tumeur abdominale ou pelvienne, donnant lieu constamment à des ménorragies et à un état d'anémie profond de la malade, le chirurgien peut être sûr qu'il y a énormément de chances pour que ce soit un myome de l'utérus. En examinant l'abdomen d'une malade atteinte de myome, on peut trouver un certain nombre de conditions. Ainsi il peut y avoir une volumineuse tumeur ovoïde lisse occupant une position parfaitement centrale et qui peut donner naissance à une sensation ressemblant si fort à de la fluctuation qu'elle trompe les mains les plus expérimentées.

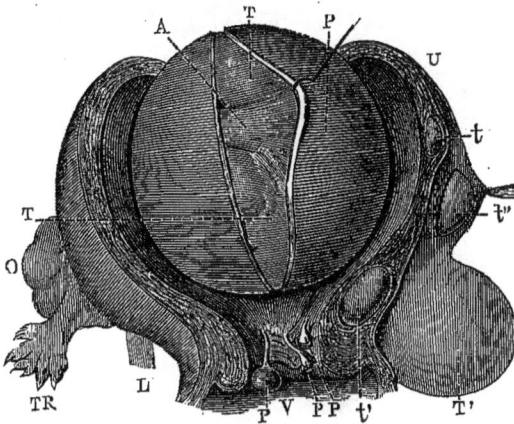

Fig. 50. — Tumeurs fibreuses multiples. — (D'après Cruveilhier.) — U, parois de l'utérus; T, grosse tumeur remplissant toute la cavité utérine; c', capsule; T, tumeur sous-séreuse; t, tumeurs interstitielles; PP, polypes muqueux; O, ovaire; TR, trompe; L, ligament large; V, vagin.

Dans le cas que j'ai opéré il y a trois ans, où un chirurgien très distingué avait antérieurement pratiqué une ponction sèche, c'est-à-dire avait plongé profondément un trocart dans la tumeur et n'avait rien ramené, le résultat de cette tentative fut que la tumeur grossit avec une grande rapidité. Lorsque je la vis pour la première fois, j'eus aussi l'impression que cette tumeur était ovarienne, parce qu'il n'y avait rien dans le bassin qui contre-indiquât cette opinion, et que la tumeur était uniformément lisse et ovoïde. Ce ne fut qu'après des examens répétés que je commençai à soupçonner que la tumeur était en réalité utérine, et que j'avais probablement affaire à une tumeur de la variété à laquelle j'ai donné le nom de *myome œdémateux*. Je fus d'avis d'enlever la tumeur, et lorsque je l'opérai, je trouvai que mon soupçon était juste. La tumeur s'était developpée du fond de l'utérus et était encapsulée par une lame épaisse de tissu utérin. Le corps de l'utérus formait un excellent pédicule autour duquel je plaçai un clamp. La malade guérit parfaitement bien et est encore vivante ; elle jouit d'une excellente santé et continue son occupation de

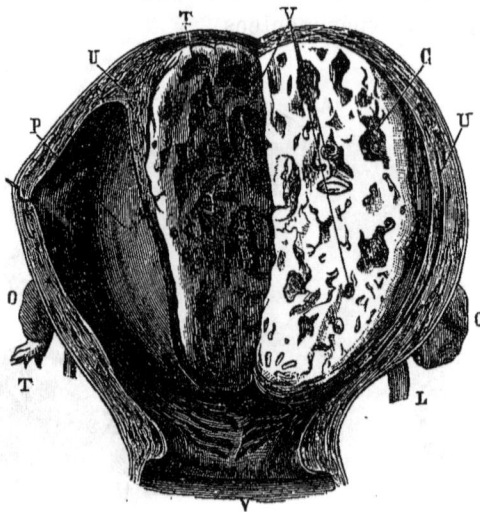

FIG. 51. — Tumeur fibreuse contenant des cavités. — (D'après Cruveilhier.) — U, parois utérines ; P, surface de la tumeur ; C, cavités kystiques ; V, vaisseaux sanguins ; O, ovaire ; T, trompe ; L, ligament rond ; V, vagin.

garde-malade. La tumeur enlevée pesait 16 kilogs 700 grammes, et consistait entièrement en cellules musculaires utérines, distendues en réseau par une grande quantité de liquide, qui, lorsqu'il fut écoulé, laissa une masse solide d'environ 9 kilogs seulement. Les fonctions sexuelles de cette malade sont entièrement intactes.

Il est beaucoup plus commun de trouver ces tumeurs myomateuses parfaitement solides, en sorte qu'elles ne donnent aucune sensation de fluctuation, et, au lieu d'être lisses et régulières

comme contour, elles présentent beaucoup plus souvent des
saillies de formes bizarres. Quelquefois, leur position n'est pas du
tout centrale. J'ai vu un volumineux myome ayant la forme d'un
chapeau à cornes s'élevant sur le côté droit et n'empiétant pas
du tout sur le côté gauche de la ligne médiane. Dans un cas de ce
genre, c'est à peine s'il y a place pour un doute dans le diagnostic,
car nous ne voyons jamais de tumeur de l'ovaire présentant ces
caractères ; du moins je n'en ai jamais rencontré dans ma pratique, quoique parfois de petits kystes placés au dehors d'une
tumeur de l'ovaire puissent un peu ressembler, à travers la peau,

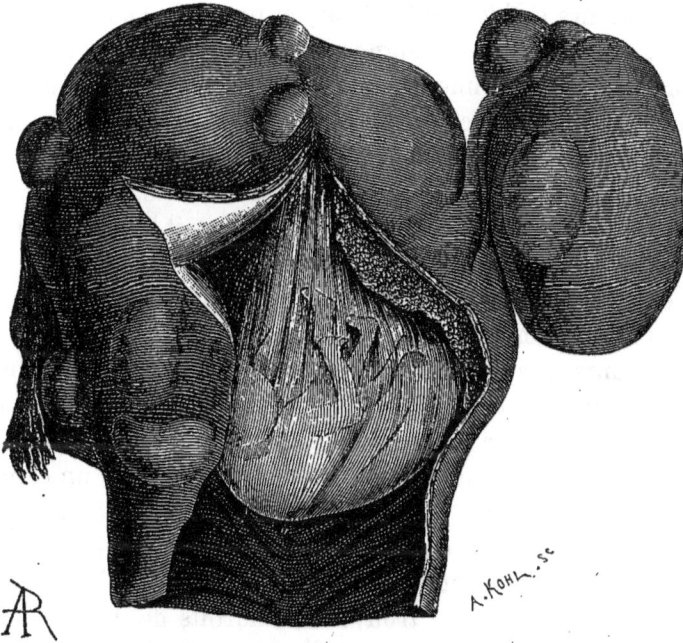

Fig. 52. — Tumeurs fibreuses multiples, développées sur un utérus
gravide.

aux nodules du myome utérin. Mais lorsqu'on pratique l'examen
pelvien, il ne reste que peu de place pour le doute. Presque toujours, on peut établir que la tumeur est en rapport très intime avec
l'utérus ; et si on applique fortement l'index d'une main sur le col
de l'utérus, pendant qu'avec l'autre main on fait mouvoir la
tumeur par en haut, il sera facile de s'assurer qu'on a bien affaire

à un myome, bien qu'ici encore, il puisse parfois arriver qu'une tumeur de l'ovaire, solide et ayant un court pédicule, ressemble très fort, dans ses caractères pelviens, à ceux d'un myome utérin. Enfin on peut se servir de la sonde pour aider au diagnostic. Lorsqu'il y a une tumeur de l'ovaire, l'utérus est rarement allongé, tandis que lorsqu'il existe un myome, il l'est presque toujours; mais, comme je l'ai dit ailleurs, à mesure que croîtra son expérience, le chirurgien trouvera que la sonde est un instrument qui lui devient de moins en moins utile, et il reconnaîtra que les avis que j'ai déjà donnés au sujet de son emploi méritent de plus en plus d'être suivis.

Les tumeurs solides de l'utérus, en outre de l'absence de fluctuation, possèdent deux signes vasculaires que je n'ai jamais rencontrés dans les tumeurs de l'ovaire, à savoir : une impulsion aortique, qui peut être vue et sentie, et un développement des artères de l'utérus qu'on peut sentir dans le vagin. Dans un cas, j'ai été convaincu que la tumeur était utérine, principalement parce que, au niveau du point où se réfléchissait le vagin, d'un côté, je sentis une artère aussi volumineuse que la radiale. On peut aussi entendre un souffle utérin quand la tumeur est très volumineuse, et c'est dans le vagin qu'on l'entend le mieux.

Si on trouve que la tumeur est solide, mais non utérine, quoique accolée à l'utérus et le déplaçant à un degré qui conduit à croire que c'est une tumeur de l'ovaire, nous avons alors le choix entre un kyste dermoïde, une tumeur fibreuse de l'ovaire, un cancer de l'ovaire ou un myome pédiculé de l'utérus. Un kyste dermoïde est rarement conformé de façon à ne pas donner de fluctuations en un point ou en l'autre ; et son caractère nodulé particulier, joint à ce que çà et là on trouve des endroits de dureté osseuse, le trahira souvent. Les tumeurs fibreuses de l'ovaire sont très rares, et le cancer de l'ovaire isolé ne se produit que dans une forme, le fibroïde, qui est d'une extrême rareté.

L'ascite non accompagnée de tumeurs n'est pas d'ordinaire difficile à reconnaître ; mais de temps en temps, on rencontrera un cas dans lequel, par le fait de causes exceptionnelles, elle sera assez difficile à reconnaître. Ainsi j'ai plus d'une fois ouvert l'abdomen avec la ferme conviction que j'allais trouver une tumeur de l'ovaire, mais je ne trouvais que des masses de cancer avec une abondante effusion de liquide. Cela est dû à ce fait que, dans les cas de ce genre, les intestins sont devenus adhérents à une masse volumineuse de fongus de l'épiploon, ou sont refoulés derrière elle, de telle sorte qu'on ne peut obtenir aucune résonnance en avant, tandis qu'on l'obtient aisément dans les flancs. Dans un cas de cette espèce, du reste, l'erreur n'a pas grande importance, car son seul résultat est que la malade est ponctionnée au moyen d'une incision exploratrice au lieu de l'être au moyen d'un trocart, et on a l'avantage d'arriver à poser un diagnostic d'une certitude absolue.

J'ai eu l'occasion d'observer un cas très curieux, il y a deux ans, chez une jeune fille de dix-huit ans, qui avait une énorme effusion ascitique. Lorsqu'elle fut admise dans mon service à l'hôpital des femmes, il ne me fut pas difficile de reconnaître la nature de la maladie et je la ponctionnai pour cela plusieurs fois; j'étais absolument certain que mon diagnostic était exact. La jeune fille semblait, sauf son hydropisie, être de toutes façons parfaitement bien portante, et on ne put découvrir aucune espèce de lésion pouvant expliquer l'hydropisie. Afin d'éclairer la chose, je l'envoyai chez un de mes amis, médecin attaché à un autre établissement. Là, elle fut tenue en observation pendant plusieurs mois sans qu'on pût obtenir de plus amples renseignements, sauf qu'il sembla s'être fait une légère effusion dans les deux plèvres; on put cependant se rendre compte d'une façon bien nette de la cause de son état. Par une malechance, elle tomba entre les mains d'un autre praticien, qui, sottement, exprima l'opinion que c'était un cas non douteux d'affection de l'ovaire, et se mit en devoir de la traiter suivant cette croyance. Lorsque l'abdomen fut ouvert, mon diagnostic fut complètement confirmé, mais malheureusement l'opérateur ne profita pas de l'occasion pour découvrir la cause de l'hydropisie, en sorte qu'elle quitta l'institution où l'opération avait été pratiquée, sans qu'un peu de lumière ait été jetée sur son cas. Elle fut ponctionnée d'une façon répétée jusqu'à ce qu'elle mourût, et alors encore on perdit l'occasion de se renseigner sur un des cas les plus remarquables que j'aie eu à soigner.

Tout à fait récemment, je me suis trouvé en présence d'un autre cas singulier d'hydropisie du péritoine, imitant encore plus étroitement la maladie kystique. Je fus appelé par le Dr Whitcombe, le superintendant du Birmingham Lunatic Asylum, pour voir une jeune fille dont l'abdomen avait augmenté de volume avec une étonnante rapidité. Je fis le diagnostic de kyste parovarien, et quelques jours après j'ouvris le ventre pour l'enlever. Je trouvai cependant que ce n'était pas un kyste du ligament large, mais une distension hydropique de l'arrière-cavité du péritoine, due à l'occlusion de la cavité communiquante par péritonite. L'inflammation se généralisa et, en dépit du drainage, elle mourut en quelques jours. A l'autopsie, on trouva que tout le mal était dû à une aiguille à coudre ordinaire de couturière placée dans le grand épiploon, juste au-dessus de l'hiatus de Winslow. La malade l'avait probablement avalée, et de l'estomac elle était passée dans le lieu où on l'a trouvée.

C'est là, du reste, un fait très rare, mais d'un grand intérêt parce qu'il montre combien il est difficile de faire un diagnostic exact dans les maladies de l'abdomen. Ce cas est encore important parce qu'il montre l'avantage de l'incision exploratrice sur la ponction. Si j'avais ponctionné, dans ce cas, au point ordinaire, je l'aurais fait droit à travers le gros intestin qui était situé immédiatement sur le trajet, et qui était déplacé par la distension de l'arrière cavité du péritoine. La mort aurait été le résultat d'une semblable erreur.

Dans ce pays, la maladie hydatique du péritoine n'est pas très commune, et ce que nous en savons provient principalement de l'expérience des praticiens des pays chauds, surtout de l'Australie, où cette maladie parasitaire semble être particulièrement fréquente. J'en ai vu quatre cas, mais dans l'un d'eux seulement il me fut possible de faire un diagnostic avant de procéder à l'opération. Ils présentaient toutes les apparences ordinaires des tumeurs de l'abdomen à caractère kystique, et ils ne présentaient certainement pas le signe particulier auquel quelques auteurs ont accordé une si grande confiance et qu'on a appelé le frémissement hydatique. Je comprends que notre grande autorité anglaise sur cette maladie, Sir William Jenner, n'ait noté ce signe qu'une fois dans sa grande expérience.

L'invasion du péritoine par ces parasites se produit presque toujours par la rupture d'un sac du foie qui permet aux organismes étrangers de s'attacher sur le péritoine et d'y commencer une autre phase de développement.

Le premier cas que je vis était survenu dans la clientèle de M. Langley Brown, chez une dame qui avait résidé en Australie et qui y avait apparemment pris la maladie. Elle avait dans l'abdomen plusieurs tumeurs distinctes et séparées, et le bassin était occupé par une tumeur fluctuante que nous avons cru être une masse d'hydatides. L'observation complète de ce cas a été publiée par M. Brown dans la *Birmingham Medical Review* de juillet 1876; je lui suis redevable du résumé suivant : Il y avait une tumeur fluctuante dans le cul-de-sac recto-utérin que nous avons cru être une masse d'hydatides parce que dans l'abdomen il y avait une autre masse fluctuante qui semblait attachée à l'épiploon. Je ponctionnai le bassin et je retirai le contenu de la masse qu'on y sentait. Cette opération fut suivie d'une attaque aiguë de péritonite dont le résultat sembla être la mort d'un certain nombre d'autres colonies, dont quelques-unes au moins trouvèrent leur route d'une façon mystérieuse à travers les parois de la vessie, et furent expulsées par l'urètre. Une grande quantité de kystes passèrent ainsi, en nombre plus grand que la vessie n'aurait pu en contenir, et il n'y avait aucune tumeur du rein pour expliquer leur présence ; il n'y avait aucune raison non plus de croire qu'ils s'étaient développés dans la vessie. On peut supposer qu'ils étaient réellement extra-péritonéaux, ou que la masse pelvienne n'était autre qu'un uretère. Le docteur Cobbold déclara que les scolex qu'on y trouva étaient ceux de l'échinococcus hominis, et que la malade était parfaitement guérie.

Le second cas est celui d'une malade de l'hôpital, qui avait toujours vécu aux environs de Birmingham et qui ne présentait rien, dans ses antécédents ou dans ses signes physiques, qui pût me conduire à croire que la maladie dont elle souffrait était autre qu'une tumeur kystique de l'ovaire. Même après avoir ouvert le ventre, je trouvai les organes si collés à des kystes de volume variable, ayant toutes les apparences de kystes de l'ovaire, et si intimement unis à tous les tissus, que je fus quelque temps avant de reconnaître quelle condition extraordinaire c'était réellement. J'enlevai quelques-uns des kystes, et un examen microscopique révéla complètement la nature de la maladie. La tentative opératoire cut un résultat fatal et, à l'autopsie, on trouva que les hydatides occupaient toute la cavité abdominale, s'étaient insinuées dans les muscles des parois et dans les différents organes, en outre du foie, en sorte qu'il aurait été impossible de faire une opération complète.

Mon troisième et mon quatrième cas d'opération pour des hydatides du péritoine sont suffisamment importants pour que je les donne en détail.

Je vis R. P., âgée de dix-huit ans, en consultation avec le docteur Hickinbotham et M. Pugh, d'Ashted, le 23 décembre 1881, pour une tumeur pelvienne qui s'accompagnait de symptômes très graves. Elle avait une température élevée, et le pouls était extrêmement rapide. La malade était constamment souffrante et semblait être extrêmement mal. En fait, M. Pugh avait appelé le docteur Hickinbotham sous l'impression qu'elle allait mourir, et ils me demandaient de la voir en raison d'une masse volumineuse qui occupait le bassin, et qu'ils regardaient comme un abcès. Lorsque je vis la malade, j'abondai dans leur sens, et elle me fut envoyée à l'hôpital des femmes, en vue de lui faire la section abdominale. Je la vis le lendemain matin en présence du Dr Hickinbotham, du Dr Savage et de M. Pugh, et assisté par M. J. Raffles Harmar. En ouvrant la cavité péritonéale, je trouvai tous les organes réunis ensemble, et il était extrêmement difficile d'en reconnaître aucun. Les adhérences présentaient les caractères qu'elles ont lorsqu'elles sont dues à une péritonite récente et à l'agglutination particulière causée par la présence d'hydatides du péritoine. Profondément dans le bassin, et attachée en arrière du ligament large droit, je trouvai une grappe de kystes hydatiques dont j'enlevai quelques-uns et dont je rompis les autres. Du côté gauche, il y avait une masse très volumineuse à laquelle je ne pus pas toucher parce qu'elle adhérait intimement aux lames de l'intestin. Je plaçai donc un tube à drainage en verre et je fermai la plaie sur lui. J'enlevai le tube le quatrième jour, mais le pouls et la température ne tombèrent pas d'une façon perceptible avant le huitième jour. La maladie cependant s'arrêta presque immédiatement après l'opération, et la malade ne se plaignit plus de souffrir après le troisième jour. Le quatorzième jour, la masse du côté gauche avait diminué à peu près de la moitié du volume qu'elle avait avant l'opération. Elle quitta l'hôpital le vingt-quatrième jour ; à ce moment, la masse pelvienne avait presque disparu, et les symptômes que présentait la malade n'existaient plus. Elle avait gagné immensément en santé et en forces, et M. Pugh rapporte qu'elle est aujourd'hui parfaitement bien portante.

Il y a dans ce cas deux points à noter qui le distinguent, points que j'ai démontrés à maintes reprises, c'est qu'une opération judicieusement pratiquée, bien qu'incomplète, peut souvent avoir pour effet une guérison complète, et que la principale difficulté dans la chirurgie abdominale est de savoir quand il faut s'arrêter. Cette dernière leçon ne peut s'apprendre qu'à l'école du malheur.

Le quatrième cas se produisit chez une femme âgée de vingt-six ans qui me fut confiée par le docteur Blackwood, de Wendnesbury, chez laquelle une tumeur pelvienne s'était développée depuis deux ans. Jusqu'au dernier christmas, elle n'avait eu à supporter que de très légers inconvénients ; mais à ce moment elle devint très souffrante, grossit beaucoup et fut obligée de rester dans son lit.

Je la vis le 11 janvier 1882, avec le Dr Blackwood, et je trouvai une volumineuse tumeur fluctuante, remontant presque jusqu'à l'ombilic, absolument fixée et extrêmement tendue. La malade avait une température élevée et le pouls rapide, et elle était tout à fait incapable de se redresser dans son lit. Je fus d'avis qu'elle devait être atteinte d'un abcès volumineux, bien que je ne pusse pas beaucoup m'en rendre compte dans le bassin. Je la reçus à l'hôpital dans le but de pratiquer la section abdominale, et je la fis le 23 janvier.

Je trouvai que la tumeur était un grand sac rempli d'hydatides. Je le vidai, j'y plaçai un gros tube à drainage en verre, et la malade est aujourd'hui complètement guérie. Le kyste est tout à fait petit et il sécrète du pus de bonne nature. Tous les symptômes qu'elle présentait sont disparus.

Je ne sais pas quels étaient les rapports du kyste ; je ne sais qu'une chose, c'est qu'il était dans le péritoine et que les intestins y adhéraient. Dans ce cas, comme dans l'autre, la ponction eût été tout à fait inutile.

En ce moment (15 juillet 1882), toutes ces malades vont parfaitement bien.

Une affection également rare, et dont il est impossible de faire le diagnostic avant l'opération, est celle dont je n'ai pu trouver qu'un cas en outre de celui que j'ai observé. Dans l'*American Journal of Medical Sciences* d'octobre 1852, le Dr Buckner relate un cas pour lequel il porta le diagnostic de tumeur de l'ovaire, et qu'il se décida à opérer d'après cette croyance. Lorsqu'il l'opéra cependant, il trouva que la tumeur n'était pas du tout ovarienne, mais que c'était un kyste situé dans le mésentère, entre les lames du péritoine, et entouré par l'intestin grêle. Il procéda à l'opération et disséqua la tumeur, divisant sur sa route les artères mésentériques supérieures et moyennes qu'il avait liées. La malade guérit ; et, en dépit de la grande séparation du mésentère de l'intestin, on ne vit survenir aucun accident.

Le cas qui m'appartient se produisit en février 1878, et était un cas absolument de la même nature. Mon diagnostic avant l'opération fut celui de kyste parovarien ; et, si j'avais ponctionné la malade au lieu d'ouvrir l'abdomen, je l'aurais probablement tuée, car, juste au lieu d'élection pour la ponction, je trouvai, aussitôt que j'eus ouvert le péritoine, une anse d'intestin se portant en travers de mon incision. Je ne fis pas comme le Dr Buckner, je ne disséquai pas le kyste ; je me contentai de l'opération, beaucoup moins grave, de le ponctionner et d'appliquer un tube à drainage. De cette façon, je guéris complètement ma malade, et elle est restée depuis en parfaite santé.

A première vue, c'est à peine si l'on peut regarder comme vraisemblable que des tumeurs du foie, du rein, de la rate, de la vésicule biliaire, soient souvent prises par erreur pour des tumeurs de l'ovaire ; mais j'ai vu un grand nombre de cas de ce genre qui m'étaient envoyés comme tumeurs de l'ovaire ; et j'ai, en plusieurs occasions, ouvert l'abdomen sous l'impression que j'allais enlever une tumeur de l'ovaire, et je trouvai que j'avais affaire à une tumeur du rein. D'un autre côté, j'ai plusieurs fois enlevé des tumeurs de l'ovaire qui, dans les premières périodes de leur existence, avaient été diagnostiquées comme rein flottant. Il y a un médecin de ma connaissance qui semble avoir un pouvoir merveilleux de trouver des cas de rein flottant, et je

crois qu'il n'y a pas moins de trois de mes ovariotomies qui ont
été diagnostiquées par lui comme cas de rein flottant avant que
j'aie à les soigner. Je ne puis mieux faire peut-être que de citer ce
qu'en dit M. Spencer Wells dans ses leçons au Collège des chirurgiens :

« Je ne pense pas qu'il y ait ici un spécimen de ce qu'on a appelé *rein mobile*, je doute même qu'il y en ait un au musée ; je
crois qu'il n'y en a eu qu'un ou deux spécimens qui aient été
montrés, après la mort, à la Société pathologique ; mais j'ai vu
quelquefois des tumeurs abdominales qui semblaient être, autant
qu'on peut le dire, des cas de reins mobiles, augmentés de volume ou ayant leurs dimensions naturelles. J'en connais un cas
si remarquable que je vous retiendrai un moment pour vous en
entretenir. Une dame vint à moi, croyant avoir, ou à qui on avait
dit qu'elle avait, le rein droit mobile ; je la vis avec le Dr Wilson
Fox, et nous fûmes d'accord sur la nature de la maladie. Au
bout de quelques années, elle revint, et je la vis par hasard sous
l'impression qu'elle était atteinte de rein mobile. Elle devint alors
enceinte ; la grossesse alla à terme et un enfant bien portant naquit. Bientôt après, elle commença à souffrir d'un kyste de l'o-
vaire du côté gauche, le rein mobile existant toujours du côté droit ;
le kyste de l'ovaire se développa tellement qu'il fut décidé que je
pratiquerais l'ovariotomie, ce que je fis. Je dis à ce moment :
« Je vais voir ce qu'est ce rein mobile ; » et, après avoir enlevé
le kyste de l'ovaire du côté gauche, je sentis ce qu'on supposait
être le rein et le retirai, et je m'aperçus alors que c'était l'ovaire
droit ; mais il était attaché par un pédicule d'un pied de long. Il
était maintenu sous les fausses côtes droites par des adhérences
extrêmement fines. Une très petite plaque d'adhérence mainte-
nait cet ovaire droit, qui avait environ le volume de mon poing ;
il avait très sensiblement la forme d'un rein et occupait la position
d'un rein mobile. La malade guérit et se porta bien depuis. »

Les tumeurs du rein s'étendent quelquefois si bas qu'on peut
les sentir dans le bassin et elles sont souvent si mobiles, surtout
d'un côté à l'autre, qu'il est tout à fait impossible de dire si elles
sont ou non des tumeurs de l'ovaire. Un cas de ce genre me fut
confié par le Dr Hickinbotham, et j'ouvris l'abdomen croyant parfaitement que j'avais affaire à un kyste de l'ovaire. Je reconnus

cependant que c'était un grand kyste du rein que je ne pourrais enlever ; mais je le traitai en l'ouvrant, le vidant et en cousant la plaie de sa paroi à la plaie de la paroi de l'abdomen et en y insérant un large tube à drainage en verre. Le kyste suppura largement. La malade fut complètement guérie en deux mois environ.

Aujourd'hui que la chirurgie abdominale a fait les grands progrès publiés dans les trois ou quatre dernières années, je ne doute pas que bientôt on traite avec succès les tumeurs du rein, comme le sont les tumeurs utérines, et peut-être même avec autant de succès que les tumeurs de l'ovaire. L'enlèvement délibéré du rein par Simon, d'Heidelberg, qui fut heureux, et l'enlèvement d'un gros rein kystique par le Dr Campbell, de Dundee, pris par erreur pour une tumeur de l'ovaire, avec un résultat également heureux, traceront probablement avec le temps la route à d'autres triomphes.

Quant à mon expérience personnelle, je n'ai enlevé qu'une fois un rein augmenté de volume ; dans ce cas le succès fut complet, et je suis bien aise de dire que toutes mes malades ont guéri par des opérations incomplètes.

Les augmentations de volume de la rate ont été prises par erreur pour des tumeurs de l'ovaire ; mais c'est une erreur qui n'est guère pardonnable : la position de la rate, lorsqu'elle est augmentée de volume, l'histoire de son développement et l'aspect de la malade suffisent, dans la plupart des cas, pour empêcher de faire l'erreur. Outre cela, il y a un signe parfaitement décisif, qui doit toujours être recherché et qu'on trouvera toujours lorsque c'est la rate qui est malade, c'est que sur le côté droit de la tumeur on peut sentir un bord tranchant sous lequel les doigts peuvent être passés, surtout si la malade est endormie, car la tumeur peut alors être inclinée sur son axe en haut et vers la gauche. Ce bord présente en outre une disposition toute particulière, il est festonné et ses échancrures sont éloignées de sept à douze centimètres ; lorsqu'on découvre ces échancrures, on ne peut plus douter que la tumeur soit la rate ; enfin, s'il pouvait y avoir encore un doute, un examen microscopique du sang permettra de reconnaître qu'il y a excès de globules blancs, ce qui montrera que c'est bien la rate qui est malade.

J'ai ouvert l'abdomen trois fois avec l'espoir de pouvoir enlever une tumeur de la rate, mais je n'ai jamais pu y arriver. Ces trois malades guérirent de l'opération et deux d'entre elles ont été depuis complètement guéries. Que ce fût le résultat de l'incision exploratrice ou non, je ne puis le dire, mais les malades ne furent soumises à aucun autre traitement, pendant plusieurs mois après l'opération, que celui auquel elles avaient été soumises pendant les mois qui avaient précédé l'opération. Le troisième cas est plus remarquable et est encore en observation. J'ouvris le ventre et je ne pus enlever la rate. Trois semaines plus tard, un abcès se forma dans la rate; je l'ouvris sans aucune précaution listérienne et j'insérai un tube à drainage. La quantité de pus de cet énorme abcès fut de 1.300 grammes environ. La malade guérit lentement et la rate diminua. Je connais dans le voisinage deux cas de tumeurs de la rate qui ont été enlevées avec résultat fatal; dans l'un d'eux, l'organe fut enlevé par erreur pour une tumeur ovarienne.

Il n'est peut-être pas d'affection, parmi celles auxquelles j'ai fait allusion, avec laquelle on puisse moins facilement confondre une tumeur de l'ovaire, qu'une tumeur du foie, et cependant je dois confesser que, dans un cas, j'ai commis cette curieuse erreur. La malade m'avait été envoyée de Leicester avec tous les signes d'une tumeur kystique volumineuse de l'ovaire; mais lorsque j'ouvris le ventre, je trouvai une grande collection de liquide ascitique, dû à une énorme masse de cancer mou qui se développait du foie par un étroit pédicule. L'abdomen fut fermé et la malade put retourner chez elle, où elle mourut peu de temps après. Je crois qu'il serait possible, dans des cas extrêmes, de prendre par erreur une tumeur hydatique du foie pour une tumeur de l'ovaire. Il y a un an, j'opérai une dame chez laquelle le diagnostic d'hydatides du foie avait été fait par Sir William Jenner et je pense qu'un homme moins expérimenté que ce médecin distingué aurait pris la tumeur pour un kyste de l'ovaire. Il occupait tout l'abdomen, le distendait énormément, et le bord de la tumeur pouvait être senti dans le bassin. J'ouvris l'abdomen et je trouvai alors le foie; je vidai entre neuf et onze litres d'hydatides, je réunis les deux plaies ensemble par suture continue, j'appliquai un tube à drainage dans sa cavité, et je réussis à guérir la malade. Le cas est publié dans le volume des *Transac-*

tions of the Royal Medical and Chirurgical Society de 1880;
depuis ce moment, j'ai opéré huit autres cas du même genre avec
un parfait succès. J'ai aussi ouvert la vésicule biliaire distendue,
et enlevé des calculs biliaires dans trois cas par une opération
semblable, et j'ai obtenu aussi dans ces cas des résultats parfaitement heureux; en sorte que j'ai l'espoir de voir la chirurgie
abdominale s'étendre d'une façon remarquable dans des directions inattendues.

Il est une affection de l'ovaire au sujet de laquelle de grandes
discussions se sont élevées, et sur laquelle je ne suis encore nullement certain qu'on soit arrivé à une conclusion satisfaisante.
Je veux parler de ce déplacement qui a été décrit sous le nom
de grossesse ovarienne. C'est une question qui est d'un intérêt
beaucoup plus grand au point de vue pathologique qu'au point
de vue clinique, parce que, même s'il existait une grossesse ovarienne, je ne vois pas que le traitement qu'elle exigerait dût être,
en aucune façon, différent de celui qu'exige une grossesse de la
trompe de Fallope que j'ai complètement décrite dans un autre
chapitre. Dans un article de Velpeau, du *Dictionnaire de Médecine*, plusieurs des cas de grossesse extra-utérine semblent avoir
été regardés comme des cas d'imprégnation véritable et de développement de l'ovule dans le tissu même de l'ovaire, et il paraît
évident, d'après la description d'un certain nombre de cas de
tumeur dermoïde de l'ovaire, que ces singuliers éléments furent
aussi regardés comme ayant cette origine. En fait, je pense que
je puis dire qu'entre le développement incomplet d'un fœtus dans
le kyste dermoïde et son complet développement dans la grossesse extra-utérine, on ne semble pas avoir fait une distinction
bien nette jusque vers 1850. Par conséquent, l'assertion que la
grossesse ovarienne existe réellement est faite par la grande
majorité des auteurs sans un examen réellement critique des faits
qui se passent dans ces cas. J'ai dépensé beaucoup de temps en
recherches dans la littérature sur ce sujet, et je suis obligé de
dire que je suis sceptique quant à la réalité des descriptions de
certains des cas qui ont été données de ce phénomène. Spiegelberg, suivant Schmidt, a établi l'authenticité de neuf cas et en a
ajouté dix de plus; mais le Dʳ Parry se contente de dire que le
poids de l'autorité est en faveur de la possibilité d'une grossesse

ovarienne. Je ne veux pas approfondir davantage la chose, car si nous considérons pour un moment la chaîne des circonstances qui seules pourraient nous conduire à un incident de ce genre, nous pouvons facilement comprendre, en premier lieu, combien rare doit être sa production; et, en second lieu, combien il est difficile de prouver, ce qui est absolument nécessaire, que l'ovule s'était développé dans le follicule qu'il n'avait jamais quitté. Il nous faut imaginer, tout d'abord, que le spermatozoïde a traversé toute la longueur de la trompe de Fallope, circonstance qui doit être d'une extrême rareté si les idées que j'ai émises sur la physiologie de l'oviducte sont exactes. Nous devons admettre ensuite que l'événement doit s'être produit au moment où le pavillon embrassait l'ovaire, et que l'embrassement a dû se faire au moment où le follicule était prêt à se rompre. C'est quand ces faits se sont accomplis que les phénomènes les plus extraordinaires de l'opération doivent se produire : l'ovule, au lieu de quitter le follicule au moment de la rupture, doit y rester; le spermatozoïde doit pénétrer par la rupture; la rupture doit ensuite se cicatriser; l'ovule doit se refixer sur l'épithélium qui tapisse le follicule; enfin, le développement de l'ovule doit se faire dans les parois de sa demeure primitive. En supposant que toute cette suite d'opérations extraordinaires se soit produite, il ne serait pas impossible d'imaginer que le follicule puisse se distendre comme il le fait dans le cas de tumeur kystique, et que nous puissions avoir un cas de grossesse ovarienne vraie.

Pendant le développement de cette grossesse, et en raison des nombreux accidents qui surviennent dans tous les cas de grossesse extra-utérine, il se produira inévitablement des adhérences et des déplacements tels, qu'il serait très difficile de prouver que le siège réel du fœtus était dans le tissu de l'ovaire. Pour que nous puissions admettre que la grossesse ovarienne existait véritablement, il faudrait qu'un certain nombre de conditions existassent, dont voici les plus importantes. Il faudrait tout d'abord que l'autopsie ait été faite par un observateur absolument compétent. Il faudrait trouver l'utérus, les deux trompes et un ovaire absolument intacts; quant à l'autre, il devrait constituer le kyste de la grossesse; et, dans la paroi kystique d'un cas de ce genre, on devrait trouver les signes microscopiques de tissu ovarien.

Dans plusieurs cas de grossesse tubaire que j'ai disséqués, il fut extrêmement difficile de trouver l'ovaire correspondant, alors même qu'il était parfaitement clair que le siège de la grossesse était une des trompes de Fallope. Dans une de mes dissections, je ne pus trouver l'ovaire, et cependant il était absolument certain que j'avais affaire à un cas de grossesse tubaire. Dans le *Mémoire* de Spiegelberg, parmi les cas qu'il rapporte, il n'y en a qu'un seul auquel ces caractères distinctifs s'appliquent d'une façon assez satisfaisante; aussi vais-je le donner dans tous ses détails.

Une section abdominale fut pratiquée dans des circonstances très difficiles : le sac était devenu étroitement adhérent au gros intestin et à la paroi droite du bassin, par suite de la péritonite qui existait depuis un certain temps. Des deux côtés, les trompes avaient leur direction normale ; mais la trompe gauche, après un trajet de 7 centimètres, disparaissait dans les parois de son ligament large. La trompe droite s'étendait à 10 centimètres le long du bord supérieur du ligament large épaissi, vers un sac qui était uni par le ligament de l'ovaire à l'*ala vespertilionis* de l'utérus ; elle avait un diamètre de 10 centimètres et elle était revenue sur elle-même. Après que la trompe avait atteint le sac, on pouvait la suivre le long de sa surface jusqu'à une distance de 22 centimètres, et elle était perméable sur une longueur de 12 centimètres ; dans les 10 centimètres qui restaient, elle disparaissait en une bande étroite et lisse à la surface externe du sac. Il y avait dans ce voisinage un petit kyste dermoïde dans la paroi du sac, sans limite distincte. Le sac lui-même présentait deux couches : la couche externe était épaisse et dense, et la couche interne fine et délicate. On pouvait les séparer facilement. La couche interne était nettement le chorion, car sur sa plus grande partie elle avait la structure du placenta; elle était très épaisse au fond du sac et mince à la partie supérieure.

Spiegelberg en conclut que l'ovaire droit était le sac qui contenait l'enfant. Il ne put pas trouver d'ovaire du côté droit, mais il trouva des éléments ovariens distincts dans la paroi externe du sac. Il faut ici tout d'abord faire remarquer qu'on admet que l'autopsie n'a pas été pratiquée très minutieusement, et la description qu'on a donnée de la trompe permet de supposer, avec raison je pense,

que c'était un cas de grossesse dans le ligament large résultant
de la rupture de la trompe sur sa face inférieure, ce qui est la
variété la plus commune des grossesses tubaires qui ne sont pas
mortelles lorsqu'elles se rompent de bonne heure, comme cela
arriverait dans le cas de grossesse ovarienne. Le fait qu'il existait une tumeur de l'ovaire est prouvé par l'existence d'un kyste
dermoïde. Cela expliquerait la distribution assez étendue des éléments de l'ovaire dans la paroi du sac, et, comme Spiegelberg ne
dit pas qu'il a trouvé tous les éléments de l'ovaire sur la paroi du
sac, je pense que nous avons absolument le droit d'être quelque
peu sceptique, même à l'égard de ce cas, bien que j'admette franchement que l'éminence de l'observateur et le soin manifeste avec
lequel toutes ses observations sont données rendent absolument
possible que ses conclusions soient correctes. Depuis que ce
mémoire a été publié, j'ai le regret de dire que le professeur
Spiegelberg en a laissé de côté la plus grande partie.

Dans un mémoire publié par M. Puech sur ce sujet, l'auteur
décrit un cas dans lequel la trompe de Fallope gauche, de même
que la droite, était fixée derrière l'ovaire par des adhérences,
mais était restée perméable. Son pavillon était en grande partie
fermé, mais non complètement, et admettait une sonde. L'ovaire
gauche mesurait 46 millimètres de long, 26 millimètres de large
et 18 millimètres d'épaisseur. Il contenait des follicules de Graaf
à divers degrés de développement, le plus volumineux ayant
2 millimètres de diamètre. A son extrémité externe se trouvait un
corps arrondi du volume d'une grosse cerise environ, dont le
plus grand diamètre avait 20 millimètres et le plus petit 12. Son
enveloppe était transparente et contenait des vaisseaux très
nettement réticulés. En un point, on voyait une coloration d'un
violet foncé sur un espace large comme une lentille, et autour de
ce point l'enveloppe était épaissie. Sur la plus grande partie
du reste de la surface, on pouvait voir une substance jaunâtre à
travers l'enveloppe transparente ; en ouvrant le kyste avec des
ciseaux, on trouva une saillie présentant une surface villeuse,
attachée à la surface colorée, tandis que, sur le reste de la surface, on pouvait aisément séparer de la paroi kystique une lame
d'un demi-millimètre d'épaisseur. La saillie villeuse contenait
des vaisseaux volumineux et formait une demi-ellipse mesurant

11millimètres sur 10. En l'incisant avec des ciseaux à cataracte, on trouva qu'elle renfermait une cavité distendue par un liquide clair, et dans le liquide flottait un embryon qui avait l'aspect d'un corps vermiforme ayant un millimètre de long, courbé en son milieu et renflé à une de ses extrémités ; il était enveloppé d'une membrane excessivement délicate au moyen de laquelle il était fixé au chorion présumé.

Toute la conclusion, dans ce cas, repose sur la présomption que ce corps vermiforme, qui n'avait qu'un millimètre de long, était un embryon. Il est possible que c'en fût un, mais on ne peut certainement donner aucune preuve en faveur de cette opinion; bien que je ne sois nullement disposé à nier son exactitude, j'en doute cependant très fort. En admettant que ce fût un embryon, tout au plus aurait-il eu quelques heures d'existence, et on ne pouvait guère s'attendre à trouver le mécanisme des fonctions génitales défectueux à un degré tel que le pavillon de la trompe, la partie la plus importante de tout le mécanisme, fût endommagé au point d'être, suivant la description de M. Puech, presque fermé et fixé derrière l'ovaire par des adhérences. On se serait au moins attendu à ce que cette adhérence existât au niveau du siège de la rupture, et cependant il est nettement dit qu'il n'en était pas ainsi. J'ai vu tant de choses étranges dans les kystes de l'ovaire et les follicules, que je ne suis pas porté à admettre qu'on ait démontré d'une façon décisive que ce corps vermiforme était un embryon.

Dans un autre cas, rapporté par Walter, dans le *Monatschrift für Geburtshulfe* (vol. XVIII), on trouve une description d'un kyste qui s'était rompu et dont le fœtus avait passé dans l'abdomen. L'auteur prétend que le kyste n'était autre chose qu'un ovaire ; mais les détails de la description ne me paraissent pas suffisamment exacts pour qu'on puisse l'admettre, bien qu'il prétende que le kyste était libre de toute adhérence aux parties environnantes et séparé du pavillon de la trompe correspondante. En somme, j'incline à regarder la preuve de l'existence de la grossesse ovarienne comme étant loin d'être faite ; et, bien que je ne sois pas disposé à nier catégoriquement qu'elle puisse se produire, comme je l'ai fait dans l'édition précédente de mon livre, je ne puis cependant admettre qu'elle ait été prouvée. En admettant même qu'elle puisse se produire, elle ne posséderait pas, comme je l'ai dit, plus d'importance clinique qu'un cas de grossesse tubaire, car on ne pourrait en faire le diagnostic différentiel, et il faudrait la traiter d'après les mêmes principes que les autres variétés de grossesses extra-utérines.

M. Henry H. Slater a publié, dans le *Journal of Anatomy and Physiology* (vol. XIII), un mémoire extrêmement intéressant sur la pathologie comparée de l'ovaire, à propos d'une tumeur de l'ovaire trouvée chez une poule faisane. Elle mesurait, à l'état frais, 6 centimètres dans sa plus grande longueur, 2 centimètres 1/2 dans sa largeur et la même étendue en profondeur ; elle avait une forme très irrégulière et elle était grossièrement divisée en trois lobes principaux qui étaient unis à leur base et étaient subdivisés en un grand nombre de lobes plus petits ; le tout présentait l'aspect général sillonné d'un cerveau humain, sur une petite échelle.

L'ovaire semblait être presque entièrement absorbé ; on ne voyait rien qui ressemblât à son aspect granulé habituel, et la tumeur reposait directement sur les reins dont elle n'était séparée que par un repli du péritoine. Quoiqu'aucun ovaire ne fût visible, l'oviducte gauche était contourné comme il le serait au début de la période de production ; mais, naturellement ce n'était pas là une excitation de bonne santé ; elle était due à l'inflammation des organes. L'oviducte droit présentait son aspect avorté habituel.

En faisant une coupe transverse de la tumeur, on voyait que l'intérieur était absolument solide et n'était à aucun degré kystique ou alvéolaire ; il n'y avait, comme on avait pu le penser avec raison, aucune tendance au développement concentrique ; mais, au contraire, on voyait des bandes de fibres s'irradier faiblement du point d'attache de la tumeur.

L'anatomie minutieuse fut difficile à établir, ce qui fut dû à la nécessité d'employer de forts grossissements. On y vit des cellules graisseuses, des cellules granuleuses et des cellules nucléées, que je regarde comme ressemblant à celles qu'on trouve dans le tubercule ; ces dernières étaient très nombreuses et irrégulières de forme et de volume. Il y avait des fibres très fines, disséminées, mais elles étaient rares ; enfin, des bandes de fibres, de formes très irrégulières, divergeaient du point d'attache de la base de la tumeur. C'est à celle-ci qu'était due l'apparence radiée de la coupe. C'étaient des fibres musculaires lisses, et elles semblent être les seuls restes de l'ovaire primitif.

Cet ovaire malade n'était que la partie la plus remarquable d'une affection tuberculeuse généralisée qui se répandait sur tous les viscères, — le foie, le pancréas, l'épiploon, étant tous nettement plus ou moins atteints.

Je crois que la tumeur était cancéreuse, par suite de sa ressemblance, sous le microscope, avec le cancer médullaire de l'ovaire humain; c'est le professeur Turner qui fut assez bon pour me suggérer l'idée que la tumeur devait être tuberculeuse, et je vérifiai l'exactitude de son opinion au moyen de l'acide acétique dilué.

CHAPITRE V

OVARIOTOMIE

Bibliographie. — *Demonstration eines Präparates von doppelseitiger Achsendrehung der Ovarien.* VEIT. Arch. f. Gyn., vol. XIII. — *Ueber Ovariotomie bei Kindern.* SCHWARTZ. Arch. f. Gyn., vol. XIII. — *Zur Statistik der Krankheiten der Ovarium.* BUNGE. Schmidt's Jahrbuch, vol. CLXXVIII. — *Peritonæale Metastasen eines Eierstocks dermoids.* KOLACZEK. Virchow's Archives, vol. LXVII. — *Ruptur der Ovarialcyste.* NEPUEN. Centralblatt f. Chir., vol. II. — *Tod nach Punction der Ovarialcyste.* BOISSIER. Centralblatt f. Chir., vol. I. — *Spontane Ruptur der Ovariengeschwulste.* KRYZAN. Centralblatt f. Chir., vol. III. — *Stielbehandlung Ovariotomie.* KOVACS. Centralblatt f. Chir., vol. III. — *Elektrische Behandlung Ovarialtumoren.* CLEMENS. Centralblatt f. Chir., vol. IV. — *Exstirpation der Ovarien bei starken Menorrhagie.* STAHL. Centralblatt f. Chir., vol. IV. — *Ovariotomie.* TAIT. Wegen Uterinblutungen Centralblatt f. Chir., vol. VI. — *Ovariotomien in Italien.* PERUZZI. Centralblatt f. Chir., vol. VI. — *Chirurg. Bemerk. uber die Peritonealhohle mit Besonderer Berücksichtigung der Ovariotomie.* WEGNER. Arch. f. Klin. Chir., vol. XX. — *Ein Fall von Laparo-Hysterotomie sammt Exstirpation beider Ovarien, Heilung.* WÖLFLER. Arch. f. Klin. Chir., vol. XXI. — *Ovarialcysten 5 Falle.* WÖLFLER. Arch. f. Klin. Chir., vol. XXI. — *Kyste de l'ovaire enlevé par le vagin.* DAVIS. Bull. gén. de Thér., 1875, vol. I. — *Ovariotomie.* FERRIER. Bull. gén. de Thér., 1875, vol. I. — *Ovariotomie d'un kyste ponctionné vingt-quatre fois.* BOUGER. Bull. gén. de Thér., 1875, vol. II. — *Ovariotomie dans le sud-ouest de la France.* DUPLONG. Bull. gén. de Thér., 1876, vol. I. — *Ovariotomie double.* Bull. gén. de Thér., 1876, vol. I. — *Ovariotomie (Observations).* TESSIER. Bull. gén. de Thér., 1876, vol. II. — *Contribution à l'étude de l'ovariotomie.* DEZANNEAU. Bull. gén. de Thér., 15 Janvier 1880. — *Ovariotomie.* Bull. gén de Thér., vol. II, 1878 and 1879. — *Ovariotomie Indicationen, etc.* KOEBERLÉ. Centralblatt f. Gyn., vol. XI. — *Ovariotomie Stielbehandlung.* BAUM, etc., Cent. f. Gyn., vol. XI. — *Ovariotomie Tetanus.* PARVIN. Cent. f. Gyn., vol. XI. *Ovariotomia triplex bei Ueberzahl von Ovarien.* WINKLER. Arch. f. Gyn., vol. XIII. — *Ueber Ovariotomie bei Kindern.* SCHWARTZ. Arch. f. Gyn., vol. XIII. — *Balneotherapie Entzündung der Ovarium.* FLECHSIG. Schmidt, vol. CLXX. — *Ovarium Krebs, auf Uterus u. Rectum übergreifend.* « Obstet. Trans. », 1876. Schmidt, vol. CLXXVII. — *Fall Ovariotomie.* Runge. Schmidt, vol. CLXXVIII. *Death from Ovarian Cancer.* Philipson. Lancet, 1877, vol. I. — *Laceration of the Bowel in Ovariotomy.* CHAMBERS. Lancet, 1877, vol. II. — *Exceptionaly Difficult case of Ovariotomy.* TAIT. Lancet, 1877, vol. II. — *After History of a case of Ovariotomy.* TAIT. Lancet, 1877, vol. II. — *Ovariotomy in France.* BÉCLARD. Lancet, 1878, vol. I. — *Ovariotomy. Who shall perform it ?* RUDFORD. Lancet, 1878, vol. I. — *Ovariotomy. Who shall and Who shall not perform it ?* Editor, Lancet, 1878, vol. II. — *Wound of Bladder in Ovariotomy.* EUSTACHE. Brit. Med. Journal, 1879, vol. II. — *The Scotsman on Ovariotomy.* Editor. Brit. Med. Journal, 1879, vol. II. — *Parthogenetic Development of Cysts in the Ovary.* TAIT. Brit. Med Journal, 1879, vol. II. — *Castration of Women.* SCHUCKING. Med. Record, November 1879. — *Perforating Ulcer of Ilium after Ovariotomy.* DORAN. Lancet, 1879, vol. I. — *Ovariotomy during Peritonitis.* TIBBETS. Med. Times, 1874, vol. I. — *Ovariotomy under Difficulties.* STEVENS. Med. Times, 1874, vol. I. — *Historical Sketch of Ovariotomy.* JACKSON. Med. Times, 1874, vol. I. — *The first operation for Ovariotomy.* ANON. Med. Times, 1874, vol. II. — *Ovariotomy at the London Surgical Home.* BAKER-BROWN. Lancet, 1862. — *Birth of Triplets after Ovariotomy.* BALDING. Med. Times, 1874, vol. II. — *Diagnosis of Ovarian Disease.* BACCELLI. Med. Times, 1877, vol. I. — *Lister's Method in Ovariotomy.* SIMS. Med. Times, 1877, vol. I. — *Ovariotomy.* BILLROTH. Med. Times, 1877, vol. II. — *Ovariotomy during Pregnamy.* WELLS. Times, 1877, vol. II. — *Elastic ligature in Ovariotomy.* KLEBERG. Med. Times, 1877, vol. II. — *Normal Cases of Ovariotomy.* HEGAR and BATTEY. Med. Times, 1877, vol. II. — *Ovariotomy.* SIMS. Med. Times, 1877, vol. II. — *Double specimens of Ovarian Cysts.* EDIS. Med. Times, 1878, vol. I. — *Unsuccessful Cases of Ovariotomy.* KNOWSLEY THORNTON. Med. Times, 1878, vol. II. — *Amount of Life saved by Ovariotomy.* WELLS. Med. Times, 1878, vol. II. — *Prohibition of Ovariotomy at Guy's Hospital.* Editor. Med. Times, 1878, vol. II. — *Monument to the « Father of Ovariotomy ».* Boston Journal Med. Times, 1878, vol. II. — *Ovariotomy, Treatment of Pedicle.* SPIEGELBERG. Med. Times, 1879, vol. I. — *Section de l'urèthre pendant l'ovariotomie.* NUSSBAUM. Ann. de Gyn., vol. VI. — *Ovariotomie chez les femmes enceintes.* VALCOURT. Ann. de Gyn., vol. VIII. — *Ovariotomie. Traitement du pédicule.* NETZEL. Ann. de Gyn., vol. IX. — *Indications et contre-indications de l'Ovariotomie.* DUPLAY. Ann. de Gyn., vol. X. — *Tumeur solide des deux ovaires.* TERRIER and POZZI. Ann. de Gyn., vol. XI. — *Hernies de l'ovaire dans l'antiquité.* HOUZÉ. Ann. Gyn., vol. XI. — *Double Hernia Ovarialis.* WIRTH. Archiv. f. Gynekologie, 1877. — *Amputation utéro-ovarique.* TARNIER. Ann. Gyn.,

vol. XI. — *New Clamp for Ovariotomy*. DAWSON. Amer. Journ. Obst. May 1875.
— *New Ligature for Pedicle in Ovariotomy*. HOSMER. Amer. Journal Obst.,
May 1875. — *Diagnosis of Ovarian Tumors*. CHADWICK. Amer. Journal Obst.,
vol. IX. — *Normal Ovariotomy*. BATTEY. Amer. Joural Obst., vol. IX. — *The-
rapeutics of Ovarian Tumors*. FEIBER. Amer. Journal Obst., vol. IX. — *Ova-
riotomy on a Girl of Thirteen*. KŒBERLÉ. Amer. Journal Obst., vol. IX. —
« *No more Ovariotomy* ». SEMELEDER. Amer. Journal Obst., vol. IX. — *Ova-
riotomy. Fibroma of the Ovary*. ATLEE. Amer. Journal Obst., vol. IX. —
Dermoid Cyst of Ovary. FERRIER. Amer. Journal Obst., vol. IX. — *Ovariotomy in a Child of Four*. SCHWARZ. Amer. Journal Obst., January 1879. —
Fluid of Polycystic Ovarian Tumors. BUCKHAM. Amer. Journal Obst., April 1879.
— *Multilocular Cysto-sarcoma*. ENGELMANN. Amer. Journ. Obst., April 1879.
— *Ovarian Cysts in a Case of extra-uterine Fœtation*. SCOTT. Obst. Trans.,
vol. XV. — *Suppurating Tumor of Left Ovary*. OSWALD. Obst. Journ. 1875,
vol. III. — *Drainage of Ovarian Cysts*. DELORE. Obst. Journ., vol. IV. —
Ligature of Ovarian Pedicle. HOWE. Obst. Journ., vol. IV. — *Ovariotomy
under Carbolic Spray*. BAUM. Obst. Journ., vol. IV. — *Ovariotomy,
Treatment of Pedicle*. KEITH. Obst. Journ., vol. IV. — *Ovariotomy, Post mor-
tem Seven Years After*. HIME. Obst. Journ., vol. IV. — *Dermoid Tumor of
the Ovary*. FOULIS. Obst. Journ., vol. IV. — *Rupture of Ovarian Cyst during
Labor*. QUERN. Obst. Journ., vol. V. — *Vaginal Drainage in Ovariotomy*.
OLSHAUSEN. Obst. Journ., vol. V. — *Abdominal drainage in Ovariotomy*. HIL-
DEBRANDT. Obst. Journ., vol. V. — *Menstruation après une double ovariotomie*,
par VERNEUIL et TERRIER. Obst. Journ., vol. V. — *Removal of ovaries*. CHAM-
BERS. Obst. Journ., May 1859, vol. VI. — *Diagnosis of large ovarian Tumors*.
SCHULTZE. Obst. Journ., October 1877. — *Dermoid cyst of ovary*. MILLER.
Glasgow Med. Journ., 1876. — *Tapping of ovarian cysts*. KIDD. Dublin
Med. Journ., 1874. — *Controlling temperature after ovariotomy*. THOMAS.
Dublin Med. Journ., 1879. — *Ruptured ovary*. CANNING. Dublin Med. Journ.,
1878. — *One hundred and Ninety Cases ovariotomy*. KEITH. Edinburgh
Med. Journ., 1874, 5. — *Ovariotomy in cases of suppurating cyst*. KEITH.
Edinburgh Med. Journ., 1874, 5. — *Extirpation of Kidney*. CAMPBELL. Edin-
burgh Med. Journ., vol. XIX. — *Twin pregnancy after ovariotomy*. MAZOLO.
Edin. Med. Journ., vol. XXI. — *Ovariotomy under difficulties*. STEVENS.
New-York Med. Journ., vol. XIX. — *Case of normal ovariotomy*. SABINE.
New-York Med. Journ., vol. XXI. — *Ovariotomy in Edinburgh*. KEITH. New-
York Med. Journ., vol. XXII. — *Actual Cautery in ovariotomy*. KEITH. New-
York Med. Journ., vol. XXIII. — *Removal of ovaries for epilepsy*. BATTLEY.
New-York Med. Journ., vol. XXIV. — *Purulent cyst of ovary*. JACOBI. New-
York Med. Journ., vol. XXV. — *Multilocular complicated ovarian cyst*.
New-York Med. Journ., vol. XXVI. — *Rupture of ovarian cyst into intestines*.
New-York Med. Journ., vol. XXVII. — *Ovarian cyst treated by Electrolysis*.
CUTTER. New-York Med. Journ., vol. XXVII. — *Enucleation of ovarian tu-
mor*. MINER. Americ. Med. Journ., vol. LXVII. — *Normal ovariotomy*. THOMAS.
Amer. Med. Journ., vol. LXVII. — *Vaginal ovariotomy*. GILMORE REEVE. Americ.

Med: Journ., vol. LXVII. — *Diagnosis of subacute ovaritis.* TILT. Amer. Med. Journ., vol. LXVII. — *Ovaries from case of normal ovariotomy.* THOMAS. Amer. Med. Journ., vol. LXVIII. — *Ovariotomy compared with Hysterotomy.* RICHET. Amer. Med. Journ., vol. LXVIII. — *Ovulation without menstruation.* SINÉTY Amer. Med. Journ., vol. LXVIII. — *Ovarian cyst cured by puncture.* VAST. Amer. Med. Journ., vol. LXX. — *Ovarian cyst menstruation from pedicule.* Amer. Med. Journ., vol. LXX. — *Dermoid ovarian cysts.*▌GRIFFITHS and BER NUTZ. Amer. Med. Journ., vol. LXXIII. — *Pelvic adhesions in ovariotomy.* ATTLEE. Amer. Med. Journ., vol. LXXIII. — *Ovariotomy, during peritonitis.* MUNDÉ et TAIT. Ámer. Med. Journ., vol. LXXV. — *Electrolysis in ovarian tumors.* MUNDÉ. Amer. Med. Journ., vol. LXXVI. — *Ovariotomy, ligature of pedicle complete.* DORAN. Amer. Med. Journ., LXXVII. — *Drainage of ovarian cysts.* STIMSON. Amer. Med. Journ., July 1879. — *Considérations sur l'ovariotomie.* WEGNER . Archiv. gén., 1877, vol. I. — *Ovariotomie normale.* LUTAUD. Archiv. gén., 1879, vol. I. — *Amputation utéro-ovarique.* IMBERT. Archiv. gén., 1879, vol. I. — *Fifty cases of ovariotomy.* TAIT. Birmingham Med. Review, vol. VII. — *Normal ovariotomy.* Birmingh. Med. Rev., January 1879. — *Ovariotomy, ligature of pedicle.* DORAN. St. Bartholomew's Hospital Reports, 1877. — *Ovariotomy, ligature of pedicle.* DORAN. St. Bartholomew's Hospital Reports, 1878. — *Successive stages of ovariotomy.* DORAN. St. Bartholomew's Hospital Reports, 1878. — *Ovaries removed by operation.* Pathological transactions, 1874. — *Ovarian tumor in Girl of Ten.* DICKINSON. Pathological trans., 1874. — *Cancer of both ovaries and Breasts.* COUPLAND. Pathological trans., 1876. — *Ovariotomy in hospitals.* British Med. Journ., 1874, vol. I. — *Ovariotomy in a Child.* WELLS. Brit. Med. Journ., 1874, vol. I. — *Ovariotomy in Leeds infirmary.* WHEELHOUSE. Brit. Med. Journ., 1874, vol. I. — *The first ovariotomy.* JACKSON. Brit. Med. Journ., 1874, vol. I. — *Tumor of the ovary removed by enucleation.* BURNHAM. Brit. Med. Journ., 1874, vol. I. — *Tumor of kidney simulating cystic ovary.* Brit. Med. Journ., 1874, vol. I. — *Disease of ovary.* CAMPBELL. Brit. Med. Journ., 1874, vol. I. — *Fluids in pelvis after ovariotomy.* KEITH. Brit. Med. Journ., 1875, vol. I. — *Dropsy in ovary.* SMITH. Brit. Med. Journ., 1876, vol. I. — *Suppurating tumor of ovary.* OSWALD. Brit. Med. Journ., 1876, vol. I. — *Malignant disease of ovary.* CHARTERIS. Brit. Med. Journ., 1876, vol. I. — *Prolapse of cyst of ovary* STOCKS. Brit. Med. Journ., 1876, vol. I. — *Mortality after ovariotomy in Dublin.* KIDD. Brit. Med. Journ., 1876, vol. II. — *Enucleation of cysts of ovary.* MINER. Brit. Med. Journ., 1876, vol. II. — *Ovariotomy in the London Hospitals.* WELLS. Brit. Med. Journ., 1877, vol. I. — *Ovariotomy in Vienna.* BILLROTH. Brit. Med. Journ., 1877, vol. I. *Ovariotomy in Dublin Hospitals.* ATTHILL. Brit. Med. Journ., 1877, vol. I. — *Clinical lecture on ovariotomy.* HEATH. Brit. Med. Journ., 1877, vol. I. — *Aspiration of cysts of ovary.* EDIS. Brit. Med. Journ., 1877, vol. I. — *Growth of cysts ovary.* TAIT. Brit. Med. Journ., 1877, vol. I. — *Spontaneous Cure of ovarian cyst.* QUINBY. Med. record, 1876. — *Vaginal ovariotomy.* WING. Medical record, 1877. — *Pus in ovarian fluids.* CHADWICK. Med. record, 1877. — *Me-*

dullary sarcoma of left ovary. CLEMENS. Biennial Ret., 1874. — *Ovarian me-norrhagia.* MEADOWS. Brit. Med. Journ., July 12, 1879. — *Ovarian tumor removed from Child of two years and eleven months.* KIDD. Dublin Med. Journ., February 1879. — *Ovarian cyst in a child of three years and four months* New-York. Med. Journ., January 1880. — *Relation of. diseases of ovarian blood vessels of ovarian cysts.* NOEGGERATH. New-York Med. Journ., January 1879. — *Diagnosis of ovarians Tumors.* TAIT. New-York Med. Journ., April 1880. — *Considérations à propos de l'ovariotomie.* TILLAUX. Annales de gynécologie, Mars 1879. — *Relations of disease of blood-vessels of ovary to ovarian cysts.* NOEGGERATH. Amer. Journ. of obst., Jan. 1880. — *Ovarian cyst in New-born child.* THOMAS. Amer. Journ. of obst., Jan. 1879. — *General peritonitis, Ovaritis with abcess.* LUSK. Amer. Journ. of obst., Jan. 1880. — *Ein Full. von Psammocarcinom des Ovarium.* FLAISCHLEN. Virchow's Arch., Jan. 1879. — *Zur diagnostischen punktion bei abdom. cysten.* SPIEGELBERG. Schmidt, April 1880. — *Ueber die extirpation extra peritoneal gelogerter ovarial und parovarial geschwulste.* MULLER. Schmidt, April 1880. — *Anti-septic theory and ovariotomy* (Paper and discussion). TAIT. Lancet, February 14th 1880. — *Ovariotomy abscess opening into intestine.* MOORE. Lancet, February 28, 1880. — *Two Cases of oophorectomy.* EWENS. Brit. Med. Journ., Jan. 31, 1880. — *Case of ovariotomy in the Sixth month of pregnancy.* GALABIN. Brit. Med. Journ., March. 13, 1880. — *Ovariotomy in New-York and London.* SIMS. Brit. Med. Journ., 1877, vol. II. — *Drainage in ovariotomy.* BANTOCK. Brit. Med. Journ., 1877, vol. II. — *Ovariotomy during pregnancy.* Brit. Med. Journ., 1877, vol. II. — *Suppuration of tumor of ovary.* BENNET. Brit. Med. Journ., 1878, vol. 1. — *Lectures on ovariotomy.* WELLS. Brit. Med. Journ., 1878, vol. II. — *Ovariotomy in general Hospitals.* Editor. Brit. Med. Journ., 1878, vol. II. — *Ovariotomy during pregnancy.* SMITH. Brit. Med. Journ., 1878, vol. II. — *Ovariotomy before and after antiseptics.* KEITH. Brit. Med. Journ., 1878, vol. II. — *Remarks on ovariotomy.* NUSSBAUM. Brit. Med. Journ., 1878, vol. II. — *Cyst of ovary.* HAYES. Brit. Med. Journ., 1878, vol. II. — *Opinion on ovariotomy.* HUNTER. Medical Press, 1875, vol. I. — *Vitality of ova.* COLASANTIR. Med. Press, 1876, vol. 1. — *Dispersion of ovarian cysts by electricity.* EHRENSTEIN. Med. Press, 1877, vol. I. — *Complication in ovariotomy.* MICHAUX. Med. Press, 1877, vol. I. — *Double ovariotomy, transfusion of milk.* GAILLARD-THOMAS. Practitioner, vol. XX (453). — *Dermoid tumors of ovaries.* BYFORD. Med. News and library, 1878. — *Sarcoma mistaker for ovarian tumor.* CREMONESIS. Med. record, 1875. — *Ovariotomy Battey's operation.* YANDELL and McCLELLAN. Med. record, 1875. — *Drainage in ovariotomy.* PAULI. Med. record, 1875. — *Ovariotomy in a girl of thirteen.* KŒBERLÉ. Med. record, 1876. — *Ovariotomy during septicæmic fever.* PERUZZI. Med. record, 1876. — *Ovariotomy during pregnancy.* BAUM. Med. record, 1876. — *Tetanus after ovariotomy.* BANTOCK. Brit. med. Journ., April 17. — *Summary of fifteen cases of Battey's operation.* BATTEY. Brit. med. Journ., April 3, 1880. — *Thomas Keith and ovariotomy* (paper on). MARION SIMS. Boston med. and surg. Journ., 4 mars 1880. — *Ovariotomy, Death from in-*

ternal hemorrhage. HOMANS. Boston med. and surg. Journ., Mars 11, 1880. — *Metro-peritoneal fistula in a case of successfull ovariotomy.* TAIT. Lancet, 1875, vol. I. — *Ovarian tumor simulating extra-uterine pregnancy.* TAIT. Lancet, 1875, vol. II. — *Results of the cautery in the treatment of the pedicle in ovariotomy.* KEITH. Lancet, 1875, vol. I. — *Cases of Batley's operation.* ENGELMANN. Boston med. Journ., May 13, 1880. — *On oöphorectomy.* SAVAGE. Obst. Journ., May 1880. — *Opération de Porro.* LUCAS CHAMPIONNIÈRE. Annales de gynécologie, Avril 1880. — *Ascite simulant un kyste de l'ovaïre.* HINZE. Ann. de gynécologie, Avril 1880. — *High temperature after aseptic ovariotomy.* THORNTON. Brit. med. Journ., May 1er, 1880. — *Listerian method in ovariotomy.* TAIT. Med. Times, June 26, 1880. — *Three cases of ovariotomy during pregnancy.* PIPPINGSKÖLD. Amer. Journ. of obst., April 1880. — *Earliest age at which ovarian cysts are found.* JENKINS. Amer. Journ. of obst., April 1880. — *Intestinal obstruction pedicle of ovarian cyst around Ileum.* HENRY. Amer. Journ. of obst., April 1880. — *Batley's operation in epileptoid affections.* SIMS. Med. record New-York, June 5, 1880. — *True import of oöphorectomy in epilepsy, etc.* PALLEN. Med. record New-York, June 5, 1880. — *Ovarian cyst repeatedly ruptured.* MEREDITH, Lancet, December 20, 1879. — *Drainage tubes in ovariotomy.* BANTOCK. Med. Times, 1879, vol. II, p. 24. — *Étranglement interne, kyste ovarique.* JULLIARD. Ann. de gynéc., Janvier 1880. — *Case of detached ovary.* PEASLEE. Amer. Journ. of obst., vol. XI. — *Ovariatomy with fibroid tumor of ovary.* GOODELL. Amer. Journ. of obst., vol. XI. — *Ovarian cyst in an infant.* LEDUC. New-York med. Journ., 1879, vol. II. — *An account of a dropsy of the left ovary of a woman aged fifty-eight cured by a large incision made in the side of the abdomen* by ROBERT HOUSTOUN. Philosophical transactions, vol. XXXIII, London, 1724. — *Cases of dropsical ovaria, removed by the large abdominal section* by Dr HENRI VALNE. Surgeon London, 1843. — *Another case by the same Author.* Med. Gazette, 1844. — *Hystory and statistics of ovariotomy.* LYMAM. Proceedings of Massachusetts med. Society, 1855. — *Removal of a dropsical ovarium* by GEORGE SOUTHAM. London Med. Gaz., 1847. — *Ovarian dropsy.* Dr FREDERICK BIRD. Med. Times and Gaz., vol. XXIV, XXV and XXVI. — *Six cases of ovarian dropsy.* Dr JEAFFRESON. Med. Gaz., 1844. — *The results of all the operations for the extirpation of diseased ovaria by the large incision, from September 12, 1842, to the present time.* CHARLES CLAY. M. D. Manchester, 1848. — *Ovariotomy.* J.-J. SIMPSON. Monthly Journ. of med. Science, January 1846. — *Removed of diseased ovaria* by EPHRAIM McDOWELL. Eclectic repertory and analytic review. Philadelphie, 1816. — *Simpson's obstretic works.* Priestley and storer. Edinburgh, 1855. — *Résultats statistiques de l'ovariotomie.* KŒBERLÉ. Paris, 1868. — *Thomas Keith and ovariotomy.* J. MARION SIMS. New-York, 1880. — *Lettre d'Abraham Cyprianus.* T. MIDDLETON. Amsterdam, 1707. — *Beitrage zur vervollkommung der Heilkunde.* DZONDI. Halle, 1816. — *Histoire de la Société royale de Médecine.* L'Aumonier, vol. V, 1782. — DE LA PORTE et MORAND. *Mémoires de l'Académie de Chirurgie,* vol. II. — *Ueber extirpation Krankhafter Eierstöcke.* HOPFER. Grœfe and Walter's Journ., vol. XII. — *Medical observations and enquiries.*

Wᴉʟʟɪᴀᴍ Hᴜɴᴛᴇʀ. 1762. — *Lecture on ovariotomy*. Dʳ Cʜᴀʀʟᴇs Cʟᴀʏ. Edinburgh medical Journ., 1857.

TRAVAUX PARUS DEPUIS LA PUBLICATION DE L'ÉDITION ANGLAISE

1880. — *Du manuel opératoire de l'ovariotomie*, par Oᴠɪᴏɴ (Th. de Paris). — *De l'oœphorectomie contre les fibromes utérins*, par Mᴀɴɴ (Amer. Journ. of obst., vol. XIII, p. 793). — *Compte rendu de 25 ovariotomies antiseptiques* (23 guérisons). *Indications de l'ovariotomie, diagnostic différentiel des kystes du ligament large. Énucléation sous-péritonéale*, par Kᴏᴄʜᴇʀ (de Berne). (Corresp. Blatt für Schweiz. Aerte 1ᵉʳ et 15 février.) — *Contribution de l'appréciation de la valeur de la castration chez les femmes hystériques*, par Jᴀᴍᴇs Iꜱʀᴀᴇʟ (Berliner Klinische Woch. nº 17). — 1881. — *Des ovariotomies incomplètes*, par Lᴇʀᴏʏ (Th. de Paris). — *Ovariotomie extra-péritonéale*, par Mᴇʀᴇᴅɪᴛʜ (Lancet, 21 août 1880). — *Nouvelle méthode d'exécuter l'ovariotomie*, par Nœɢɢᴇʀᴀᴛʜ (New-York med. Journ., Février). — *Manuel opératoire de l'ovariotomie*, par Fʟ. Cʜᴜʀᴄʜɪʟʟ (Ann. de gynécologie, Nov. 1880). — *Contribution à l'étude de l'ovariotomie*, par Jᴜᴅᴇ Hᴜᴇ (Ann. de gynécologie, Janvier). — *Contribution à l'anatomie des ovariotomies incomplètes*, par Cᴀᴢɪɴ (Arch. de Tocologie, Mars). — *Sur l'ovariotomie*, par Aꜱᴋ (Nord med. Ark., Bd XIII, Hft 2, nº 10). — *Remarques sur l'ablation des ovaires en cas de dysménorrhée et de tumeurs fibreuses de l'utérus*, par E. Mᴀʟɪɴs (Brit. med. Journ., Sept.) — *Trente-quatre observations d'ovariotomie*, par Gᴏᴏᴅᴇʟʟ (Med. News, 1ᵉʳ Avril). — *Ovariotomie pratiquée par le vagin*, par Bᴀᴋᴇʀ (New-York med. Journ., Mars). — *Des difficultés opératoires et cliniques dans l'ovariotomie*, par G. Eɴɢᴇʟᴍᴀɴɴ (Amer. Journ. of the med. Sc., p. 343). — *Ovariotomie pour tumeurs solides de l'ovaire*, par Kɴᴏᴡꜱʟᴇʏ Tʜᴏʀɴᴛᴏɴ (Med. Times, vol. II, p. 547). — *Cent cas d'ovariotomies faites sans les précautions de Lister*, par Lᴀᴡꜱᴏɴ Tᴀɪᴛ (Brit. med. Journ., p. 831). — *De l'emploi du spray phéniqué dans l'ovariotomie*, par Dᴇsɢᴜɪɴ (Annales de la Société de médecine d'Anvers). — 1883. — *De la rupture des kystes de l'ovaire*, par M. Wᴀɪᴛᴇ (Th. de Paris, 16 Mai). — *Ouverture de la vessie au cours de l'ovariotomie, guérison*, par W. Aᴛʟᴇᴇ (Amer. Journ. of the med. Sc., Janv.). — *Carcinome des deux ovaires, ovariotomie double, résection vésicale et intestinale, guérison*, par Sᴄʜᴜꜱᴛʟᴇʀ (Wien. med. Wechen, nº 2). — *Séparation et transplantation des kystes de l'ovaire*, par Mᴀʟɪɴs (Lancet, 7 Avril). — *Des adhérences dans les tumeurs kystiques de l'ovaire*, par Tᴇʀʀɪʟʟᴏɴ (Progrès médical, 8 sept.) — *De la méthode de réduction intra-péritonéale du pédicule dans l'ovariotomie*, par Eᴡɪɴɢ Mᴇᴀʀs et Mᴏʀʀɪs Lᴏɴɢꜱᴛʀᴇᴛʜ (Med. News, 6 Oct.) — *Deux kystes volumineux de l'ovaire guéris complètement par injection de teinture d'iode*, par Cᴀɴᴛɪᴇʀɪ (Lo Sperimentale, Octobre). — *Ovariotomie, guérison, modifications récentes dans les procédés*, par M. Mᴜʀᴛʜʏ (Med. News, 8 Déc.). — 1884. — *Des suites éloignées de l'ovariotomie, dégénérescence cancéreuse consécutive à l'ovariotomie*, par Bᴏᴜʀɢᴜᴇʟᴅᴇ (Th. de Paris). — *Indications de l'extirpation précoce des tumeurs ovariques*, par Iʀɪꜱʜ (Boston med. and. surg. Journ. 10 Avril). — *Nécropsie d'une femme chez laquelle on avait pratiqué, trois ans*

auparavant, l'extirpation des deux ovaires et des trompes pour un myome, par
LAWSON TAIT (Med. Times, 2 Août). — *De l'ovariotomie*, par JAMES HUNTER.
(New-York med. Journ., p. 625). — 1885. — *Du péritonisme envisagé comme
indication de l'ovariotomie*, par LE DENTU (Revue de Chirurgie, Janvier). —
De l'ovariotomie chez les femmes enceintes, par A. BRITAN (Natch, n° 1). —
Remarques cliniques sur une troisième série de 25 ovariotomies, par TERRIER
(Rev. de Chirurg., Janvier). — *Ovariotomie, mode opératoire et pansement*, par
JAMES HUNTER (New-York med. Journ., 7 juin 1884). — *Réflexions à propos
de 35 observations d'ovariotomie et de laparotomie*, par TERRILLON (Bul. gén. de
Thérap., 30 oct. 1884). — *De la fièvre traumatique non septique après l'ovario-
tomie*, par FRÆNKEL (Arch. f. gynaek., XXV, st. 1).

Il est un fait qui caractérise tous les progrès qui ont été faits
en chirurgie, aussi bien que dans toutes les autres affaires
humaines, c'est que les premières phases se développent avec une
extrême lenteur, en sorte que si nous parcourons l'histoire d'un
progrès quelconque de la chirurgie, il est presque certain que
nous devrons remonter très haut pour trouver les premiers germes
du mouvement. J'ai étudié, je crois, très complètement tout ce
qui a été écrit sur l'ovariotomie; mais je n'ai pu trouver d'observation relatant une tentative délibérée de guérir une malade d'une
hydropisie ovarienne, en lui ouvrant l'abdomen, antérieure à
l'année 1701. Ce qui démontre d'une façon singulière et remarquable combien lente est la marche de toute idée nouvelle, c'est
qu'en 1861, un des chirurgiens les plus distingués de son temps
ne craignait pas de dire que l'opération qui avait été pratiquée
avec succès par Robert Houstoun, de Glasgow, cent soixante ans
auparavant, était une opération qui devait exposer celui qui la
pratiquait à une accusation criminelle pour homicide. Je me
rappelle cependant qu'au moment où j'étais étudiant à Édimbourg, on discutait volontiers, dans les sociétés médicales d'étu-
diants, sur le point douteux de savoir si l'ovariotomie était une
opération justifiable. Quand, aujourd'hui, je me trouve avoir une
mortalité qui varie de trois à cinq pour cent, il me semble parfois
que ces discussions ne sont que des rêves dont je n'ai qu'un
vague souvenir; car il faut reconnaître qu'il n'y a pas une opération
importante qui ait été l'objet des mêmes critiques hostiles, du
même examen rigoureux, et qui ait finalement été acceptée d'une
façon aussi triomphante que l'ovariotomie. Ceux qui la critiquaient
l'ont soumise à une épreuve statistique par laquelle aucune autre

opération n'a passé, et elle est la seule qui se soit établie d'une façon aussi légitime et aussi complète.

C'est à William Hunter qu'on attribue habituellement le mérite d'avoir le premier émis une opinion favorable à la cure radicale de l'hydropisie ovarienne; mais l'opération de Houstoun fut pratiquée dix-sept ans avant la naissance de Hunter, et, d'après les recherches les plus minutieuses faites sur cette question, je pense que c'est au chirurgien de Glasgow qu'il faut en attribuer tout le mérite. Je considère ce premier cas comme si important que je vais rapporter tout ce que j'ai pu savoir sur cet homme très intéressant, ainsi que les détails de son opération. C'est à M. Alexander Duncan, de Glasgow, que je dois la plupart de ces renseignements.

Robert Houstoun était le fils d'un chirurgien du même nom de Glasgow, qui remplissait l'office de Visiteur de la Faculté des médecins et chirurgiens de Glasgow, en 1669, et une seconde fois en 1677; cet office était virtuellement celui de président des chirurgiens. Robert Houstoun fils commença régulièrement son apprentissage chez son père, en 1665; c'était avant qu'il n'y eût des écoles de médecine en Écosse, et il est probable qu'il n'eut guère d'autres occasions de s'instruire dans l'art chirurgical que celles qui lui furent fournies par ses sept ans d'apprentissage chez son père. A l'expiration de cette période, il devint membre de la Faculté et commença à pratiquer à Glasgow comme *chirurgien-apothicaire*, ou praticien général.

En 1691, il fut lui-même élu Visiteur de la Faculté, honneur qui lui fut plus d'une fois renouvelé, en sorte qu'il est parfaitement clair que, dans sa ville natale, il fut de très bonne heure un personnage de distinction, et probablement un chirurgien opérateur de grande expérience. En 1697, il prit une part active à la formation d'une collection d'ouvrages médicaux, qui fut le noyau de la bibliothèque actuelle de la Faculté de Glasgow. La liste des personnes honorables qui ont contribué à la formation de cette collection, et celle des titres des ouvrages qui ont été offerts par chacune d'elles, a été conservée; et, sous le nom de Houstoun, se trouve une longue liste de dons. Un grand nombre de ces ouvrages n'existent plus dans la bibliothèque; mais il en est d'autres, portant son autographe, qu'on peut encore trouver sur ses rayons.

En 1711, il semble avoir projeté, chose quelque peu hasardeuse,

de se retirer de la pratique générale pour se limiter à la pratique
de la médecine. Houstoun est le premier qui ait fait cela à Glasgow, et dans le cours du xviiie siècle son exemple ne fut suivi que
par trois ou quatre autres, qui se retirèrent et prirent du repos
en ne faisant que de la consultation, après avoir fait leur position
comme praticien général. Afin d'atteindre le but de son ambition,
Houstoun voulut obtenir le grade de docteur en médecine, distinction qui avait été acquise par trois ou quatre de ses compatriotes
en résidence à l'étranger, ordinairement à Utrecht ou à Leyde.
Houstoun, cependant, résolut d'obtenir son grade de l'Université
de sa ville natale, qui avait le pouvoir de donner des grades de ce
genre, bien qu'elle n'eût pas d'École de médecine et manquât
entièrement de Faculté médicale. En 1711, il demanda à être admis
à l'examen pour le grade; mais il ne semble pas que les autorités
universitaires se soient souciées de faire droit à sa requête, car
on trouve dans les archives de l'Université une minute, datée du
31 décembre de cette année, qui porte que « M. Houstoun, chirurgien, qui, il y a quelque temps, a fait une demande pour le doc-
torat en médecine, insiste de nouveau pour être examiné sur les
matières du grade qu'il désire obtenir. La Faculté, considérant
qu'elle pourra encore avoir besoin de professeurs de médecine,
désigne un certain nombre de médecins pour assister à l'examen ». Devant ce conseil extra-médical, Houstoun subit ses
épreuves avec succès le 3 janvier 1712; et M. Duncan a eu l'amabilité de me communiquer un extrait extrêmement intéressant des
rapports sur l'examen de ce candidat remarquable.

Peu de temps après avoir été gradé, et probablement entre
1713 et 1715, Houstoun semble avoir trouvé trop restreint le
champ offert à son ambition par Glasgow, et il se décida à tenter
le champ plus vaste de la métropole anglaise. A Londres, il est
probable qu'il exerça comme praticien général, car dans le trente-
troisième volume des *Philosophical Transactions*, page 388, il dit
qu'il s'est engagé dans la pratique des accouchements; et, naturellement, il n'y avait en ce moment à Londres aucun médecin
qui s'occupât spécialement des accouchements. Tous les ouvrages
qu'il a publiés tendent cependant à montrer que son esprit est
encore dirigé vers la chirurgie, et surtout vers la chirurgie abdominale. En 1720, il publie un pamphlet de controverse intitulé :

Animadversions on a late pamphlet entitled Lithotomia Dougla-siana; » et en 1726 parut : « *History of Ruptures and Rupture cures.* »

En 1722, il lut un mémoire à la Royal Society : « *An account of a case of extra uterine fœtus, taken out of a woman after death.* » Dans ce cas, ce qu'il y a de plus remarquable c'est qu'il proposa de l'opérer pendant la vie de la malade et que son offre fut déclinée ; si elle avait été acceptée, cet homme éminent eût le premier opéré un cas de ce genre, et peut-être eût-il été le premier qui fût intervenu avec succès dans cette ectopie. En 1724, il lut à la Royal Society la relation du cas sur lequel sa réputation est principalement fondée, et qui constitua le premier cas d'ovariotomie. C'est en raison de ce mémoire qu'il fut élu Fellow of the Royal Society, l'année suivante. Il mourut à Londres le 15 mai 1734, à l'âge de soixante-dix ans environ, si on estime qu'il est né vers l'année 1654. Malheureusement, je n'ai pas pu obtenir plus de renseignements sur sa vie et ses actions à Londres, sauf qu'il pratiqua aux environs de ce qui était alors le West-End. Son cas d'ovariotomie est intitulé : « *An account of a dropsy of the left ovary of a woman aged fifty eight, cured by a large incision made in the side of the abdomen by* Robert Houstoun, » et ce qui suit est le fond de la description de son opération.

« Je trouvai une tumeur qui avait atteint un volume si considérable qu'elle remplissait tout le côté gauche, depuis l'ombilic jusqu'aux pubis ; les muscles abdominaux étaient tendus à un haut degré. Étant obligée de rester continuellement couchée sur le dos, la malade était profondément excoriée, ce qui ajoutait beaucoup à ses souffrances qui, jointes à un manque de repos et d'appétit, l'avaient considérablement émaciée. Lui ayant proposé l'opération de la ponction de l'abdomen, elle y consentit. En conséquence, avec une lancette à apostème, je lui fis une ouverture d'environ 2 cent. 1/2 ; mais comme rien ne s'écoulait, je l'élargis de cinq centimètres, et comme, même alors, il ne sortit qu'une faible quantité de sérum jaunâtre, je me hasardai à agrandir l'ouverture de cinq centimètres en plus. Je fus fort effrayé, après avoir fait une aussi large ouverture, de ne trouver qu'une substance glutineuse remplissant cet orifice.

La difficulté était de savoir comment l'enlever ; j'essayai avec ma sonde, puis avec mes doigts, mais ce fut en vain ; cette substance était si glissante qu'elle échappait aux doigts, même alors qu'ils l'avaient très solidement saisie.

Je manquais là de presque tout ce qui est nécessaire ; mais je songeai à un très vieil instrument, cependant aussi bon que le meilleur par les résultats qu'il donna.

Je pris un très fort éclat de bois de sapin, comme les pauvres de ce pays se servent pour brûler au lieu de chandelle ; je recouvris de filasse l'extrémité de cette écharde et je l'introduisis dans la plaie ; puis, en la tournant et en la faisant mouvoir de différents côtés, je retirai environ deux mètres de long d'une substance plus épaisse que la gélatine, ou plutôt analogue à de la glu fraîche, et je la fis sécher. Sa largeur était d'environ 25 centimètres. La sortie de cette substance fut suivie de celle de dix litres d'une matière semblable à celle qu'on trouve dans les tumeurs stéatomateuses et athéromateuses, accompagnée de plusieurs hydatides, de volume variable, contenant un sérum jaunâtre, dont la moindre était plus grosse qu'une orange, et plusieurs grands morceaux de membranes qui semblaient avoir appartenu à l'ovaire distendu. J'exprimai alors tout ce que je pus et je recousus la place en trois endroits presque équidistants ; je fus obligé de me servir du baume de Lucatellus pour couvrir un gâteau de charpie que j'appliquai sur toute la longueur de la plaie, et je plaçai par-dessus plusieurs compresses imbibées d'eau-de-vie française chaude ; et, comme je jugeai que les parties pouvaient avoir perdu leur élasticité par suite de la distension si considérable et si longue qu'elles avaient subie, j'imbibai de la même liqueur une serviette pliée en quatre, je l'appliquai sur tout le pansement, et, au moyen d'une couple de fortes serviettes, je l'emmaillottai ; je lui donnai de l'opium, avec ordre de lui en rendre à certains intervalles.

Elle se rétablit rapidement à l'admiration de chacun, et elle vécut en parfaite santé depuis ce moment, août 1701, jusqu'au mois d'octobre 1714, où elle mourut, après dix jours de maladie. »

On peut dire qu'Houstoun ne commença cette opération qu'avec l'intention de soulager la malade par une ponction ; mais je présume que le premier homme qui plaça un chaudron sur le feu n'avait pas l'intention d'inventer une machine à vapeur en faisant simplement bouillir de l'eau. Cependant, la découverte de la manière dont l'eau bout fut de beaucoup la plus importante des phases par lesquelles a passé l'invention de la machine à vapeur. Il ne peut y avoir aucun doute, d'après la description de Houstoun, qu'il avait diagnostiqué une hydropisie de l'ovaire, qu'il eut affaire à un état qui souvent est un des plus difficiles qu'on puisse rencontrer dans l'exécution de l'ovariotomie et qu'il compléta son opération en enlevant le kyste. Bien qu'il ne dise pas comment il a divisé le pédicule, ni s'il l'a lié, il est presque certain qu'il fit l'une et l'autre chose. Il doit certainement avoir vu et divisé le pédicule, car il décrit la tumeur comme appartenant à l'ovaire gauche : donc, il a vu le pédicule. Peut-être l'a-t-il arraché et n'a-t-il pas eu besoin de le lier. Qu'il ait pratiqué une ovariotomie complète, cela est certain, car il a noté la présence de kystes secondaires, la guérison de sa malade et le fait qu'elle vécut pendant treize ans encore en parfaite santé. William Hunter et son frère, John Hunter, doivent avoir connu le cas de Houstoun, car ils sont nés et furent ramenés dans le district dans lequel il se produisit, et William Hunter vécut pendant des années dans la ville près de laquelle l'opération fut pratiquée. Ils ont soutenu l'un et l'autre la théorie de l'exécution de l'opération, et on rapporte que John Hunter dit : « Je ne vois aucune raison, lorsqu'on peut être sûr que la maladie en est à ses débuts, pour ne pas faire une ouverture à l'addomen et extraire le kyste. Pourquoi ne laisserions-nous pas châtrer une femme comme on le fait pour d'autres animaux ? En faisant une simple ouverture à l'abdomen, pourquoi la mort s'ensuivrait-elle ? »

Leur ami John Bell, qui pratiqua à Édimbourg de 1790 à 1815, se prononça aussi en faveur de son exécution; mais il ne reste aucune preuve qu'il l'ait essayée lui-même, et c'est à un jeune Écossais, qui fut élève de John Bell en 1793, que nous devons la renaissance de l'opération et sa pratique sur une échelle qui lui donna une légitime expérience.

Éphraïm McDowell fut honoré par les médecins d'Amérique du nom de *père de l'ovariotomie*, et que nous admettions ou non l'exactitude de ce nom, il n'est pas douteux que ce fut dans les forêts du Kentucky que la chirurgie abdominale reçut une de ses plus puissantes impulsions. En 1809, la seconde ovariotomie fut pratiquée avec succès, et la malade survécut trente-deux ans. En

1817, le D^r McDowell publia une relation de ce cas, et en ajouta
deux autres où il avait pratiqué l'opération; et, comme on peut le
supposer, son récit fut accueilli par une incrédulité générale.
Le rédacteur en chef du *British and Foreing Medical and Chirurgical Review* fut assez hardi pour nier nettement la véracité des
dires du D^r McDowell; mais en 1827, lorsque l'authenticité des
relations fut mise hors de doute, il eut la dignité de demander
le pardon de Dieu et du D^r McDowell, de Danville, pour sa
hardiesse. Le D^r McDowell pratiqua l'opération douze fois en
tout, avec une mortalité de 33 0/0; et, dans un autre cas, il ne
put terminer l'opération.

Lizars nous dit que vers 1816, le D^r McDowell envoya son
manuscrit à John Bell, à Édimbourg, pour qu'il le lût. A ce moment, le grand chirurgien était allé à Rome, souffrant de la
maladie qui devait l'emporter, et le manuscrit fut lu par John
Lizars qui remplaçait John Bell. Cela explique comment Lizars
fut le premier à suivre les traces de Houstoun en Écosse, et cela
fournit une curieuse histoire des premières phases de ce succès
chirurgical remarquable.

En 1822, Nathan Smith, de New-Haven, pratiqua l'opération
avec succès, et en 1823 Lizars fit son premier essai; mais malheureusement il avait fait une erreur et il n'y avait pas de tumeur.
Le cas de Nathan Smith était indubitablement un cas de kyste
parovarien, et l'opération ne fut par conséquent pas une ovariotomie. Elle est remarquable, cependant, par suite de ce fait qu'il
fit une incision peu étendue et une ligature courte. Le fait curieux
que la plupart de ces premiers cas heureux étaient des kystes
parovariens me donne à croire qu'il a été pratiqué un nombre
bien plus grand d'ovariotomies vraies, dont on n'a pas publié les
observations parce que, probablement, toutes les femmes moururent. Aujourd'hui, on enlève les kystes parovariens sans aucun
risque. Je n'ai jamais perdu une seule malade. Il est donc probable qu'ils constituèrent les premiers succès. Le 27 février 1825,
M. Lizars enleva avec succès une tumeur de l'ovaire, en employant
la ligature longue. Le 22 mars de la même année, il en enlevait
une autre en employant la ligature courte; mais la malade
mourut. Dans son quatrième cas, il ne put enlever la tumeur, mais
la malade guérit de son opération incomplète. Il termine la

relation de ces cas par ce jugement remarquable : « D'après ces cas, il semble que l'ouverture de la cavité abdominale soit peu dangereuse, et que, dans les maladies de l'ovaire, les grossesses extra-utérines, le *fœtus in utero*, avec déformation du bassin empêchant l'embryulcie, l'anévrisme des artères iliaques primitive et interne, ou de l'aorte, le volvulus, la hernie interne et les corps étrangers de l'estomac pouvant causer la mort, nous puissions avoir recours de bonne heure à la gastrotomie. Le retard, dans les cas de ce genre, est plus dangereux que l'opération. » Il a fallu cinquante ans pour établir la justesse de cette opinion.

Le Dr Granville, de Londres, opéra deux fois en 1827, et il est généralement admis que ses deux cas furent des insuccès ; mais dans un volume de notes de feu le Dr T.-H. Tanner, aujourd'hui en ma possession, et écrit de son style remarquablement net, j'ai trouvé une note qui dit que l'une des opérations, pratiquée par le Dr Granville, le 21 mars 1827, fut suivie de succès ; mais je ne sais pas sur quelle autorité s'appuie cette note.

Pendant les dix ou douze années qui suivirent la mort de McDowell et les insuccès de Lizars, l'ovariotomie semble, d'un commun accord, n'avoir plus été pratiquée. Au mois de mars 1836, le Dr Jeaffreson, de Framlingham, enleva avec succès une tumeur parovarienne à travers une incision qui n'avait que quatre centimètres de long (*Transactions provincial medical Association*, 1837) ; et ce qu'il y a d'intéressant, c'est que M. R.-C. King, de Saxmundham, qui assistait à cette opération, publiait, peu de temps après, deux cas heureux d'opération de tumeurs semblables. En 1838, M. Crisp, de Harleston, et M. West, de Tunbridge (*Lancet*, 1837-38), eurent aussi des cas heureux ; mais les tumeurs étaient nettement parovariennes et non ovariennes. Le 6 novembre 1842, M. Henry Walne pratiqua trois opérations qui réussirent toutes, et il les publia comme ovariotomies ; mais, chose assez singulière, dans aucun de ces cas, la tumeur enlevée n'était un kystome de l'ovaire. M. Walne donne un dessin du premier de ses cas, et il décrit si soigneusement les apparences des deux autres, qu'il n'est pas douteux que c'étaient des cas de kyste parovarien, et on ne voit pas nettement s'il a enlevé ou non les ovaires en même temps que le kyste. Le 19 octobre 1843, il enleva une tumeur qui était indubitablement d'origine ovarienne,

mais malheureusement la malade mourut. La manière d'opérer
était très curieuse, et elle nous paraîtrait aujourd'hui horrible;
mais il n'en mérite pas moins l'honneur d'avoir été un pionnier.
Il nous dit que ses incisions avaient 35 à 38 centimètres de long,
et qu'il les étendait peu à peu jusqu'à ce que la tumeur pût sortir;
c'est-à-dire qu'il laissait un kyste parovarien, qui aurait peut-être
été enlevé à travers une incision de 5 centimètres après avoir été
ponctionné, sortir de lui-même, sa paroi intacte, à travers une
incision qu'on faisait assez grande pour le permettre.

Le 27 septembre 1842, le Dr Charles Clay, de Manchester, qui
peut être en toute vérité regardé comme le *père de l'ovariotomie*,
pour l'Europe, pratiqua sa première opération pour l'enlèvement
d'un ovaire malade. Il avait, le 12 du même mois, pratiqué une
autre opération; mais ici encore il y a de nombreuses preuves
que c'était un kyste parovarien pris par erreur pour une tumeur
de l'ovaire. Antérieurement au mois de septembre 1842, nous
n'avons donc que les relations de deux ovariotomies proprement
dites, dans ce pays, celles de Houstoun et de Lizars.

En 1843, M. Aston Key enleva les deux ovaires, et M. Bransby
Cooper tenta aussi l'opération cette année-là; mais ce ne fut qu'en
1844 qu'il y eut un cas heureux à Londres, opéré par le Dr Frederick Bird, suivi d'un autre cas de M. Lane. En province, cependant, on avait publié un grand nombre de cas heureux; la métropole restait en arrière, et ce ne fut pas la seule fois. Le Dr Clay
continua à opérer avec un succès très remarquable pendant
nombre d'années jusqu'à ce qu'il eût pratiqué trois cent quatre-
vingt-quinze opérations, avec cent une morts; sa mortalité
fut donc de 25 0/0. Les opérations ont été attestées et
décrites par quelques-uns des praticiens les plus distingués
du temps, et cependant Clay a été fortement critiqué, et ses dires
ont été reçus avec une incrédulité qui était aussi injuste qu'elle
était indigne de ceux dont elle vint, et qui était due à ce seul
fait que c'était un chirurgien de province. Si je jette un regard en
arrière sur ce qu'a fait une génération aujourd'hui presque dis-
parue, sans aucun préjugé personnel, je n'ai aucune hésitation
à accorder au Dr Clay la plus grande part de l'honneur qui lui
revient pour les progrès énormes qui ont été faits dans la chirurgie abdominale pendant les quarante dernières années. Il est

absolument vrai que McDowell, le premier, a pratiqué un certain
nombre d'ovariotomies, et il est également vrai que Houstoun a
le premier enlevé avec succès un ovaire malade ; mais ce fut Clay,
de Manchester, qui le premier montra qu'on pouvait faire de l'ovariotomie une opération plus justifiable par ses résultats que
quelques-unes des grandes opérations de la chirurgie. Sa méthode
était imparfaite, comme le sont les méthodes de tous les pion-
niers, mais c'est son œuvre qui a été la base de tous ces brillants
résultats que nous obtenons aujourd'hui. Je dis cela avec d'autant
plus d'empressement aujourd'hui, que le Dr Clay est très vieux,
et que, récemment, on a fait une tentative injuste et mesquine
pour le priver de son juste mérite ; j'aurais pu, il est vrai, la laisser
sans réponse, le Dr Clay ayant montré qu'il était encore très
capable de se défendre. Dans les leçons de sir J.-F. Simpson,
publiées dans le *Medical Times and Gazette*, 1859-1861, on trouve
les témoignages suivants en faveur du Dr Clay : « Je dois dire que
la remise en vigueur de cette opération est due principalement
aux efforts et à l'exemple du Dr Clay, de Manchester, qui aujour-
d'hui a opéré lui-même quatre-vingt-treize cas. » Briant, dans son
livre sur l'*Ovariotomie* (1867), appelle le Dr Clay « le premier grand
apôtre de l'ovariotomie dans ce pays ». Peaslee fait remarquer,
dans son livre sur les *Tumeurs ovariennes*, que c'est « à lui plus
qu'à tout autre opérateur que revient l'honneur d'avoir placé l'ovariotomie sur une base sûre ».

Un des défauts principaux de sa manière de procéder était
l'emploi de ce qu'on appelait la ligature longue, c'est-à-dire qu'il
liait le pédicule, le rentrait dans l'abdomen et laissait les ligatures
pendre en dehors de la plaie, comme le faisaient McDowell et
Walne. S'il avait coupé ces ligatures courtes et fermé complètement la plaie, je ne doute pas qu'au lieu d'avoir une mortalité de
25 0/0, elle serait tombée rapidement à 6 ou 8 0/0.

La grande amélioration qui fut accomplie par la méthode de
Clay est celle qui, chose curieuse, avait été employée, vingt ans
auparavant, par Nathan Smith, mais qui avait été laissée de côté
jusqu'à ce qu'elle eût été fortement établie par feu M. Baker Brown ;
et c'est à ce chirurgien très capable, mais très malheureux, que
j'accorde sans aucune hésitation le mérite d'avoir accompli le
second grand progrès dans la chirurgie abdominale. Il commença

à opérer en 1851, et sa carrière prit fin en 1867. Il établit l'incision courte, la méthode intrapéritonéale de traiter le pédicule, l'emploi du cautère actuel pour son traitement et la fermeture complète de la plaie abdominale. Du mois de mai 1865 au mois de septembre 1867 (c'est-à-dire pendant la période où il se servit du cautère), il pratiqua quarante opérations d'après ces principes, et il n'eut que quatre morts, soit une mortalité de 10 0/0. Pendant la même période, M. Spencer Wells opéra cent une fois et eut vingt-six morts, soit une mortalité un peu supérieure à 25 0/0. Il est certain que l'ovariotomie aurait eu une histoire bien différente dans les quatorze dernières années, si M. Baker Brown n'était pas tombé victime de sa propre folie ou de sa jalousie professionnelle, car les opinions diffèrent beaucoup sur la cause de sa mort. Sa méthode était, sous beaucoup de points, défectueuse, et elle a été depuis immensément améliorée ; mais je donne ces détails sur les résultats de sa pratique, parce qu'ici encore, une tentative très injuste a été faite pour priver un homme de la gloire qu'il avait méritée ; bien que les actes de M. Baker Brown, sous d'autres rapports, doivent être profondément déplorés, et bien qu'il puisse ou non avoir mérité sa chute subite et désastreuse, il est digne d'occuper la seconde place parmi les ovariotomistes anglais.

La lettre suivante du Dr Keith (*British Medical Journal*, July, 31, 1880) apporte un témoignage très important sur le point de l'histoire de l'ovariotomie :

« L'emploi du clamp seul a dû peu diminuer cette mortalité ; car, sur les huit cents cas publiés par M. Wells, la mortalité sur les trois derniers cents fut plus grande que sur les trois cents précédents. Les résultats par la ligature abandonnée ont même été pires : 38 0/0. C'est, dans toute la force du terme, la continuation de la mortalité effrayante de un sur quatre ! Pour les années qui viennent de s'écouler, il m'a semblé que si Baker Brown avait vécu, l'histoire de cette opération depuis 1864 eût été différente. La méthode de traiter le pédicule avec le cautère avait abaissé la mortalité à la moitié de celle qu'on a avec le clamp, et on commençait à la pratiquer à Londres, lorsqu'il tomba malade et mourut. L'homme et sa méthode furent rapidement oubliés ; personne ne profita de la leçon que donnèrent ses travaux. Tous étaient à ce moment étrangement aveuglés sur sa valeur. Ne devrais-je pas dire plutôt que nous avions tous de forts préjugés ? En vérité, il n'y a pas de page plus saisissante dans l'histoire de la chirurgie que celle dans laquelle il a donné ses derniers résultats. Sur une page, nous ne trouvons presque que des insuccès ; sur l'autre, par le fait d'une simple modification dans la méthode opératoire, nous trouvons une suite presque ininterrompue de succès. Pendant toute la durée de sa vie médicale, il semblait avoir travaillé avec acharnement à guérir la maladie de l'ovaire. De 1851 à 1864, il fait de nombreux efforts et tente plusieurs voies, mais en vain, jusqu'à ce qu'il ait adopté le cautère. Les résultats qu'il a publiés indiquent une mortalité de un sur dix dans les cas où l'opération a été achevée. J'ai lu quelque part qu'il ne perdit que quatre malades sur ses cinquante dernières opérations. Quelques années plus tard, ne pouvant abaisser ma mortalité beaucoup au-dessous de un sur cinq, car je ne connaissais pas alors le drainage, j'eus recours à la méthode de M. Brown, dans une sorte de désespoir. Pendant un certain temps, je l'avais employée irrégulièrement, et seulement dans les cas les plus mauvais et dans ceux qui n'étaient pas favorables pour le clamp. Les cinquante premiers cas où je me servis du cautère, publiés dans la *Lancet*, ont donné comme résultat une mortalité de moins de un sur douze (8 0/0), et les résultats qui suivirent furent beaucoup meilleurs. M. Wells et M. Thornton ont dernièrement donné leur statistique des cas opérés en employant un traitement antiseptique soigneux et toutes les autres améliorations de ces dernières années, et leur mortalité *est presque de* 11 0/0.

Voilà pour la méthode de Baker Brown comparée aux autres. Mais après tout, ce qui nous intéresse le plus aujourd'hui, c'est de savoir quelle est la méthode d'ovariotomie qui fait courir le moins de risques à la malade. C'est certainement à la méthode qui nous a donné une mortalité de moins de 8 0/0, longtemps avant qu'on ait entendu parler des antiseptiques, que nous devons avoir confiance aujourd'hui; tel est du moins mon avis. On a obtenu avec le cautère seul des résultats meilleurs qu'avec toutes les méthodes employées antérieurement. Il a donné, il y a quinze ans, des résultats meilleurs que n'importe quelle autre méthode ne peut encore en donner avec les antiseptiques, aidée du drainage; car que serait le système antiseptique sans drainage ? C'est avec elle qu'on obtient les meilleurs résultats. Quatre-vingt-dix-huit de mes cent dernières malades ont guéri par le cautère ; et dans un des deux cas de mort, la tumeur était maligne et il y avait du cancer dans le bassin ; ce fut une opération incomplète.

N'avais-je donc pas raison de dire que si M. Baker Brown avait vécu, l'histoire de l'ovariotomie depuis 1864 eût été différente; et qu'en faisant ses calculs, lord Selbourne eût trouvé que l'ovariotomie avait triplé la durée de la vie des femmes ?

En 1858, M. Spencer Wells commença à opérer, et dans sa troisième opération adopta le clamp comme méthode de traitement du pédicule, et il le conserva, dans tous les cas où il pouvait être appliqué, jusqu'en 1878. Durant cette période, il pratiqua cent vingt-sept opérations avec le clamp, et la mortalité fut de 20,73 0/0. Pendant la même période, il fit cent trente-sept opérations en se servant de la ligature, et la mortalité fut de 38,20 /0; à ce propos, il faut remarquer qu'il n'employa la méthode intra-péritonéale que dans le cas où il ne put appliquer le clamp. Je ne mentionne ici ce fait que pour indiquer mon opinion que l'introduction du clamp a été un pas nettement rétrograde dans l'histoire de l'ovariotomie. Lorsque j'ai commencé à pratiquer, en 1867, j'employai l'écraseur, variété de la méthode intra-péritonéale, et mes résultats sur un grand nombre de cas furent excellents. Comme les autres, cependant, je fus si impressionné par l'expérience entraînante de M. Wells, que j'eus recours au clamp, et les résultats que j'obtins avec lui furent si mauvais que je regretterai amèrement toute ma vie de m'en être servi.

Dans ses leçons au Collège des chirurgiens, M. Wells a donné le compte rendu suivant de ses résultats :

« En ce qui regarde la proportion des morts aux guérisons, ne prenant que mes propres cas comme point de départ, sur cinq cents cas publiés dans mon livre, trois cent soixante-treize guérirent et cent vingt-sept moururent, — soit une mortalité de 25, 4 0/0; sur les trois cents cas suivants, publiés en 1873, dans le mémoire que j'ai lu à la Royal Medical and Chirurgical Society, deux cent vingt-trois guérirent et soixante-dix-sept moururent, soit une mortalité de 25,6 0/0. Depuis les huit cents cas, j'en ai aujourd'hui opéré exactement cent de plus, ce qui fait un total de neuf cents opérations complètes. Sur ces cent dernières, quatre-vingt-trois guérirent, dix-sept moururent, — soit une mortalité de 17 0/0. Si nous réunissons les neuf cents cas, nous avons six cent soixante-dix-neuf guérisons et deux cent vingt et une morts, soit une mortalité de 24.5 0/0. Il est heureux que, dans la dernière série de cent cas, la mortalité soit la moindre.

Sur les cent derniers cas, je crois que soixante-quinze ou quatre-vingts furent traités par la ligature, et rien ne peut condamner plus hautement le clamp que de semblables chiffres, qui montrent qu'après s'en être servi plus de six cents fois dans des cas choisis, M. Wells ne pouvait abaisser sa mortalité au-dessous de 20 0/0, tandis que, quatorze ans auparavant, M. Baker Brown n'avait une mortalité que de 10 0/0 avec la méthode intra-péritonéale.

En 1862, le Dr Thomas Keith commença ses opérations à Édimbourg, et trouva rapidement, comme il nous le dit, que les résultats obtenus par le clamp étaient extrêmement mauvais ; aussi réintroduisit-il et rétablit-il complètement par ses brillants succès la méthode intra-péritonéale de Baker Brown. Avec le clamp, sa mortalité fut 19,2 0/0 ; elle se rapproche beaucoup de celle de M. Wells, 20,73 ; avec le cautère, sur cent cinquante-six cas, le Dr Keith n'eut qu'une mortalité totale de 13,85 0/0 ; et de plus, on peut voir par sa mortalité qui diminue d'une façon constante, qu'avec chaque série d'opérations, son habileté augmentant sa mortalité diminue, si bien que dans sa cinquième série de cinquante cas, il n'eut qu'une mortalité de 8 0/0. On ne voit pas une semblable amélioration progressive dans les six cent vingt-sept cas traités par le clamp de M. Wells.

Au moment où j'écrivais ces lignes, je venais de compléter une série de cent cas opérés sans me servir de ce que l'on a appelé le procédé antiseptique du Dr Lister ; et, dans tous les cas, le pédicule a été traité par le *Staffordshire Knot.* Sur cent cas, deux seulement se terminèrent par la mort, et dans les deux cas, elle fut due à ce fait qu'ils avaient été ponctionnés à plusieurs reprises.

Le Dr Keith (*British Medical Journal*, 19 octobre 1878) attribue son succès à quatre conditions dont il parle ainsi qu'il suit :
« 1° Au drainage de la cavité abdominale dans les cas graves,

au moyen d'un volumineux tube de verre perforé allant jusqu'au fond du bassin. C'est à Kœberlé que je suis redevable de cette idée; il m'a donné généreusement deux de ses petits tubes, en 1866; je les trouvai bientôt trop étroits et trop courts. Les caillots et la lymphe les bouchaient facilement. Pendant les dix dernières années, je me suis servi des tubes de verre volumineux qu'on emploie aujourd'hui communément. Jusqu'à ce que j'eusse appris dans quels cas il faut drainer, je me servais du tube dans les cas d'opération grave. Je suis aussi certain que je le suis de mon existence que si je les avais employés plus tôt et plus souvent, la mortalité eût été moindre d'un tiers. J'ai envoyé de ces tubes aux ovariotomistes amis dans toutes les parties du monde et je pense qu'aucun ne s'en est servi, jusqu'à ce que Marion Sims eut appelé. l'attention sur le drainage par le vagin, méthode qui me semble calculée plutôt pour donner naissance à l'empoisonnement du sang que pour en sauver les malades. Il est remarquable que la seule année où la mortalité du Samaritan Hospital soit tombée à 10 0/0, a été 1876, année où le drainage au moyen de tubes de verre fut pour la première fois employé d'une façon générale. — 2° A l'emploi du cautère pour diviser le pédicule, comme l'a proposé et pratiqué feu M. le Dr Baker Brown. Je ne comprends pas comment la leçon donnée par ses derniers résultats, qui m'ont toujours semblé merveilleux, a été systématiquement ignorée à Londres. — 3° A l'emploi en grand nombre des pinces à forcipressure de Kœberlé qui empêchent la perte de sang. Son modèle est encore le meilleur, bien qu'on en ait récemment inventé de grossières imitations. — 4° A la substitution de l'éther au chloroforme dans mes deux cent trente dernières opérations, ce qui m'a permis d'éviter les vomissements qui se produisent après l'opération et de diminuer le risque d'hémorragie lorsque la plaie est fermée. Toutes ces choses ont, je pense, aidé à diminuer la mortalité; mais c'est le drainage et l'emploi du cautère dans la division du pédicule qui y ont le plus contribué. Je désire, pour l'honneur de mon petit hôpital, que j'ai soutenu presque entièrement à mes frais, faire ce relevé des résultats d'une façon distincte, et je ne le mettrai pas en relief aujourd'hui; mais ce que, chaque année, les autorités du Samaritan Hospital proclament dans leurs rapports en grandes lettres romaines, bien que l'un des chirurgiens m'ait dit qu'il avait fait en vain des objections à ce compte rendu, c'est que les résultats qu'on y obtient sont toujours meilleurs que ceux de l'année précédente, la mortalité du Samaritan Hospital ayant été, jusqu'à la fin de 1876, de près d'une mort sur quatre opérées, et, dans les cinq dernières années, d'une sur cinq.

A ce moment, l'histoire de l'ovariotomie entra dans une nouvelle phase par l'introduction et l'application de ce que l'on a appelé la théorie antiseptique et de la méthode de Lister qui a mis cette théorie en pratique. Les résultats de Keith sans cette méthode étaient si brillants qu'ils mirent tous les autres efforts dans l'ombre; et, entraînés par lui, d'un commun accord, nous avons suivi ses traces. Dans ma propre pratique, la mortalité est tombée de 25 0/0, qui semble la mortalité normale lorsqu'on se sert du clamp, à 7 ou 8 0/0, qui semble être la mortalité possible lorsqu'on suit la pratique de Baker Brown. M. Spencer Wells et son assistant, M. Thornton, ont fait une tentative pour couvrir leur retraite et ne pas laisser voir qu'ils abandonnaient le clamp, en réclamant pour la méthode de Lister le mérite d'avoir réduit la mortalité. Mais quand le moment sera venu, je donnerai les raisons qui m'ont pleinement convaincu que c'est à M. Baker Brown et au Dr Keith, et non à M. Lister, que nous devons nos récents et très brillants résultats dans cette partie de la chirurgie.

Dans la préface du premier livre de M. Wells sur les *Maladies des ovaires*, et dans sa seconde édition en 1878, nous trouvons la phrase suivante : « Le Dr Clay a persisté avec fermeté dans sa carrière qu'il a commencée en 1842; mais comme il n'a pas pratiqué ses opérations dans un hôpital devant de nombreux témoins médicaux et qu'il n'a pas publié de séries continues de ses cas, son exemple n'a exercé que peu d'influence. »

Ces paroles sont reproduites dans un article anonyme sur l'histoire de l'ovariotomie, publié dans le *British Medical Journal* du 17 juillet 1880, et je pense qu'elles représentent d'une façon très injuste la valeur de l'œuvre du Dr Clay. Elles donnent l'impression, cherchée ou non, que l'écrivain considère les dires du Dr Clay sur ses cas comme n'étant pas dignes de confiance; mais, pour ma part, je suis parfaitement convaincu qu'une pareille calomnie n'a pas la plus petite raison d'être. Il est absolument vrai que les cas du Dr Clay furent opérés dans la pratique privée; mais si c'est

là une raison de soupçonner leur authenticité, on peut mettre
également en doute au moins la moitié des articles qui ont été
publiés dans la littérature médicale. Nous pourrions aussi bien
nous retourner et mettre en doute les cas dont on fait honneur
au Dr Éphraïm McDowel; et l'opinion émise par M. Wells que
le Dr Clay n'a pas publié de séries continues n'est pas exacte, car
il a publié non seulement un *Mémoire*, dont j'ai fait des citations
et dont je possède une copie, mais, en 1857, il a publié un tableau
dans lequel il a donné les résultats de cinquante et une opérations. Dans ses vingt premières opérations, il eut une mortalité
de 40 0/0; dans les vingt secondes, une mortalité de 30 0/0 environ, tandis que dans ses trente et une dernières opérations, elle
tomba à 25 0/0, et cette mortalité fut conservée par M. Spencer
Wells pendant vingt ans après la publication de ce tableau. En
outre, dans les publications du Dr Clay et dans celles d'autres
auteurs, il est parfaitement démontré qu'il a pratiqué ses opérations devant de nombreux témoins médicaux.

Il n'est donc pas douteux que l'exemple du Dr Clay ait enhardi
d'autres opérateurs à suivre ses traces, et c'est à lui que doit être
donné le premier rang parmi les ovariotomistes anglais pour
avoir remis en honneur et établi d'une façon définitive cette
opération très importante. Il faut bien savoir qu'au moment où
le Dr Clay pratiquait, l'excellente méthode de rapporter les
cas, particulièrement les cas d'ovariotomie, qu'on a maintenant,
n'avait pas encore été introduite dans la pratique, et même
aujourd'hui elle est presque limitée à la chirurgie abdominale.
Personne ne semble avoir publié les cas avec l'idée qu'à une
date ultérieure un critique aimant à gloser pourrait venir affirmer qu'un cas de ce genre n'a jamais existé. C'est là une manière
d'argumenter que les hommes honorables ont presque universellement condamnée; on procède ainsi par insinuation, quand on
n'ose pas dire les choses en face. C'est à M. Spencer Wells que
revient l'honneur d'avoir introduit la méthode statistique exacte,
et il est certain qu'elle a eu une très grande influence en consoli-
dant l'opinion des médecins et du public sur l'utilité de pratiquer
de semblables opérations ; car, jusqu'alors, il n'était pas possible
de répondre à une critique comme celle qui a été dirigée contre le
Dr Clay. Mais, de ce que le Dr Clay ne s'est pas mis en garde con-

tre cette espèce de critique, à laquelle il n'a probablement jamais songé, ce n'est pas une raison pour en conclure que les récits de ses opérations et de leurs résultats ne sont pas absolument aussi exacts que ceux de M. Wells ou du Dr Keith.

Ce que j'ai à dire de l'histoire de l'ovariotomie peut être résumé en disant que le récit de ses progrès va de Clay et Baker Brown à Keith, en passant au-dessus de l'interrègne absolument malheureux du clamp, comme d'une chose qui doit être profondément regrettée. Keith s'est acquis la gratitude éternelle de l'humanité, non seulement en rétablissant la méthode intra-péritonéale, mais encore en montrant qu'il est nécessaire de nettoyer complètement le péritoine et de se servir parfois du tube à drainage.

Le traitement des tumeurs de l'ovaire par la thérapeutique n'a pas besoin d'être discuté; tout ce qu'on peut dire, c'est qu'il est limité à l'administration de toniques pour soutenir les fonctions de la malade, ou pour corriger quelques conditions qui pourraient diminuer les chances de succès par le traitement chirurgical du cas. Nous sommes parfois les victimes de coïncidences singulières qui semblent militer contre l'expérience générale en cette matière. Il y a quelques années, je fus consulté par une femme qui portait une énorme tumeur uniloculaire, dont le mari se refusa à toute opération. Quelques mois plus tard, elle reçut des mains d'un médecin quelque inerte *placebo*, et bientôt après le kyste se rompit et son contenu fut résorbé. Pendant près de cinq ans, elle resta en parfaite santé, puis la tumeur réapparut. Elle fut admise dans un grand hôpital général, fut opérée et mourut en peu de jours. Il fut démontré que la tumeur était, comme je l'avais dit, un kyste parovarien.

Pour la cure du kystome ovarien, on ne connaît rien qui ait une influence quelconque en dehors de l'opération qui a pour but de l'enlever; et ces malades à qui malheureusement on fait croire qu'une drogue ou une autre, ou un traitement fantaisiste quelconque les délivrera de la nécessité de subir l'opération, ne font que perdre un temps qui a de la valeur et courir des risques qu'elles pourraient éviter. A ce propos, voici ce que dit M. Spencer Wells : « J'ajouterai que s'il faut ajourner l'opération pendant un certain temps, la malade ne doit être soumise à aucun traitement inutile; il est absolument superflu d'essayer, par l'iode, le brome, la chaux, par l'air, ou par tout autre remède, de diminuer le volume de la tumeur ou d'arrêter son développement. Tout cela est absolument inutile et pourrait être très nuisible à la malade. »

Sir James J. Simpson exprime son opinion en termes aussi forts lorsqu'il dit « qu'il ne croyait en aucune façon que l'iode, le mercure, le muriate de chaux, la potasse caustique, les diurétiques ou les désobstruants fussent capables d'absorber et de faire disparaître les éléments compliqués et le contenu d'une tumeur kystique multiloculaire de l'ovaire ». Mathews Duncan dit : « Nous ne connaissons aucun exemple de guérison par un autre moyen que par l'opération d'Éphraïm McDowell, d'une hydropisie de l'ovaire proprement dite ; nous n'en connaissons aucun, bien qu'on puisse en trouver beaucoup de décrits et quel que puisse être celui qui les a décrits. Les guérisons au moyen d'une ou plusieurs ponctions, les guérisons par médicaments, par rupture spontanée, par développement d'une grossesse, ont été, sinon simplement de grosses erreurs, du moins presque certainement des guérisons de kystes parovariens dont l'histoire, comme je l'ai déjà montré, s'accorde absolument avec des allégations erronées de cette espèce, et les explique. »

J'ai déjà dit de la ponction tout ce que je crois nécessaire ; mais je puis ici répéter ce que chacun sait aujourd'hui, c'est qu'elle ne guérit jamais une tumeur et qu'elle ne fait que déterminer des complications. Je crois fermement que si les tumeurs ovariennes et parovariennes n'étaient jamais ponctionnées, mais étaient enlevées au début de leur développement, nous n'aurions qu'une mortalité accidentelle par l'opération de l'ovariotomie. Aussi la ponction n'est-elle devenue, dans ma pratique, qu'un palliatif pour les tumeurs que je ne puis enlever.

Beaucoup d'autres procédés ont été inventés pour la cure radicale des tumeurs de l'ovaire, mais ils ont tous été abandonnés aujourd'hui pour l'ovariotomie ; et des méthodes de traitement comme l'injection d'iode ou l'établissement de fistules ne peuvent être justifiées que par des circonstances très exceptionnelles.

Avant la réintroduction de la méthode intra-péritonéale par le Dr Keith, nous retardions l'enlèvement des tumeurs de l'ovaire tant que la santé des malades restait assez bonne, et cette ma-

nière de faire se justifiait par le fait qu'avec le clamp nous
n'obtenions que 75 0/0 de guérisons. Mais aujourd'hui que
nous pouvons obtenir 95 et que nous pourrions arriver à 99 0/0
de guérisons, si nous n'avions pas à affaire à des cas ponctionnés
et tardifs, j'ai pour règle d'enlever toute tumeur de l'ovaire aussitôt que je la reconnais, et cette pratique sera bientôt générale.
Plus l'opération sera pratiquée de bonne heure, plus la malade
sera certaine de guérir et moins il y aura probablement de complications. Si avancé que soit un cas, je ne refuse jamais de l'o-
pérer, car j'en ai vu sur lesquels on ne pouvait guère fonder
d'espérances guérir facilement. Même lorsqu'il y a de fortes
raisons de croire que la tumeur peut être compliquée de malignité, je fais une incision exploratrice afin de m'en assurer. En
agissant ainsi, ma proportion d'incisions exploratrices augmente,
car tandis qu'autrefois je ne faisais une incision exploratrice que
lorsque je pensais que la tumeur pourrait être enlevée et lorsque
je me trompais, je fais souvent aujourd'hui une ouverture lorsque
je crois que la tumeur ne peut être enlevée, et, ici encore, à ma
grande joie, je me trouve parfois faire erreur. Une ouverture exploratrice ne cause jamais de dommage, et très souvent elle rend
grand service, même lorsque la tumeur ne peut être enlevée ; car
j'ai vu, à plusieurs reprises, des cas où, après l'opération, le liquide ascitique ne se reproduisit pas, alors qu'auparavant il était
très abondant; enfin, on voit quelquefois une incision exploratrice arrêter la marche de tumeurs qu'on ne peut enlever pendant un temps considérable. Je soigne en ce moment une femme
atteinte d'un volumineux myxome du cœcum, chez laquelle une
incision exploratrice a complètement fait disparaître, pendant près
de deux ans, des symptômes inquiétants. Il m'arrive donc parfois,
aujourd'hui, de commencer par une *incision exploratrice* et de
terminer par l'*ovariotomie*, tandis qu'autrefois je commençais
avec l'intention de faire une *ovariotomie* et je finissais en ne
faisant qu'une *incision exploratrice*. Il n'y a à cela qu'un danger
pour le débutant, c'est de ne pas savoir quand il faut s'arrêter à
l'exploration seule; il faudra donc qu'il l'apprenne. Tenter l'enlèvement d'une tumeur et ne pas pouvoir l'achever est la plus grave
des choses; aussi la liste des opérations incomplètes devra-t-elle
toujours être courte.

C'est presque une affaire de routine dans les grandes opérations chirurgicales que de s'assurer avec soin que la malade n'est pas atteinte de maladie fonctionnelle sérieuse ou organique d'un organe important quelconque, et pour l'ovariotomie il ne faut jamais négliger cela. Il faut prendre bien soin d'examiner l'urine, car l'état des reins et de la vessie est un facteur très important pour le succès de l'opération.

Je n'hésiterais pas, cependant, à opérer un cas où il y aurait des indices certains d'une maladie viscérale importante. J'ai opéré deux malades atteintes d'une affection marquée des poumons; elles sont toutes deux encore vivantes aujourd'hui et l'une d'elles se porte presque bien. J'ai opéré à une période avancée du mal de Bright, et la malade qui guérit fut grandement soulagée de ses souffrances et ne mourut qu'après que sa maladie eut parcouru les phases ordinaires du mal de Bright. Toute lésion viscérale à laquelle on peut porter remède avant l'opération doit être guérie, et cela est particulièrement vrai pour la vessie. S'il y a un catarrhe chronique de cet organe, il faut le guérir avant l'opération; car, comme il est nécessaire de se servir du catheter pendant quelques jours, cet état s'aggraverait presque certainement.

Lorsqu'une opération a été résolue, et que nous avons pris soin de faire disparaître tout ce que nous avons découvert de mauvais, nous en arrivons à discuter les temps de l'opération, les précautions à prendre avant et le traitement à faire suivre après. En premier lieu, où faut-il placer la malade? L'expérience répond que plus ce qui l'entourera ressemblera à ce qui l'entourerait dans une maison privée saine, mieux cela vaudra; et les statistiques montrent que la pratique des ovariotomies dans un grand hôpital général est absolument injustifiable. Il n'y a pas d'opération chirurgicale où la malade semble aussi apte à être infectée par des influences septiques, et on ne saurait prendre contre elles de trop grandes précautions. Pour tout chirurgien, pratiquer une ovariotomie, alors qu'il s'occupe de dissection, qu'il fait des autopsies, ou qu'il assiste une femme dont il est susceptible de transmettre l'infection septique, devrait donc être regardé comme une faute professionnelle de l'espèce la plus grave.

M. Spencer Wells a toujours très vigoureusement exprimé ses idées sur ce sujet, et elles sont bien résumées dans les leçons qu il a faites au Collège des chirurgiens : « Il n'y a que deux jours, dit-il, un des plus distingués parmi les jeunes chirurgiens me dit qu'il était allé directement d'une autopsie, opérer une hernie étranglée, se fiant absolument à ce que le spray et le lavage des mains dans de l'eau phéniquée le purifieraient. Cette confiance exagérée dans les antiseptiques peut conduire au danger plutôt qu'à la sûreté, et je vois d'autant moins de raison pour changer l'opinion que j'exprimais l'année dernière à Manchester, que, pour ma part, je préférerais opérer dans un bâtiment propre, tranquille, bien chauffé et bien ventilé, grand ou petit, sans aucune précaution antiseptique, que de courir le risque de me fier au pouvoir neutralisant et destructeur du chlore et de l'iode, du soufre ou du goudron, du borax ou des permanganates, de l'acide salycilique ou de tout autre acide, dans un local souillé par les émanations d'un égout ou par les germes de quelque maladie infectieuse ou contagieuse.

Ayant eu, aujourd'hui, de nombreuses occasions de montrer que ce qu'on appelle le *système antiseptique*, même lorsqu'il est appliqué rigoureusement, ne donne pas une immunité absolue contre le poison septique, comme on l'a réclamée pour lui, il est nécessaire de bien faire ressortir ce fait ; aussi vais-je donner ici l'opinion que j'exprimais dans un mémoire que j'ai lu récemment à la Royal Medical and Chirurgical Society :

« Quelques-uns de ceux qui préconisent le plus chaudement le système antiseptique soutiennent que, sous son influence protectrice, on peut aujourd'hui entreprendre avec succès des opérations qui autrefois étaient impossibles, comme d'ouvrir des articulations, etc... Mais je désire faire remarquer que c'est là un argument à double tranchant et qui me semble constituer un des plus grands dangers de la chirurgie antiseptique. L'immense faveur avec laquelle le système antiseptique a été reçu est indubitablement due à ce qu'il promet d'être une sorte de chemin royal pour les succès chirurgicaux, et de placer l'homme habile et compétent sur le même plan que l'homme inexpérimenté et incompétent ; et je sais qu'un grand nombre de leçons amères ont déjà été reçues, et que le spray antiseptique ne remplace pas le manque de dextérité opératoire, ni l'absence de présence d'esprit dans les circonstances difficiles.

« L'acceptation complète de l'adaptation de cette théorie des germes produit un résultat inévitable, c'est qu'on ne tient plus suffisamment compte des autres facteurs, tel que l'état de la malade et de ce qui l'entoure, et on en arrivera à ne plus faire attention à l'hygiène générale et à se permettre des expériences inconsidérées, qui feront plus de mal que l'antisepticisme ne fera de bien, en admettant que tout ce qu'on réclame pour lui soit vrai. Ce que M. Spencer Wells a raconté, dans ses leçons au Collège des chirurgiens, sur la chirurgie abdominale, montre que ce n'est pas là une esquisse imaginaire. »

Je n'ajouterai qu'un mot, c'est qu'à mon avis tout homme qui, délibérément, pratique une opération dans des circonstances susceptibles de déterminer chez sa malade un empoisonnement du sang doit être l'objet d'une accusation criminelle.

Je suis aussi fortement d'avis que le chirurgien qui soigne tous les cas quelconques admis dans un hôpital général ne doit pas pratiquer une opération comme l'ovariotomie, et je regarde comme une témérité folle de la part d'un chirurgien de la pratiquer alors qu'il ne se retrouvera probablement jamais plus en présence d'un cas de ce genre, ou que son expérience se limitera à deux ou trois de ces cas dans sa vie. C'est une opération en dehors de toutes les autres, exigeant cette facilité d'adaptation selon les circonstances qu'une grande expérience seule peut donner. Ses complications sont beaucoup plus variées et mettent à contribution beaucoup plus lourdement le courage et la présence d'esprit de l'opérateur que celles de n'importe quelle autre opération chirurgicale; et un ou deux cas heureux compensent à peine ceux qui sont malheureux par manque d'expérience.

On peut objecter à ces idées que ce ne sont là que les opinions d'un spécialiste et qu'elles ne présentent qu'un intérêt limité; mais les faits que j'ai observés, si je pouvais les détailler, seraient suffisants pour convaincre mes lecteurs que non seulement mes idées sont bien fondées, mais encore qu'elles sont réellement du plus grand intérêt pour le public aussi bien que pour les chirurgiens. Aux médecins qui seraient portés à discuter ce point, laissez-moi poser la question : à qui confieriez-vous votre femme ou votre sœur s'il fallait leur enlever une tumeur de l'ovaire? Serait-ce à un chirurgien qui s'occupe de pratique générale, dont l'expérience est limitée à une demi-douzaine de cas sur lesquels il a eu deux ou trois morts, ou bien à celui qui ne s'occupe que de ces sortes de choses et qui a réduit au minimum tous les risques d'infection, en même temps qu'il a augmenté son expérience spéciale ? Le fait est, comme Simpson l'a très bien montré en 1845, que c'est en grande partie parce que l'opération n'était pas une spécialité qu'elle fut si longue à être acceptée par les médecins. Le diagnostic et l'opération, par suite de la manière suivant laquelle les membres de la profession étaient divisés, furent entrepris par deux espèces de praticiens : d'abord par les accoucheurs et en second lieu par les chirurgiens opérateurs. C'est peut-être la seule opération capitale pour laquelle le chirurgien ait été requis de procéder à la connaissance diagnostique d'une affection qui n'était pas de son ressort; et personne ne pouvait être blâmé pour s'être senti une répugnance naturelle à encourir une responsabilité aussi sérieuse pour de tels motifs.

C'est principalement cela qui fit que M. Syme tint bon contre l'opération et refusa jusqu'à la fin de sa vie de la pratiquer, même après que le Dr Keith eut montré quels splendides résultats on pouvait obtenir dans la ville même de M. Syme. D'un commun accord, cette opération est passée aux mains des praticiens spéciaux qui n'ont encore reçu aucun nom particulier; et en même temps que les médecins gardaient l'obstétrique, la chirurgie abdominale est passée aux mains des chirurgiens.

La chambre dans laquelle l'opération doit être pratiquée sera très grande et disposée de façon à ce que la ventilation puisse se faire de la fenêtre ou de la porte à la cheminée, sans que le courant traverse le lit de la malade. Il n'y aura pas d'ameublement inutile, et aussi peu de tapisserie que possible. Deux petites couches en fer avec des matelas de crin fermes et un oreiller d'eau sont nécessaires; il est absolūment essentiel d'avoir pour garde une femme intelligente qui fera ce qu'on dira, *et rien de plus*. Si l'on peut en avoir deux qui se relèvent pendant les quatre-vingts premières heures après l'opération, cela sera très avantageux. Dans ma pratique privée, je me suis arrangé aujourd'hui d'une façon absolument différente qu'au début de ma carrière, et les résultats n'en sont que meilleurs.

La malade elle-même exige une petite préparation en vue du

changement qui va se produire dans ses fonctions intestinales. Dans ce but, j'ordonne que son alimentation soit limitée à une soupe et à une très petite quantité de pain pendant les quarante-huit heures qui précèdent l'opération, et que, dans la matinée du jour qui la précède, on donne à la malade une petite dose d'huile de ricin. Les préparations élaborées qui étaient en vogue il y a vingt ans, chez la malade et dans son entourage, sont aujourd'hui absolument abandonnées.

Je préfère que la chambre soit éclairée par le nord, que le jour soit clair, et je place la malade sur une table étroite et solide, les pieds dirigés vers la fenêtre. Les bras et les jambes sont fixés à la table par des bandes, en sorte qu'il n'est besoin que d'un aide, d'une personne pour donner l'anesthésique et d'une garde pour veiller aux éponges. Tous les autres assistants sont instamment priés de ne rien faire, à moins que je n'en manifeste spécialement le désir, et, par-dessus tout, de ne pas parler pendant l'opération. Mon aide est bien instruit de ce qu'il a à faire, et je n'ai jamais opéré, quand il m'a été possible de le faire, qu'avec mon aide habituel, car il est absolument aussi important qu'il sache comment il doit m'aider que je sache comment opérer. Je fais moi-même tous les préparatifs d'instruments et d'éponges et je suis sûr alors que rien n'est oublié ; s'il y a quelque chose d'omis, je n'ai que moi à blâmer. Comme une ovariotomie heureuse est la résultante d'un grand nombre de petits détails auxquels on a soigneusement veillé, on ne saurait prendre trop de soins à ce qu'ils soient exécutés avec précision.

Les instruments dont il faut se munir sont : un scalpel parfaitement tranchant, douze pinces à forcipressure de Kœberlé, quatre aiguilles à manche, enfilées de soie mise en double, deux paires de pinces à kystes, une paire de volumineuses pinces buldog à vis, un certain nombre de bouts de soie fine d'environ 20 centimètres de long, pour ligatures, un certain nombre de bouts de soie un peu plus épaisse de 45 centimètres de long, pour sutures, un thermo-cautère de Paquelin, un aspirateur, deux trocarts de dimensions différentes, et douze bonnes éponges. Sur cette liste, certains articles exigent une mention spéciale, et en premier lieu la pince à forcipressure de M. Kœberlé. Des nombreuses petites améliorations apportées à notre méthode d'opération, aucune ne

mérite qu'on en parle plus flatteusement que l'introduction de
cet instrument. Je donne plus loin une figure du modèle que
j'emploie (Fig. 53), bien qu'il ne soit pas beaucoup plus avantageux que le modèle original de M. Kœberlé ; il est seulement
plus fort et ne se brise pas, et ses extrémités pointues ne peuvent
être prises dans la ligature. On voit en même temps son mode
d'action. Aussitôt qu'on aperçoit un point qui saigne, on le
saisit au moyen d'un de ces instruments, qu'on laisse en place, en
sorte que, lorsque l'opération est arrivée au traitement du pédicule, huit ou dix de ces pinces peuvent pendre le long de la plaie.

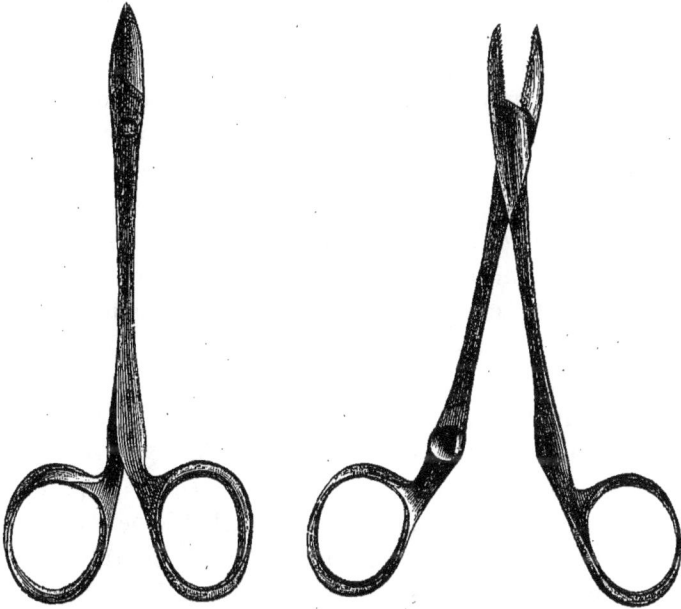

Fig. 53. — Pinces de Kœberlé modifiées par Tait.

Il en faut rarement plus de douze, et, s'il en fallait davantage,
l'aide doit en retirer une ou deux après avoir jeté une ligature
autour des points maintenus par deux ou trois pinces. Je n'en ai
jamais ni plus, ni moins que douze, et je les ai toujours prêtes,
sous ma main, dans un petit plateau, couvertes d'eau et rangées
soigneusement en ordre à côté les unes des autres, en sorte que
d'un coup d'œil je puis dire combien j'en ai employé. De cette
façon, je suis sûr de n'en jamais laisser une à l'intérieur.

M. Spencer Wells raconte d'une façon très pittoresque un accident de cette espèce qui s'est produit dans sa propre pratique, et que je cite en entier pour montrer combien il peut se produire facilement entre les mains les plus expérimentées, et combien un opérateur doit constamment veiller à l'empêcher : « Je retirai toutes les pinces, à ce que je pensai ; je fermai la plaie, et tout me paraissait comme il devait être. Mais deux heures après l'opération, je reçus un petit mot d'un de mes amis qui était chargé de mes instruments, me disant qu'il manquait une pince. Nous en connaissions exactement le nombre ; si nous ne l'avions pas connu, nous ne nous serions pas aperçu qu'il en manquait une paire.

Cela montre combien il est nécessaire de toujours savoir le nombre de pinces qu'on prend. Il était environ cinq heures après midi lorsque je reçus ce petit mot : « Il manque une paire de pinces, il est probable qu'elle est restée dans le corps de la malade. » Imaginez l'espèce de sentiment avec lequel vous recevriez cet avis ! J'allai chez la malade ; elle semblait si bien que je ne voulus pas la troubler. Il y avait quelque doute sur l'endroit où la pince pouvait être, en sorte que je pensai que je pouvais attendre un peu plus longtemps. J'attendis jusqu'à la nuit ; elle sembla encore assez bien, et je pensai que je pouvais attendre jusqu'au matin ; mais, dans la matinée, la garde me dit que la dame avait été très agitée. Je fis alors un soigneux examen par le vagin, le rectum et la paroi abdominale pour voir si je pourrais sentir la pince, mais je ne pus rien sentir du tout. J'étais inquiet et je pensai qu'il était préférable d'ouvrir la plaie. Je demandai à M. Thornton de venir avec moi, d'envoyer du spray phéniqué sur l'abdomen, et de s'excuser auprès de la malade en lui disant que je pensais qu'il était nécessaire de changer le pansement, et que cela se ferait sans qu'elle le sentît ; je lui donnai du méthyle, j'enlevai le pansement, et je défis deux points de suture ; j'introduisis un doigt, mais je ne pus tout d'abord sentir la pince ; j'introduisis un autre doigt, et je trouvai la pince fixée dans l'épiploon. D'après la manière dont l'épiploon s'était insinué dans les anneaux de la pince et entre les branches, il est aisé de comprendre quelle difficulté il y avait à trouver et à enlever l'instrument ; mais j'y arrivai ; je rentrai l'épiploon, je fermai la plaie, et la malade ne s'en ressentit pas. Elle guérit parfaitement bien, et elle ne sait pas jusqu'à ce jour qu'il s'est passé quelque chose d'extraordinaire.

Permettez-moi de me servir de cette confession pour vous faire bien comprendre la nécessité non seulement de compter les éponges, mais aussi les instruments, et de la sorte vous éviterez une douloureuse expérience. »

Ces instruments rendent un grand service en faisant gagner du temps, et c'est une chose importante dans une opération qui peut durer plus d'une heure.

Lorsque le moment est arrivé d'enlever les pinces, après que le pédicule a été traité, la pression à elle seule aura le plus souvent arrêté la plupart des points qui saignaient. Ces instruments rendent encore un grand service dans l'arrachement des kystes, et de beaucoup d'autres façons que l'expérience indiquera.

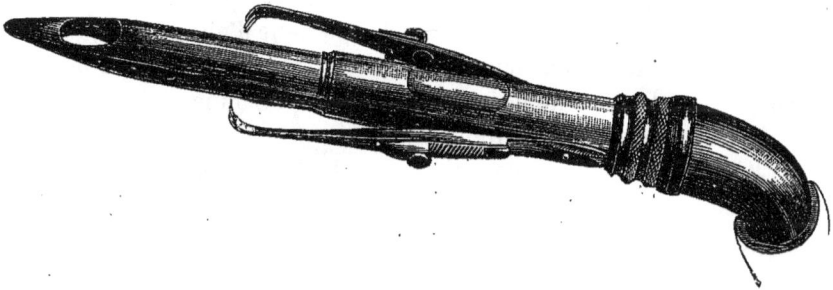

Fig. 54.

Les aiguilles à manche, armées de soie, sont les articles de la liste dont je m'inquiète le plus. Elles doivent être bien faites et bien trempées, de façon à ne pas casser et à ne pas plier. Elles ne doivent pas avoir de larges pointes coupantes, ni faire de gros trous. Les yeux doivent être parfaitement lisses et ronds, de façon à ne pas couper la soie. En somme, comme pour tout le reste dans l'ovariotomie, elles doivent être la perfection. La soie dont on les garnit doit être de deux épaisseurs, car je lie toujours le pédicule ou une masse d'épiploon avec la soie la plus mince possible, mais elle doit être capable de les bien lier. Je me sers donc pour un pédicule mince de soie mince, et pour un pédicule épais d'une soie un peu plus épaisse. La soie doit être du cordonnet pur chine, ne contenant pas de coton, adultération que la liqueur potassique dénoncera aisément.

Je fais bouillir avant l'opération chaque morceau de soie dont je dois me servir dans de l'eau bouillante, de façon à le débarrasser de la gomme qu'il contient ; puis je l'étends fortement de façon à l'éprouver et à recomposer ses fibres. Je m'assure ainsi contre le glissement de la ligature, accident dont j'ai entendu se plaindre d'autres chirurgiens.

La forme du trocart dont je me sers est figurée plus loin ; il possède les avantages d'être très solide, de ne jamais admettre d'air, et comme il n'a aucun mécanisme à l'intérieur il ne se dérange jamais. La forme de sa pointe permet à l'opérateur de ponctionner les kystes secondaires sans altération du mécanisme ; elle n'est pas tranchante et par conséquent ne peut faire mal.

Il est presque impossible de parler avec trop d'emphase des éponges dont il faut se servir, car je me défie d'elles plus que de n'importe quelle autre chose dans l'opération. Je ne les laisse jamais hors de ma vue et je ne permets à personne qu'à la garde qui en est chargée de les toucher.

Elles sont préparées pour chaque opération avec le plus grand soin, et le nombre dont je me sers est constamment *douze*. On les compte avant l'opération, avant que la plaie soit fermée, et de nouveau après, en sorte qu'il n'est pas possible qu'on en laisse une à l'intérieur, accident qui est arrivé un grand nombre de fois dans l'histoire de l'ovariotomie et qu'on ne peut éviter que grâce aux plus grands soins. Voici ce qu'en dit Mr Spencer Wells.

« Dans un cas, je cherchai longtemps après une éponge avant de pouvoir la trouver. Toute personne qui n'a pas essayé ne voudrait croire combien il est difficile de trouver une éponge dans la cavité abdominale, si elle n'est pas très volumineuse et si elle est saturée de liquide. La dame était la femme d'un chirurgien et je l'opérais au cinquième mois de la grossesse.

Après avoir lié le pédicule, je fermais la plaie lorsque la garde me dit qu'il manquait une éponge. Je lui dis : « En êtes-vous absolument sûre ? » Elle compta de nouveau et me dit : « Je suis sûre qu'il vous manque une éponge. »

Je cherchai dans toutes les directions dans l'abdomen de cette dame; je portai la main au fond du bassin, en avant de l'utérus, et partout où je pensais qu'elle pouvait être, mais je ne pouvais la trouver. A la fin, à la partie postérieure du foie, entre le foie et le diaphragme, je trouvai une petite éponge et je l'enlevai. La malade guérit parfaitement en dépit de tous ces tâtonnements. Mais cela me conduit à répéter qu'il est bon de prendre la précaution de ne pas se servir d'éponges si petites qu'on ne peut les trouver facilement. »

Laissez-moi dire encore une fois que personne ne doit toucher aux éponges que la garde qui en est responsable. Dans une de mes premières opérations, il y a nombre d'années, un assistant entendant demander une petite éponge en déchira une en deux, en sorte qu'il y en avait treize en usage au lieu de douze, et la garde et moi ne savions pas le fait. Le gentleman qui avait déchiré l'éponge seul savait ce qu'il avait fait, et il quitta la chambre avant que l'opération fût achevée. Le résultat fut que nous trouvâmes cette treizième éponge quatre jours après, et l'effroi que j'en éprouvai est encore aujourd'hui aussi présent à mon esprit que si cela était arrivé hier. Je ne l'oublierai jamais aussi longtemps que je vivrai. J'ai entendu parler de dix autres cas dans lesquels des éponges avaient été laissées en arrière; aussi n'ai-je pas à m'excuser d'avoir tant insisté sur ce point.

Les éponges qu'on emploie doivent être d'excellente qualité et doivent différer un peu de volume et de forme ; il faut qu'elles soient absolument exemptes de fissures et de points déchirés dont des morceaux pourraient se détacher. Lorsqu'elles sont neuves, je les trempe pendant vingt-quatre heures dans une solution d'acide muriatique suffisamment forte pour qu'elles soient désagréablement âpres au toucher; cet acide dissout les particules de chaux dont elles sont remplies et en dégage le sable qu'il faut faire complètement disparaître. On les lave après chaque opération, on les trempe pendant quarante-huit heures dans une solution forte de lessive de soude et d'ammoniaque, afin de dissoudre la fibrine; on les lave ensuite à plusieurs reprises jusqu'à ce que l'eau qui en sort soit parfaitement propre. Après les avoir placées pendant une semaine dans une solution phéniquée à 5 0/0, on les suspend enfin dans un sac de calicot, dans une pièce chaude, jusqu'à ce qu'elles soient sèches. J'ai toujours à ma disposition un grand stock d'éponges, et je les surveille et les soigne constamment. C'est au Dr Keith que nous devons d'éponger largement et complètement l'abdomen, ce qu'on fait toujours maintenant ; et, sous ce rapport encore, il a largement contribué à l'accroissement du nombre des succès en chirurgie abdominale.

Il est à peine besoin de dire que le choix de l'anesthésique est une chose importante pour le succès de l'ovariotomie. D'un commun accord, l'agent qui pendant tant d'années a occupé la première place en ce pays a cédé la place à celui dont on se servit d'abord pour produire l'inconscience à la douleur dans les opérations chirurgicales. Le chloroforme, qui agit avec une certitude presque mathématique sur la femme en travail, est un médicament incertain, très peu sûr à employer dans les opérations chirurgicales, sauf lorsqu'on a affaire à de très jeunes enfants. La raison en est non seulement qu'il y a eu un grand nombre de morts par le chloroforme, mais encore que quand nous nous en servons nous sommes si anxieux que le danger est toujours présent à l'esprit de l'opérateur, ce qui le distrait et ne lui permet pas d'apporter toute l'attention nécessaire à la pratique de l'ovariotomie.

M. Spencer Wells a longtemps préconisé l'emploi du bichlorure de méthylène donné au moyen de l'appareil de Junker, et il est certain que c'est là un moyen élégant, rapide et, comparé au chloroforme, sûr de produire l'anesthésie. On peut faire cependant deux objections à son emploi : l'une est qu'il faut un appareil spécial, et l'autre que cet appareil exige une personne qui sache s'en servir. Entre les mains d'une personne habituée à donner le bichlorure, je pense que cet agent est aussi sûr que peut l'être n'importe quel anesthésique. Mais comme il est absolument impossible d'obtenir toujours les services d'un homme suffisamment habile, j'ai depuis longtemps cessé de me servir de cet agent. On a mis en avant contre son emploi d'autres raisons qui ne me paraissent pas d'une importance suffisante pour m'y arrêter. On ne peut faire aucune objection importante à l'agent dont je me suis servi pendant les six dernières années. Je fais allusion naturellement à l'éther sulfurique qui est aujourd'hui reconnu comme étant de beaucoup le plus sûr des anesthésiques employés l'éther dont je me sers et que je préfère à tous les autres, est l'éther méthylène anhydre fabriqué par Mac Farlane et C°, d'Édimbourg, qui fut primitivement recommandé par le D' Keith. Les avantages de cet agent sont très nombreux. En premier lieu, il est absolument sûr ; dans ma propre pratique, on s'en est servi approximativement cinq à six mille fois, et, non seulement je n'ai eu aucun accident, mais encore je n'éprouve aucune anxiété quand je l'emploie, et pendant que je pratique mon opération, mon esprit est absolument tranquille quant à l'anesthésie (1). En second lieu, il peut être administré par n'importe qui ; et en disant que dans mon hôpital, dans tous les cas, depuis trois ans, l'éther a été administré par la sœur chargée du service ou par une garde, je pense donner une preuve suffisante de ma confiance en ce médicament.

Pour bien l'administrer, il n'est besoin que de suivre quelques règles, et aucune sorte d'appareil spécial n'est nécessaire. Je le donne toujours d'après la manière simple que Sir James Simpson a préconisée pour l'administration du chloroforme et qui consiste à répandre ce liquide à la partie externe d'une serviette pliée qui repose sur la figure de la malade. Comme on sait que l'éther est extrêmement volatil et que sa vapeur est très pesante, il faut le donner de la façon suivante : la serviette dont on se servira ne doit pas être trop fine parce qu'elle doit retenir une quantité suffisante d'éther pour que le courant de vapeur puisse continuer à se produire. D'un autre côté, elle ne doit pas être assez épaisse pour empêcher le libre passage de l'air. L'éther doit être répandu sur la serviette sans éclabousser, et en le versant d'une façon continue en un filet qu'on laissera sortir d'un petit orifice, au-dessus du niveau du nez de la malade, parce que la vapeur de l'éther tombera comme une cataracte sur sa figure. Si l'éther est répandu sur la serviette au niveau de la bouche de la malade, elle inhalera non la vapeur, mais une mixture d'air et d'éther qui agira comme un stimulant et non comme un anesthésique, et c'est pour la même raison que l'éther ne doit pas être éclaboussé sur la serviette. La serviette ne doit pas être appliquée exactement sur la face, mais doit bouffer à une distance de trois à quatre centimètres de la peau, afin qu'elle puisse renfermer une certaine quan-

---

(1) Depuis ce moment, j'ai eu un accident (British Med. Journ., July 14, 1882) dû, je pense, à l'emploi d'un inhalateur.

tité de vapeur. Il faut que toute la partie de la serviette qui couvre la face soit maintenue continuellement imbibée d'éther, et de cette façon la malade inhalera d'une manière continue un certain volume de vapeur d'éther pur. Au bout de quelques minutes, il faut changer la partie de la serviette dont on se sert, parce que l'éther anhydre absorbe avec une avidité très grande l'humidité de la respiration, et qu'on trouverait la serviette couverte de glace ; par suite de l'obstacle apporté à l'évaporation rapide, l'opération durerait plus longtemps. C'est là l'argument principal qu'on peut opposer à tous les inhalateurs d'éther. Il n'y a qu'une autre précaution à prendre, c'est d'éviter d'approcher de la figure de la malade une lumière quelconque ou un cautère au rouge vif pendant qu'on donne de l'éther, car il est explosif.

Si on suit ces règles, on trouvera que l'éther est le plus sûr, le plus rapide et le plus satisfaisant de tous les agents anesthésiques. On ne peut lui faire que trois objections, et elles sont de peu d'importance : la première, c'est que l'odeur de l'éther pénètre les vêtements de ceux qui prennent part à l'opération, et cela gêne beaucoup de personnes ; la seconde, c'est que la quantité d'éther employée est beaucoup plus grande que celle de n'importe quel autre anesthésique, et que, par conséquent, il est nécessaire d'en avoir en grande quantité ; la troisième, c'est que le goût de l'éther n'est en aucune façon aussi agréable que celui du chloroforme ou du méthylène ; mais, sur ce point, j'ai entendu émettre des opinions très différentes. Le prix de l'éther est moins élevé que celui de n'importe quel autre anesthésique.

Pendant l'administration de l'éther, il doit régner un silence absolu dans la chambre ; il n'est permis à personne de parler ; on doit surtout ne faire aucune allusion à la malade ou aux espérances de l'opération, parce que longtemps après qu'on a obtenu en apparence l'insensibilité, les idées émises autour du lit peuvent impressionner la malade et elles ont souvent un effet persistant et très désagréable. C'était là une des règles les plus rigoureuses de Simpson et une règle qu'on ne devait jamais enfreindre. Au début, la quantité d'éther employée sera faible, afin d'éviter de donner à la malade une sensation de suffocation, parce que c'est à cette période que se produit l'état d'esprit qui conduit à l'agitation. Rien ne porte plus une personne à se débattre que la sensation de suffocation; aussitôt qu'on voit par la régularité de la respiration que la malade s'est accoutumée à la présence de la vapeur d'éther dans l'air, on peut augmenter la quantité donnée jusqu'à celle qui a été déjà indiquée, et si on agit de la sorte on évitera absolument l'agitation, sauf chez les enfants. Lorsque la malade s'agite, la seule chose à éviter c'est qu'elle se saisisse de la serviette, et il suffira généralement de la garde ou d'un aide pour maintenir les mains tranquilles pendant que celui qui donne l'éther maintient la tête. Quel que soit celui qui donne l'éther, il ne doit songer qu'à son affaire et ne pas s'occuper de ce qui se passe autour de lui pendant toute la durée des inhalations ; car, même avec un anesthésique aussi sûr que l'éther, il est absolument nécessaire qu'on y porte toute son attention.

Les nausées sont avec l'éther, comme avec tous les autres anesthésiques, un trouble assez fréquent, et je ne vois pas comment on pourrait l'éviter complètement. Il est très rare, cependant, qu'elles deviennent une source d'anxiété; mais dans un cas de ma pratique, les vomissements furent très sérieux, et le récit de ce cas apprendra plus que tout ce que je pourrais dire.

Une dame me fut confiée, il y a trois ans, pour être opérée d'une tumeur de l'ovaire. Elle fut, comme d'habitude, maintenue au lit pendant deux ou trois jours avant l'opération et le matin de l'opération ses domestiques ne lui donnèrent rien, afin d'éviter les nausées. L'opération devait être pratiquée à neuf heures et, comme elle était absolument persuadée qu'avec l'estomac vide elle ne supporterait jamais l'épreuve, elle se leva à six heures, alla à l'une de ses boîtes, qui malheureusement avait été laissée dans sa chambre, et dans laquelle elle avait placé en secret une certaine quantité de biscuits et une bouteille de vin d'Oporto, et avec cela fit un repas copieux. Au milieu de l'opération, les nausées apparurent, et elle vomit une grande quantité de bouillie pourpre. Elle fut prise de vomissements qui ne cessèrent pas pendant huit jours, et bien avant ce moment j'avais déjà perdu tout espoir de la guérir. La tension excessive causée par les efforts de vomissement rouvrit la plaie, et le sixième ou le septième jour une masse volumineuse escarrifiée fit hernie, c'était le muscle droit du côté gauche qui s'était détruit par suite des vomissements continus. Pendant dix jours encore elle resta avec une plaie ouverte, large, à travers laquelle on pouvait voir les mouvements des intestins, et entre elle et l'autre monde il n'y avait qu'une lame de péritoine. Heureusement la plaie ne s'ouvrit pas davantage.

Elle guérit ultérieurement et est aujourd'hui en parfait état de santé, sauf qu'elle a une volumineuse hernie intestinale au niveau de la plaie. Je ne pense pas avoir eu dans toute ma carrière un cas qui m'ait donné autant d'inquiétude et qui m'ait fourni un argument plus puissant pour faire comprendre aux autres la nécessité absolue de l'obéissance.

L'anesthésique ne sera donc donné que l'estomac vide. Je n'approuve même pas la dose de brandy et d'eau qu'on donne habituellement, parce que l'éther est par lui-même un des plus puissants stimulants, et nous n'avons qu'à observer le relèvement du pouls faible qui se produit pendant l'administration de l'éther pour être absolument convaincu qu'il n'est pas besoin d'autre stimulant. La quantité d'éther donnée pendant une opération, particulièrement pendant l'ovariotomie, est très grande, mais il ne faut jamais s'alarmer de la quantité d'éther administrée. Il est absolument nécessaire que tous les muscles, sauf le diaphragme, soient maintenus au repos ; et longtemps avant qu'il y ait le moindre danger, le ronflement de la malade indiquera que la période de sommeil profond a été atteinte. Lorsque la malade ronflera, on pourra, pendant quelques instants, cesser de donner de l'éther. La respiration régulière et calme qui caractérise toujours l'état d'inconscience déterminé par les inspirations d'éther est absolument suffisante pour indiquer à toute personne, quelque inexpérimentée qu'elle soit, que la malade est dans un état d'insensibilité profonde, et cela sera aussi la meilleure indication qu'il n'y a pas de danger. Il n'est donc pas bien nécessaire de surveiller le pouls ou de faire l'expérience de la conjonctive pour s'assurer de l'inconscience. S'il survenait des nausées pendant l'opération, il faudrait donner un peu plus d'éther et cela les arrêterait, parce qu'en réalité les nausées ne sont que l'indice du retour de la conscience. Après l'achèvement de l'opération, si les nausées survenaient, c'est avec un peu d'eau tiède aromatisée avec de l'eau-de-vie et non sucrée qu'on les arrêterait le mieux. Lorsque la patiente est malade, il faut toujours

la tourner sur le côté, car dans cette position la langue tombe en
avant et le vomissement se produit sans risque de pénétrer dans
la trachée. Il ne faut jamais se servir d'une pince pour attirer
la langue en avant, d'après la manière barbare préconisée par feu
M. Syme. Il est absolument suffisant de tourner la malade sur le
côté, ou même de tourner simplement la tête d'un côté, si pendant l'opération cela est nécessaire. Il faut toujours avoir soin de
retirer de la bouche les dents artificielles avant de donner l'éther.

On ne court qu'un seul risque en administrant l'éther, c'est la
production de la bronchite chez les vieillards; je ne l'ai pas vue

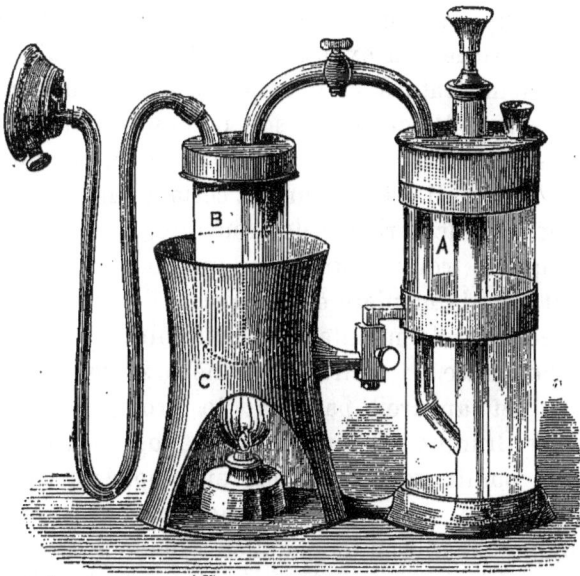

Fig. 55 — Appareil pour l'administration des vapeurs d'éther à la température du sang chez les personnes âgées.

souvent, mais, dans plusieurs cas, j'ai eu des raisons de la craindre ; et, afin d'éviter ce danger, j'ai inventé un appareil au moyen
duquel on donne l'éther à une température de 33° centigrades,
c'est-à-dire presque à son point d'ébullition. La figure 55 montre
l'appareil que j'ai inventé dans ce but. On place dans le réservoir A, qui en tient environ 300 grammes, de l'éther méthylène
anhydre (720). Ce réservoir est muni d'une pompe à ressort
qui chasse 1 gr. 77 cent. d'éther à chaque coup dans la bouil-

loire en verre B. Cette bouilloire est suspendue dans un réservoir d'eau chaude C, au-dessous duquel se trouve une lampe à alcool; de la bouilloire sort un tube de 1 mètre 20 cent. à 1 mètre 50 cent. de long qui se rend à une embouchure de Junker.

Lorsqu'on est pour se servir de l'appareil, on remplit d'eau le réservoir; on allume la lampe à alcool et on pompe environ 5 grammes d'éther dans la bouilloire. Il faut prendre soin qu'il n'y ait aucune fuite à la bouilloire, car l'éther s'enflammerait. On verra bientôt l'éther bouillant fournir une grande quantité de vapeur à une température constante de quelques degrés au-dessous du point d'ébullition de l'échantillon qui, naturellement, variera beaucoup, mais qui, généralement, sera à peu près celle de la température de l'air expiré 31°-33° Cels. Lorsqu'elle est donnée à cette température et exempte d'air, la vapeur est très agréable, et son goût, ou plutôt son manque relatif de goût, m'a rappelé, lorsque je l'ai essayée sur moi-même, celui de l'arome de l'oxyde nitreux. Il est absolument certain que son administration ne comporte aucun risque de bronchite.

Je pense qu'on trouvera que cette méthode marque un grand pas en avant dans la manière d'administrer l'éther aux gens âgés, et si on prend soin de maintenir la bouilloire à vapeur bien fermée et l'embouchure à 1 mètre ou à 1 mètre 20 cent. de la flamme de l'alcool, cet appareil paraîtra, je crois, absolument sûr. Le Dr Lauder Brunton m'a suggéré l'idée ingénieuse de disposer autour de la bouilloire un cylindre enveloppé; mais j'ai trouvé que ce n'était praticable qu'en compliquant beaucoup l'appareil. L'emploi d'une cheville en fer chauffée à blanc pour faire bouillir l'eau au lieu de la lampe serait probablement plus sûr, mais elle ne serait pas aussi à la portée de la main qu'une lampe, s'userait beaucoup et se briserait.

Nous arrivons maintenant à la question de l'adoption de ce qu'on a appelé les précautions antiseptiques, et dont il est absolument impossible de parler sans discuter, même brièvement, la théorie sur laquelle elles sont basées. Cela est nécessaire pour beaucoup de raisons, mais principalement parce que les adeptes de la doctrine antiseptique affirment, avec une véhémence digne des scholastiques du XVe siècle, qu'en dehors de la foi en la doctrine il n'y a pas de succès dans la pratique.

Pour ceux qui ont suivi de près les recherches faites sur le phénomène de la putréfaction qui ont occupé quelques-uns des plus
grands esprits de notre temps pendant les quinze dernières
années, il doit être admis, je pense, comme un fait établi, que
ces phénomènes se produisent par suite de la présence dans l'air
de petits organismes vivants qu'on peut faire disparaître par certains moyens physiques par lesquels on rend l'air absolument
inoffensif pour les substances qui sont mises en expérience. En
outre, autant que je sache, on admet qu'aucun phénomène de
putréfaction ne se produit sans la pénétration de ces germes,
ainsi qu'on les a appelés, dans la substance qui se putréfie, que le
travail de putréfaction dépend entièrement d'eux et des organismes auxquels ils donnent naissance, et qu'il n'est pas démontré que le développement de semblables organismes dans le
liquide en putréfaction, indépendamment de l'ensemencement
dans le liquide, bien qu'on ne puisse en aucune façon le regarder
comme une impossibilité, se produise véritablement. Je pense
que pour ceux qui se font une idée générale de l'évolution biologique d'après la physionomie de l'évolution philosophique, il
doit être clair que la prétendue *génération spontanée* des formes
jeunes de la vie est un corollaire nécessaire, mais il n'est nullement certain que ce soit là une partie du processus actuel, et il
n'est pas probable, à mon avis, que nous ayons aujourd'hui sur
terre des conditions qui rendent la biogenèse possible.

Actuellement donc, il me suffit d'admettre que la théorie des
germes a été absolument prouvée, et qu'aucun travail connu de
putréfaction ne se produit, sans l'admission de spores isolées ou
d'essaims de quelques-uns des nombreux petits organismes vivants
qui sont invariablement associés aux changements putréfactifs.
Mais à ce sujet, nous devons dire qu'un autre état se trouve
constamment associé à ces phénomènes. Les matières extrêmement variées d'espèce et de constitution sur lesquelles les expériences ont été faites étaient toutes mortes, et personne n'a encore
prétendu avoir déterminé par l'admission de germes dans une
matière vivante, le phénomène de la putréfaction qui se produit
constamment dans la matière morte. Pour citer la démonstration
donnée par le Dr W. Roberts, dans son exposition magistrale de
ce sujet très difficile, la seringue hypodermique ordinaire de mor-

phine inocule inévitablement une solution de matière organique morte; cependant, sur les centaines et les milliers d'injections hypodermiques qui sont faites journellement, personne n'a encore publié un seul cas de putréfaction résultant de cette injection dans le corps humain, sain ou même malade.

On voit donc que l'application des faits de la théorie microbienne de la putréfaction aux phénomènes des maladies du tissu vivant vient se buter à une difficulté écrasante, qu'aucun des adeptes, d'après ce que j'ai vu, ne s'est encore efforcé de faire disparaître. En admettant que les mêmes germes qui produiraient inévitablement la putréfaction dans une infusion inerte de bœuf pénétrassent constamment dans les plaies, il n'est nullement démontré qu'ils produiraient un changement quelconque dans le le tissu vivant, et il est encore beaucoup moins démontré que les changements qui se produisent dans les nombreuses variétés d'empoisonnement du sang, ainsi que nous les appelons, même quand ils ont une origine indubitablement locale, aient la plus légère analogie avec ceux qu'on voit se produire dans une infusion inerte qui se putréfie. La présence seule des bactéries dans le liquide des plaies, ou dans les liquides enfermés dans les cavités, en même temps qu'elle est difficile à expliquer pour les adeptes de la théorie des germes, ne prouve rien en faveur de leur idée jusqu'à ce qu'ils aient montré que ces organismes se produisent dans des liquides ou dans des tissus réellement vivants.

Ce qu'il faut bien savoir c'est que ce que nous appelons l'action vitale, faute d'une expression basée sur une compréhension meilleure de ce qui existe, place les tissus vivants dans une catégorie absolument différente de celle des tissus chez lesquels les phénomènes de la vie n'existent plus.

Maintenant, cela s'accorde avec l'expérience de chaque jour. Si on examine un bulbe de jacinthe qui dépérit ou une pomme qui pourrit, on trouve que les organismes inférieurs sont absolument limités aux parties où les changements se sont effectués, et que les parties auxquelles la pourriture ne s'est pas étendue sont absolument exemptes d'organismes; ce qui rend difficile l'application de la théorie des germes, c'est tout simplement que ses avocats ont admis que l'invasion des germes est la cause de la décadence des phénomènes vitaux et de la fin dernière, tandis

qu'on peut admettre, ce qui n'a pas encore été discuté ni démontré faux, que la décadence des pouvoirs vitaux, due peut-être
à quelque cause encore inconnue, est ce qui donne aux germes
leur supériorité potentielle et leur permet de faire ce qu'ils sont
absolument incapables de faire pendant que l'action vitale est
entière.

Si les idées des théoriciens du germe étaient exactes, nous
devrions nous attendre à ne pouvoir faire aucune opération avec
succès, sans prendre des précautions antiseptiques sévères. La
plus légère coupure de la peau devrait être suivie d'empoisonnement septique. Il ne devrait pas y avoir de différence dans la
mortalité des opérations dans les petits et les grands hôpitaux, à
la ville et à la campagne. En somme, si les germes avaient l'influence démesurée que réclament pour eux beaucoup d'antisep-
ticistes, la chirurgie serait depuis longtemps un art éteint, si
même elle avait pu lutter pour l'existence.

L'expérience uniforme des chirurgiens opérateurs leur a appris que le succès de leurs opérations dépend de trois facteurs :
l'état de la malade, les conditions au milieu desquelles elle se
trouve, la nature et l'étendue de l'opération à pratiquer.

De ces trois facteurs, le plus incertain est indubitablement le
premier. On ne sait pas quel est l'état de l'organisme qui est favorable pour les opérations. Il me faut baser mes conclusions principalement sur ce que j'ai fait, et en ce qui concerne l'ovariotomie, je sais très bien que la santé parfaite en apparence n'est
nullement une indication certaine de la puissance de résistance à
ces conditions, quelles qu'elles puissent être, qui ont pour résultat le prétendu empoisonnement septique.

Le second facteur, les conditions au milieu desquelles se
trouve la malade, contient des éléments d'une certitude beaucoup plus grande. C'est une sorte de loi statistique que la mortalité est en harmonie constante avec la densité de la population,
et que lorsque la densité excède un certain minimum de sûreté,
des maladies septiques, spécifiques, se produisent, comme la fièvre typhoïde, qui sont absolument inconnues dans d'autres conditions, et qui, même après que la densité dangereuse a été atteinte,
n'attaquent que certains individus, et non tous les individus, pour
des raisons qu'on ne peut exprimer qu'en disant, comme je l'ai

déjà dit, que les tissus vivants de ces individus affectés ne pouvaient résister et n'ont pas résisté à l'influence septique.

Chaque progrès que nous faisons dans l'assainissement montre que ce facteur, le milieu dans lequel vit la malade, est d'une extrême importance.

Le troisième facteur qui influence le succès chirurgical est l'étendue et l'importance de l'opération à pratiquer. Tout le monde sait que tandis que l'amputation d'un doigt ne se termine pas fatalement plus de deux fois sur 10.000, dans près de la moitié des cas d'amputation de la cuisse, il y a mort. Maintenant, si l'application de la théorie des germes à la pratique chirurgicale devait donner des résultats aussi satisfaisants que quelques-uns de ses partisans le prétendent, bien avant qu'on l'ait appliquée les amputations du doigt et de la cuisse auraient dû se rapprocher l'une de l'autre, comme mortalité, à un degré infiniment plus considérable qu'elles ne l'ont fait.

Si le contact d'une bactérie avec une plaie pouvait être une source d'empoisonnement du sang, alors l'étendue de la plaie et la nature de l'opération ne devraient faire que peu de différence dans le résultat; une plaie de la gaîne d'un tendon digital et une plaie semblable du péritoine d'une autre malade, dans la même salle, ne devraient faire courir que des risques très semblables. Mais en fait cela n'est pas, et nous sommes forcé de conclure que, même si les bactéries qui se développent sur les plaies sont la cause d'une grande mortalité chirurgicale, le pouvoir de résistance vitale des tissus, ou l'état de la malade, et l'étendue et la nature de l'opération sont d'une importance infiniment plus grande, comme facteurs dans le résultat général. Cette difficulté logique s'est évidemment présentée à l'esprit de beaucoup de ceux qui mettent à exécution l'application de la théorie des germes de M. Lister à la pratique chirurgicale. J'ai vu un antisepticiste rigoureux s'occuper une heure et demie à faire des incisions mesurant une fraction de pouce et n'ayant que la profondeur de la peau, dans le but de mettre à nu la membrane du tympan d'un enfant chez lequel elle était congénitalement recouverte des deux côtés, la prolongation de l'opération n'étant due qu'aux précautions antiseptiques. Une semblable manière de faire produisit sur mon esprit diverses émotions, dont la principale fut de l'admiration

pour la constance enthousiaste de l'opérateur et de la sympathie
pour ceux qui l'entouraient et qui étaient évidemment fatigués.

La critique à faire à un pareil procédé est la question suivante :
« Quelqu'un a-t-il jamais vu une opération aussi insignifiante se
terminer par la mort par suite d'empoisonnement septique, à
moins qu'elle ne soit pratiquée dans quelque hôpital comme
l'Hôtel-Dieu, où, comme le décrit John Howard en 1780, il y
avait trois malades dans un lit? » Cela ne m'est jamais arrivé,
et j'ai pratiqué quelques milliers d'opérations de ce genre ; si
j'étais forcé de faire en cent minutes ce que je pourrais faire en
trois, je préférerais gagner ma vie dans une profession quelconque autre que celle de chirurgien.

La conclusion logique qu'il faut tirer de ces faits est donc que,
dans les petites opérations, les germes n'ont jamais d'influence ou
du moins n'en ont que fort peu, et que, dans les grandes opérations, l'état de la malade est d'une importance immense, en ce
qu'il lui permet de résister aux influences, quelles qu'elles puissent être, qui résultent de ce que nous appelons l'état septique.
De quelque manière qu'on examine la question, il y a une difficulté première, c'est qu'on ne s'accorde nullement sur ce qui
constitue une grande opération et qu'entre différentes opérations
qu'on regarde comme grandes, on sait que le taux de la morta
lité est très différent. Ainsi j'ai démontré, dans mon livre sur *la
Mortalité hospitalière*, que l'amputation de la jambe se termine
deux fois plus souvent par la mort lorsqu'elle est pratiquée par
suite d'un accident que pour cause de maladie. Il est donc parfaitement évident que de quelque façon qu'on examine cette question, il faut se soumettre aux règles habituelles des recherches
statistiques dont la principale est que des accidents semblables et
dissemblables ne doivent pas être groupés ensemble. Il ne faut
attacher aucune valeur au compte rendu des proportions générales de mort par maladies septiques dans un hôpital général où
ailleurs, à moins qu'on ne les analyse très soigneusement ; et on
peut encore leur faire une autre objection, c'est qu'on est encore
loin de s'accorder sur ce qu'il faut entendre par une mort par
maladie septique.

Il y a une croyance populaire, c'est que les statistiques peuvent
servir à prouver quelque chose ; il n'y en a pas de plus erronée. Les

statistiques seules prouvent rarement quelque chose ; il est
certain qu'elles n'expliquent jamais rien. Ainsi les *Registrar
General's Tables* nous disent qu'il y a un certain nombre de
morts qui sont absolument constantes, et elles établissent le fait
que la moitié de la mortalité humaine se produit avant la cinquième année. Mais cela ne montre ni n'explique la cause de cette
mortalité ; elle n'explique même pas quels sont ses facteurs, tant
qu'on n'ait pas fait une analyse plus soigneuse des cas individuels. On ne peut, par conséquent, tirer aucune preuve pour
ou contre l'application de la théorie des germes à la pratique
chirurgicale des comptes rendus statistiques seuls. Mais malgré
cela, on peut faire des statistiques pour montrer exactement dans
quelle direction l'analyse des cas individuels devrait être faite, et
par conséquent, elles sont seules capables de former le point de
départ d'une recherche exacte. Assurons-nous tout d'abord, aussi
complètement que possible, de ce que sont les faits, et alors leur
groupement analytique donnera une explication plus ou moins
complète de leur mode de production.

Ainsi, il doit être évident pour tout le monde qu'un grand
groupe de cent ovariotomies doit présenter des caractères plus
semblables à ceux d'une autre série de cent cas qu'on en pourrait
trouver dans n'importe quelle autre comparaison chirurgicale
possible, et c'est probablement là une présomption exacte que si
la même habileté et la même patience chirurgicales, la même
attention aux détails minutieux et le même milieu étaient communs
aux deux groupes, la mortalité qui en résulterait serait identique
ou presque identique. Mais s'il est une chose que nous devons
évaluer plus qu'une autre comme contribuant vraisemblablement
au succès dans les opérations chirurgicales, c'est l'expérience
personnelle ; et nous pouvons nous attendre par conséquent à ce
qu'au fur et à mesure que les centaines d'ovariotomies se suc-
cèderont, la mortalité diminuera, ce qui sera dû à l'accroissement
de l'habileté de l'opérateur. Et c'est notablement là le cas dans la
pratique du Dr Keith qui, commençant avec 11 0/0, arriva successivement à 8 et 6 0/0 avant de commencer à se servir des antiseptiques ; et pour ce qui est de ma propre expérience, je ne puis
que dire que, tandis que j'ai eu dix-neuf morts sur mes cinquante
premières opérations, je n'en ai eu que trois sur les cinquante sui-

vantes, et dans toute ma pratique ultérieure ces bons résultats se sont maintenus ; je dirai plus, ils ont été dépassés.

Une guérison après une ovariotomie est la somme d'un certain nombre de détails, qui tous sont efficients. Une mort, au contraire, peut n'être due qu'à l'omission de l'un d'eux, et cela peut être ou non de la faute du chirurgien. Ainsi, sur les trois cas de morts de ma seconde série de cinquante, deux furent dus à des détails absolument en dehors de mon contrôle et qui n'avaient aucune relation soit avec le système antiseptique, soit avec n'importe quel autre détail opératoire. Le troisième cas fut dû, autant que j'ai pu l'établir, aux effets irritants du thymol, employé avec tous les détails antiseptiques.

J'ai eu deux cas de mort où j'avais employé l'antisepsie sur vingt-neuf cas traités antiseptiquement et une mort seulement sur vingt et un cas traités sans précautions antiseptiques, et comme la malade mourut trois heures après l'opération, le manque de précautions antiseptiques n'a été pour rien dans sa mort. La conclusion à tirer de ce groupe de cas ne serait donc pas en faveur du système antiseptique ; et bien que je sois convaincu que cette conclusion est juste, l'argument serait absolument trompeur, comme le sont tous les arguments de ce genre.

Dans la discussion de cette question, qui a eu lieu il y a quelques mois, le seul argument statistique de quelque importance a été donné par M. Spencer Wells, qui a dit qu'une amélioration très marquée s'est produite dans ses résultats depuis qu'il prend des précautions antiseptiques. Mais presque en même temps qu'il adoptait les germicides, il commençait à employer la méthode intra-péritonéale de traitement du pédicule, méthode qui a été extraordinairement heureuse entre les mains du Dr Keith, et à laquelle, principalement, j'attribue l'accroissement rapide du nombre de mes succès. Ainsi l'amélioration de la mortalité de M. Wells ne prouve rien en faveur des antiseptiques, mais beaucoup plus, à mon avis, en faveur de la ligature courte.

La plus grande partie de ce que je viens de dire sur ce sujet, très intéressant et très important, est tirée d'un mémoire que j'ai lu à la *Royal medical and chirurgical Society of London*, en février 1880, qui fut publié dans le volume LXIII des *Transactions*, et ses conclusions générales sont tout à fait en harmonie avec l'opinion exprimée par M. Spencer Wells, dans ses leçons faites au Royal College of Surgeons. Je donne ses opinions telles qu'elles sont rapportées dans les journaux médicaux, car elles sont très importantes. Il dit : « Si (disent les partisans du Listérisme) dans une des opérations les plus sérieuses qui aient jamais été pratiquées sur le corps humain, où la plus grande cavité séreuse est ouverte et où le plus libre accès est donné aux organismes infectieux qui peuvent être près de la malade, M. Wells peut obtenir quatre-vingts guérisons sur cent opérations ; — et on peut ajouter qu'en deux occasions, il a eu de longues séries de cas heureux, une de vingt et deux de vingt-sept, sans qu'une mort vînt briser le cours du succès ; — si dans les deux dernières années de sa pratique au Samaritan Hospital, en 1876 et 1877, il n'a eu que sept morts sur soixante et onze cas, — pas une sur dix, — et tout cela sans aucune des précautions que ceux qui préconisent la méthode antiseptique supposent être nécessaires, en ne se servant ni du spray ni de solutions phéniquées pour les éponges ou les instruments, ni de sutures de catgut, ni de gaze phéniquée protectrice pour le pansement; si on a obtenu des résultats comme ceux-là dans une semblable opération, est-il possible que la théorie des germes puisse être vraie, ou que la pratique fondée sur elle soit nécessaire? Elle est ennuyeuse; ne peut-elle être nuisible? Des cas d'empoisonnement par l'acide phénique — d'empoisonnement mortel — ont été rapportés, et dans la plupart des cas où il y a eu guérison, les malades ont eu à supporter de grandes souffrances et de grands ennuis.

« Ils revendiquent les succès comme des preuves de la valeur de ce système (antiseptique); ils expliquent les insuccès en alléguant quelque négligence d'un détail insignifiant. Dans un cas, je m'étais servi par étourderie d'un clamp qui n'avait pas été phéniqué et je fus avertis que j'aurais probablement un insuccès ; mais le cas figure, malgré ma négligence, sur la liste des opérations antiseptiques heureuses et fut un des cas dans lesquels il n'y eut pas de fièvre après l'opération. S'il y avait eu de la fièvre, nul doute qu'elle eût été expliquée, à l'entière satisfaction de tout le monde, par la présence de quelque germe infectieux sur le clamp. Naturellement cette explication pourrait être vraie, et j'admets volontiers que, dans une enquête expérimentale, aucun manque de

soin de ce genre ne serait permis, surtout parce que cela donne
naissance à la suggestion des partisans zélés et enthousiastes
qu'on ne peut avoir pleinement confiance qu'en eux pour pratiquer une opération antiseptiquement. « Si, disent-ils, vous ne croyez
pas à la présence et à la toute-puissance des germes, — germes
infectieux — tout autour de la malade et du chirurgien, de la
garde, de la literie, des instruments, des éponges, du pansement,
vous êtes sûr de laisser quelque ouverture sans protection contre
l'entrée d'un ou de plusieurs de ces ennemis redoutables. Vous
devez accepter la théorie ou agir comme si vous l'acceptiez, ou
votre pratique sera certainement fautive. » Je puis répondre à ces
paroles que j'ai assisté à la pratique d'un grand nombre d'opérations par des chirurgiens qui avaient complètement foi dans le
système et qui croyaient le mettre à exécution avec exactitude,
et que je n'ai encore jamais vu un cas où un grand nombre de
germes ne pouvaient pas ne pas avoir échappé à l'action de l'acide
phénique; et je crois que tout chirurgien qui aujourd'hui désire
consciencieusement protéger sa malade contre les impuretés
atmosphériques ou autres qui peuvent lui porter préjudice, qu'il se
serve d'acide phénique ou de tout autre antiseptique, peut, en faisant grande attention, opérer aussi complètement et aussi soigneusement que l'expérimentateur le plus correct peut le désirer. Sentant tout cela, et sentant aussi qu'une foi exagérée dans le système
peut conduire à une pratique téméraire et à tenter de faire des
choses dont il serait préférable de s'abstenir, sachant de plus
combien il est difficile d'obtenir des faits statistiques comparatifs
dignes de confiance, de façon à établir le succès relatif d'une
opération quelconque bien pratiquée avec ou sans précautions
antiseptiques — toutes choses égales — je pense que ce que j'ai
dit d'après mes propres observations, bien qu'elles ne soient qu'au
nombre de vingt-deux, peut avoir quelque valeur. » Ce dont
M. Wells se plaint mérite, je pense, très justement d'être critiqué.
L'argument dont se servent beaucoup de ceux qui soutiennent les
théories de M. Lister et de ceux qui préconisent sa pratique est
un argument qui ressemble beaucoup aux attrapes des écoliers.
« Tête ou queue, queue, je gagne. (*Heads you lose, tails I win.*) »
Si on obtient un succès, il est dû au Lister; s'il y a insuccès,
il n'est pas dû au Lister; c'est qu'on a négligé quelque important

détail, qu'on s'est mal servi du clamp de M. Wells, et l'insuccès n'est pas de la faute du système. Il y a une autre manière de présenter l'argument, c'est de dire que les opposants, n'ayant aucune foi dans le système, ne peuvent avoir ni l'honnêteté ni l'intelligence suffisantes pour mener à bien l'opération. Il est impossible de répliquer courtoisement à une semblable manière de discuter, et ma seule réponse est qu'ayant le plus grand intérêt à guérir ma malade, je suis prêt et, je crois, capable de mettre à exécution toute pratique dans ce but. Mais je ne me soucie pas de m'approcher du domaine des charlatans.

Depuis que M. Wells a publié ses leçons, il a jugé bon de changer ses opinions, et il attribue maintenant la diminution de sa mortalité à l'introduction des antiseptiques. Il y a cependant une chose qu'il n'a pas expliquée : comment se fait-il que sa mortalité soit aujourd'hui le double de celle que le Dr Keith avait avant qu'il n'ait employé les antiseptiques et au moment où son expérience était un peu plus du cinquième de ce qu'est aujourd'hui celle de M. Wells?

Il est fort probable que si mes propres résultats, en me servant du Lister, avaient été mauvais, on aurait dit que je ne comprenais pas le système et que je ne le comprendrais jamais, et je pense que l'accusation aurait peut-être été exacte. Mais mes résultats furent bons, c'est pourquoi on les laissa passer. En réalité, je crois que fort peu de mes cas auraient été admis par un Listérien enthousiaste, et je suis absolument sûr que, pendant les deux dernières années, il n'est pas un seul cas qui eût été porté sur les contrôles. Quoiqu'il en soit, voici les résultats de ma pratique entière jusqu'à la date où j'écris ces lignes (1883) :

		Mortalité.	
Ligature non-antiseptique (187 cas)	3.74 p.	100	
Ligature antiseptique (52 cas)	3.84 »	»	
Clamps non-antiseptiques (36 cas)	25.00 »	»	
Clamps antiseptiques (26 cas)	27.00 »	»	

Y a-t-il le moindre doute que l'amélioration soit due à l'abandon du clamp? Dans les chiffres de la ligature antiseptique, je comprends vingt-deux guérisons consécutives dans lesquelles le

Lister ne fut pas réellement complet, car je ne me servis jamais des pansements de M. Lister et n'appliquai sur les plaies que du coton sec, et si les résultats avaient été mauvais, mon Lister aurait été rejeté bien loin. Si je portais ces cas au crédit de la ligature non-antiseptique, comme je le pourrais fort bien, le compte serait le suivant :

	Mortalité.
Ligature non-antiseptique (209 cas).	3.00 p. 100
Ligature antiseptique (30 cas).	6.60 » »

Il m'est donc très difficile de croire aux mérites de la méthode de Lister appliquée à l'ovariotomie, d'autant plus que j'ai exécuté toutes les opérations en me servant uniquement d'eau froide, que j'ai obtenu d'excellents résultats et que je trouve que les principaux partisans de la méthode antiseptique, ceux qui lui attribuent leurs succès, n'ont jamais abaissé leur mortalité au-dessous de 10 ou 11 0/0, alors que sans elle je la maintiens au-dessous de 5 0/0. Je ne puis regarder cet amour subit pour la méthode antiseptique que comme servant à couvrir la retraite de l'emploi du clamp.

Les dernières paroles de M. Spencer Wells, sur la question du Listérisme sont très importantes. Dans l'ouvrage qu'il vient de publier sur les *Tumeurs de l'ovaire et de l'utérus*, il dit : « Sur mes seize derniers cas, la mort quatre fois fut causée par septicémie, en sorte que l'antisepticisme n'a pas aboli ce fléau de la chirurgie abdominale. La méthode antiseptique de Lister ne m'a pas amené au point de ne plus voir de mort par septicémie, comme le promettaient certains de ses partisans enthousiastes, et elle n'a pas augmenté le nombre des succès que j'obtenais sans elle. » Ces paroles me semblent contenir l'acceptation complète et pratique de ce que j'ai toujours prétendu, à savoir que les succès de M. Wells étaient dus à ce qu'il avait abandonné le clamp. La mortalité de ses huit cents premiers cas a été de 25,5 0/0, tandis que dans les deux cents cas suivants elle n'a été que de 14 0/0.

Mes idées ont été appuyées vigoureusement par le Dr Granville Bantock, le plus ancien chirurgien du *London Samaritan Hospital*, dans une lettre qu'il a publiée dans le *Bristish Medical Journal* du 8 janvier 1882, dont je tire l'extrait suivant :

« Je suis parfaitement d'accord avec M. Lawson Tait, lorsqu'il dit que *la méthode de guérison* a beaucoup plus de valeur, quand on apprécie les mérites d'un système particulier quelconque, que *le taux de la mortalité seul* qui est souvent matière à hasard, surtout lorsque la différence dans la mortalité se chiffre par des unités. Je suis encore d'accord avec lui lorsqu'il attribue au mode actuel de traitement du pédicule un grand nombre des succès qui ont été récemment remportés. S'il est une chose plus qu'une autre, en matière d'ovariotomie, sur laquelle je fais un retour avec satisfaction, c'est la persistance avec laquelle j'ai soutenu et préconisé l'emploi systématique de la ligature au moment où (en 1875), en raison de l'intervention puissante et soutenue de M. Spencer Wells, le clamp était au zénith de sa renommée. Malgré les excellents résultats obtenus par le Dr Tyler Smith, la ligature était tombée dans un oubli immérité et n'était plus employée à un certain moment *qu'en dernier ressort* et dan les cas désespérés. Ainsi, M. Wells dit (p. 361 de son livre) : « Vous ne vous étonnerez pas que je me serve du clamp toutes les fois que je le puis » ; et à la page 371, il dit : « Plus je vois d'ovariotomies et plus je suis poussé à avoir recours au cautère et à la ligature, moins je suis satisfait de ces procédés, plus je répugne à les employer et plus grande est ma confiance dans le clamp, etc. Les preuves que j'ai produites en faveur de la ligature, depuis 1872, à l'*Obstetrical Society*, semblent ne pas avoir attiré l'attention qu'elles réclamaient et que les événements ultérieurs ont montré qu'elles méritaient. »

Le Dr Keith, dans le compte rendu de ses cas, ne donne pas de détails assez complets pour qu'on puisse se bien rendre compte des résultats qu'il a obtenus avec les différentes méthodes de traitement du pédicule ; mais il nous dit que sur les cinquante premiers cas, il s'est servi quarante-huit fois du clamp, et qu'il a eu neuf morts. Dans sa seconde série de cinquante cas, il indique seulement qu'il a repris confiance au cautère. Dans sa troisième série de cinquante cas, il s'est servi trente-quatre fois du clamp avec sept morts, et quinze fois du cautère et de la ligature courte sans une mort ; on comprend donc aisément qu'il ait entièrement

abandonné la méthode extra-péritonéale de traitement du pédicule, comme l'ont fait tous les autres, en raison du succès sans
précédent obtenu par le Dr Keith avec la méthode intra-péritonéale, même avant d'avoir adopté les antiseptiques.

Les prétentions antiseptiques sont basées sur ce fait que la
méthode empêche l'empoisonnement septique, c'est-à-dire la fièvre
septique ou chirurgicale. Tous ceux qui ont pratiqué un certain
nombre d'ovariotomies savent que la plupart des morts se
produisent par suite de l'apparition accidentelle de la fièvre, et
que le pouls et la température s'élèvent progressivement, quoique
peut-être avec des rémissions, jusqu'à ce qu'ils atteignent le
degré mortel. A peu d'exceptions près, cela est vrai pour toutes
les morts que j'ai eues. Si donc la méthode antiseptique favorise
un très grand nombre de guérisons, en empêchant la fièvre soi-
disant septique, il est absolument certain que les guérisons seront
facilitées d'une façon uniforme et correspondante; dans tous les
cas non-antiseptiques, les germes pénétreront dans le péritoine
et devront théoriquement produire de la fièvre, et l'on n'obtiendra
la guérison que dans les cas où il y aura une quantité suffisante
de cette chose inconnue qui neutralise le poison septique.

De même, comme le veut la théorie, les germes détruits par
les précautions antiseptiques pénétreront dans la cavité péritonéale sans faire de mal, parce qu'ils sont morts et incapables de
produire la fièvre septique.

Un autre point du syllogisme c'est que, comme on admet
généralement que la courbe de la température et celle du pouls
représentent la marche d'un cas quelconque dans lequel il y a de
la fièvre, si les prétentions de la méthode antiseptique sont justes,
dans les ovariotomies où on l'aura employée, la marche de la
guérison devra être plus égale et moins fébrile que dans les
cas non-antiseptiques, et cela devra se produire indépendamment
de tous les autres détails de l'opération.

Je conclurai brièvement de la façon suivante : si nous trouvons
une différence marquée entre les courbes des cas traités d'une
façon antiseptique et celles des cas où on ne s'est pas servi d'antiseptique en faveur des premières, je pense pouvoir dire alors
que rien ne peut faire plus pour établir les idées de M. Lister.
S'il n'y a aucune différence, la question en est alors juste où elle

était; mais s'il y a une différence dans l'autre sens, je pense alors que l'application de la théorie des germes à la pratique chirurgicale est certaine de disparaître et de ne plus être acceptée par les médecins et par le public, absolument comme ont déjà disparu un grand nombre de visions charmantes.

Afin d'arriver autant que possible à la démonstration de ce point, j'ai pris matin et soir le pouls et la température dans tous les cas, pendant une période de dix jours ; j'ai établi pour le matin et le soir de chaque jour une moyenne de toutes les observations, et je l'ai notée sur un papier graphique. J'ai pris dix jours comme limite, parce que j'ai cru que ce chiffre excédait d'au moins trois jours la période moyenne de guérison définitive dans les cas d'ovariotomie, et parce qu'il me semblait inutile de faire des observations plus prolongées. Il me semblait que quand une ovariotomie avait réussi, la malade se trouvait bien le sixième jour ; mais on verra d'après les chiffres que c'était une erreur, car la convalescence n'est vraiment établie qu'au huitième jour et n'est certainement complète qu'au dixième. Il est donc probable que mes conclusions auraient été meilleures si mes observations avaient été plus étendues. Je vois aussi maintenant que mes assertions auraient été plus parfaites si j'avais puisé mes chiffres en deux ou même trois places, mais cela aurait demandé beaucoup de travail.

En ce qui concerne le temps nécessaire pour arriver à la guérison, nous pouvons donner quelques conclusions intéressantes. D'après les courbes que j'ai construites sur un total de cent cas, il est absolument évident, d'après la courbe du pouls et plus encore d'après la courbe de la température, que la guérison fait brusquement un pas en avant le huitième jour, mais qu'elle n'est pas alors complète. Le sixième et le septième jour, la température s'élève très nettement, surtout la nuit, et on voit clairement, en examinant les courbes, que cela est dû à la suppuration qui suit la séparation du clamp et probablement aussi à la formation d'abcès au niveau des sutures.

L'examen de cette courbe me conduit à dire que j'attache moins de valeur aux courbes de la température qu'à celles du pouls, par la raison que la température, pendant le cours de la guérison de l'ovariotomie, est susceptible d'ascensions extraordinaires. J'ai vu à plusieurs reprises la température d'une malade s'élever de 3 ou 4 degrés, et dans un cas récent de 6 degrés centigrades, sans la plus légère raison apparente, l'ascension persistant d'une demi-heure à trois ou quatre heures, et la température tombait alors aussi rapidement, ne laissant aucune trace appréciable chez la malade, ni aucun souvenir, sauf sur le tracé. Il n'en est pas de même pour la courbe du pouls, car si elle s'élève, l'aspect général de la malade, et d'autres signes et symptômes montrent amplement qu'il se passe quelque chose de mal, et les changements de la courbe n'apparaissent ni ne disparaissent avec rapidité, mais toujours graduellement. Les tracés de la température demandent donc à être beaucoup plus nombreux que ceux du pouls pour donner la même uniformité de résultats.

Les courbes du pouls ne sont pas soumises à l'influence de la suppuration limitée, comme le sont celles de la température, et c'est ce qui montre la différence marquée qui existe entre les courbes de la température et du pouls, le sixième et le septième jour. En outre, la température s'élève presque uniformément le soir pendant la marche de la guérison, tandis que le pouls ne fait pas de même après la quatrième nuit, et cela confirme mon impression générale que la quatrième nuit est la nuit critique après une ovariotomie. Ma conclusion est enfin confirmée par le fait que, tandis que j'ai vu un cas se terminer par la mort sans que la température se soit élevée à une hauteur notable, j'ai trouvé invariablement que le pouls s'élevait d'une façon continue jusqu'à ce qu'il disparaisse.

Il me paraît presque certain, par tout ce que j'ai vu, en ce qui concerne ma pratique du moins, que l'amélioration est due principalement à l'introduction du traitement intra-péritonéal du pédicule, et, autant que j'ai pu le voir, on ne peut en faire honneur à la méthode antiseptique, car la différence dans le résultat entre la ligature employée avec la méthode antiseptique et sans elle n'est pas sensible et dépend en réalité d'une mort sur cent trente-neuf cas, et cette mort ne fut due ni aux septiques, ni aux antiseptiques : elle se serait produite dans tous les cas. J'ai vu un cas de mort par le thymol, et cet agent a été, d'un commun accord, tout à fait abandonné. Je n'ai jamais vu l'acide phénique tuer une malade, avec le mode d'emploi actuel, mais je l'ai vu produire des symptômes très sérieux et c'est pour cela que j'ai laissé entièrement de côté la pratique de M. Lister, dans la chirurgie abdominale, sauf dans le cas où ceux qui en sont responsables, de concert avec moi, désirent qu'on s'en serve. Le seul détail que j'ai gardé est la pratique de placer mes instruments dans un bain d'eau, car je trouve que c'est une manière facile et efficace de les maintenir propres.

Le Dr Keith est arrivé tout récemment à des conclusions à peu près semblables; il a abandonné le Listérisme dans la chirurgie abdominale, et il nous a dit au récent Congrès international de Londres que le Listérisme ajouterait 2 ou 3 0/0 à la mortalité de l'ovariotomie. Je suis certain qu'il a raison.

Pour l'ovariotomie, j'anesthésie généralement la malade sur son lit et je la place ensuite sur la table : mon but est de lui éviter l'émotion de voir les préparatifs qui ont été faits pour l'opération, et les instruments et autres ustensiles ne sont apportés dans la chambre que lorsqu'elle est inconsciente. Lorsqu'elle est sur la table, les bras et les jambes sont fixés au moyen de bandes et on dispose deux serviettes propres de façon à laisser l'abdomen libre entre elles. Je préfère cette méthode à la toile élastique percée d'un trou dont se servait primitivement Sir William Ferguson, car il est difficile de la fixer à la peau de la malade, et, règle générale, je n'ai pas trouvé qu'elle fixât beaucoup cette partie. La garde a préalablement vidé la vessie, et j'inspecte personnellement l'arrangement des instruments, des éponges, etc., afin de voir si rien n'a été oublié.

Je commence mon incision au milieu d'une ligne allant de l'ombilic au pubis, et je coupe en descendant, sectionnant complètement la peau et la graisse sous-cutanée du premier coup, sur une longueur d'environ sept centimètres. Je cherche alors la ligne blanche et la divise sur une même étendue, puis je divise avec précaution la graisse et le fascia transversalis jusqu'à ce que j'arrive au péritoine, et sur tous les points qui saignent, j'applique une pince à forcipressure. Je ne fais jamais, dès le début, une incision plus longue que sept centimètres, parce que je n'aime pas à faire une plaie plus grande qu'il est nécessaire, et généralement huit centimètres suffisent. Aussitôt que tous les points qui saignaient ont été fermés, j'ouvre le péritoine, de façon à permettre l'introduction de mon index, et je fais une courte exploration préliminaire. J'ouvre alors le péritoine sur une étendue correspondante à la plaie faite aux autres tissus, et le kyste est sous les yeux; s'il se déclarait une hémorragie, il faudrait l'arrêter immédiatement. A ce moment de l'opération, comme du reste pendant toute sa durée, je ne me sers jamais comme guide que de mon doigt, car c'est en lui que j'ai le plus de confiance. S'il n'y a pas d'adhérences entre la tumeur et le péritoine en avant, cette partie de l'opération est très simple; mais s'il y a des adhérences, il est souvent difficile de déterminer le point d'union des deux membranes, et les tissus sont dans un tel état que les opérateurs inexpérimentés peuvent commettre une grave erreur.

Je connais deux cas, et j'ai entendu parler de plusieurs autres, où le péritoine étincelant a été pris par erreur pour la paroi du kyste, et où les opérateurs se sont mis à travailler laborieusement à séparer la première membrane du fascia transversalis. Quelquefois, même lorsqu'il n'y a pas d'adhérences, l'aspect du péritoine est considérablement changé; il s'est épaissi, il est devenu comme du cuir, gélatineux, au point de tromper l'opérateur le plus expérimenté. Lorsqu'on ne peut découvrir le point d'union entre le kyste et le péritoine, le mieux est de couper avec précaution en dedans, jusqu'à ce que le kyste soit ouvert, parce qu'alors on peut le vider, attirer soigneusement toute la paroi, l'examiner et en déterminer exactement la plupart des parties. Cela demande cependant de grandes précautions, car il peut arriver qu'une anse intestinale se trouve sur la route et soit ouverte par erreur; mais il suffira à un chirurgien attentif d'avoir opéré quelques cas pour savoir facilement s'il coupe à travers la fibre musculaire. Lorsque le kyste est atteint, on le ponctionne avec un trocart syphon de grand volume (Fig. 52, page 261), et on le vide aussi complètement que possible. Quelquefois, le contenu du kystome ovarien est glaireux et même absolument gélatineux, et ne passe pas à travers le trocart; rien plus que cela ne met à l'épreuve la présence d'esprit de l'opérateur inexpérimenté. La masse adhésive particulière, qui remplit quelquefois le kyste de l'ovaire, ne passe pas à travers un trocart; on ne peut la saisir avec la main ni l'enlever au moyen d'une éponge, et pour la retirer du kyste, on a souvent extrêmement de peine. Ce fut pour une tumeur de cette espèce qu'Houstoun pratiqua la première ovariotomie. Dans un cas de ce genre, les parois du kyste sont généralement minces et extrêmement fragiles, en sorte qu'elles ne peuvent être saisies au moyen d'une pince. Les tumeurs de cette espèce sont souvent aussi très adhérentes, et les adhérences saignent très abondamment lorsqu'on les rompt ; dans un grand nombre de ces cas, on a un insuccès qui n'est dû qu'à la longueur du temps exigé pour l'enlèvement du contenu du kyste (1). Dans un cas de ce genre, il n'y a qu'une chose à faire, c'est d'agrandir l'incision jusqu'à huit et dix centimètres, ou même plus et d'enlever la masse avec les mains aussi rapidement que possible, l'assistant aidant l'opérateur en pressant sur les flancs.

Si le contenu du kyste est liquide et que la tumeur soit constituée principalement par un kyste sans adhérences, rien ne semblera plus simple qu'une ovariotomie, et l'enlèvement d'un kyste parovarien est habituellement une opération qui demande pour être exécutée moins de temps que pour être décrite.

Lorsque le kyste aura été vidé, on l'attirera doucement à travers la plaie, et s'il n'est pas adhérent, on ne rencontrera aucun obstacle, à moins qu'il y ait des kystes secondaires. Le trocart ayant été maintenu dans sa position au moyen des griffes à ressort qui sont sur ses côtés, on enfoncera sa pointe dans ces kystes et on les videra ; mais très souvent leur contenu est beaucoup plus épais que le liquide renfermé dans les grands, et quelquefois ils sont si nombreux et d'un si petit volume, qu'ils constituent une masse solide à la base de la tumeur. Dans les cas de ce genre, j'ouvre le grand kyste et, introduisant la main dans son intérieur, j'arrache de sa cavité le plus possible de la masse kystique secondaire, afin de n'avoir pas à agrandir la plaie abdominale. Pendant qu'on fait tout cela, il faut prendre bien soin d'empêcher quoi que ce soit de s'échapper du kyste et de pénétrer dans la cavité abdominale.

Les adhérences sont médiates ou immédiates ; les premières sont généralement pariétales ou épiploïques, et se présentent sous forme

(1) Dans un petit tableau de son livre (III), Résultats statistiques de l'ovariotomie, M. Kœberlé montre, d'une façon décisive, combien sont fatales les opérations prolongées. Il s'ensuit donc que, dans les cas difficiles, — et ceux-là seuls sont mortels, — l'opérateur expérimenté, habile et prompt, est sûr d'obtenir de beaucoup les meilleurs résultats.

de bandes de péritoine arrondies ou aplaties. Elles semblent être
formées de morceaux d'adhérences isolés qui ont entraîné le péritoine de la paroi abdominale, ou de fragments d'épiploon adhérents. Elles sont rarement volumineuses, et lorsqu'elles sont traversées par un vaisseau important, il faut toujours prévenir
l'hémorragie en les tordant ou en les liant, ou encore au moyen
du cautère. Les adhérences immédiates exigent une grande
patience pour s'en débarrasser ; mais même lorsqu'elles unissent
les tumeurs à des organes très importants, elles peuvent être séparées, ou bien on peut détacher un morceau du kyste et le laisser.
Un des dangers de l'enlèvement des tumeurs de l'ovaire avec adhérences pelviennes étendues, et encore plus d'une tumeur utérine,
est d'intéresser l'un ou les deux uretères. On se souviendra qu'ils
se portent obliquement en bas, des reins sur le détroit supérieur
du bassin vers la vessie et longent le col de chaque côté, très près
de lui. Je les ai souvent mis à nu, mais je n'ai jamais été assez
malheureux pour les léser. Dans le cas célèbre publié par Simon
(*Chirurgie der Nieren*, 1870), l'uretère avait été entraîné dans la
plaie et pris dans le clamp ; la malade guérit, mais avec une fistule
urinaire de l'uretère gauche. Simon enleva héroïquement le rein
gauche et guérit sa malade ; je la vis vivante quelques années
après l'opération, en même temps que je vis sa tumeur dans un
bocal et son rein gauche dans un autre.

Nussbaum eut un accident semblable et guérit sa malade en
réunissant artificiellement les parties divisées de l'uretère. En
divisant le pédicule d'une tumeur volumineuse de vieille date, j'ai
vu plusieurs fois des troncs lymphatiques énormément dilatés
qui ressemblaient beaucoup aux uretères, ressemblance qui m'a
plus d'une fois fortement ennuyé pendant quelques jours.

On rencontre un grand nombre de formes d'adhérences curieuses et exceptionnelles dont l'une des plus remarquables est l'adhérence qui se fait parfois entre l'extrémité de l'appendice vermiforme du cœcum et la tumeur. J'ai vu cela trois fois, dont deux
dans ma propre pratique. La première fois que je le vis, l'appendice fut malheureusement divisé par les ciseaux de l'opérateur et
la mort s'ensuivit ; ce ne fut que la découverte de ce malheur à
l'autopsie qui me permit de reconnaître ce même état et d'éviter
un semblable désastre chez mes malades. Dans le traitement des

adhérences pelviennes, il faut bien se rappeler que des troncs veineux volumineux siègent dans cette région immédiatement au-dessous du péritoine, et qu'il faut les éviter soigneusement. Dans la première opération à laquelle j'assistai, un de ces troncs fut rompu par les manipulations maladroites d'un opérateur inexpérimenté. J'ai à peine besoin de dire que la mort s'ensuivit au bout de quelques heures, parce qu'il fut absolument impossible d'arrêter l'écoulement sanguin et même de trouver le point qui saignait. On n'évita la mort immédiate qu'en tamponnant le bassin avec une serviette. Cet événement fit sur moi une si grande impression que je pensai que je n'oserais jamais entreprendre une opération qui comporte des risques aussi terribles. L'hémorragie provenant des adhérences a toujours une grande tendance à s'arrêter d'elle-même, et un grand nombre des points qui saignent s'arrêtent spontanément ou peuvent être arrêtés par simple pression faite avec l'éponge; on saisira, au moyen d'une pince à forcipressure, chaque point important, ou bien on le touchera avec un cautère, ou encore avec un morceau de perchlorure de fer solide.

Pour arrêter le suintement général se faisant sur une grande surface, il suffit généralement d'exercer une pression avec deux ou trois éponges sèches, et j'ai pour habitude de séparer les adhérences aussi rapidement que possible et de faire sitôt leur séparation l'application des éponges, les laissant *in situ* jusqu'à ce que j'aie fini la séparation et l'enlèvement de la tumeur.

Supposons la tumeur séparée et attirée, l'aide placé en face de l'opérateur doit insérer immédiatement une ou deux éponges, afin d'empêcher la sortie des intestins; puis il s'emparera de la tumeur pour la maintenir pendant que le chirurgien examinera le pédicule et déterminera quelle est la meilleure manière de le traiter.

Nous pouvons dire qu'il n'y a actuellement que trois méthodes en vogue pour le traitement du pédicule, dont l'une — le clamp — sera réservée pour des cas absolument exceptionnels. Il n'est pas probable qu'il y ait plus de deux ou trois cas sur cent qui exigent aujourd'hui d'être traités par le clamp; je n'en ai certainement pas rencontré plus d'un dans ces trois dernières années. L'espèce de pédicule qui exige le clamp est le pédicule épais, mou, et si court qu'il contient une petite partie de la tumeur. Avec un pédicule de cette espèce, la méthode extra-péritonéale est admissible et peut être supérieure au traitement par le cautère et la ligature ; mais je ne suis pas absolument sûr qu'on ne puisse encore trouver supérieure au clamp une combinaison du tube à drainage avec l'une ou l'autre de ces dernières méthodes. Si on croit utile, dans le cas où le pédicule d'une tumeur de l'ovaire est extraordinairement épais et court, ou dans celui d'une tumeur de l'utérus, de se servir d'un clamp, il est alors évident que ce qui est nécessaire c'est d'avoir une forme de constriction circulaire qui, d'une façon quelconque, arrête complètement l'hémorragie, ne coupe pas le pédicule et permette d'ajuster exactement la plaie autour du moignon.

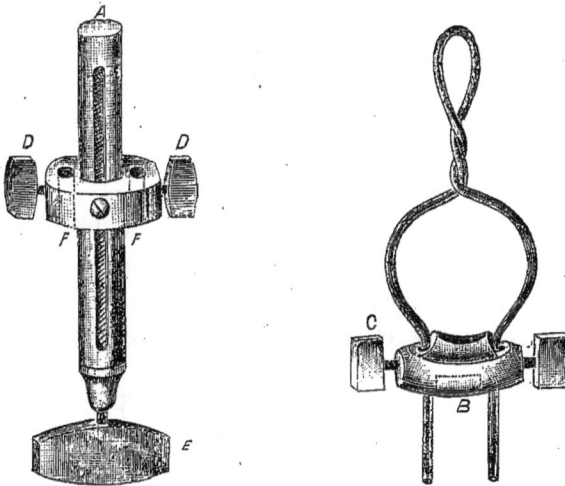

Fig. 56. — Clamp à fil métallique de Tait.

Afin de réunir toutes ces exigences, j'ai inventé un clamp (Fig. 56) qui a rempli mon but mieux que tous ceux que j'ai vus.

Après un grand nombre d'expériences, j'ai choisi le fil de cuivre rouge, épais (n° 12 de la filière de Birmingham), nickelé, assoupli en le portant au rouge vif et en le laissant refroidir peu à peu, comme étant la meilleure matière à employer.

Lorsque je veux m'en servir, je le courbe en forme d'anse, comme on peut le voir sur la figure, à main droite, prêt pour l'opération.

Après l'avoir placé autour du pédicule, on applique le collier B
tout contre le pédicule. On prend ensuite le manche A E, on
introduit les extrémités des fils métalliques dans les trous FF,
et on ajuste l'extrémité A dans un trou à contre-fond, qu'indique
la ligne ponctuée B. On serre alors fortement les vis D D sur les
fils, les vis C C étant tout à fait desserrées. On tourne ensuite peu
à peu la poignée E jusqu'à ce que l'anse de fil étreigne fortement
le pédicule, puis on enlève alors la tumeur, et s'il s'écoule du
sang, il suffit de quelques tours de la poignée E pour l'arrêter.
Lorsque cela est fait, on serre les vis CC sur le fil, et on desserre
les vis D D. On retire la poignée, laissant le clamp en fil de
cuivre avec son collier, comme on le voit sur la figure à main
droite. Enfin les extrémités du fil doivent être tordues légèrement
et la plaie fermée et pansée comme d'habitude.

Je me suis servi de ce clamp sur des pédicules épais dans onze
cas, avec un succès parfait, et six de ces cas étaient des myomes
utérins.

Des deux méthodes intra-péritonéales de traitement du pédicule,
qui, d'un commun accord, ont été adoptées comme étant supérieures aux autres, il est encore très difficile de dire quelle est
la meilleure. Entre les mains du Dr Keith, le cautère, préconisé primitivement par M. Baker Brown, a réussi brillam-
ment; mais entre mes mains, la ligature de soie ne s'est pas
montrée inférieure, et je la conserverai tant qu'elle me rendra
les services qu'elle m'a rendus jusqu'à ce jour; car ce n'est
qu'en comparant les résultats obtenus dans un grand nombre de
cas qu'on pourra arriver à déterminer quel est le procédé qui est
supérieur à l'autre. Aussitôt que le Dr Keith a enlevé la tumeur,
il fixe sur le pédicule le clamp-cautère bien connu de M. Baker
Brown, et le visse très légèrement; il divise alors le pédicule au-
dessus du clamp au moyen d'un cautère en fer ordinaire, chauffé
au rouge sombre, presque au rouge blanc, brûlant le pédicule très
lentement, mais très complètement. Lorsqu'on enlève le clamp,
la partie du pédicule qu'il a embrassée est ratatinée et translu-
cide comme du parchemin, et n'est que très rarement le siège
d'un écoulement sanguin; s'il vient à se produire, il le réappli-
que et cautérise plus fortement la surface du moignon. Il laisse
alors rentrer le pédicule dans la cavité et procède à un autre temps

de l'opération. J'ai suivi avec grand intérêt sa manière de faire, mais je fus convaincu en le voyant que c'était la méthode intra-péritonéale, et non une variété particulière quelconque de cette méthode, qui donnait le succès; de plus, la ligature faite en se servant du *nœud de Tait* demande pour être appliquée la dixième partie du temps exigé par le cautère et doit être, je pense, plus sûre.

Le Dr Alban Doran (St. Bartholomew's Hospital Reports, 1877) raconte comme il suit l'histoire de la ligature courte:

« Le Dr Nathan Smith, le second ovariotomiste américain, dans sa première opération en 1821, non seulement lia deux artères de l'épiploon avec des bandelettes de peau d'un gant de chevreau, mais encore lia deux artères dans le pédicule; c'est là, suivant le principe admis par les opérateurs modernes les plus expérimentés, une ligature du pédicule, car ce procédé est aussi chanceux qu'une ligature totale, puisque le simple fil peut se casser. Les extrémités de toutes les ligatures furent coupées courtes et la plaie externe fermée, le moignon du pédicule ayant été rentré dans la cavité abdominale. Le Dr Smith fut donc le premier à adopter la ligature intra-péritonéale complète. La malade guérit.

« En 1829, le Dr David Rogers, de New-York, lia séparément plusieurs gros vaisseaux dans le pédicule d'un kyste de l'ovaire, et rentra le moignon du pédicule avec les ligatures coupées courtes. L'opération réussit parfaitement. En 1835, le Dr Billinger adopta le même procédé avec des résultats satisfaisants.

« Le Dr Tyler Smith paraît avoir été la première autorité qui ait régulièrement et systématiquement préconisé la ligature intra-péritonéale complète. Récemment, on l'a appliquée avec succès dans des centaines de cas où on avait trouvé que le pédicule était trop court pour pouvoir y appliquer le clamp avec succès. Les ligatures des vaisseaux qui saignent dans l'épiploon sont également coupées courtes. Plus de quarante ligatures ont été laissées dans l'abdomen sans mauvais effets. »

Pour traiter le pédicule, je me sers d'un bout de fil de soie, d'épaisseur variable suivant le volume du pédicule; lorsque le pédicule est mince, je me sers de soie mince, et lorsqu'il est épais, de soie épaisse, parce que, dans ce dernier cas, la ligature doit être serrée avec plus de force que dans le premier. La manière

dont j'applique la ligature est celle à laquelle j'ai donné le nom
de *nœud du Staffordshire*, parce que c'est l'insigne de Stafford;
et l'idée de son emploi m'est venue tandis que je voyageais sur
un tramway du Staffordshire sur lequel il formait un ornement
en relief. M. Mazzinghi, le savant conservateur de la William Salt
Library à Stafford, m'a dit qu'on ne savait rien de certain sur
l'origine de cet insigne, si ce n'est qu'il a été donné par le Collège des héraldistes au pays, comme souvenir vivant, et qu'il
avait été copié sur les armes de la vieille famille de Stafford, à
Maxstoke Castle. On se servait d'insignes de ce genre pour distinguer les membres des familles nobles, et leur origine est
généralement inconnue. La légende, dans le cas actuel, est que
les coquins étaient à ce moment si nombreux dans le Staffordshire,
qu'on avait dû inventer un nœud qui permettait d'en pendre trois
à la fois. S'il en est ainsi, le nœud original doit avoir différé de

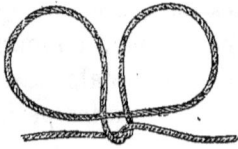

FIG. 57. — Nœud du Staffordshire de Tait.

celui qui est représenté aujourd'hui, car avec ce dernier on ne
pourrait en pendre que deux. C'est cependant cette qualité remarquable qui m'a conduit à introduire son emploi en chirurgie.

La figure montre comment agit le nœud, et une description
très courte suffira pour indiquer assez clairement comment il
faut s'en servir. On passe d'avant en arrière, à travers le pédicule une aiguille à manche ordinaire, armée d'un long bout de
soie, puis on la retire en laissant une anse en arrière. On fait
alors glisser cette anse, après l'avoir tirée, au-dessus de l'ovaire
ou de la tumeur, et l'une de ses extrémités libres est passée à
travers elle, de façon à ce qu'une extrémité se trouve au-dessus
et l'autre au-dessous de l'anse. On saisit ensuite les deux extrémités de la main droite et on tire, après avoir appliqué le pouce
et l'index de la main gauche contre le pédicule, de façon à faire
une contre-pression, jusqu'à ce que la constriction soit complète.
On fait alors un nœud simple, comme sur la figure, et on le serre;
puis on en fait un autre comme lorsqu'on noue une ligature ordi-

naire. Il y a une autre manière plus compliquée de faire le nœud, c'est de passer chaque extrémité du fil autour de la moitié correspondante du pédicule et de les croiser dans l'anse en avant ; c'est une bonne manière dont on peut se servir dans les cas de volumineuses tumeurs solides. Mais la première manière est de beaucoup la plus élégante et la plus rapide.

Les avantages de ce nœud sur tous les autres, c'est qu'en même temps qu'il lie le pédicule en deux moitiés, ces moitiés sont, en réalité, comprimées en bloc et elles sont également bien comprimées ; par suite de la disposition mécanique du nœud, on peut employer une très grande force constrictive ; sous ce rapport, il est beaucoup meilleur que la ligature à chaîne du Dr Peaslee. Je m'en suis servi aujourd'hui environ deux cents fois et il ne m'a jamais donné un seul insuccès. Je coupe le pédicule, à environ un centimètre de la ligature, d'arrière en avant et je le rentre. On peut avec raison me demander ce que devient la ligature ainsi disposée ; je ne puis, heureusement pour moi, répondre à la question, car je n'ai pas encore eu l'occasion de voir un sujet sur lequel je l'ai placée. Je suis donc bien aise d'accepter la description donnée par M. Alban Doran dans les *St. Bartholomew's Hospital Reports* de 1877 :

« En 1872, le Dr Bantock montra à la Société obstétricale le moignon d'un pédicule ovarien d'une malade qui était morte d'un cancer de l'œil et qui avait subi antérieurement une double ovariotomie. On trouva à la dissection que la ligature de chanvre qui avait été appliquée sur l'un des pédicules, et dont on avait coupé courtes les extrémités, avait été complètement résorbée, à l'exception du nœud qui persistait sous forme d'un corps dur du volume d'un grain de chènevis recouvert par le péritoine. Le bombement des tissus sur chaque côté de la rainure faite par la ligature avait amené la partie étranglée du moignon en étroit contact avec les parties environnantes non étranglées. Par suite de la légère irritation produite au début par la pression de la ligature, les parties voisines avaient exhalé de la lymphe plastique qui avait transmis du plasma nutritif ainsi que des capillaires à la partie postérieure du moignon, et l'avait ainsi sauvée de la gangrène. Dans un cas comme celui-ci, le moignon s'atrophie plus tard pour des raisons faciles à comprendre pour tout chirurgien qui a une con-

naissance superficielle de la pathologie. Quant à la ligature, elle
-se détruit de la façon qui a été démontrée par les expériences de
Spiegelberg et Waldeyer. »

Hegar a décrit un cas dans lequel le pédicule s'était gangrené et
avait passé en masse dans le rectum où on retrouva la ligature qui
avait été appliquée. La malade traversa heureusement cette terrible épreuve, et j'espère qu'on ne reverra plus cet accident.

Après avoir lié et sectionné le pédicule il faut examiner l'autre
ovaire, et si on le trouve malade l'enlever de la même façon; je
ne puis m'empêcher de penser que les cas où il est nécessaire
d'enlever le second ovaire parce qu'il est le siège de kystes sont
beaucoup plus nombreux qu'on ne croit. Il est certain que dans
ma propre pratique et dans celle des autres que j'ai eu l'occasion
de voir, on a trouvé le second ovaire malade et on a été forcé
de l'enlever plus fréquemment qu'on ne l'admet généralement.

Une méthode exceptionnelle de traitement du pédicule, — préconisée par le D*r* Miner, et appelée *énucléation*, — mérite qu'on en
fasse mention, parce qu'on doit y avoir recours parfois dans les
cas de tumeurs sessiles; elle n'est pas facile à pratiquer et elle
donne toujours naissance à une hémorragie très ennuyeuse.
Cette méthode consiste à ouvrir la capsule péritonéale à la base
de la tumeur et à gratter ou à disséquer le kyste de la matrice
sur laquelle sa base est fixée. Chaque point qui saigne doit être
soigneusement arrêté aussitôt qu'il est divisé; et lorsqu'on a enlevé
la tumeur, le moignon péritonéal doit être rapproché et ses bords
réunis par des sutures, absolument comme dans une amputation.
J'ai employé trois fois cette méthode avec des résultats éminem-
ment satisfaisants. Mais je suis obligé de dire que si je n'avais
pas eu une grande expérience de la séparation des adhérences, je
me serais arrêté au milieu de l'opération et l'aurait laissée incomplète en raison de ses difficultés.

Le devoir que doit remplir ensuite le chirurgien est de nettoyer
soigneusement la cavité péritonéale de tous les caillots et autres
débris qui peuvent s'y trouver. C'est au D*r* Keith que nous
devons l'introduction de cette pratique et le soin extrême avec
lequel elle est aujourd'hui exécutée, aussi bien que les excellents
résultats qu'on en a obtenus, quoiqu'il ait été devancé par Mc Dowell qui nous dit, dans la description de sa seconde opération :

« Malgré tous mes soins, plus d'un litre de sang s'échappa dans l'abdomen, et lorsque l'hémorragie cessa, j'enlevai aussi promptement que possible le sang qui couvrait complètement les intestins. » Je considère cette pratique comme si importante que je n'hésite pas à donner l'extrait qui suit de la description de la méthode du Dr Keith par le Dr Marion Sims, malgré sa longueur :

« Lorsque le Dr Keith pratiqua sa première opération, en 1862, il était entouré par de vieux médecins qui avaient continuellement devant les yeux la crainte de blesser le péritoine. Il fut obligé de rompre des adhérences étendues, et en conséquence il y eut une abondante exsudation de sang. Avant de fermer la plaie externe, il épongea la cavité péritonéale et plongea tout à coup une volumineuse éponge dans le bassin, d'où il la ramena saturée de sang. Après l'avoir pressée jusqu'à ce qu'elle fût sèche, il se préparait à recommencer lorsqu'ils s'unirent tous pour le supplier de ne pas le faire, parce que, à leur avis, il y aurait plus de danger à irriter le péritoine délicat avec l'éponge que d'y laisser le sang s'y résorber. Il céda, malgré lui, et ferma la plaie en laissant une grande quantité de sang dans la cavité péritonéale. Le troisième jour après l'opération, sa malade était profondément septicémique et en danger imminent. Il reconnut la source du danger et eut le courage d'ouvrir l'angle inférieur de la plaie en enlevant deux ou trois points de sutures. Il se fit immédiatement un écoulement très abondant de sérum sanguin fétide, et à partir de ce moment l'état de la malade commença à s'améliorer et il devint bientôt bon. Cela fit une profonde impression sur l'esprit du Dr Keith qui se décida, à partir de ce moment, à ne jamais laisser le sang extravasé dans la cavité péritonéale quand il pourrait l'enlever. Il ne fut pas longtemps avant d'avoir l'occasion de soumettre ce principe à l'épreuve de l'expérience, car son second cas fut un cas très mauvais avec adhérences étendues. Il eut à lier beaucoup de vaisseaux et de points qui saignaient. Il y eut un écoulement abondant de sang dans la cavité pelvienne et il l'épongea complètement avec grand soin ; puis il ferma la plaie externe et sa malade guérit sans la moindre complication. A partir de ce moment, il adopta le principe de ne jamais fermer une plaie externe avant d'avoir arrêté tout suintement de sang et s'être assuré que la cavité péritonéale est sèche et propre. »

Je l'ai vu faire au Dr Keith, et je suis absolument convaincu que, par cette pratique comme sous d'autres rapports, il a grandement ajouté au succès de l'ovariotomie.

Ce procédé a été appelé par les chirurgiens allemands *la toilette* du péritoine, et on ne saurait prendre trop de soin à la faire. Je nettoie généralement la cavité du bassin et les cavités lombaires au moyen de deux ou trois éponges, et je remplis alors la cavité abdominale tout entière d'eau chaude au moyen d'un tube qui vient d'un pot à eau ou d'une citerne suspendue, en fermant la plaie aussi bien que possible avec une main pendant que l'autre est à l'intérieur. Je fais mouvoir rapidement mes doigts au milieu des intestins et je les lave bien avec l'eau. Je vide alors la cavité, et je la remplis deux ou trois fois jusqu'à ce que l'eau revienne tout à fait propre. De cette façon, je m'assure très rapidement s'il se fait un écoulement sanguin, parce que si petit que soit le point qui saigne, il teindra l'eau qui a été introduite d'une façon perceptible; et si l'eau continue à se colorer, je me mets immédiatement à la recherche du point qui saigne jusqu'à ce que je l'aie trouvé et arrêté. Après que le nettoyage a été fait d'une façon satisfaisante, je place un certain nombre d'éponges sèches dans le bassin et sur chaque rein et je procède ensuite à l'insertion des sutures dans la plaie. Pendant que cela se fait, les éponges sèches ont pompé toute l'eau, et on trouve généralement le péritoine propre et sec. Mais si je n'en suis pas absolument satisfait, je recommence jusqu'à ce que je sois certain de ne rien laisser derrière et je crois qu'en agissant ainsi j'ai considérablement augmenté le succès de ma pratique.

Le Dr Keith a une grande confiance dans l'emploi des tubes à drainage qui ont été primitivement préconisés par Kœberlé en 1867, et qu'il a perfectionnés; c'est une pratique que j'ai fréquemment employée depuis peu et, je crois, avec un très grand avantage. Le Dr Keith était arrivé à penser que la méthode de Lister permettait de ne pas faire de drainage, et qu'en s'en servant on empêchait tous les liquides contenus dans l'abdomen de se décomposer; mais d'après ce que j'ai vu, je suis convaincu qu'on n'a besoin ni de l'un ni de l'autre si l'abdomen a été convenablement nettoyé et séché. Le Dr Keith a aujourd'hui abandonné le Listérisme et ses résultats sont aussi bons que quand il s'en servait, peut-être sont-ils meilleurs, car il a eu deux morts par empoisonnement par l'acide phénique. Je crois que le péritoine lui-même fera une grande partie de l'ouvrage en faisant dispa-raître les débris ; mais le but du chirurgien doit être de lui en donner le moins de sujet possible ; je suis donc très partisan de la méthode du Dr Keith sous ce rapport, et c'est à elle que je puis largement attribuer l'augmentation du nombre de mes succès. Enfin je prends le plus grand soin de veiller à ce que les sutures soient disposées d'une façon régulière et à ce qu'elles comprennent tous les tissus de la paroi abdominale (1) ; à ce que le trajet des points ne saignent pas et à ce que la plaie soit exactement fermée. Il me déplaît de laisser même quelques millimètres de plaie bâillant, et je prends le plus grand soin que les bords de la peau soient exactement adaptés. Je me sers toujours de sutures de soie, et je les introduis généralement au moyen d'une volumi-neuse aiguille à crochet. Pour arrêter les sutures, de même que pour lier toutes les ligatures qui ne sont pas transfixées, je me sers toujours du nœud tel qu'il est dessiné sur la figure 58, en faisant deux tours au premier nœud, en sorte que, lorsqu'on tire fort, il ne glisse pas avant que le second nœud soit fait et serré. Pour les ligatures transfixées, je me sers du nœud du Staffordshire.

Pour le premier pansement de la plaie, je ne me sers que du duvet de coton absorbant qui a été préconisé par M. Sampson Gamgee ; c'est une matière simple et très utile à employer dans le traitement des plaies. On la dispose sous forme de gâteaux de formes et de volumes différents, ayant environ 12 centimètres carrés et de 4 à 5 centimètres d'épaisseur. On place sur la plaie

---

(1) On a fait récemment grand bruit d'expériences qui ont été faites par M. Spencer Wells sur des lapins et autres animaux, relativement à l'inclusion du péritoine dans les sutures, et M. Wells proclame que ces expériences ont sauvé la vie à des centaines de femmes. Comme c'est une règle en chirurgie d'établir la coaptation de tous les tissus divisés, et comme on n'a jamais con-sidéré le péritoine comme faisant exception à la règle, les expériences de M. Spencer Wells étaient absolument inutiles et n'ont contribué en rien à l'avancement de la chirurgie abdominale. Dans beaucoup de cas, j'ai été obligé de laisser le péritoine hors des sutures, et je n'ai jamais vu que cette exclusion ait eu la moindre influence sur la guérison de la malade.

deux ou trois de ces gâteaux et on les fixe au moyen de deux
ou trois bandelettes étroites de sparadrap, puis on recouvre tout
le pansement d'une bande de coton qu'on enroule autour de la
taille de la malade et qu'on arrête avec des épingles de sûreté.
On touche rarement à ce pansement avant le quatrième jour où
on applique de la ouate fraîche. Le sixième ou le septième jour,
j'enlève une suture sur deux et le lendemain j'enlève le reste;
habituellement on trouve la plaie réunie d'une façon complète et
définitive.

Dans le *Medical Times* de mars 1874, le Dr S.-G. Stephens, de
Rio-Bueno (Valdivia, Chili) donne le récit d'une ovariotomie
accompagnée de difficultés, qui est un cas si splendide d'arrachement chirurgical couronné, heureusement, de succès que je veux

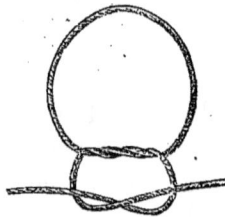

Fig. 58. — Nœud à double tour.

faire le peu que je puis pour célébrer la mémoire du héros; aussi
vais-je donner ici le récit en son entier :

« Nous dûmes envoyer chercher du chloroforme à Valdivia, à
quatre jours de voyage. Dès le troisième jour, je m'occupai à
préparer la malade, à songer avec quels instruments je pratiquerais l'opération, à choisir et à instruire mes aides. Les instruments furent : un trocart fabriqué avec un morceau de colhuihue (1)
d'environ 25 centimètres de long, creusé, taillé en pointe à une
extrémité et réuni à l'autre extrémité au tube de caoutchouc
d'une seringue à lavement; les instruments d'une trousse de
Charrière et une paire de pinces à craniotomie. Les aides furent
un missionnaire catholique, deux Indiens et un mulâtre. La ligature devait être faite avec une bande de peau fraîche aux deux

(1) Espèce de bambou.

extrémités de laquelle on fixa un morceau de bois afin d'avoir plus de force pour la serrer vigoureusement et, au moment de s'en servir, elle devait être trempée dans de l'huile de pied de bœuf chaude.

« Le pédicule était plutôt long, mais plat ; on enroula autour de lui la ligature de peau fraîche et on la serra au moyen des deux morceaux de bois tirés par deux aides placés de chaque côté du corps jusqu'à ce qu'elle se fût presque enfoncée dans les parties ; elle fut fixée alors au moyen d'un double nœud. Les extrémités furent coupées et le tout replacé dans la cavité. Celle-ci fut nettoyée avec du duvet de coton et la plaie fermée au moyen de sutures en fil de fer fin introduites à travers les tissus de dedans en dehors et tordues ; puis on fit une suture de soie continue superficielle. Le pansement mouillé fut ensuite appliqué et on enroula deux fois autour du corps une bande de flanelle chauffée. La connaissance revint avant que je pusse enlever la malade de la table, ce qui fut dû à ce que le prêtre ne s'était pas inquiété du chloroforme, étant trop occupé et trop étonné de mes mouvements ; en fait, pendant l'opération j'eus constamment à m'occuper du pouls. Un grand épuisement suivit ; j'administrai à la malade d'abord un mélange chaud de vin et d'eau, puis du wiskey et de l'eau chaude ; je fis des frictions sur les extrémités, enfin, à cinq heures de l'après-midi son état s'améliora très sensiblement ; le pouls était à 115 et la peau était chaude et moite. Mon thermomètre était cassé, en sorte que je ne pus noter la température. Je restai dans le voisinage douze jours à la soigner, pendant lesquels elle alla de mieux en mieux ; elle n'eut que quelques vomissements le lendemain de l'opération, dus à ce que son mari lui avait donne, sans que je le susse, du sang d'agneau chaud. J'enlevai la première paire de sutures le 28 janvier et j'en enlevai ainsi de jour en jour une ou plusieurs jusqu'à ce que j'eusse retiré la neuvième, celle du milieu.

N'ayant jamais vu pratiquer l'opération, ni lu un ouvrage spécial sur le sujet, je n'avais rien pour me diriger en dehors du court exposé qui est donné dans la dernière édition de l'ouvrage du Dr Tanner « Practice of Medicine ».

Nous sommes quelquefois appelés à traiter un kyste de l'ovaire chez une femme enceinte, complication qu'on peut ou non décou-

vrir avant l'opération. Il y a quelques années, la question de con-
venance de l'enlèvement d'une tumeur de l'ovaire chez une
femme enceinte fut discutée dans des sociétés médicales, et des
opinions diverses furent émises. Quelques obstétriciens exprimè-
rent l'opinion qu'il était préférable de provoquer prématurément
le travail et de ne pratiquer l'ovariotomie qu'après le rétablissement complet de la malade. MM. Spencer Wells et moi, nous
fûmes d'avis qu'il valait mieux pratiquer l'ovariotomie et laisser
marcher la grossesse ; c'est cette pratique qui, aujourd'hui, est
généralement acceptée. A ce moment, M. Wells avait opéré
dix femmes enceintes et il avait eu neuf succès. Je ne sais pas
ce qu'ont été ses résultats depuis lors, et je n'ai trouvé ailleurs
aucun travail sur ce sujet ; mais depuis la discussion, j'ai opéré
dix femmes enceintes et toutes avec succès. Avant ce moment, je
n'avais opéré qu'un cas de ce genre. Le résultat fut fatal, et certainement dû à l'emploi du clamp, car la cause de la mort fut la
gangrène du pédicule. Je ne pense pas que la grossesse apporte
un obstacle quelconque à l'opération. Dans tous mes cas, j'ai pu
reconnaître la grossesse avant d'ouvrir l'abdomen ; mais je con-
çois parfaitement qu'il puisse arriver à l'homme le plus expérimenté d'opérer une femme chez laquelle il n'avait pas préalablement reconnu la complication. M. Wells nous parle d'un cas dans
lequel il ponctionna un utérus en état de gravidité avec un trocart,
l'ayant pris par erreur pour un kyste. Il ouvrit l'utérus, le vida
de son contenu, et la malade guérit. C'est donc là une des complications qui doivent être tout particulièrement présentes à l'esprit. La
couleur habituelle et l'aspect d'un kyste de l'ovaire sont, en général,
suffisamment caractéristiques pour permettre de le distinguer
d'un utérus en état de gravidité ; cependant je m'imagine aisément que des cas comme celui qu'a rencontré M. Wells condui-
sént à faire une semblable erreur ; et si ce malheur arrivait, la
manière de procéder qu'il a suivie serait certainement la meilleure pratique.

Nous trouvons fréquemment des tumeurs de l'utérus associées
à la maladie kystique des ovaires ; il m'est arrivé très souvent de
constater qu'une très grande partie de la masse que je croyais
être entièrement ovarienne était constituée par un myome utérin
associé à un kystome ovarien. Dans ces circonstances, la pratique

universellement adoptée aujourd'hui est d'enlever la tumeur ovarienne et de laisser la masse utérine ; mais autrefois on regardait
comme d'une bonne pratique d'enlever le tout. En outre de ce que
j'ajouterai plus loin sur cet important sujet, je puis dire ici que
ma pratique uniforme aujourd'hui, lorsque je trouve un myome
utérin coexistant avec une tumeur de l'ovaire, est d'enlever les
deux ovaires et les trompes, de façon à arrêter le développement de la tumeur que je ne puis enlever ; dans un de mes cas, la
tumeur a entièrement disparu.

Une des additions les plus intéressantes aux progrès que nous
avons faits en chirurgie abdominale est celle qui est née d'une
opération pratiquée par le Dr Wiltshire qui enleva une tumeur de
l'ovaire chez une femme qui présentait des symptômes de la plus
haute gravité dus à la péritonite et à la gangrène de la tumeur.
Le cas est décrit dans les « Transactions of the Pathological
Society » de 1868, l'opération ayant été pratiquée au mois de mai
de la même année.

La tumeur avait rapidement augmenté de volume, et il existait
des symptômes très urgents. Depuis trois jours il y avait des
vomissements incessants, lorsque, après un effort violent, la tumeur
commença à se développer rapidement. Le pouls était rapide
et faible, les extrémités violacées et la malade était dans le colap-
sus.

La manière dont la tumeur vint faire saillie dans la plaie aussitôt que l'incision eut atteint la cavité péritonéale montra combien grande était la tension des parois abdominales; elle était
aussi tordue. A la ponction, le sang s'écoula, et en un point la
paroi kystique se rompit lorsqu'on la toucha, ce qui fut dû à son
extrême minceur. Le pédicule était putréfié, et il fallut transfixer
et lier la corne droite de l'utérus pour arrêter l'hémorragie. On
reconnut que la tumeur appartenait à l'ovaire droit, était multiloculaire et que les loges étaient distendues par du sang. Elle s'était
tordue sur son pédicule quatre jours avant l'opération, et il s'en
était suivi un étranglement. La torsion s'était faite de droite à
gauche, et la tumeur semblait avoir fait deux tours; le pédicule
était très petit et court.

Je pense qu'on ne saurait trop louer le Dr Wiltshire pour son
courage à pratiquer l'opération, et ce n'est pas trop dire que c'est

à son succès dans ce cas que nous devons d'avoir changé notre manière de faire dans la pratique de la chirurgie abdominale, en entreprenant des opérations alors qu'il y a des symptômes aigus, avec des résultats aussi satisfaisants que ceux qu'on obtient dans les cas exempts de complications.

Cette remarquable rotation axile est un accident dans l'histoire des tumeurs ovariennes auquel on n'a pas encore fait autant d'attention que le méritent son importance et sa fréquence, et, autant que je sache, on n'a encore donné sur la manière dont elle se produit aucune explication absolument satisfaisante.

D'après mes recherches, la première mention qui ait été faite de cet incident est due à l'auteur qui a tant écrit sur ce sujet, au Professeur Carl Rokitansky, qui le décrit dans son « Handbuch der Pathologischen Anatomie; vol. 1, 1841 ». La description n'est pas complète, mais il est certain qu'il l'avait vue, et, dans ses mémoires ultérieurs il en parle plus que ne l'a fait n'importe quel autre auteur. En effet, la plupart des autres écrivains ont donné leur description d'après la sienne, en l'avouant plus ou moins.

J'ai trouvé un renvoi à une note d'un mémoire qu'il a publié dans l'*Allgemeine Wien Medizinische Zeitschrift* de 1840, mais je n'ai pas pu trouver le mémoire original. Il est possible que la note en question soit une erreur d'impression, bien que le titre soit donné en entier « Ueber Abschnerung der Tuben und Ovarien und ueber Strangulation der Letzeren durch Achsendrehung ».

Rokitansky a aussi écrit des mémoires très complets, dans l'*Allgemeine Wiener Medizinische Zeitung*, 1860; dans le *Zeitschrift der K. K. Gesellschaft der Aerzte in Wien*, 1865; « ueber der Strangulation von Ovarialtumoren durch Achsendrehung. »

Le Dr Van Buren a publié deux cas, dans lesquels il a noté la torsion du pédicule d'une tumeur de l'ovaire, dans le *New-York Journal of Medicine*, 1850 et 1851.

Dans le premier cas, la tumeur occupait le côté gauche, mais il ne donne pas la direction de la torsion. La torsion n'avait pas étranglé la tumeur et ne hâta pas l'ovariotomie qui fut faite avec succès. Dans le second cas, le 28 août on diagnostiquait une péritonite aiguë et la malade mourait le 8 septembre. A l'autopsie, on trouva une tumeur de couleur très sombre, presque noire. C'était une tumeur de l'ovaire droit, mais la direction de la torsion n'est pas établie. « La torsion du pédicule interrompit entièrement la circulation, la tumeur se remplit de sang et il en résulta une péritonite suivie d'entérite qui amena la mort. » La tumeur n'avait fait qu'une révolution et demie, le pédicule étant court.

Le Dr Patruban (*Oesterreiches Zeitschrift für practische Heilkunde*, 1855) a publié un cas où la torsion produisit rapidement une hémorragie intra-kystique mortelle.

Le Dr Crome de Brooklyn (*American Medical Monthly*, 1861) a eu un cas où l'étranglement se produisit vingt-quatre heures avant le travail sur une petite tumeur ; la malade mourut de péritonite le cinquième jour. L'accident fut indiqué par une crise de douleurs violentes du côté gauche ; on trouva le kyste rompu et gangrené.

Dans son ouvrage sur les *Maladies des ovaires*, M. Spencer Wells dit que sur ses cinq cents premiers cas il a trouvé environ douze fois le pédicule tordu, mais il ne dit pas que ces tumeurs en soient devenues gangréneuses, ou que l'opération ait dû être pratiquée plus tôt.

Dans les *Archiv für Gynecologie* de 1878, le Dr Veit, de Berlin, citant Schroeder, dit que sur ses quatre-vingt-quatorze cas d'ovariotomie, il observa treize fois la rotation axile, et Olshausen est d'avis que généralement les tumeurs ne sont pas adhérentes.

Le D^r St. John Edwards, de Malte, a publié un cas, dans la *Lancet* d'octobre 1861, dans lequel il reconnut une tumeur de l'ovaire lors de la première grossesse de la dame. Son second accouchement se fit prématurément, une douleur abdominale subite se produisit le surlendemain et elle mourut le quatrième jour. On trouva une tumeur de couleur pourpre livide, couverte de plaques de sang extravasé et présentant des déchirures dans ses parois. L'ovaire droit était aplati contre la tumeur (aussi celle-ci était-elle probablement un kyste parovarien). Le pédicule avait cinq centimètres de long et il avait subi une torsion d'un tour et demi. Il était excessivement congestionné et l'ovaire était rempli de sang noir extravasé (comme dans un de mes cas). Il n'y avait pas de péritonite et la tumeur ne présentait aucune adhérence. Le contenu du sac ressemblait à du bordeaux. Il attribue la torsion à l'action expulsive de l'utérus, bien que les douleurs ne soient apparues que quarante-huit heures après le travail.

J'ai publié dans l'*Edinburgh medical Journal* l'observation suivante, que je désire reproduire ici, parce que c'est le premier cas où j'ai observé ce remarquable accident :

Le 18 août 1868, je fus appelé en consultation par mon ami, M. Lorraine, de Wakefield, pour voir Mme C., âgée de quarante-huit ans, qui était atteinte de hernie crurale étranglée. Je trouvai la tumeur de petit volume, les symptômes n'existaient que depuis deux jours, et elle était irréductible par le taxis sous le chloroforme. J'eus l'idée de lui donner une forte dose de belladone et d'attendre six heures. Au bout de ce temps, j'essayai de nouveau le taxis sous le chloroforme, mais je ne pus arriver à réduire la hernie, et je dus pratiquer l'opération de Gay ; je divisai largement le ligament de Gimbernat et je réussis facilement à faire rentrer l'intestin.

Le 19, à sept heures trente du matin, elle était très soulagée, ne souffrait pas, et les vomissements avaient complètement cessé. On donna une forte dose d'opium, et de l'eau avec du cognac glacé ou du vin de Moselle *ad libitum*.

20 août, huit heures du matin. — Il y avait un peu de tympanisme de l'abdomen et le pouls était à environ 140, la malade ne souffrait pas de nausées. Huit heures du soir. — Il y avait augmentation du tympanisme ; j'ordonnai une lotion à la térébenthine.

21 août, huit heures du matin. — La tympanite était si considérable qu'il me vint à l'idée de ponctionner les intestins. Température axillaire 39° ; ni douleur ni nausées ; la malade prend une certaine quantité de thé de bœuf et de stimulants ; la figure exprime une grande anxiété. Dix heures du soir. — M. Lorraine l'avait vue l'après-midi et me dit qu'elle était un peu mieux. Nous trouvâmes que la distension avait sensiblement diminué ; ni douleur ni narcotisme, l'opium ayant été cessé ; le rectum, examiné par le vagin, était complètement vide ; température axillaire 38°,8.

22 août. — Dans la matinée, elle eut deux selles peu abondantes

et qui la fatiguèrent beaucoup; dans l'après-midi, mon ami M. Kemp la vit, nota et me fit remarquer plus tard que la respiration avait l'odeur de foin. A dix heures du soir je la vis avec M. Lorraine et tous deux nous notâmes l'odeur aigre de la respiration; elle s'affaissait alors et elle mourut le 23, à huit heures du matin.

Douze heures après la mort, je fis l'autopsie, avec l'aide de M. Lorraine et de M. Kemp. La plaie faite pour guérir l'étranglement s'était cicatrisée par première intention. En ouvrant l'abdomen, je trouvai l'intestin grêle très distendu par des gaz. Le sac de la hernie était vide et intact. En séparant les intestins, nous aperçûmes une masse noire gangréneuse occupant la concavité de l'ilium droit. En passant ma main autour de cette masse, je découvris que c'était une petite tumeur de l'ovaire, consistant en deux kystes d'égal volume, dont l'un était complètement gangréné et si mou qu'on le déchira en le maniant très doucement, et de sa cavité s'écoula une certaine quantité de sérum foncé fétide ; l'autre kyste était en partie gangréné. La tumeur mesurait environ 38 centimètres de long et 10 centimètres dans son plus grand diamètre, et il y avait un point rétréci entre les deux kystes. Sa base était légèrement attachée au détroit supérieur du bassin ; mais, ce point excepté, il n'y avait pas de péritonite. La tumeur était placée dans le sens du diamètre transverse du bassin, l'extrémité gauche plongeant dans le bassin, l'extrémité droite reposant sur le détroit supérieur. C'était le kyste à main droite qui était totalement gangréné.

Lorsque je passai ma main au-dessous du pédicule, je trouvai qu'il était long, mince et tordu sur lui-même, ressemblant beaucoup plus à un cordon ombilical injecté qu'à toute autre chose que je connaisse.

Je fis remarquer à mes collègues que le pédicule était tordu, et, le tenant dans la main gauche, avec la main droite je le détordis peu à peu, en faisant tourner la tumeur jusqu'à ce que le pédicule fût droit. Pour y arriver, je dus changer neuf fois ma saisie de la tumeur : ce qui veut dire que le pédicule avait été tordu par quatre révolutions et demie de la tumeur. C'était l'ovaire droit qui était malade (et la torsion s'était faite de dehors vers le côté droit, autant qu'il m'en souvient).

A propos de ce cas, depuis cette époque il m'est souvent venu

à l'idée que l'opération que j'avais pratiquée pour guérir la hernie
était inutile, et que tous les symptômes étaient en réalité dus à
la gangrène de la tumeur. S'il en a été réellement ainsi, j'ai la
consolation de n'avoir pas fait de tort à ma malade.

Lorsque j'eus à la soigner, je n'avais jamais entendu parler
de cet accident; il est vrai de dire que c'était il y a près de
douze ans, et mon expérience des tumeurs de l'ovaire était loin
d'être aussi grande qu'elle l'est aujourd'hui. Il fit sur moi une
vive impression, et je résolus, si jamais je me trouvais en présence des mêmes symptômes chez une autre femme, et si je pouvais
découvrir la présence d'une tumeur, de ne pas hésiter à tenter
de l'enlever. Je pus mettre neuf fois cette détermination à exécution, et je réussis dans tous les cas. Je ne puis que regretter de
n'avoir pas reconnu l'existence de cette tumeur alors que la malade
était sous l'influence de chloroforme, comme je pourrais le faire
aujourd'hui que j'ai acquis une expérience plus grande en chirurgie abdominale, et ma jeunesse et mon inexpérience à ce moment
sont ma seule excuse.

L'observation suivante, que je trouve rapportée, est une de celles
qu'a publiées le Dr Barnes dans les *St. Thomas' s Hospital Reports*
de 1870, où M. Spencer Wells, le Dr Tyler Smith et le Dr Oldham
avaient tous reconnu la présence d'une tumeur de l'ovaire. Le
Dr Barnes la vit le 26 août et le 2 septembre, et fit, en outre,
le diagnostic de grossesse. Le 25 septembre apparurent tous les
signes d'un accident arrivé du côté du kyste, et le Dr Barnes
discuta la question : « Le kyste extra-utérin s'est-il rompu? » Ce
jour-là un fœtus fut expulsé prématurément et on traîna jusqu'au
4 octobre sans tenter une intervention chirurgicale.

A l'autopsie « on aperçut un kyste, de couleur sombre, taché
de sang en plusieurs points, par suite de l'extravasation de sang
caillé dans ses parois. On le trouva très friable par places, il s'était
tordu deux fois sur son axe de droite à gauche pendant la vie. »

Je ne pense pas qu'il soit douteux que, si on avait fait l'opération comme on aurait dû le faire, la tumeur ayant été reconnue,
la malade aurait guéri.

Un cas plus curieux encore a été relaté par le Dr Barnes dans
le même mémoire; les symptômes d'étranglement furent pris pour
ceux du travail, et, à l'autopsie, il dit avoir trouvé une tumeur de

l'ovaire absolument libre d'adhérences dont le pédicule s'était tordu deux fois en corde comme le démontraient les signes de gangrène. C'est là un cas où l'ovariotomie aurait été heureuse, comme elle l'a été entre mes mains.

A la réunion de la Société pathologique de Dublin du 4 décembre 1879, le Dr Kidd montra une pièce provenant d'une femme qu'il avait eu à soigner à Coombe Hospital et qui était morte par suite d'une altération qui s'était produite dans une tumeur qui avait été reconnue quelques mois auparavant. Cette pièce était une tumeur de l'ovaire non compliquée avec torsion du pédicule et gangrène consécutive. « Le pédicule était complètement tordu, ce qui avait étranglé la tumeur et avait donné naissance à l'aspect noir ; et la femme était morte de fièvre d'irritation, produite par la strangulation et la sphacèle de production morbide. » C'est encore là un cas où il y a sujet de regretter qu'on n'ait pas essayé d'enlever la tumeur. D'après l'expérience qui résulte de ma pratique, je pense qu'il n'est pas douteux qu'il faille établir comme règle que, si l'existence d'une tumeur de l'ovaire a été ou peut être reconnue, et si les symptômes auxquels elle donne lieu sont sérieux et peuvent être attribués à l'étranglement de la tumeur, il faut faire une incision exploratrice et enlever la tumeur si c'est possible, surtout si on trouve qu'elle est le siège du mal.

En 1879, j'eus l'occasion exceptionnelle d'observer dans ma pratique trois cas de gangrène de tumeurs ovariennes ou parovariennes dues à la rotation axile.

Le premier cas me fut envoyé par le Dr Faussett, de Tamworth. La malade était âgée de quarante-six ans, elle était accouchée pour la dernière fois quatre ans auparavant, et elle était bien réglée. Je la vis pour la première fois en mars dernier ; elle était atteinte d'une petite tumeur qui, d'après mon diagnostic, devait être monokystique, probablement parovarienne. Je lui conseillai de ne se soumettre à aucune opération jusqu'à ce que la tumeur fût plus considérable. Elle revint le 9 juin ; sa tumeur avait considérablement augmenté, et elle souffrait de douleurs abdominales intenses. Sa figure avait une expression anxieuse toute particulière, et sa température montait à 39° C. le soir. Je lui recommandai donc l'enlèvement immédiat de la tumeur. A l'ouverture

du ventre, je trouvai un kyste de couleur noir de perle adhérent
de toutes parts par une lymphe récente. Son contenu était absolument noir et ses parois étaient noires, gangréneuses et par
places absolument putrides. Le pédicule était tordu trois ou quatre
fois, et au niveau du point où l'étranglement était à son maximum,
il n'avait que l'épaisseur d'un crayon d'artiste. Je le liai immédiatement au-dessous de ce point. Après l'opération, elle ne ressentit
aucune douleur; jamais la température ne monta au-dessus de
37° C., et elle guérit parfaitement. L'ovaire droit était compris
dans la gangrène, mais il ne faisait pas corps avec la tumeur. La
rotation s'était faite de dedans en dehors, vers la droite. L'opération
fut pratiquée sans employer les précautions antiseptiques de Lister.

Le second cas se produisit chez une malade de Sheffield qui
me fut confiée par mon collègue le Dr Edginton; elle avait trente
ans, était mariée depuis dix ans et n'avait pas eu d'enfant.

La malade avait remarqué qu'elle avait augmenté graduellement de volume depuis neuf mois. Une douleur subite et violente
dans l'abdomen était apparue le 4 novembre, suivie de nausées
incessantes. Lorsque je la vis le 11, le diagnostic de tumeur
de l'ovaire s'imposait, et son aspect anxieux, les vomissements
verdâtres, la faiblesse du pouls et la douleur intense, tout indiquait l'étranglement probable de la tumeur. Je la reçus donc à
l'hôpital et j'enlevai la tumeur le lendemain. Elle était adhérente
de tous côtés aux tissus avec lesquels elle était en contact; les
adhérences étaient récentes et faciles à rompre, mais elles m'en-
nuyèrent beaucoup, parce qu'elles donnèrent lieu à une hémorragie abondante. Je l'arrêtai principalement en appliquant du
perchlorure de fer solide sur les points qui saignaient. La
tumeur était un kyste multiloculaire de l'ovaire droit, d'une couleur pourpre, uniformément sombre, extrêmement friable, dont
les parois présentaient de larges extravasations sanguines, particulièrement à la base près du pédicule. Celui-ci était très court
et tordu deux fois sur lui-même, de dedans en dehors et à droite.
L'opération fut pratiquée en prenant toutes les précautions antiseptiques, et les courbes de la température et du pouls montrèrent qu'elle était loin de faire une guérison antiseptique. Le pédicule fut assuré au moyen du nœud du Staffordshire; elle quitta
l'hôpital le 14 décembre 1879.

MALAD. DES OVAIRES.   25

Le cas suivant se produisit immédiatement après celui que je viens de raconter. La malade avait trente-six ans et avait eu des enfants, dont le dernier quatre ans auparavant. Elle n'avait pas été réglée depuis dix-sept semaines, mais elle avait remarqué une augmentation de volume si rapide qu'il était impossible de l'expliquer par une grossesse ordinaire. Je la vis pour la première fois le 10 novembre à la consultation des malades de l'extérieur, et bien que le diagnostic fût difficile parce que la malade était très grasse, je découvris rapidement la grossesse et une tumeur de l'ovaire.

Elle revint le 23 novembre, se plaignant d'une douleur abdominale intense, qui était apparue subitement deux jours auparavant et avait été suivie de vomissements incessants. Elle semblait très malade et vomit une matière verdâtre pendant qu'elle était dans la salle de consultation. Je l'envoyai à l'hôpital et je demandai une consultation à mon collègue, le Dr Savage. Il fut d'accord avec moi pour dire que c'était un cas de grossesse avec un kyste étranglé, et le seul argument qu'on pouvait mettre en avant contre cette opinion, c'était qu'il était absolument extraordinaire d'avoir deux cas semblables en même temps à l'hôpital, et fort vraisemblable que notre récente expérience nous conduisait à faire un diagnostic trop prompt. Cependant, nous persistâmes dans notre idée et nous fûmes d'avis qu'il fallait faire l'opération immédiatement. C'est ce que je fis ; mon diagnostic était exact. L'utérus était développé par un produit de conception de quatre mois environ, et la tumeur était un kyste parovarien du côté droit, présentant un éclat noir de perle ; l'ovaire était situé par sa partie antérieure sur la ligne d'incision, et il était au moins dix fois aussi gros qu'un ovaire ordinaire, car il avait dix centimètres de long sur cinq de large ; l'augmentation de volume était entièrement due à l'extravasation du sang dans ses tissus. La trompe de Fallope, allongée sur le tiers environ de la circonférence de la tumeur, se portait en bas, vers son pédicule qui était tordu et dont elle formait une partie. Dans la paroi de la tumeur et particulièrement à sa base, il y avait des effusions sanguines. Le contenu de la tumeur était de couleur de paille, mais visqueux. La tumeur avait fait trois révolutions complètes de dedans en dehors et du côté droit. Il n'y avait pas d'adhérences, et l'opération ne présenta pas de difficultés; la tumeur fut enlevée en prenant toutes les précautions antiseptiques de Lister. La malade guérit plus rapidement que dans le second cas, mais moins bien que dans le premier, avec lequel elle avait en réalité une grande ressemblance. Elle quitta l'hôpital le 21 décembre, et sa grossesse se termina d'une façon satisfaisante.

Les trois cas ont été caractérisés par un fait que j'ai omis de mentionner à propos du second cas, c'est que l'abdomen subit un accroissement de volume très rapide et insolite quelques jours avant l'accès de douleur violente ou en même temps qu'il se produisait. On nota dans deux cas qu'il se montra à un degré notable avant que la douleur ne fût ressentie, et nous pouvons admettre que c'est là la période d'étranglement qui produit l'œdème et qui précède celle de la gangrène. Cela conduit à la conclusion que la rotation est graduelle. J'ai eu six autres cas dans lesquels les traits caractéristiques furent identiques à ceux que j'ai décrits.

Les symptômes rapportés dans tous ces cas sont absolument semblables. Les symptômes principaux sont l'apparition subite d'une violente douleur abdominale et d'une grande sensibilité, immédiatement suivies de vomissements, qui deviennent bientôt verdâtres. Le pouls monte, mais la température reste stationnaire. Lorsqu'on a reconnu la présence d'une tumeur abdominale qui peut être ovarienne, ces symptômes doivent conduire à faire la section abdominale, et j'agirais de la sorte, que la tumeur fût ovarienne ou non, s'il me semblait y avoir quelque probabilité que je puisse l'enlever.

Quant au mécanisme par lequel cette rotation se produit, nous pouvons rejeter toute explication qui l'attribue à la nature des tumeurs elles-mêmes, car elle est survenue avec des tumeurs de toutes espèces : volumineuses, petites, lisses, globulaires, multikystiques et irrégulières, parovariennes, ovariennes, dermoïdes, avec des tumeurs fibreuses solides. Pour qu'elle puisse se faire il suffit que les tumeurs soient mobiles et aient un pédicule susceptible d'être tordu.

Malheureusement, dans la majorité des cas, ou au moins dans un très grand nombre, le sens de la torsion n'est pas nettement établi ou n'est pas donné du tout; et le côté sur lequel la tumeur s'est développée n'est pas non plus indiqué clairement.

Des cas rapportés par Rokitansky, le plus grand nombre, environ les quatre cinquièmes, étaient des tumeurs du côté droit, et dans une plus grande proportion encore, la torsion s'était faite de gauche à droite, c'est-à-dire en prenant la colonne vertébrale comme point de départ, la torsion se portait vers le côté gauche, puis en avant et vers la droite, ce qui est la traduction de « *und ebenso kommt die Drehung nach aussen weitans haüfiger vor, als jene nach innen* », bien que je ne sois pas absolument certain que ma traduction soit correcte.

Dans tous mes cas, la tumeur siégeait du côté droit, et la torsion, dans tous ceux que j'ai opérés, était celle que je viens de décrire, et, dans le premier cas que j'ai rapporté de mémoire, c'était aussi la direction. Cependant, ce n'est pas rapporté ainsi dans mes notes, et ma mémoire peut faire erreur, bien que je pense que je ne me trompe pas, car le cas a fait sur mon esprit une impression plu profonde peut-être que n'importe quel autre incident de ma car rière chirurgicale.

Si nous avions des renseignements exacts sur ces points dans un grand nombre de cas, je pense que nous pourrions arriver à une conclusion, quant à la cause de la rotation.

Dans quelques cas isolés, les narrateurs ont donné des explicaions qui leur semblaient plus ou moins plausibles ; mais elles ne supportent pas l'examen de ceux qui ont une certaine expérience. J'ai déjà fait allusion à deux d'entre elles, et je n'en ai qu'une troisième à mentionner. Le Dr Barnes hasarde l'explication que « cette tumeur étant libre de toute adhérence et assez ferme, *peut tourner sur son axe.* Cela peut arriver lorsque l'utérus augmenté de volume la recouvre, ou, par suite d'un effort exagéré parce qu'alors, la pression étant plus forte en un point qu'au point opposé, la tumeur tourne. » La partie de cette explication qui s'applique aux cas où la rotation survient, lorsqu'en même temps qu'il existe une tumeur l'utérus est en état de gravidité, ne s'applique qu'à un petit nombre de cas ; en admettant même qu'elle soit suffisante, ce que je ne pense pas, on peut donc la rejeter. Le reste de l'explication se réduit à la répétition du fait que ce singulier phénomène se produit, et n'est pas du tout une explication.

Klob est le seul qui ait donné une explication raisonnable de cet incident; il a fait quelques expériences dont il conclut que c'est la réplétion et l'évacuation alternative de la vessie qui font tourner la tumeur. Il m'a été impossible de trouver le mémoire original, et je ne puis par conséquent critiquer la base de son opinion ; mais, à priori, je pense qu'il peut y avoir quelque chose dans son idée. Avant de connaître cette explication, et rien que d'après mes propres cas, j'étais arrivé à cette conclusion que c'était la réplétion et l'évacuation alternative du rectum qui déterminaient la rotation, et il est possible que la vessie puisse y aider. Que la vessie seule y arrive, c'est je pense improbable, car se trouvant au centre, son influence serait, selon toutes probabilités, neutre. Si c'était le rectum, cette force agissant alors sur le côté gauche du point de repos, la colonne vertébrale pousserait inévitablement la tumeur dans la direction suivant laquelle le mouvement s'est produit dans neuf de mes cas sur dix au moins, et elle agirait certainement plus facilement sur les tumeurs qui occupent le côté droit que sur celles du côté gauche, car les premières sont fixées de façon que la force expulsive du rectum arrive dans la direction oblique exigée, dans le plan d'une hélice et presque à angle droit de l'axe du mouvement.

Si je pouvais me hasarder à appliquer à la pathologie une démonstration dynamique, je dirais qu'une tumeur ovarienne se développant du côté droit, ayant un pédicule libre et reposant, par conséquent, son axe incliné vers le sommet de la neuvième ou de la dixième côte du côté gauche, serait dans la situation d'un corps ayant une liberté de premier ordre, c'est-à-dire libre de tourner autour d'un axe fixe, mais non de glisser le long de cet axe. Sur un corps de ce genre, le rectum agirait comme une hélice, en forme de coin, dans la direction la plus favorable, suivant une direction oblique de haut en bas, en travers de l'axe de liberté et au-dessous de l'équateur du corps mouvant. Chaque fragment de fèce qui passerait dans le rectum, particulièrement quand la femme est couchée, agirait comme un coin en faisant tourner la tumeur. Les lois de la dynamique, à savoir que par la répétition successive de l'opération il peut se produire une quantité indéfinie de force, si petite que puisse être la force initiale, nous expliquent le phénomène présenté par beaucoup de ces cas, notamment par celui publié par M. Thornton. En fait, ce

travail de rotation se fait peu à peu jusqu'à ce que l'étranglement se produise, l'accès subit de douleur indique alors pour la
première fois qu'il est survenu quelque chose de mal. On peut
réclamer pour la vessie une influence analogue à celle d'un coin;
mais, en raison de son manque d'obliquité, il n'est pas vrai
semblable qu'elle soit un agent assez puissant pour produire
la rotation. Le rectum et la vessie agiraient cependant dans
la même direction, et si on trouvait dans les recherches ultérieures que les tumeurs occupent le plus souvent le côté droit et
sont généralement tordues dans la direction dans laquelle les
miennes l'étaient, je pense que nous pourrions admettre que le
rectum est le facteur principal.

Que cette rotation puisse survenir subitement, c'est-à-dire
qu'une tumeur de l'ovaire puisse se tordre rapidement deux ou
trois fois en quelques minutes ou en quelques heures, cela est
inconcevable.

Rokitansky a publié (1865, *loc. cit.*) le compte rendu des autopsies de cinquante-huit cas de tumeurs de l'ovaire portant sur une
période de quatre années, et dans huit de ces cas, la rotation de
la tumeur s'était produite, mais dans quatre cas seulement, elle
semble avoir donné naissance à l'étranglement et à la mort. La
rotation est par conséquent fréquente, comme le dit Rokitansky,
puisqu'elle est survenue dans environ 12 0/0 des cas et a déterminé la mort dans environ 6 0/0 de ces mêmes cas. Ma proportion n'est pas à beaucoup près aussi élevée, puisque sur mes
cent premières ovariotomies il n'y eut qu'un cas de rotation et
que, dans la pratique des autres ovariotomistes, nous n'avons
pas encore beaucoup entendu parler de gangrène par rotation.

J'ai tiré la plus grande partie de ce que je viens de dire sur cet
intéressant sujet d'un mémoire que j'ai lu à l'*Obstetrical Society
of London*, l'année dernière. Dans la discussion qui suivit, ma
théorie de la cause de la rotation axile fut pleinement confirmée
par M. Alban Doran, qui dit qu'elle s'accordait avec quelques-unes
de ses convictions basées sur des expériences qu'il avait faites à
la salle d'autopsie du *Samaritan Hospital*, en examinant des cas
de maladie de l'ovaire qui s'étaient terminés par la mort avant
qu'aucune opération ait pu être pratiquée. En supposant qu'une
tumeur volumineuse ayant une surface irrégulière siège à droite

du rectum, une accumulation de fèces pourrait presser sur la portion pelvienne de la tumeur, de façon à faire tourner la tumeur tout entière d'environ un quart de tour autour de son axe vertical. Que le pédicule soit très long ou court, comme il n'est pas élastique, il resterait tordu après la cessation de cette pression, et pourrait se tordre encore plus si elle se renouvelait. Si le pédicule était court et élastique, la tumeur reviendrait à sa position normale chaque fois que la pression cesserait ; seulement la pression pourrait s'exercer si longtemps que la torsion temporaire pourrait porter préjudice aux vaisseaux du pédicule et produire tous les mauvais effets d'une torsion permanente et complète après que le pédicule s'est détordu. En examinant le corps de la malade qui mourut dans la salle de M. Knowsley Thornton, en décembre dernier, il trouva une volumineuse tumeur de l'ovaire pressée vers le côté gauche, inférieurement, par le rectum qui était légèrement distendu par suite d'un rétrécissement cancéreux. Une faible distension artificielle de l'intestin le fit presser contre la tumeur de façon à pousser son côté gauche en bas en allongeant et en tordant le pédicule. En examinant ce dernier, il trouva qu'il n'était pas tordu, mais que ses veines étaient obstruées, selon toutes probabilités, par suite des effets d'une pression intermittente résultant d'une distension extrême et fréquente du rectum obstrué.

M. Wells émit l'avis que la rotation n'était guère plus qu'un accident ; mais un accident qui se produit aussi fréquemment doit être le résultat d'une cause uniforme, et si cela est vrai d'une façon générale, comme cela l'était assurément dans les observations de Rokitansky et dans les miennes, que la grande majorité des tumeurs tordues siégeaient à droite et qu'elles étaient tordues suivant une direction particulière, il est clair qu'un mécanisme particulier doit présider à la marche de la rotation. Les faits rapportés par M. Alban Doran sont très nettement en faveur de la théorie que j'ai avancée, et il n'est pas douteux que si M. Doran continue ses observations, il arrivera à des résultats précieux. Si on pouvait trouver une tumeur située à gauche dont la rotation se fût faite de dedans en dehors et à gauche, dans un cas où le rectum serait du côté droit, je regarderais mon hypothèse comme prouvée.

Rokitansky dit que la rotation et l'étranglement des tumeurs de l'ovaire peuvent avoir pour résultat l'involution et l'arrêt de développement des tumeurs et qu'elles peuvent, dans beaucoup de cas, diminuer et disparaître; et M. Wells citant Rokitansky semble être d'accord avec lui.

Il y a des raisons de croire que parfois cette rotation axile réussit à détruire complètement le pédicule et à séparer la tumeur de ses connexions, et on peut imaginer qu'une tumeur puisse guérir de cette façon. Le Dʳ Peaslee (*American Journal of obstetrics*, 1878) mentionne un cas de tumeur de l'ovaire détachée de son pédicule, où, d'après les renseignements, je crois qu'il est probable que le détachement a été le résultat de la rotation axile. Le Dʳ Peaslee dit : « Après que la tumeur eut grossi pendant deux ans, elle cessa de croître pendant six ou huit ans, puis elle commença à se développer de nouveau. Ce qu'il y eut de très singulier, c'est qu'on ne put trouver aucune connexion entre la première cessation de développement et le second accroissement. Les amies de la malade pensaient qu'elle avait une hernie, car elle souffrait beaucoup dans la région inguinale. Ces douleurs la forcèrent à garder le lit pendant quelque temps. Après qu'elle se fut levée, la tumeur ne grossit pas davantage.

Lors de l'opération, on trouva que l'épiploon lui adhérait sur une grande étendue et il y avait tout près de là une artère très développée, ayant environ le volume d'une artère brachiale, qui se divisait en un grand nombre de branches. En passant la main dans la cavité, on reconnut qu'elle pouvait tourner tout autour de la tumeur; on ne sentit aucun pédicule ; ses seules attaches étaient telles dont nous avons parlé plus haut. On procéda alors à la ligature des vaisseaux et on enleva la tumeur. On trouva qu'elle présentait tous les caractères d'un kyste de l'ovaire ; il ne pouvait y avoir aucun doute sur sa nature. Il y avait une dépression, dans le ligament large, ce qui montre qu'au moment de l'attaque il y avait eu un pédicule. Il s'était tordu tant et tant que la circulation avait été arrêtée et que la tumeur avait cessé de grossir. Elle avait été nourrie sans doute par contact; c'est par suite de cette circonstance que cette série de vaisseaux volumineux s'étaient développés, vaisseaux qui étaient relativement plus volumineux qu'il n'était nécessaire.

En outre des symptômes aigus que produit l'étranglement d'une tumeur ovarienne ou parovarienne, nous pouvons voir apparaître un état tout aussi grave dans les cas de péritonite ou de suppuration du kyste. J'ai été, en sept occasions, forcé d'enlever des tumeurs quelques heures après en avoir fait le diagnostic, ayant été appelé auprès de malades qui souffraient de péritonite aiguë. Sur ces sept femmes, six guérirent ; tous les symptômes disparurent quelques heures après l'opération.

Le quatrième cas se produisit au début de ma carrière ; je me servis du clamp, et c'est là la raison pour laquelle la malade mourut.

En raison des résultats obtenus par l'enlèvement immédiat des tumeurs lorsqu'il y a péritonite, par le Dr Keith, M. Spencer Wells M. Pridgin Teale, de Leeds, et autres, la règle se trouve nettement établie qu'il faut opérer sans délai lorsqu'on se trouve en présence de cette complication.

Il est assez fréquent d'observer la suppuration de la tumeur. Elle est d'habitude le résultat de la ponction, mais je l'ai vue survenir sans qu'on pût en trouver la cause. Les symptômes ne sont pas généralement aussi prononcés que ceux qu'on observe dans la péritonite, mais ils sont toujours suffisamment graves pour attirer l'attention et faire soupçonner l'état réel des choses. Lorsqu'on a des raisons de croire qu'un accident aussi grave s'est produit, il est convenable de pratiquer immédiatement l'enlèvement de la tumeur, surtout si les symptômes apparaissent après la ponction. Dans les cas de ce genre, naturellement, le nettoyage du péritoine doit, si c'est possible, être fait avec plus de soin encore que dans les autres cas, et je pense que dans les cas où il y a du pus dans le péritoine, le drainage d'après la méthode de Kœberlé et Keith amènerait la guérison de la malade.

Le Dr Keith, le premier, a donné l'exemple de l'enlèvement des tumeurs de l'ovaire dans ces circonstances désespérées. Il opéra pour la première fois en décembre 1864 et obtint un succès. Il nous dit (*Edinburgh medical Journal*, 1875) : « Depuis lors, je me suis trouvé dix fois en présence de cas de suppuration aiguë de kystes de l'ovaire, en outre de deux cas chroniques. Dans tous les cas, sauf un, je courus la chance de l'ovariotomie, si désespéré que pût être le cas. »

Lorsque l'ovariotomie est terminée et que la malade est remise des effets de l'anesthésie, le premier symptôme que nous ayons à traiter est la nausée, qui parfois est extrêmement pénible. Elle est due à l'anesthésique. Au début de ma carrière, je croyais que l'emploi de l'éther était plus rarement suivi de nausées que l'emploi de n'importe quel autre anesthésique, mais je dois dire aujourd'hui que je ne pense pas que l'éther possède un grand avantage sous ce rapport; mais comme je ne trouve pas que les malades souffrent autant de nausées par l'éther après d'autres opérations qu'elles en souffrent après l'ovariotomie, j'incline à croire que la constriction du pédicule est pour quelque chose dans le vomissement aussi bien que l'éther. Quelle que soit la cause, il est certain que, dans un grand nombre de mes opérations, les nausées ont déterminé un malaise, qui quelquefois a duré vingt-quatre ou vingt-cinq heures. J'ai essayé un grand nombre de moyens pour faire cesser ce symptôme désagréable, et de tous ces moyens le plus efficace a été l'administration d'eau chaude additionnée d'une petite quantité de brandy. Je ne me sers jamais de glace dans ce but, parce que je l'ai trouvée absolument inefficace.

Les nausées donnent naissance à une soif intolérable, qui disparaît complètement quand on se sert de l'eau chaude. S'il se produit quelque douleur après l'opération, je fais appliquer un suppositoire contenant un centigramme et demi de morphine; mais avec cet agent je suis extrêmement prudent et mes malades ne reçoivent jamais qu'une dose de morphine ou d'opium juste suffisante pour calmer la douleur. De même que d'autres opérateurs, j'ai depuis longtemps banni l'emploi routinier de l'opium, qui à un moment donné était à la mode, pratique qui s'était établie parce qu'on pensait qu'il empêchait l'apparition de la péritonite.

Chez mes malades, j'agis aussi peu que possible dans le traitement consécutif, chaque symptôme n'étant traité que quand il apparaît, et il est absolument exceptionnel que j'aie à intervenir à leur égard d'une façon active.

Le sac de glace semble être d'un usage constant au *Samaritan Hospital*, mais je ne l'ai encore jamais employé. J'ai entendu dire qu'on employait tous les ans dans ce but plusieurs milliers de livres de glace et qu'on avait construit une vaste citerne au sommet de l'hôpital, munie de conduits pour la distribuer à tout l'hôpital, dans le but de fournir de l'eau glacée à appliquer sur la tête des malades. Le Dr Bantock explique cet usage en ce qu'il serait nécessité par la quantité d'acide phénique employée dans quelques-unes des opérations. Dans ma pratique, je n'ai jamais vu de cas d'élévation de température, excepté dans les cas où on employa la méthode de Lister dans toute sa rigueur, ou bien où on se servit du clamp.

Il ne m'a jamais semblé que l'emploi du sac de glace fût un procédé rationnel; mais que mon opinion soit juste ou non sur ce point, cela est peu important. Je ne m'en suis jamais servi, et ma mortalité est beaucoup moindre que dans les cas où on s'est servi du sac de glace.

Lorsque, pour une raison ou pour une autre, les malades commencent à aller mal, le premier signe est l'altération de la physionomie. Il m'est impossible de décrire ce changement de figure, mais je n'ai que trop bien appris à le reconnaître dans les anciens jours, alors que, par suite de l'emploi du clamp, ma mortalité montait haut. Un accroissement rapide de la distension abdominale accompagne ce changement d'expression et est bientôt suivi de vomissements. Tout d'abord, la matière vomie est simplement le liquide que la malade a avalé, mais bientôt il est teinté par la bile. Plus tard, si la malade empire, la matière vomie devient absolument noire et présente tous les caractères de ce que l'on a appelé avec justesse le vomissement *marc de café*. Dans les cas où la mort a suivi l'emploi du clamp, les phénomènes ont toujours commencé le second ou le troisième jour, et la malade mourait le quatrième ou le cinquième ; et lorsque ces symptômes mortels s'établissaient nettement, rien ne pouvait les arrêter. Récapituler ici les expériences thérapeutiques basées sur toutes espèces de conseils provenant de lectures ou des avis d'amis serait parfaitement inutile, car je n'ai pas vu un seul cas où on en ait retiré des effets bienfaisants.

A l'ouverture de l'abdomen, après la mort, on trouvait uniformément tous les signes de la péritonite suppurée diffuse et il était impossible de déterminer dans chaque cas la cause exacte de la mort. Cependant, on trouvait des signes suffisants pour me permettre d'attribuer le résultat fatal, dans les cas de ce genre, à

la présence d'une petite ouverture de la plaie au niveau du point
où le pédicule était embrassé, à travers laquelle les produits de
la surface ulcérée placée sous le clamp pénétraient dans la cavité
abdominale. Depuis qu'on a cessé de se servir du clamp, les cas
de ce genre ont entièrement disparu, et aujourd'hui, non seulement il est absolument exceptionnel d'avoir un cas fatal, mais
encore il est très rare d'avoir la moindre crainte au sujet de la
guérison des malades. Des vomissements bilieux apparaissent
quelquefois, je ne sais trop pourquoi. Je ne puis penser qu'ils
soient un symptôme très dangereux, car je ne puis me rappeler
un cas où ils aient été assez persistants pour me donner de l'inquiétude. Aussitôt que les vomissements commencent à être tein-
tés de bile, je donne quelque laxatif doux, généralement de la
poudre de Sedlitz, ou une cuillerée à thé de sel d'Epsom, une
petite dose de calomel, et le symptôme disparaît rapidement.

En ce qui touche aux garde-robes après une opération abdominale, j'ai entièrement perdu toutes les craintes traditionnelles,
et je ne fais jamais rien pour les empêcher de se produire comme
d'habitude ; en réalité, j'ai coutume de donner des laxatifs quelques heures après l'opération, et, à mon avis, cette innovation
a contribué dans une certaine mesure à l'augmentation de mes
succès.

En ce qui concerne les cas mortels, je suis absolument de l'avis
du Dr Keith ; c'est dans les détails de l'opération qu'il faut tout
d'abord en chercher l'explication, et toutes les fois que j'ai un cas
mortel, je le soumets à une enquête très rigoureuse. Quelquefois
j'ai trouvé des raisons de supposer que j'avais dû faire quelque
omission ; dans d'autres cas, j'ai pensé que l'entourage avait commis une faute ; dans d'autres enfin, il m'a été absolument impossible de trouver la raison de la catastrophe. Deux de mes cas de
mort, où je m'étais servi de la ligature, furent causés par une
obstruction intestinale, et cela s'est produit par une sorte de
paralysie des intestins qui est absolument inexplicable. Le
Dr Battey m'a dit qu'il avait vu la même chose. Dans l'un et
l'autre cas, les malades avaient marché vers la guérison jusqu'au
sixième jour après l'opération sans la moindre interruption,
lorsque, subitement, l'abdomen s'était considérablement distendu,
des vomissements incessants étaient survenus et les malades

avaient rapidement succombé. Après la mort, on ne trouva
qu'une énorme distension de l'abdomen par des fèces liquides et
des gaz. Dans les deux cas, on avait produit un soulagement
temporaire en ponctionnant l'intestin. Je ne puis expliquer la
mort, dans ces cas, que par une influence mystérieuse, analogue peut-être à celle qui cause le tétanos, qui amènerait cette
terminaison inattendue et inexplicable.

Une de mes morts récentes s'est produite par suite d'une cause
qui servira à montrer avec quel soin il faut surveiller les actions
de ceux qui jouent les rôles les moins importants dans nos opérations, aussi bien que la conduite de nos actes. Une mort était
survenue dans l'hôpital, par suite d'une cause nettement septique,
dans un cas dont était chargé un de mes collègues, et après la
mort, on avait laissé le corps dans la salle pendant un temps
inutilement prolongé. Ma malade fut placée dans cette même salle
quelques heures plus tard, et bien que son opération eût été
pratiquée en prenant toutes les précautions de Lister, au bout
de quelques heures, on vit apparaître tous les signes d'un empoisonnement septique aigu; elle mourut en moins de quatre-vingts
heures. Malheureusement, ce ne fut qu'après que l'accident fut
arrivé que j'appris que les instructions qui, avant ce moment,
avaient toujours été soigneusement exécutées ne l'avaient pas
été dans ce cas. La leçon qui découle de cette circonstance malheureuse est double. C'est qu'on ne saurait prendre de trop
grandes précautions pour éviter une telle catastrophe et qu'on
ne peut compter sur la méthode de Lister pour empêcher l'empoisonnement septique.

Le Dr Bantock a attiré l'attention sur un autre danger qui
résulte de l'emploi de l'acide phénique d'après la méthode de
Lister, danger que je n'avais pas reconnu jusqu'au moment où il
l'a fait remarquer, mais dont j'ai vu depuis ce moment trois cas
très nets, et en jetant un coup d'œil en arrière sur ma propre
pratique, je trouve l'observation d'un cas où la mort, je n'en puis
douter, fut causée par un empoisonnement par l'acide phénique.
Dans ce cas, l'urine présenta cette altération qui, ainsi qu'on le
sait, est le résultat de l'empoisonnement par l'acide phénique. Il
y a quelques mois, j'eus l'occasion d'ouvrir l'abdomen d'un enfant
qui m'avait été confié par le Dr Tatherick, de Wolverhampton,

pour un abcès pelvien communiquant avec la vessie. L'opération fut pratiquée avec la méthode de Lister ; douze heures après, on remarqua que l'urine de l'enfant présentait la couleur caractéristique donnée par l'indigo, et que la petite quantité d'albumine qui avait été reconnue dans l'urine avant l'opération s'était accrue si considérablement qu'après avoir fait bouillir l'urine, le dépôt occupait presque la moitié du tube. Douze heures après, les convulsions survinrent et l'enfant tomba dans le coma. Mon collègue, le docteur Heslop, que je priai de voir le malade, regarda les symptômes comme parfaitement caractéristiques d'une méningite et porta un pronostic défavorable. J'étais cependant fortement imbu de cette idée que l'enfant était atteint d'empoisonnement par l'acide phénique. Cette opinion fut, je pense, démontrée par les événements, car l'indican disparut, l'albumine diminua, les convulsions cessèrent, l'enfant reprit connaissance et, six jours environ après l'opération, tout l'ensemble des symptômes avait disparu. Chez un autre enfant sur lequel je fis la section abdominale, je vis se produire des symptômes semblables, mais beaucoup moins graves, et chez une femme de vingt-quatre ans, je vis ces mêmes symptômes se produire. Une des premières femmes que j'ai opérées avec la méthode de Lister mourut trente-six heures après l'opération avec une suppression complète de l'urine, et je crois aujourd'hui qu'elle est morte d'empoisonnement aigu par l'acide phénique, bien que, n'en ayant pas reconnu la possibilité sur le moment, je ne puisse pas dire nettement qu'il en fût ainsi ; mais je n'ai jamais vu la suppression de l'urine, ni aucune altération de ce liquide semblable à celle dont j'ai été témoin dans ces cas, sauf dans ceux où on s'était servi largement d'acide phénique. Il y a quelques années, alors que je me servais de l'acide phénique en solution de un pour quatre, il était très commun de voir son emploi s'accompagner de symptômes urinaires sérieux, et je suis absolument certain que la plupart des cas de mort par empoisonnement par l'acide phénique sont causés par l'emploi trop large et même aveugle de cet agent toxique.

Je n'ai pas de règles bien fixes quant au régime de mes malades convalescentes d'ovariotomie, sauf que, tant qu'il y a de la tendance aux nausées, on ne leur donne aucun aliment solide.

Mais je ne les laisse pas systématiquement mourir de faim pendant trois ou quatre jours, comme je le faisais autrefois. Vers la fin du premier ou au commencement du second jour, on leur permet de prendre du thé de bœuf ou du lait. Le premier aliment solide qu'elles prennent est, soit du pudding à la crème, une rotie sèche, ou un peu de poulet bouilli, ou n'importe quel aliment qui plairait au goût de la malade, pourvu que sa préférence soit raisonnable. Si les garde-robes ne se produisent pas d'elles-mêmes le troisième ou le quatrième jour, on donnera un lavement et on le répétera à intervalles jusqu'à ce qu'on ait obtenu l'effet désiré.

Le pansement de la plaie ne se compose que de laine absorbante ou d'un peu de pommade de zinc si des abcès se formaient dans les mailles de l'ouverture, ou d'un peu de vieille lotion rouge si la plaie bâillait quelque part. On enlève les points de suture entre le sixième et le huitième jour et les malades se lèvent généralement entre le quatorzième et le vingt et unième jour.

Avant de permettre aux malades de se lever, il faut toujours leur appliquer une ceinture abdominale bien rembourrée, et il faut leur enjoindre de ne jamais la quitter quand elles sont debout, pendant au moins une année après l'opération. Si elles suivent ce conseil, il n'y a jamais de tendance à la hernie des intestins ; mais avec les malades de l'hôpital, il est presque impossible d'obtenir qu'elles obéissent à ces ordres, aussi n'est-il pas rare de les voir revenir au bout de trois ou quatre mois avec une hernie, alors que, dans la pratique privée, cela est presque inconnu.

Un des nombreux arguments mis en avant contre la méthode intra-péritonéale de traitement du pédicule a été que le moignon pouvait contracter des adhérences avec une anse intestinale et produire un étranglement, ou qu'un abcès pouvait se former autour de la ligature et donner naissance à des accidents. Autant que je sache, dans ma pratique, il n'est pas un seul cas où ces prévisions se soient réalisées. J'engage mes malades à venir me voir ou à m'écrire tous les deux mois, après leur opération ; je prends note de leurs visites et de leurs lettres, et je pense par conséquent que je puis dire que je surveille avec un soin exceptionnel les suites de mes opérations.

Au début de ma carrière, j'attachais une grande importance à maintenir au repos le bassin, j'empêchais les malades d'uriner d'elles-mêmes et je vidais leur vessie, toutes les cinq ou six heures, avec le cathéter. Mais cette pratique était une source d'ennuis et déterminait fréquemment de la cystite, qui, dans certains cas, prenait une haute gravité et donnait naissance à une grande anxiété. J'ai remarqué que, dans la plupart des cas, cet accident se produisait par suite du manque de soin des gardes, car il était presque impossible de leur faire comprendre ce que c'est qu'un cathéter réellement propre, et je dus avoir recours à l'expédient de faire maintenir l'instrument à demeure dans un bassin d'eau, quand on ne s'en servait pas. Lorsqu'on prenait cette simple précaution, mes malades échappaient toujours à l'inflammation de la vessie; mais même avec ces ordres très stricts, il survenait quelquefois un cas de cystite. Je me sers donc aujourd'hui aussi peu que possible du cathéter et je conseille toujours à mes malades d'uriner d'elles-mêmes aussitôt qu'elles le peuvent. Par suite de quelque influence réflexe, provenant sans doute de l'irritation des nerfs du pédicule, elles sont parfois absolument incapables d'uriner pendant plusieurs jours après l'opération; dans ce cas, il faut faire usage du cathéter, en prenant toutes les précautions que j'ai déjà indiquées; et si on doit s'en servir, laissez-moi insister sur la nécessité absolue de les observer.

Il est encore un autre danger à éviter, danger qui passe quelquefois inaperçu : la distension exagérée de la vessie. Je me souviens qu'il me fut dit deux jours de suite, à chacune de mes visites, par une de mes gardes les plus intelligentes, qu'une malade avait bien uriné. C'était une femme extrêmement nerveuse, et quand elle se plaignit d'une douleur je n'y fis pas tout d'abord attention ; mais à la fin, j'examinai la vessie et je la trouvai complètement distendue, bien que la garde m'eût dit qu'elle avait rendu une certaine quantité d'urine quelques minutes seulement avant ma visite. Ce qui était arrivé, c'est que la malade n'avait rendu que le trop-plein, et il est probable que la vessie était distendue depuis quarante-huit heures. Donc, dès que la malade se plaindra tant soit peu de souffrir dans la région de la vessie, il faudra faire un soigneux examen. Heureusement, dans le cas auquel je viens de faire allusion, il n'en résulta aucun mal; mais tous les consultants savent combien souvent nous sommes appelés à voir des cas où on a laissé la vessie se distendre d'une façon exagérée pendant plusieurs jours après l'accouchement et il n'est que trop fréquent d'en voir résulter des désastres terribles.

Pour le traitement de la cystite résultant de l'emploi d'un cathéter malpropre ou d'un excès de distension, je ne sais rien qui vaille l'injection dans la vessie d'une solution chaude (5 0/0) d'hyposulfite de soude, et l'administration, toutes les huit heures, d'un pessaire soluble contenant 8 à 10 grammes d'extrait de belladone.

Les suites d'un cas d'ovariotomie sont soumises à de rudes coups, qui amènent de grands changements dans la marche heu_ reuse que nous avons supposée dans les pages précédentes. La route que doit suivre la malade soumise à cette opération est semée de dangers qui se révèlent par de nombreux signes ; parmi ceux-ci il n'en est aucun auquel on puisse avoir plus de confiance que la courbe de la température de la malade. Tout chirurgien devrait avoir pour pratique invariable de prendre la température et le pouls de sa malade matin et soir pendant les quelques jours qui précèdent l'opération ; et, après l'opération, on doit les prendre toutes les quatre heures pendant au moins dix jours. Rien n'a été plus instructif pour moi que la comparaison d'un certain nombre de ces tracés; et j'ai trouvé à plusieurs reprises, en comparant la marche de la température dans un cas avec celle des cas antérieurs, des éléments pour le pronostic. On trouvera invariablement, qu'aussitôt après l'opération la température tombe considérablement. Je l'ai vue tomber de deux degrés, indiquant le danger que courait la malade d'être atteinte de choc. Pour empêcher la température de baisser autant, il est toujours bon de placer des bouteilles d'eau chaude sur les côtés et aux pieds, et si la dépression était très marquée, d'administrer un stimulant diffusible. Le meilleur de tous est un lavement de champagne dilué avec un peu de Brandy. Il est généralement nécessaire de donner une petite dose de morphine, un ou deux centigrammes, immédiatement après l'opération, et je pense que de la sorte on peut, dans une grande mesure, se mettre à l'abri du choc et empêcher les nausées consécutives.

De la douzième à la vingtième heure après l'opération, la tem-

pérature s'élève peu à peu, à moins que la malade ne succombe au
choc, lorsque, ce qui est plus rare, l'opération a dû être entre-
prise dans des circonstances graves dues à l'inflammation du
kyste ou à une attaque de péritonite, la température tombe. Dans
un cas récent, où j'opérai alors que la température était à près de
40° centigrades, elle tomba en vingt-quatre heures à 37°.

Lorsque la malade est remise du choc, on voit généralement
se produire une douce perspiration, et il faut l'encourager légèrement ; la température peut varier de 36°8 c. à 38°5 sans qu'il
y ait lieu de s'alarmer. Si elle monte cependant au-dessus de ce
dernier point, surtout si elle s'accompagne d'une augmentation de
la fréquence du pouls, si la langue est sèche, s'il y a de la douleur
et du ballonnement du ventre, des vomissements verdâtres ou du
hoquet, si la face est grippée, on se trouve en présence d'une attaque de péritonite, d'une forme ou d'une autre. Le traitement
variera beaucoup suivant les circonstances de chaque cas.

Les vomissements et le ballonnement sont, comme je l'ai déjà
dit, l'indice invariable d'une terminaison fatale. Dans l'ancien
temps où nous nous servions du clamp, lorsque nous voyions
ces symptômes se produire accompagnés, comme ils l'ont toujours
été, par l'expression de la face qui ne trompe pas, nous ne savions
que trop bien que nos efforts étaient vains. Aujourd'hui, il est
extrêmement rare de voir ces symptômes atteindre un degré suffisant pour donner naissance à une grande inquiétude. Nous
voyons des vomissements, et ils sont même parfois verdâtres et
bilieux. Nous avons quelquefois un peu de ballonnement, mais il
nous cause très rarement de l'ennui. Pour le traitement des vomissements, il me semble que le remède le plus efficace est une
petite dose de sulfate de magnésie, deux ou trois grammes dans
de l'eau chaude, qu'on répète toutes les deux heures ou toutes les
heures jusqu'à ce qu'on ait obtenu une garde-robe, ou bien on
peut encore donner 15 centigrammes de calomel toutes les trois
ou quatre heures, jusqu'à effet voulu. Le ballonnement est presque toujours limité au colon transverse, et se montre tout d'abord
au niveau de l'ombilic qui, après une ovariotomie, est habituellement concave. Je jette les yeux sur ce point à chaque visite, et
j'enseigne aussi à mes gardes à le surveiller soigneusement, et
aussitôt qu'on s'aperçoit d'un ballonnement quelconque, on intro-

duit un tube dans le rectum à des intervalles de deux ou trois heures, et on le laisse pendant un temps assez court, mais suffisant pour permettre aux gaz de s'échapper. Si l'un ou l'autre de ces symptômes fait des progrès alarmants, je prends des mesures encore plus actives pour obtenir des selles, parce qu'il m'a toujours semblé qu'aussitôt qu'il y avait eu une selle, ils disparaissaient rapidement. Si, au moment de l'opération, on avait jugé nécessaire de faire du drainage, suivant la méthode conseillée par Kœberlé et Keith, il faudrait soigner la malade d'une façon toute particulière. J'ai acquis aujourd'hui une expérience personnelle considérable de cette méthode, et je suis convaincu, d'après les cas dans lesquels je l'ai employée, et d'après ce que j'ai appris dans l'ouvrage du Dr Keith, qu'il surviendra de temps en temps un cas grave dans lequel on trouvera absolument nécessaire de l'employer. Les tubes dont nous nous servons sont en verre ordinaire, façonnés à peu près comme les tubes à expérience, avec un bord en surplomb qu'on peut fixer au moyen de sutures, de façon à ce qu'il ne puisse tomber en dedans. Ils varient en dimension et en longueur, ils ont un diamètre de 2 centimètres à 5 millimètres, et leur longueur est de 8 à 16 centimètres. Dans quelques-unes de mes opérations sur le foie j'en ai employé de beaucoup plus longs; mais pour une ovariotomie, on trouvera généralement cette longueur absolument suffisante. En fait, il sera rarement nécessaire d'employer un tube de plus de 10 centimètres de long; sur la moitié au moins de sa longueur, le tube est perforé de petites ouvertures qui permettent au liquide de la cavité pelvienne de pénétrer dans son intérieur. Immédiatement avant de fermer la plaie, on place le tube, son extrémité olivaire en bas dans la cavité du bassin, et on prend soin naturellement de le placer derrière l'utérus et de ne pas le laisser s'embarrasser dans une anse d'intestin; aussitôt après que la plaie est fermée, on voit le sérum s'écouler par le tube, et la quantité de liquide qui s'écoulera par ce tube en un temps très court est étonnante; le Dr Keith m'a montré trois bouteilles énormes contenant une quantité de liquide, montant à peu près à cinq ou six litres, qu'il avait drainé d'une de ses malades. Aujourd'hui la question de savoir s'il est ou non nécessaire de faire écouler au dehors cette grande quantité de liquide n'est pas encore résolue. Je crois qu'un

tube placé dans un péritoine sain pourrait laisser écouler une
quantité indéfinie de liquide, car il n'est pas douteux que le péritoine, qui est un énorme sac lymphatique, laisse constamment
passer de la lymphe, soit des intestins en dehors, soit de la paroi
externe à l'intérieur de l'intestin. La direction de ce courant
lymphatique n'est pas connue, et nous ne savons rien de sa
physiologie; mais les faits pathologiques suffisent pour montrer
son existence. Mon opinion sur le drainage, c'est qu'il ne sera
utile que lorsque, par suite d'une augmentation de ce courant
lymphatique, l'orifice destiné à lui donner passage sera trop
petit. Le fait que j'ai été aussi heureux dans mes opérations sans
me servir du drainage me donne à penser que j'ai involontaire-
ment substitué la purgation au drainage; car, en jetant un coup
d'œil sur mes observations, je vois que, dans un très grand nombre des cas où le Dʳ Keith aurait drainé, j'ai purgé. L'intestin
semble alors agir, à un haut degré, comme le ferait l'orifice d'un
courant de drainage, mais il se passera encore quelque temps
avant qu'on sache lequel des deux canaux, le tube à drainage ou
le canal intestinal, est le meilleur véhicule.

La proposition du Dʳ Marion Sims de drainer dans tous les cas
en passant un tube de la cavité abdominale dans le vagin n'a pas
été reçue bien favorablement, et je suis absolument sûr que,
même entre les mains du Dʳ Keith qui n'a recours qu'à un drainage raisonnable, les cas deviendraient de plus en plus rares.
Mais il ne peut être douteux que le drainage aide beaucoup à
soulager l'effort du pouvoir absorbant du péritoine.

Le Dʳ Keith, après avoir assujetti le tube, le recouvre d'une
serviette large, de toile très fine, à travers laquelle passe l'extrémité du tube, et il y fixe étroitement l'ouverture. On place alors
dans la toile quelques éponges phéniquées, et de cette façon un
pansement absorbant très ingénieux se trouve formé qui empêche
le liquide de souiller les draps du lit à mesure qu'il s'écoule du
tube. Toutes les heures ou toutes les deux heures, les gardes
pressent les éponges jusqu'à ce qu'elles soient sèches, ou les rem-
placent par de nouvelles, et on continue ainsi tant que le liquide
est teinté de rouge, quelquefois pendant près d'une semaine. Je
me sers d'une méthode beaucoup plus simple; j'applique seule-

ment deux ou trois tampons sur le tube et je les change lorsque cela est nécessaire.

La convalescence, à la suite de l'ovariotomie, peut être interrompue par quelques-unes des nombreuses complications accidentelles communes à toutes les opérations chirurgicales ; mais leur fréquence a beaucoup diminué par suite du soin plus grand que nous apportons aujourd'hui aux dispositions hygiéniques de notre hôpital. Ainsi, autrefois, il n'était pas rare de voir une malade mourir de pneumonie huit ou dix jours après une opération, comme cela arrive quelquefois dans les grands hôpitaux, après les amputations ; mais dans l'admirable bâtiment de la New Infirmary d'Edimbourg, le Dr Keith a déjà pratiqué un grand nombre d'opérations avec un succès magnifique ; et il y a quelques jours, il me disait qu'il avait opéré douze ou treize cas consécutifs avec succès, sans s'être servi des précautions listériennes soi-disant antiseptiques.

Une fois ou deux, après l'enlèvement de tumeurs volumineuses, chez des femmes un peu âgées, j'ai vu apparaître une toux courte, brusque, qui augmentait rapidement de gravité et emportait la malade en trente heures. Ce qui arrivait était, je crois, quelque chose d'analogue au catarrhe suffocant des vieillards. Les muscles respirateurs, peut-être principalement le diaphragme, n'ayant pas servi pendant longtemps, s'étaient atrophiés et, ne pouvant plus prendre point d'appui sur la tumeur, étaient incapables d'entretenir la marche de l'expectoration du mucus.

Nous voyons quelquefois survenir du tétanos après l'ovariotomie, absolument comme cela peut se produire après d'autres opérations chirurgicales. Il n'est survenu qu'une fois dans ma pratique, et la malade guérit, probablement parce que je ne m'en occupai pas et que je laissai la maladie à elle-même. Ce n'est pas un sujet sur lequel les expériences thérapeutiques aient donné des résultats satisfaisants ; et, par conséquent, je pense que moins on intervient dans ces cas, plus il y a de chances de voir les victimes aller bien.

Il est une autre lésion nerveuse que j'ai vue survenir deux fois après l'ovariotomie ; dans les deux cas il y a eu mort, et plusieurs autres opérateurs m'ont dit avoir eu le même malheur. Je veux parler de la paralysie, ou d'un état qui lui ressemble, des mus-

cles de l'intestin. L'abdomen est rapidement distendu par les gaz,
et lorsqu'on fait l'examen après la mort, on ne trouve rien que
du ballonnement. Dans mes deux cas, il n'y avait aucun signe de
péritonite. J'ai essayé beaucoup de choses pour soulager ces
malades, j'ai galvanisé et ponctionné l'intestin, mais sans bénéfice.

On attachait autrefois une grande importance, dans toutes les
opérations abdominales, à la nécessité de maintenir la malade
constipée, et j'avais alors l'habitude de prendre des mesures actives pour les empêcher d'aller à la selle pendant dix ou douze
jours. J'ai entièrement changé de conduite ; s'il n'est pas nécessaire de purger la malade, je laisse faire l'intestin, et j'ordonne
aux gardes d'administrer un lavement d'eau chaude aussitôt que
la malade exprime le désir d'aller à la selle, et de le répéter toutes
les trois ou quatre heures jusqu'à effet voulu.

Je n'ai fait jusqu'ici que des allusions fortuites aux cas d'incisions exploratrices et d'opérations incomplètes. Il est, en vérité,
très difficile de donner des instructions bien nettes sur cette matière, qui puissent servir beaucoup aux commençants. Lorsqu'on
fait une incision exploratrice, disons-le, dans le but de s'assurer
si la tumeur est maligne ou non, on ne rencontre aucune difficulté sérieuse. Dans mes cas, ce ne sont en réalité que des ponctions ouvertes, c'est-à-dire qu'aujourd'hui, quand je sais qu'il y
a une certaine quantité de liquide ascitique masquant les contours
d'une tumeur, au lieu de ponctionner avec un trocart, je fais
simplement, avec un bistouri, une incision assez large pour
admettre le doigt. Je vide la cavité et, avec mon doigt et mon
œil, je puis généralement me renseigner sur les points qui demandent à être éclaircis. Cette sorte d'opération n'est rien de plus
qu'une ponction et n'est pas plus dangereuse, en sorte que c'est
à peine si je la classe sur la liste des incisions exploratrices.
Ce que j'entends par ce dernier terme, c'est ouvrir l'abdomen en faisant une incision assez large pour admettre une main,
en vue d'établir si la tumeur particulière peut être ou non enlevée. Ici, il y a un ou deux dangers avec lesquels l'opérateur
inexpérimenté doit se familiariser, et qui ne peuvent pas toujours
être évités, même par les plus expérimentés. Ainsi, lorsqu'il y a
une tumeur utérine molle, qui peut ressembler très fortement à

un kystome ovarien, il peut très souvent arriver que la vessie soit entraînée avec elle en dehors du bassin, le couteau du chirurgien peut traverser la vessie avant de la reconnaître. Cela m'est arrivé trois fois, mais j'ai toujours soigneusement recousu le viscère, et il n'est résulté aucun mal de l'accident. Lorsque, dans une incision exploratrice, on trouve la vessie entraînée et étendue en avant de la tumeur à une distance considérable, on peut en tirer une conclusion sur la manière d'agir, car on peut regarder comme parfaitement certain que la tumeur ne peut être enlevée. Un autre danger c'est l'ouverture de la capsule d'une tumeur très vasculaire, car il est souvent extrêmement difficile d'arrêter l'hémorragie provenant d'une incision de ce genre ; lorsque la tumeur paraît très vasculaire et est probablement utérine, que l'opérateur dont l'expérience n'est pas très grande me permette de lui conseiller d'être très prudent lorsqu'il y touchera, à moins qu'il ne soit prêt à procéder à son enlèvement complet. C'est ici que la grande question se pose : comment diriger un investigateur sur cette voie difficile que je ne connais pas, à moins de lui conseiller de ne pas s'engager dans la chirurgie abdominale avant d'avoir vu un grand nombre de ces tumeurs dans la pratique d'un autre, car le succès d'un opérateur doit être marqué non seulement par le nombre des opérations heureuses qu'il a pratiquées, mais aussi par la diminution de celles qu'il a laissées incomplètes. L'expérience seule peut nous apprendre quand et comment il faut compléter l'enlèvement d'une tumeur qui présente de grandes difficultés, et comme je l'ai dit ailleurs, j'ai trop souvent laissé une opération inachevée qu'une expérience plus mûre m'eût permis de compléter. Laissez-moi répéter encore ici mon avis que le chirurgien doit examiner très soigneusement ce qu'il doit faire avant de transformer une incision exploratrice en une opération incomplète ; mais lorsqu'il a établi que la tumeur doit être enlevée, qu'il y procède aussi rapidement et aussi sûrement qu'il peut en donnant tous ses soins aux précautions dont j'ai déjà parlé, et une fois qu'il a mis la main à la tâche, laissez-moi dire qu'il est préférable pour lui de ne pas revenir en arrière et de s'arranger de façon à terminer l'ouvrage qu'il a entrepris.

Un cas très remarquable a été raconté dans un mémoire communiqué à la *Medico-chirurgical Society of Edinburgh*, en mai

1874, par le Dr Mathews Duncan. Dans ce mémoire, le Dr A.-C.
Campbell, de Dundee, décrivait un cas de tumeur kystique du rein
simulant une maladie de l'ovaire. La malade, âgée de quarante-
neuf ans, ouvrière de filature, portait une tumeur depuis environ
dix-huit mois dans le flanc gauche. A l'aspect de la tumeur, et en
faisant une ponction avec un trocart, rien ne vint, le contenu
ressemblant à de la soupe. La tumeur fut donc ouverte, et un
litre et demi de cette matière s'écoula. Les deux ovaires étaient
parfaitement sains; on trouva que la tumeur était un rein malade:
il fut donc enlevé. La malade guérit lentement, mais complètement; elle rendait environ 1,200 grammes d'urine tous les jours.

RELEVÉ DE CENT UNE OVARIOTOMIES CONSÉCUTIVES

AVEC TROIS MORTS.

	RÉSIDENCE.	MÉDECIN QUI SOIGNAIT LA MALADE.	AGE.	MARIÉE OU CÉLIBAT[e].	MALADIE.	OPÉRATION.	DATE.	GUÉRISON.	MORT.
							1880		
1	Malvern..........	Dr Weir..........	64	V.	Kystome....	ov. g....	1er Nov...	G.	
2	Feckenham, Worcester....	Dr Leacroit........	50	M.	»	ov. dr...	20 »	G.	
3	Hednesford..........	Dr Marsh Stiles.....	41	M.	Kyste parov.		2 Déc....	G.	
4	Coventry..........	Di Mckeagh........	21	C.	Kystome....	ov. g....	7 »	G.	
5	Stratford-on-Avon...	Dr Gill...........	42	C.	»	ov. dr...	21 »		
							1881		
6	Hambleton, Worcester....		56	M.	»	ov. dr...	4 Janv...	G.	
7	Baddesley-Warwick.......	Mrs Palmer........	49	M.	»	ov. dr...	5 »	G.	
8	Llanbedr, Merioneth........	Dr Williams........	49	M.	»	ov. dr...	2 Fév...	G.	
9	Birmingham........	Mr H. Bracey.......	15	C.	»	ov. dr...	2 »	G.	
10	Brierly-Hill.........	Dr D'Arcy Ellis.....	41	M.	»	2 ov...	5 »		M.
11	Dyffryn. Merioneth.........	Dr C. Williams......	49	C.	»	ov. g....	7 »	G.	
12	Chesterfield....	Dr Booth..........	32	C.	»	ov. g....	14 »	G.	
13	Birmingham.........	Mr Raffles Harmar.	48	M.	»	ov. g....	17 »	G.	
14	Leominster..............	Dr Barnett........	23	C.	»	ov. g....	19 »	G.	
15	Nuneaton.............	Mr R. B. Nason....	56	M.	»	ov. g....	27 »	G.	
16	Wootton-Under-Edge	Dr Forty..........	35	C.	»	2 ov.....	2 Mars ..	G.	
17	Leicester........	Dr Cox-Hippisley....	31	M.	»	2 ov.....	3 »	G.	
18	Harburg, Warwick........	Dr Lattey.........	63	M.	»	2 ov.....	9 »	G.	
19	Lancaster............	Dr Cassidy.........	56	M.	»	ov. dr...	9 »	G.	
20	Solihull..........	Dr Page..........	22	C.	»	2 ov.....	12 »		M.
21	Wolverhampton..........	Dr Walton Hamp...	21	C.	»	ov. g....	16 »	G.	
22	Ashby de-la-Zouch.........	Dr Betts..........	43	V.	»	ov. dr...	26 »	G.	
23	Cannock..........	Dr Moses Taylor....	38	M.	»	ov. dr...	2 Avril...	G.	
24	Birmingham.........	Dr Bailey.........	30	M.	»	ov. g....	9 »	G.	
25	Cradley............	Dr Standish	29	M.	»	ov. dr...	29 »	G.	
26	Nottingham............	Dr Huthwaite	47	M,	»	ov. dr...	7 Mai....	G.	
27	Lichfield..........	Dr Bastable........	36	M.	»	ov. dr...	7 »	G.	
28	Birmingham.........	Dr Cox...........	57	M.	»	ov. dr...	19 »	G.	
29	Darlaston...........	Dr Cameron........	40	M.	»	2 ov.....	21 »	G.	
30	Malvern............	Dr Weir...........	48	M.	»	ov. dr...	15 Juin...	G.	
31	Aston...........	L. T............	31	M.	»	ov. g....	4 Juillet.	G.	
32	Wellington, Sommerset.....	Dr Edwards........	22	C.	»	2 ov.....	5 »	G.	
33	Wallsall...........	Dr J. Sharp........	39	M.	»	ov. g....	6 »	G.	
34	Ashby de-la-Zouch	Dr Betts...........	34	M.	»	2 ov.....	7 »	G.	
35	Derby.,..........	Dr Copestake.......	35	V.	»	2 ov.....	13 »	G.	
36	Alfreton, Derby.........	Dr J. Bingham......	48	M.	»	ov. dr...	28 »	G.	
37	Birmingham.........	Dr D. Nelson.......	38	M.	»	ov. dr...	2 Août...	G.	
38	Chirk............	Dr Aylmer Lewis....	17	C.	»	ov. g....	2 »	G.	
39	Birmingham	L. T............	40	M.	Kyste parov.	ov. dr...	8 »	G.	
40	Derby............	Dr Rice..........	18	C.	Kystome....	2 ov.....	22 »	G.	
41	Sutton-in-Ashfield..........	Dr J. Bingham......	25	M.	»	2 ov.....	24 »	G.	
42	Worcester..........	Dr Coombes	52	M.	»	ov. g....	3 Sept...	G.	
43	Adderbury, Oxon..........	Dr Colgrave........	46	M.	»	ov. dr...	5 »	G.	
44	Horne Suckley, Worcester.	Dr Woodward.......	51	M.	Kyste parov.	....	12 »	G.	
45	Bliston..........	L. T............	35	M.	Kystome....	ov. g....	13 »	G.	
46	Birmingham	Dr Kenny..........	30	M.	»	ov. g....	20 »	G.	
47	Llandulas, North-Wales....	Dr Turner.........	48	M.	Kyste parov.	....	24 »	G.	
48	Birmingham	Mr J. R. Harmar....	63	V.	Kystome.. .	ov. dr...	15 Oct...	G.	
49	Wolverhampton.........	Dr S. Palmer.......	57	K.	»	2 ov.....	21 »	G.	
50	Ombersley..........	Dr Roden.........	63	M.	»	ov. dr...	28 »	G.	
51	Wolverhampton	Dr Scott..........	34	M.	»	ov. dr...	29 »	G.	
52	Rugely..........	Dr Mckenzie.......	44	C.	»	2 ov.....	1er Nov...	G.	
53	Swansea..........	Dr Ranings........	40	M.	»	ov. dr...	1er »	G.	
54	Machynleth..........	Dr Pratt..........	63	M.	»	ov. dr...	11 »	G.	
55	Birmingham..........	Dr Nelson	39	M.	»	2 ov.....	19 »	G.	
56	Birmingham	Mr Hallwright.......	22	M.	»	ov. g....	22 »	G.	
57	Derby..............	Mr Curgenven.......	50	V.	»	og .,v....	30 »		M.
58	Dambigh..........	Dr Turnour........	53	M.	»	ov. dr...	7 Déc...	G.	
59	Warwirck...........	Dr Tibbits.........	55	V.	»	ov. g....	16 »	G.	
60	Kingswinford	Dr Thomson........	57	M.	»	ov. dr...	19 »	G.	
61	Llandulas..........	Dr Wolstenholm.....	25	M.	»	ov. g....	24 »	G.	
							1882		
62	Dudby..........	L. T............	46	M.	Kyste parov.	....	11 Janv...	G.	
63	Birmingham	Mr R. Harmar......	32	M.	Kystome....	ov. g....	17 »	G.	

No	RÉSIDENCE.	MÉDECIN QUI SOIGNAIT LA MALADE.	AGE.	MARIÉE OU CÉLIBAT⁺ᵉ.	MALADIE.	OPÉRATION	DATE.	GUÉRISON.
64	Birmingham	Mʳ Leach	25	M.	Kyste parovarien.		17 Fév....	G.
65	Birmingham	Dʳ Drury	37	M.	»		3 Mars...	G.
66	Derby	Dʳ Carter Wigg	64	V.	Kystome	ov. g....	8 »	G.
67	Bromsgrove	Dʳ Wood	42	M.	»	2 ov....	10 »	G.
68	Birmingham	Mʳ Hollingshead	58	M.	»	ov. dr.	15 »	G.
69	Tipton	Dʳ Hickin	39	M.	»	2 ov....	17 »	G.
70	Whitchurch	Mʳ Groom	64	V.	»	2 ov....	19 »	G.
71	Bootle	D'Young	27	M.	»	2 ov....	22 »	G.
72	Nuneaton	Mʳ Nason	29	M.	»	2 ov....	23 »	G.
73	Derby	Dʳ Carter Wigg	52	M.	»	ov. dr.	24 »	G.
74	Birmingham	L. T	29	C.	»	2 ov....	25 »	G.
75	Birmingham	Dʳ Madden	33	M.	Fibrome	ov. dr.	5 Avril...	G.
76	Birmingham	Mʳ Waterson	17	C.	Kystome	ov. dr.	6 »	G.
77	Birmingham	Mʳ Hollinghead	42	M.	»	ov. g...	7 »	G.
78	Birmingham	Dʳ Edginton	38	M.	»	2 ov....	13 »	G.
79	Cheltenham	Dʳ Simmoms	50	V.	»	2 ov....	3 Mai....	G.
80	Walsall	Dʳ Oliver	28	M.	Kyste parovarien.		5 »	G.
81	Leicester	Dʳ Mariott	26	C.	Kystome		6 »	G.
82	Birmingham	Dʳ J. Taylor	67	M.	»	ov. g...	9 »	G.
83	Birmingham	Mʳ Leach	45	M.	»	ov. g....	12 »	G.
84	Bilston	Dʳ Smith	45	M.	»	ov. g....	12 »	G.
85	Leicester	Dʳ Cox-Hippisley	48	C.	»	2 ov....	15 »	G.
86	Lichfield	Mʳ J. Clay	28	C.	»	2 ov....	16 »	G.
87	Longton	Dʳ Dawes	56	V.	»	2 ov....	17 »	G.
88	Wednesbury	Dʳ Blackwood	49	M.	»	ov. g...	18 »	G.
89	Birmingham	Dʳ Hickinbotham	48	M.	»	2 ov....	23 »	G.
90	Sunderland	Dʳ Dixon	28	C.	»	2 ov....	27 »	G.
91	Dudley Port	Dʳ Price	34	M.	Kyste dermoïde.	ov. g...	30 »	G.
92	Stonehouse	Dʳ Watters	27	M.	Kyste parovarien.		7 Juin...	G.
93	Birmingham	L. T	27	C.	»		24 »	G.
94	Birmingham	Dʳ Bull	54	M.	Kystome	2 ov....	29 »	G.
95	Birmingham	Dʳ Hickinbotham	18	C.	»	ov. g...	29 »	G.
96	Bickenhill	Dʳ Quirke	50	C.	Kyste parovarien.		10 Juillet.	G.
97	Birmingham	Dʳ Drury	22	M.	Kystome	ov. g...	21 »	G.
98	Coleshill	Dʳ Jones	38	M.	»	ov. g...	28 »	G.
99	Willenhall	Dʳ Harthill	33	M.	»	ov. g...	29 »	G.
100	Llanrwst	Dʳ Jones	54	V.	Fibrome	ov. g...	5 Août...	G.
101	Birmingham	L. T	29	C.	Kystome	ov. g....	5 »	G.

PRATIQUÉES EN 1884 ET 1885. TOUTES LES FEMMES ONT GUÉRI.

N°	RÉSIDENCE	MÉDECIN QUI SOIGNAIT LA MALADE.	ÂGE.	MARIÉE OU CÉLIBATᵗᵉ.	MALADIE.	OPÉRATION	DATE.
							1884.
1	Tamworth.........	Dr. Fausset........	26	M.	Kystome.........	ov. g....	3 Janv.
2	Newport (Mon.)....	Dr. James.........	56	M.	»	ov. dr...	5 »
3	Birmingham.......	Dr. Smith.........	37	M.	Kyste parov....	....	7 »
4	Birmingham.......	L. T.............	53	M.	Kystome.........	ov. dr...	10 »
5	Smethwick........	Dr. Annie Clark....	32	M.	»	ov. dr...	12 »
6	Birmingham.......	L. T.............	55	M.	»	ov. dr...	15 »
7	Stafford.........	Mr. Weston........	31	C.	Kyste dermoïde...	ov. dr...	18 »
8	Hexham..........	Dr. Farmer........	30	M.	Abcès de l'ovaire.	ov. dr...	18 »
9	Oswestry........	Dr. Beresford.....	54	M.	Kyste parov.....	....	19 »
10	Birmingham.......	L. T.............	40	M.	Kystome.........	ov. dr...	2 Fév..
11	Birmingham.......	Dr. Sawyer........	59	M.	»	ov. dr...	14 »
12	Bilston.........	Dr. Larkin........	35	M.	»	ov. g....	14 »
13	Rugby..........	Dr. T. Duke.......	33	C.	»	2 ov....	28 »
14	Birmingham.......	Dr Simon.........	30	M.	»	ov. g....	10 Mars.
15	Birmingham.......	Dr. Craig........	37	M.	Kyste parov......	....	12 »
16	Birmingham.......	L. T.............	32	C.	»	....	13 »
17	Birmingham.......	Mr. Newton.......	34	M.	Kystome.........	ov. dr...	13 »
18	Aston...........	Mr. Hopkins.......	38	M.	»	2 ov....	20 »
19	Luton..........	Dr. Evans........	18	C.	Kyste parov.....	....	21 »
20	Birmingham,......	Mr. Pugh.........	27	C.	Kystome.........	ov. g....	26 »
21	Birmingham.......	Dr. Ward.........	29	M.	»	2 ov....	27 »
22	Birmingham.......	Dr. Hugh Thomas..	45	M.	»	ov. dr...	3 Avril.
23	Wolverhampton....	L. T.............	63	M.	»	ov. g....	10 »
24	Birmingham.......	Mr. Briggs.......	22	M.	»	ov. dr...	26 »
25	Birmingham.......	Mr. Euan Smith....	35	M.	Kyste parov......	....	3 Mai..
26	Birmingham.......	Mr. Harmar.......	22	C.	Kystome.........	2 ov....	3 »
27	Birmingham.......	Mr. Palmer.......	42	M.	»	ov. dr...	6 »
28	Derby..........	Dr. Bedford......	57	M.	»	ov. g....	8 »
29	Kidderminster.....	Dr. Colbourn......	27	C.	»	ov. g....	9 »
30	Manchester.......	Dr. Handford	23	C.	»	ov. g....	12 »
31	Birmingham.......	Mr. F. Hopkins....	40	M.	»	ov. dr...	13 »
32	West Bromwich....	L. T.............	51	M.	»	ov. dr...	13 »
33	Birmingham.......	L. T.............	43	M.	»	ov. g....	16 »
34	Leamington.......	Dr. Wyer.........	29	C.	»	2 ov....	24 »
35	Llantrissant......	Dr. Davies.......	48	M.	Kyste parov.....	ov. dr...	26 »
36	Bridgnorth.......	Dr. Thursfield.....	46	M.	Kystome,........	2 ov....	26 »
37	Aston...........	Mr. Whitcombe....	34	C.	Kyste parov.....	ov. dr...	27 »
38	Ross...........	Mr. Norman......	44	M.	Kystome	2 ov....	3 Juin.
39	Walsall.........	Dr. Sharp........	42	M.	»	2 ov....	12 »
40	Birmingham,......	L. T.............	36	M.	»	2 ov....	16 »
41	Leamington.......	Dr. Smith........	64	M.	»	2 ov....	20 »
42	Pershore........	L. T.............	28	C.	»	ov. g....	21 »
43	Birmingham.......	L. T.............	22	C.	»	2 ov....	27 »
44	Oswestry........	Dr. Aylmer Lewis..	33	M.	»	2 ov....	29 »
45	Birmingham.......	L. T.............	42	M.	»	2 ov....	2 Juillet
46	Coventry........	Dr. Fenton.......	29	C.	Kyste parov......	....	3 »
47	Leamington.......	Mr. Morris.......	27	M.	Kystome.........	ov. dr...	4 »
48	Birmingham.......	Mr. Gilbert Smith..	43	M.	»	2 ov....	7 »
49	Wrexham.........	Dr. Davies.......	20	C.	»	ov. dr...	21 »
50	Stonehouse	Dr. Walters......	51	M.	»	ov. g....	22 »
51	Wolverhampton...	Dr. Lycett.......	45	M.	»	2 ov....	22 »
52	Kidderminster.....	Dr. Waddell......	43	M.	»	2 ov....	26 »
53	Birmingham.......	Dr. Haynes.......	26	M.	»	2 ov....	28 »
54	Birmingham.......	Mr. Lawrence.....	22	C.	»	ov. g....	29 »
55	Oldham..........	Dr. Stanfield......	38	M.	»	2 ov....	10 Août.
56	Coventry........	Dr. Handford.....	37	C.	»	ov. g....	10 Oct..
57	Stourbridge......	L. T.............	35	C.	»	ov. dr...	13 »
58	Birmingham.......	Dr. Hoare........	27	M.	»	2 ov....	17 »
59	Birmingham.......	Mr. Harmar......	29	M.	Kyste parov......	....	20 »
60	Birmingham.......	Dr. Kenny.......	28	M.	Kystome,........	2 ov....	23 »
61	Birmingham.......	Dr. Hadley.......	41	M.	»	2 ov....	23 »
62	Birmingham.......	L. T.............	21	C.	Kyste parov,.....	....	31 »
63	Birmingham.......	Dr. Thomas......	28	M.	»	....	31 »
64	Birmingham.......	Mr. Green.......	50	M.	Kystome.........	ov. g....	10 Nov.
65	Kidderminster.....	Dr. Langford.....	63	M.	»	ov. dr...	20 »
66	Tipton	Dr. Price........	32	C.	»	2 ov....	23 »
67	Southport........	Dr. Craven.......	26	C.	»	2 ov....	29 »
68	Birmingham.......	L. T.............	27	M.	»	2 ov....	20 Déc.
69	Birmingham.......	L. T...	28	C.	»	2 ov....	23 »

N°	RÉSIDENCE	MÉDECIN QUI SOIGNAIT LA MALADE.	AGE.	MARIÉE OU CÉLIBATRE.	MALADIE	OPÉRATION	DATE
							1885.
70	Birmingham........	Mr. Lloyd.........	32	M.	Kystome..........	ov. g....	6 Janv.
71	Nottingham........	Dr. Elder..........	59	M.	»	ov. r'....	8 »
72	Birmingham........	Mr. Harmar.......	30	C.	»	ov. g....	17 »
73	Derby.............	Mr. Taylor,........	40	M.	Kyste parov......	....	23 »
74	Wellington.........	Dr. Glissan........	29	C.	Kystome..........	2 ov.....	3 Fév..
75	Melbourne........	Dr. Elder..........	34	C.	»	ov. g....	7 »
76	Leamington........	Dr. Tomkins......	70	C.	»	2 ov.....	11 »
77	Harrogate	Dr. Myrtle........	25	C.	Kyste parov......	....	16 »
78	Birmingham........	L. T.............	32	C.	Kystome..........	2 ov.....	19 »
79	Monmouth........	Dr. Woollett.......	16	C.	Kyste parov	....	2 Mars
80	Wolstanton........	Dr. Massingham....	60	M.	Kystome..........	ov. dr...	27 »
81	Evesham...........	Dr. Blake	34	C.	»	2 ov.....	14 Avril.
82	Leamington........	Dr. Jay............	30	C.	»	ov. dr...	17 »
83	Birmingham........	Dr. Hoffman.......	30	M.	»	2 ov.....	18 »
84	Burton-on-Trent....	Dr. Clements......	23	C.	»	ov. dr...	23 »
85	Ashby-de-la-Zouch.	Dr. Williams.......	23	M.	Abcès de l'ovaire.	ov. dr...	24 »
86	Birmingham........	Mr. Leech........	40	M.	Kystome..........	2 ov.....	28 »
87	Leamington........	Dr. Whitby........	43	C.	»	ov. dr...	2 Mai..
88	Ashby-de-la-Zouch.	Dr. Betts.........	33	M.	»	2 ov.....	14 »
89	Birmingham........	L. T.............	35	M.	»	2 ov.....	15 »
90	Birmingham........	Dr. Malins........	25	M.	Kyste parov......	....	15 »
91	Ludlow............	Mr. Brooks........	44	M.	Kystome..........	ov. dr...	26 »
92	Willenhall.........	Mr. Hartill.........	26	C.	»	ov. dr...	29 »
93	Bridgnorth........	Mr. Rhodes........	43	M.	»	2 ov.....	5 Juin.
94	Birmingham........	Dr. Parkes........	25	M.	»	ov. dr...	9 »
95	Birmingham........	L. T.............	27	M.	»	2 ov.....	16 »
96	Birmingham........	Mr. Nicholls.......	24	M.	»	2 ov.....	20 »
97	Burton-on-Trent....	Dr. Hooper........	25	M.	»	2 ov.....	21 »
98	Birmingham........	Mr. Hallwright.....	34	M.	»	ov. dr...	22 »
99	Birmingham........	Dr. Parkes	23	C.	»	2 ov.....	3 juillet
100	Thirsk............	Dr. Hartley........	53	M.'	Kyste parov......	énucléé..	14 »
101	Stourbridge	Dr. Pearson.......	14	C.	Kystome..........	ov. g....	18 »
102	Birmingham........	Dr. Phillips........	34	M.	Abcès de l'ovaire.	ov. dr...	20 »
103	Birmingham........	Dr. Shillito........	40	M.	Kyste parov......	....	20 »
104	Rugeley...........	Mr. Freer.........	50	C.	Sarcome Kystique..	ov. dr...	21 »
105	Birmingham........	Mr. Marriott.......	30	M.	Kyste parov......	....	23 »
106	Shrewsbury.......	Dr. Rigby........	36	M.	Kystome..........	ov. g....	25 »
107	Cheltenham	Mr. Cocks Johnson.	25	C.	»	2 ov.....	25 »
108	Birmingham........	L. T..............	31	M.	Kyste parov......	énucléé..	26 »
109	Birmingham........	Dr. Fitch..........	19	C.	Kystome..........	ov. dr...	28 »
110	Birmingham........	Mr. Hollinshead....	46	M.	»	ov. dr...	4 Août.
111	Hereford..........	Mr. Turner........	31	C.	»	ov. dr...	4 »
112	Birmingham........	Dr. Notley........	47	C.	Kyste parov......	énucléé..	7 »
113	Shifnal............	Mr. Stubbs........	46	M.	Kystome..........	ov. g....	19 »
114	Birmingham........	Mr. Hallwright.....	29	M.	Kyste parov......	....	25 »
115	Oldham............	Dr. Campbell......	35	M.	Kystome..........	2 ov.....	26 »
116	Birmingham........	L. T..............	25	C.	»	2 ov.....	2 Sept.
117	Birmingham........	Dr. Wilkes........	26	C.	»	ov. g....	14 »
118	Leicester.........	Dr. Clifton........	31	M.	Kyste parov......	énucléé..	18 »
119	Nottingham........	Dr. Elder.........	56	M.	Kystome..........	ov. dr...	21 »
120	Birmingham........	Dr. Williamson....	38	M.	»	ov. g....	25 »
121	Kidderminster......	Dr. Addenbrooke...	34	M.	Kyste parov......	énucléé..	28 »
122	Birmingham........	Mr. Hartley.......	35	M.	Kystome..........	2 ov.....	28 »
123	York	Mr. Shann........	31	M.	»	ov. g....	3 Oct.
124	West Bromwich....	Dr. Pitt...........	53	M.	»	ov. g....	12 »
125	Melbourne........	Dr. Shrady........	58	M.	»	ov. g....	13 »
126	Nottingham........	Dr. Elder.........	30	M.	»	2 ov.....	17 »
127	Ireland...........	Dr. Evans.........	18	C.	»	2 ov.....	19 »
128	Birmingham........	L. T..............	44	M.	»	2 ov.....	20 »
129	Birmingham........	L. T..............	37	C.	»	ov. dr...	23 »
130	Denbigh...........	Dr. Prichard.......	23	C.	»	ov. dr...	26 »
131	Coventry..........	Dr. Fenton........	27	M.	Kyste parov......	....	29 »
132	Birmingham........	L. T..............	33	M.	Kystome..........	2 ov.....	30 »
133	London............	Dr. Orwin.........	49	M.	»	ov. g....	12 Nov.
134	Redditch...........	Dr. Page..........	29	C.	»	ov. g....	14 »
135	Derby.............	Dr. Foulds........	47	M.	»	2 ov.....	20 »
136	Nottingham........	Dr. Bland.........	33	M.	»	ov. dr...	24 »
137	Birmingham........	Mr. Bull..........	20	C.	Abcès de l'ovaire.	ov. dr...	4 Déc..
138	Birmingham........	Mr. North.........	29	C.	Kystome..........	2 ov.....	5 »
139	Presteigne........	Dr. Debenham.....	52	M.	Kystome rompu...	ov. g....	7 »

Dans dix cas la tumeur avait subi la rotation axile et était gangréneuse.

CHAPITRE VI

DES PROGRÈS RÉCENTS QUI ONT ÉTÉ FAITS

DANS LA CHIRURGIE ABDOMINALE ET PELVIENNE

Dans un des premiers chapitres, en parlant de la pathologie de l'ovaire, j'ai eu l'occasion de faire remarquer que les progrès récents que nous avons faits dans la chirurgie pelvienne et abdominale nous avaient permis d'obtenir un grand nombre de renseignements sur les maladies de l'ovaire qui, autrefois, étaient hors de notre portée. On a dit avec raison que la plupart de nos nouvelles opérations, auxquelles je me propose de consacrer ici quelques pages, sont aussi bonnes que les autopsies pour les intérêts de la pathologie. Je tiens à dire qu'elles sont beaucoup meilleures, parce que nous pouvons comparer les caractères présentés par les organes malades avec l'histoire clinique complète que nous avons recueillie nous-mêmes et qui a justifié en partie l'opération, ce que nous ne pouvons jamais faire aux autopsies, en ce qui concerne du moins les ovaires et les trompes.

Dans le chapitre auquel je viens de faire allusion, je donne des détails sur quelques-uns des cas dans lesquels j'ai pratiqué des opérations que je regardais, il y a trois ou quatre ans encore, comme absolument injustifiables, mais que je considère aujourd'hui comme la conséquence légitime de l'augmentation de nos succès dans l'enlèvement des tumeurs de l'ovaire. Si M. Baker Brown avait continué à pratiquer l'ovariotomie pendant quelques années après 1867, il aurait rapidement abaissé la mortalité de 10 0/0, où il l'a laissée à 4 ou 5 0/0, qui est la mortalité à laquelle le Dr Keith et moi sommes maintenant arrivés, et nous aurions été de quinze ans en avance sur notre situation actuelle. A partir de 1867, comme je l'ai déjà dit, M. Spencer Wells exerça une influence considérable sur la conduite de l'ovatoriomie, influence due au hasard des circonstances, et avec sa mortalité de 25 0/0, il était impossible que la chirurgie abdominale fît de réels progrès. Personne ne pouvait se risquer à faire courir à une femme un danger aussi grand, à moins que sa vie ne fût nettement menacée : aussi reculait-on l'ovariotomie le plus longtemps possible ; on pratiquait des ponctions palliatives et autres maladresses ; mais ce qu'il y avait de pire, c'est que les maladies du bassin et de l'abdomen qui étaient justiciables du traitement chirurgical, mais qui ne menaçaient pas immédiatement et évidemment l'existence, étaient abandonnées à elles-mêmes, et les malades s'en allaient sans être guéries. Le Dr Thomas Keith termina celle période sombre en nous montrant comment il fallait s'y prendre pour pratiquer les opérations sur l'abdomen sans crainte et en faisant courir peu de risques à la malade, et c'est à lui que revient, dans une large mesure, l'honneur des progrès récents qui ont été accomplis dans la chirurgie abdominale, bien que je ne sache pas qu'il s'en soit beaucoup occupé dans sa pratique personnelle.

Pour ma part, j'ai aujourd'hui si peu de crainte en chirurgie abdominale, et mes résultats sur le terrain de la pratique qui, jusqu'à il y a trois ans, semblaient limités sans aucun espoir, ont été si splendides que je me hasarde à émettre la loi chirurgicale suivante : *dans tous les cas de maladie de l'abdomen ou du bassin dans lesquels la santé est détruite ou la vie menacée, et dans lesquels l'état de la malade n'est évidemment pas dû à une affection maligne, il faut faire une exploration de la cavité.* J'ai déjà publié un grand nombre de travaux à l'appui de cette proposition et je regarde quelques-uns d'entre eux comme assez importants pour être reproduits à la fin de ce chapitre.

DE L'ENLÈVEMENT DES ANNEXES DE L'UTÉRUS

En octobre 1871, M. Hallwright, de Summer Hill, Birmingham, me demanda de voir avec lui une femme, âgée de quarante-deux ans, qui souffrait depuis plusieurs années de douleurs violentes dans le bassin, principalement du côté gauche, douleurs qu'elle rapportait très nettement au siège de l'ovaire, et qui étaient accompagnées de divers symptômes réflexes, dont le plus marqué était une aphonie complète et persistante. Elle avait été soignée depuis plusieurs années par M. Hallwright et d'autres, sans le plus léger soulagement. Nous trouvâmes l'ovaire gauche volumineux et très sensible, déplacé en bas, en arrière de l'utérus, et si on pressait si peu que ce fût sur lui on déterminait une douleur très caractéristique; elle ressentait cette douleur en allant à la garde-robe. Après avoir vu la malade pendant quelque temps, et après y avoir réfléchi, je me hasardai à soumettre à mon collègue l'idée que l'enlèvement de l'ovaire la guérirait probablement. Je reconnaissais toute la gravité de la proposition, car je n'avais aucune crainte que ses souffrances pussent la faire mourir, et elle n'avait plus que six à huit ans à vivre pour que la ménopause lui apportât la guérison; mais M. Hallwright et moi nous pensâmes qu'il était préférable pour elle d'être débarrassée de ses souffrances pour cette période, même au risque de la vie, que de continuer à vivre à charge à elle-même et à son entourage. La malade et ses amis furent du même avis lorsque je leur eus expliqué ce qu'il en était, et l'opération fut décidée. Avec l'aide de M. Hallwrigth et de M. Bennett May, je la pratiquai le 11 février 1872 et je trouvai l'ovaire non adhérent, de la grosseur d'un œuf de pigeon et rempli d'une matière épaisse, grumeleuse, que je pris, un moment, pour la graisse d'un kyste dermoïde. Un examen plus attentif m'a depuis conduit à croire que c'était un abcès chronique, car il n'y avait pas trace de tissu entassé dans les parois, ni de cheveux, ni de dents, etc... qui caractérisent les tumeurs dermoïdes. Autant que je sache, c'est là la première observation chirurgicale d'enlèvement d'un ovaire non développé pour cause de douleur qui ait été publiée. La malade guérit rapidement et complètement, et depuis lors elle n'a jamais plus souffert dans le bassin. La voix est revenue, et elle a aujourd'hui sa puissance normale. Elle est atteinte maintenant d'une affection assez obscure qui a raidi ses articulations et l'a rendue boiteuse, mais tous les symptômes qui existaient avant l'ovariotomie sont complètement et définitivement guéris.

Le succès que j'ai obtenu dans ce cas me donna l'idée que je pourrais peut-être guérir par l'enlèvement des ovaires d'autres affections pouvant mettre la vie en danger, notamment l'hémorragie menstruelle due au myome utérin. Tout le monde sait combien ce symptôme est tenace, combien il est rare qu'il cède au traitement thérapeutique le plus énergique, et combien on a préconisé d'expédients chirurgicaux en vue de le faire disparaître, énucléation de la tumeur, hystérectomie, etc..., dont la plupart ont dû être abandonnés parce que la mortalité était si élevée que les opérations en devenaient absolument injustifiables. Le Dr Mathews Duncan et le professeur Gusserow estiment que l'énucléation donne une mortalité de 50 0/0, et l'hystérectomie de 70 0/0. Dans ma pratique, la mortalité pour l'énucléation a été beaucoup plus élevée, en sorte que j'y ai renoncé, et je n'hésite pas à dénoncer cette opération comme injustifiable, en raison de ses dangers. On peut encore lui faire une objection, c'est que les tumeurs se développent de nouveau ; c'est du moins ce qui s'est passé dans les trois cas ou j'ai fait l'énucléation avec succès. Il est aussi démontré que la division du col est une opération absolument inutile, et même, dans les cas où elle a donné quelque soulagement, il n'a guère duré. Il est également prouvé que les injections hypodermiques d'ergotine et les injections d'astringents et de styptiques dans l'utérus sont inutiles et très dangereuses, surtout les dernières, car j'ai eu trois cas de mort sur dix ou onze. Cependant dans ces cas, il faut faire quelque chose, car l'hémorragie est très souvent mortelle et même, lorsqu'il n'en est pas ainsi, elle détruit complètement la santé et ne permet plus aux malades de jouir de la vie.

Dans une récente discussion sur ce sujet, qui eut lieu au Congrès médical international de Londres, le Dr Mathews Duncan émit l'opinion étonnante que les cas de ce genre guériraient parfaitement bien si on les abandonnait à eux-mêmes, et n'exigeaient pas une intervention dangereuse ; il rapporte, cependant sans la condamner, la haute mortalité dont j'ai parlé dans les cas d'énucléation et d'hystérectomie.

Je me souviens très bien du premier cas de mort par hémorragie menstruelle dont j'ai été témoin et qui fut due à un myome; c'était dans la pratique du Dr Mathews Duncan, alors que j'étais élève à l'*Edinburgh Infirmary*, en 1862. Le cas est resté dans ma mémoire parce que j'ai fait l'autopsie de la malade et que j'ai porté la tumeur au Dr Duncan. Depuis lors, j'ai vu beaucoup de morts produites par cette cause. Mais alors même qu'il ne mourrait que quelques malades, leurs souffrances sont vives, ne peuvent être soulagées et ce sont des invalides pour la vie. Pour le démontrer, je ne puis mieux faire que de citer une lettre du Dr Law Webb, au sujet d'une malade chez laquelle j'ai récemment pratiqué, avec succès, une opération comme celle dont nous parlons, pour une tumeur qui s'était développée après l'enlèvement d'autres tumeurs par énucléation : « Lorsque j'allai la voir pour la première fois (Ironbridge, Salop) miss F. était une des impotentes de la ville, et il y avait déjà plusieurs années (1870) qu'elle avait perdu la santé. Je l'ai vue à de courts intervalles depuis plus de neuf ans. A chaque époque mensuelle, elle a une hémorragie abondante, qui dure quelquefois pendant quinze jours. Le traitement agissait si peu qu'habituellement elle ne me faisait chercher que lorsque la perte était par trop abondante ou lorsque son état d'anémie alarmait ses amis. La vie lui a certainement été à charge pendant au moins dix ans, car pendant plus de la moitié du temps elle a été malade et couchée (1). » On pourrait appliquer cette description graphique à un grand nombre de cas, et si notre art doit s'arrêter en face d'eux, alors que nous avons entre les mains leur guérison complète, à quoi peut-il donc nous servir? On pourrait très bien répondre au Dr Duncan que nous aurions un intérêt pécuniaire à maintenir nos malades en état de mauvaise santé chronique, alors qu'elles pourraient être promptement guéries; que le danger que fait courir à la vie de la malade la pratique de cette opération n'est pas un argument qu'on puisse lui opposer; ou, du moins, que ce serait un argument aussi fort contre toute espèce de traitement

---

(1) L'observation détaillée sera donnée plus loin.

médical et chirurgical, et qu'il serait également logique de l'opposer aux voyages en chemin de fer. Le seul effet de ce dire doit être de réduire la mortalité au point de disparaître presque complètement et je suis convaincu qu'on peut y arriver.

J'ai dit que le succès que j'avais obtenu chez la malade du Dr Hallwrigt m'avait conduit à en généraliser le principe, et le 1er août 1872, j'enlevai les deux ovaires pour arrêter une hémorragie menstruelle intarissable chez une femme âgée de quarante ans, que je soignais depuis plusieurs mois. J'obtins un succès complet et j'ai appris en 1874 que la malade était vivante et bien portante. L'idée de l'enlèvement d'ovaires non développés était venue aussi à l'esprit de deux autres chirurgiens à peu près vers le même moment où elle vint au mien, car le 27 juillet 1872, cinq jours avant mon second cas, le professeur Hegar de Fribourg enlevait les deux ovaires pour une névralgie, opération suivie de mort; et le 17 août de la même année, le Dr Battey, de Rome, Ga., opérait avec succès une malade qui présentait des symptômes sérieux et complexes. Le Dr Battey fut le premier à publier son cas et à défendre sa manière de faire (*Atlanta medical Journal, september* 1872), tandis que je me contentais de discuter le principe de l'opération dans mon Hasting's Essay on *Diseases of the Ovary*, en 1873.

Le Dr Battey, le premier, donna à l'enlèvement des ovaires non augmentés de volume le nom d'*ovariotomie normale*, ce qui est une grande erreur, car cela laissait supposer que nous nous proposions d'enlever des ovaires sains sous un prétexte léger ou insuffisant, alors qu'à très peu d'exceptions près, dans tous les cas les organes sont malades. Cette phrase malheureuse a été une grande pierre d'achoppement, et a excité beaucoup d'opposition de la part des médecins et du public dont la chirurgie abdominale et ceux qui la pratiquent ont considérablement souffert. Les expressions *castration* et *castration des femmes*, (Hegar), sont également inadmissibles pour la même raison, d'autant plus qu'en ce qui concerne du moins ma pratique, elles ne traduisent pas les faits de l'opération. Le Dr Marion Sims a essayé de lui donner le nom d'*opération de Battey;* mais cela ne peut être, pour un très grand nombre de raisons. Le Dr Sims la compare à l'*opération d'Amussat*, ou à l'*amputation de Syme*, et invoque l'autorité du précédent ; mais il n'y a aucun parallèle à établir entre ces cas, car dans l'une et l'autre de ces opérations, le manuel opératoire est bien réglé et ne varie pas en pratique, tandis que, dans l'opération dont je parle en ce moment, les détails varient à l'infini, et il en est presque de même des principes d'après les-quels les opérations sont pratiquées. Le champ d'une opération exécutée uniquement en vue d'*amener la ménopause*, pour citer la définition que le Dr Battey a donnée du but qu'il se propose, doit être bien limité, et ma propre expérience, dans ce cas, serait vague et indéfinie, et mes conclusions douteuses. Mais, ni le professeur Hegar, ni le Dr Battey ne semblent avoir reconnu l'importance des trompes dans ces cas, ni avoir songé à leur enlèvement dans les cas d'occlusion et de distension. C'est là une extension de la chirurgie pelvienne qui m'appartient entièrement.

J'ai aussi à faire une objection très forte à l'invention pédan-tesque du mot *oophorectomy*. Cette expression peut s'appliquer à l'enlèvement d'un kystome ovarien aussi bien que l'expression *opération de Battey*. D'après ce que j'ai vu, j'en suis arrivé à la conclusion que l'enlèvement des trompes de Fallope est plus important que l'enlèvement des ovaires, et dans le plus grand nombre de mes cas, cet enlèvement seul aurait pu suffire ; de fait, il en a été ainsi dans un certain nombre de cas. Par conséquent, si nous devions nous servir d'expressions grecques, je deman-derais à ce qu'on nommât l'opération *salpingotomie* ou *salpingo-oophorectomy*, ou *prosthekotomy*, si cette pédanterie n'était pas ridicule ; mais je ne propose d'ajouter ni de réformer quoi que ce soit à notre nomenclature ordinaire. Lorsque j'enlève un ovaire, j'appelle l'opération *ovariotomie*, et en décrivant la maladie pour laquelle l'opération a été faite, je laisse chaque critique classer mes cas comme bon lui semble. Lorsque j'enlève les trompes malades, généralement mais non toujours, j'enlève les ovaires en même temps qu'elles, et dans ces cas, je donne à l'opération le nom d'*enlèvement des annexes de l'utérus*.

Afin d'établir une classification, je classe les opérations que j'ai pratiquées sur les annexes de l'utérus sous trois chefs : douleur, hémorragie intarissable, symptômes réflexes. Les opérations antérieures au moment où j'écris ont été publiées en détail, sauf quelques-unes des plus récentes, et il serait absolument impossible de les publier ici, de nouveau, en détails. J'ai soumis à la section obstétricale du Congrès international une liste de cas présentant des colonnes donnant la résidence et le nom des médecins qui soignaient la malade, de façon à pouvoir établir l'identité de chaque cas, si c'était nécessaire. La première critique qu'on fit à mon travail fut que ce que je disais n'était pas vrai, critique que personne n'a eu la hardiesse de faire en public, mais qui fut mise en circulation par quelques-uns de ceux dont j'attendais mieux.

La seconde critique fut que j'étais *un châtreur de femmes, que j'enlevais des ovaires sains chez des femmes bien portantes;* dire qui a été répété par un grand nombre de journaux médicaux, parmi lesquels il faut citer un organe aussi bien informé que la *Lancet!* Des ouvrages mêmes de gynécologie, comme celui de Hart et Barbour disent que *j'enlève les ovaires pour les hydrosalpingites et les pyosalpingites;* j'avoue que je commence à me fatiguer de discuter.

J'espère que c'est la dernière fois que je donne un démenti énergique à toutes ces affirmations dénaturées. Les principes de cette extension de la chirurgie abdominale sont en petit nombre et clairs, et je pense pouvoir les appuyer d'arguments satisfaisants.

La première classe de cas pour lesquels nous pouvons intervenir est la plus douteuse et certainement la plus restreinte; c'est celle à laquelle il faut réserver l'expression, *opération de Battey,* s'il faut s'en servir. Ce sont les cas dans lesquels il n'y a aucun signe physique d'une maladie pelvienne, mais où il y a des symptômes sérieux si intimement associés à la menstruation que nous sommes conduits à croire que l'arrêt de cette fonction peut guérir ou soulager la malade en amenant une *ménopause prématurée.*

Il est parfaitement évident que c'est là un champ extrêmement vague, qui peut être soit très limité, soit très étendu. J'ai eu tant de doute à ce sujet que je l'ai limité à une seule maladie bien prononcée, à l'épilepsie.

Il n'est pas difficile de reconnaître l'épilepsie vraie, et on remarque que presque toutes les femmes épileptiques sont plus malades pendant la semaine des règles. Chez quelques malades,

les accès ne se produisent que pendant la période menstruelle :
on dit alors que c'est de l'*épilepsie menstruelle*. On m'a envoyé
un grand nombre de cas de ce genre pour que je pratique l'opération; mais je ne l'ai exécutée que cinq fois, dans des cas où la
maladie avait résisté à tous les autres traitements, où l'intelligence de la malade était atteinte et où elle ne pouvait plus
être utile à la société, son existence étant même menacée. J'en
ai rapporté un cas dans un autre chapitre (p. 140 et suiv.), et d'autres ont été publiés. Les cinq malades ont guéri et sont encore
vivantes.

La seconde fois que j'opérai, c'était sur une jeune fille âgée
de dix-huit ans, qui était idiote de naissance et chez laquelle
une épilepsie menstruelle très violente s'était développée au moment de l'apparition des règles. Pendant les quelques mois qui
précédèrent l'opération, elle avait été si malade durant la période
menstruelle, qu'elle avait exigé les soins constants de deux médecins, et M. Green, le directeur de l'asile dans lequel elle était
pensionnaire, était absolument convaincu qu'elle en mourrait à
bref délai. Je l'opérai le 9 mai 1880 : la menstruation s'arrêta
complètement et l'épilepsie disparut. Elle est encore pensionnaire
à l'Asile Borough à Birmingham, et elle est tout à fait docile.
Elle est plus bruyante et plus loquace au moment de ses règles,
et, de temps en temps, elle a une attaque de *petit mal;* mais ses
attaques violentes d'épilepsie ont absolument disparu, et elle est
toujours dans le même état depuis deux ans et demi.

Dans le troisième cas, la malade n'eut pas d'accès pendant
environ six mois, et ils reviennent maintenant de temps en temps,
en sorte que je crains d'avoir dans ce cas un insuccès, bien que
l'opération ait complètement arrêté la menstruation.

Le quatrième et le cinquième cas sont trop récents pour que je
puisse exprimer une opinion sérieuse. Dans les deux cas, la
menstruation a complètement cessé; mais les accès n'ont pas disparu. Dans le cinquième, le Dʳ Knipe m'écrit que la malade
en a été très améliorée. On peut voir, d'après cela et par le fait
que j'ai suspendu, quant à présent, toute nouvelle tentative d'opération dans les cas de ce genre, que je ne suis pas très partisan
de l'*opération de Battey.* Les résultats, en ce qui concerne la guérison des malades, ont été assez satisfaisants. L'enlèvement des

annexes de l'utérus, dans .ces cas, est l'opération la plus facile du monde et ne doit jamais être mortelle. Les résultats secondaires sont incertains, et je ne suis pas disposé, dans l'état actuel de l'opinion médicale, à engager, pour le moment, mon œuvre dans d'autres directions en la discutant de nouveau. La question de savoir s'il faut opérer dans cette classe de cas neurasthéniques, dans lesquels les symptômes sont tous subjectifs et les signes physiques négatifs, doit être réservée pour une discussion ultérieure, et je ne possède pas de matériaux qui me permettent de la résoudre.

L'enlèvement des tumeurs de l'utérus pour arrêter l'hémorragie intarissable offre un champ très satisfaisant, comme je l'ai déjà montré (p. 152 et 200.). Les dangers résultant de l'opération sont minimes, ainsi qu'on pourra le voir plus loin.

Pour les petites tumeurs, on a le choix entre l'enlèvement des annexes de l'utérus et l'énucléation ; la première opération est beaucoup plus sûre, et offre une sécurité contre le retour de la maladie que ne donne pas l'énucléation. Lorsque la tumeur est volumineuse, dans la grande majorité des cas on a le choix avec l'hystérectomie ; mais l'enlèvement des annexes a une mortalité beaucoup moindre. Presque toujours, l'opération arrête à la fois l'hémorragie et le développement de la tumeur, et fort souvent celle-ci se ratatine et disparaît complètement. Lorsqu'elle ne disparaît pas, l'opération peut constituer le premier temps de l'hystérectomie, quoique je ne l'aie jamais pratiquée dans ce but. Dans la plupart des cas, l'hémorragie est naturellement le symptôme dominant ; mais assez souvent, la douleur et la gêne seules ont justifié l'opération. Le fait qui s'est passé, il y a quelques jours dans mon cabinet en est un exemple frappant ; il montre aussi qu'il ne faut pas s'arrêter dans la voie du progrès et qu'on doit en poursuivre les applications aussi loin que possible, pour le soulagement de l'humanité souffrante.

Deux dames d'une ville du Nord étaient introduites par mon domestique. C'étaient assurément deux sœurs. L'une avait une figure terriblement anémique, tandis que l'autre avait toutes les apparences d'une santé robuste. Elles étaient âgées de trente-huit et trente-six ans ; à ma grande surprise, ce fut la plus jeune, celle qui paraissait bien portante, qui se dit être la malade. Elle était venue me consulter pour une tumeur abdominale, qui était un myome mou, atteignant presque l'apophyse ensiforme. Pendant que je l'examinais, la sœur aînée devint si malade que je dus lui donner un stimulant et la faire sortir de la pièce. Après mon entrevue avec la jeune sœur, l'aînée demanda une consultation bien que ce ne fût pas son intention en venant chez moi. Je trouvai à l'examen un petit myome saignant, pour lequel elle avait été traitée, par un de nos plus éminents gynécologistes, par les toxiques et les pessaires pendant plusieurs années sans le plus léger bénéfice. La plus jeune avait vu beaucoup de spécialistes, qui avaient été d'avis d'abandonner la tumeur à elle-même ; j'avais donc, dans mon cabinet, en même temps deux femmes, sœurs, qui toutes deux étaient en train de mourir d'une maladie qu'on dit n'être à aucun degré mortelle, moins mortelle que les opérations pratiquées pour sa guérison, constituant simplement en fait « *une masse intra-utérine n'ayant aucune conséquence* » !

A mon avis, ces deux femmes étaient des exemples de l'état d'ignorance professionnelle et de préjugé qui est une honte par le temps où nous vivons, étant donné l'état d'avancement où sont arrivés l'art et la science chirurgicale. Je vais montrer pourquoi je pense qu'on aurait dû enlever les annexes de l'utérus chez ces deux femmes, plusieurs années avant qu'elles vinssent me voir.

Ces deux femmes sont des exemples parfaits des façons différentes dont tuent les myomes utérins : l'aînée par épuisement sanguin et l'autre par le développement rapide d'une tumeur mortelle. Ni l'une ni l'autre, en raison de leur histoire antérieure, n'aurait pu vivre plus de cinq ans, si on les avait abandonnées à elles-mêmes, et toutes deux, par suite du retard apporté à l'emploi des moyens propres à les guérir, se sont trouvées exposées aux plus grands dangers lorsqu'on est arrivé à les employer.

Le premier point de ma thèse est de montrer que l'enlèvement des annexes de l'utérus dans les cas dangereux, lorsqu'il est bien pratiqué, n'est pas une opération mortelle, que c'est une opération présentant à peine une mortalité, même lorsque les tumeurs sont volumineuses, et lorsque les malades sont sur le point de mourir d'hémorragie. Je joins ici une liste de cinquante-huit cas que j'ai opérés depuis le mois de janvier 1884, sans une seule mort; et je choisis cette période, non pas parce que j'ai eu une mortalité élevée avant cette époque, mais parce que ce sont les derniers cas que j'ai opérés et qui n'ont pas encore été publiés en détail. Les séries publiées avant la fin de 1883 comprenaient cinquante cas d'enlèvement des annexes de l'utérus pour myomes, avec deux morts, en sorte que si on réunit les deux statistiques, on a cent huit cas avec deux morts, et je pense que la mortalité réelle de l'opération entre des mains expérimentées n'est pas plus de un pour cent. Des critiques hostiles se sont plu à rassembler mes premiers cas dans lesquels la mortalité a été de près de 25 0/0 ; mais je n'ai pas besoin de dire que, quand j'ai commencé à pratiquer cette opération, j'ai eu à supporter le poids des bévues inséparables de l'ignorance, bévues qui ont aidé non seulement à corriger ma manière de faire, mais encore celle des autres qui sont venus après moi, et qui ont oublié de me faire honneur des résultats meilleurs que mes malheurs leur avaient permis d'obtenir.

Les tumeurs pour lesquelles ces opérations ont été pratiquées ont varié de volume ; les unes ne dépassaient pas la grosseur d'une orange, d'autres remontaient notablement au-dessus de l'ombilic. La liste qu'on vient de voir prouve certainement que c'est une opération sûre. Il me faut démontrer maintenant la seconde partie de ma thèse, que ses résultats sont satisfaisants et persistants, de façon à pouvoir la recommander avec confiance pour soulager les souffrances et sauver la vie des malades.

L'idée de cette opération me vint en 1871 ; mais, comme je l'ai dit plus haut, ce ne fut que le 1er août 1872 que je la mis à exécution. Hegar de Fribourg eut la même idée et la mit à exécution le 27 juillet 1872. Le 24 mai 1881, je lus un mémoire sur mes trente premiers cas d'opération à la *Royal Medical and Chirurgical Society*, mais ce que j'avançai ne provoqua que de l'incrédulité, et ce corps conservateur ne jugea même pas mon mémoire digne d'être publié. Je reçus leurs remercîments compassés sans émotion et j'envoyai mon mémoire en Amérique, où il fut publié dans l'*American Journal of Medical Science* de janvier 1882 ; et, dans le Nouveau-Monde, il reçut l'attention que je savais qu'il méritait. Je puis parler aujourd'hui avec calme de

N°	RÉSIDENCE	NOM DU MÉDECIN QUI SOIGNAIT LA MALADE	AGE.	MARIÉE OU CÉL.ᵉ	DATE.	HOPITAL	EN VILLE
1	Darlaston.	Dr Totherick.	30	M.	20 fév. 1884.	H.	
2	Monmouth.	Dr Marsh.	38	M.	21 fév. »	H.	
3	Leicester.	Dr Clifton.	3	C.	29 fév. »	H.	
4	Leeds.	Dr Hunter.	47	M.	2 mars »		V.
5	Birmingham.	Dr Ward.	29	M.	27 mars »		V.
6	Birmingham.	Dr Wilson.	37	M.	28 mars »		V.
7	Cannock.	Mr Blackford.	33	C.	5 avril »		V.
8	Kidderminster.	Mr Holyoake.	46	M.	9 avril »		V.
9	Kendal.	Mr Green.	30	M.	18 avril »		V.
10	Wolverhampton.	Dr Underhill.	40	M.	22 avril »	H.	
11	Ripley.	Mr Allen.	42	M.	23 avril »		V.
12	Leamington.	Dr Smith.	44	M.	25 avril »		V.
13	Leamington.	Dr Thursfield.	40	M.	26 avril »		V.
14	Hereford.	Mr Vevers.	40	M.	16 mai »		V.
15	Birmingham.	Dr Wilson.	39	M.	17 mai »		V.
16	Newport-Mon.	Dr Davies.	44	M.	30 mai »	H.	
17	Ross.	Mr Norman.	44	M.	3 juin »		V.
18	Birmingham.	L. T.	37	C.	6 juin »		V.
19	Bromyard.	Mr Horton.	36	M.	9 juillet »		V.
20	Nottingham.	Mr Evan Smith.	46	M.	10 juillet »		V.
21	Wolverhampton.	Dr Lycett.	45	M.	22 juillet »		V.
22	Sutton-Surrey.	Mr Benson.	48	C.	31 juillet »	H.	
23	London.	Dr Armitage.	44	C.	4 octob. »		V.
24	Llantrissant.	Dr Davies.	46	M.	15 octob. »		V.
25	Birmingham.	L. T.	39	M.	21 octob. »		V.
26	Coventry.	Dr Partridge.	30	M.	3 nov. »		V.
27	Walsall.	L. T.	42	M.	10 nov. »	H.	
28	Brighton.	Dr Bluett.	35	C.	12 nov. »		V.
29	Nottingham.	Dr Howitt.	41	M.	13 nov. »		V.
30	Manchester.	Dr Lee.	38	M.	17 nov. »	H.	
31	Birmingham.	L. T.	43	M.	25 nov. »		V.
32	Birmingham.	L. T.	42	M.	12 janv. 1885.		V.
33	Cheltenham.	Dr Cardew.	33	C.	23 janv »		V.
34	Wakefield.	Mr Hatter.	42	M.	26 janv. »		V.
35	Birmingham.	Mr Leech.	35	M.	10 fév. »		V.
36	Nottingham.	Mr Evan Smith.	44	M.	14 fév. »		V.
37	Tamworth.	Dr Ruston.	43	M.	17 mars »		V.
38	Oswestry.	Mr Cartwright.	50	M.	20 mars »	H.	
39	Leicester.	Dr Clifton.	28	M.	30 mars »		V.
40	Newport-Mon.	Dr Thomas.	47	M.	14 avril »		V.
41	Evesham.	Dr Gibbs Blake.	34	C.	14 avril »		V.
42	Birmingham.	Dr O.-W. Barratt.	44	M.	24 avril »	H.	
43	Birmingham.	Dr Hoare.	45	M.	11 mai »		V.
44	Shifwal.	Dr Mayer.	39	M.	23 mai »		V.
45	Birmingham.	Dr Newton et Alldridge	34	M.	1er juin »	H.	
46	Redditch.	Mr Mathews.	59	M.	11 juin »	H.	
47	Birmingham.	Mr Harmar.	36	M.	12 juin »		V.
48	Wolverhampton.	Dr Scott.	36	M.	25 juin »		V.
49	Ireland.	Dr Barnardo.	34	M.	26 juin »		V.
50	Birmingham.	Mr Prosser.	32	M.	27 juin »	H.	
51	Leicester.	Mr Griffiths.	47	M.	4 juillet »		V.
52	Salop.	Dr Mc. Carthy.	42	M.	7 juillet »	H.	
53	Birmingham.	Mr Whitcombe.	33	M.	8 juillet »		V.
54	Oswestry.	Dr Lewis.	36	M.	8 juillet »		V.
55	Oxford.	Dr Tuckwell.	35	M.	14 juillet »		V.
56	Dawley-Salop.	Dr Soame.	47	M.	17 juillet »		V.
57	Smethnick.	Dr Jackson.	44	M.	17 juillet »		V.
58	Rugby.	Dr Duke.	46	M.	21 juillet »	H.	

NOTA. — Toutes ces malades ont guéri.

l'action de la Société de Londres ; mais, sur le moment, j'en ai éprouvé beaucoup d'amertume.

La liste que je vais donner comprend mes cinquante premiers cas d'opération qui ont été suivis de guérison, ainsi que des renseignements détaillés sur les résultats obtenus jusqu'à la date la plus éloignée où j'ai pu obtenir des informations. Pour quelques cas, je suis seul responsable des renseignements, car ils ont été obtenus dans des entrevues personnelles avec les malades; mais dans tous les cas où cela a été possible, l'observation a été rédigée d'après les données fournies par le médecin qui m'avait envoyé la malade pour que je l'opère, ou qui a partagé avec moi la responsabilité du cas, ou qui lui a donné ses soins depuis l'opération. A propos de quelques-uns des cas les plus remarquables, ou à propos des traits les plus saillants, j'ai fait de brefs commentaires; mais, en général, j'ai laissé les faits parler d'eux-mêmes.

Observation I. — J'ai soigné J. H., âgée de quarante ans, pendant un an pour une hémorragie épuisante, due à un myome occupant le bassin. Le 1er août 1872, j'enlevai les annexes et la malade guérit. Elle vint résider, peu de temps après son opération, à Cheltenham et à ce moment je la perdis de vue ; mais en 1874 j'en entendis parler à Bristol, puis à Londres et, en 1882 elle était à Birmingham où je la vis en parfaite santé. Elle n'a jamais été réglée depuis l'opération et la tumeur a certainement diminué de volume.

Observ. II. — E. C., âgée de quarante ans, me fut confiée par feu M. Giles de Stourbridge. Elle souffrait depuis des années de ménorragies dues à un myome qu'on pouvait sentir au-dessus du détroit supérieur du bassin. J'enlevai les annexes le 22 mai 1873. J'ai vu la malade en 1876 et elle m'assura qu'elle avait été réglée régulièrement pendant quelques mois après l'opération, mais que les règles avaient cessé tout à coup et n'avaient plus reparu. La tumeur avait diminué de volume. La malade habite aujourd'hui en Amérique.

Observ. III. — Leamington, Dr Tomkins ; quarante-sept ans, mariée, opérée le 18 octobre 1879. — « Worcester, 14 juillet 1885, Mon cher Tait. — Je n'ai pas vu Mme..... pendant ces trois dernières années; mais d'après ce que j'ai entendu dire

je crois que les résultats de l'opération ont été absolument satisfaisants. L'hémorragie a cessé et la tumeur a considérablement
diminué, mais je ne puis dire si elle a entièrement disparu. Depuis l'opération, elle a joui d'une excellente santé, et elle n'est
plus l'impotente qu'elle était avant que vous lui enleviez les
annexes. Je suis ..... George-William Crowe. »

Observ. IV. — Stafford, Dr Tylecote ; cinquante-deux ans, mariée, opérée le 30 novembre 1879. — « Great Haywood, Stafford,
14 juillet 1885. — Cher M^r. Tait. — Je suis sûr que vous serez heureux d'entendre parler de Mme.... qui était si affaiblie par les attaques répétées d'hémorragie utérine qui, en plusieurs occasions,
avaient failli amener sa mort, et chez laquelle vous avez pratiqué
il y a six ans l'opération de l'enlèvement des annexes de l'utérus ; elle est aujourd'hui en très bonne santé, capable de prendre
de l'exercice et de mener une vie très active. En fait, elle fait
remonter son retour graduel à la santé et à une existence utile
au jour de son opération en 1879. Quant aux bons résultats de
l'opération ils ne peuvent faire question et nous vous en sommes
très reconnaissants. Croyez-moi, etc. E. T. Tylecote. »

Observ. V. — Walsall, M. J. Clay ; trente-quatre ans, mariée, opérée le 13 janvier 1880. — La tumeur dans ce cas a presque entièrement disparu ; on sent le fond de l'utérus un peu plus volumineux
qu'à l'état normal, alors que la tumeur dépassait primitivement
l'ombilic, et, pour pouvoir enlever les annexes, j'ai dû faire une
incision de près de 15 centimètres de long, dont la cicatrice a
encore 12 centimètres. Elle a continué à être réglée depuis
l'opération et de temps en temps la perte est assez abondante.

Observ. VI. — Southport, Dr Elias ; quarante-huit ans, célibataire, opérée le 17 janvier 1880. — Ce cas a été publié en détail. La malade mourut six mois après l'opération de cancer de
l'utérus. L'opération arrêta complètement la menstruation.

Observ. VII. — Cinquante-deux ans, célibataire, opérée le
10 mars 1880. — Cette malade n'a jamais été réglée depuis l'opération et a mené, depuis l'achèvement de sa convalescence, une vie
très active ; elle jouit aujourd'hui d'une parfaite santé. Elle est la
sœur de son médecin, c'est pour cela que je trouve inutile de
donner d'autre témoignage et de la nommer.

Observ. VIII. — Leicester, Dr Clifton ; quarante-deux ans,

célibataire, opérée le 7 avril 1880. — Cette malade n'a pas été
réglée depuis l'opération, et elle est aujourd'hui en bonne santé.
Je l'ai vue le 11 juillet 1882; je l'ai examinée soigneusement
et je n'ai pu découvrir aucune trace de la tumeur.

Observ. IX. — Chasetown, Dr Clarke; trente-neuf ans, mariée,
opérée le 22 avril 1880. — J'ai vu cette malade le 6 février
1884; elle n'a jamais été réglée depuis l'opération, et à l'examen on ne peut découvrir la moindre trace de la tumeur, bien que
primitivement elle remplît complètement le bassin.

Observ. X. — Solihull, Dr Insull; quarante-six ans, célibataire, opérée le 8 mai 1880. — La difficulté d'enlever les annexes
dans ce cas fut si grande qu'on dut faire sortir la tumeur à travers une incision s'étendant à plus de 7 centimètres au-dessus de
l'ombilic, et on rencontra une grande difficulté à remettre la tumeur dans sa position. Le 8 septembre 1881, la malade était parfaitement bien portante, elle n'avait jamais été réglée depuis l'o-
pération, et la tumeur n'avait plus que le tiers de son volume
primitif, car elle ne remontait pas à plus d'à moitié chemin entre
le bassin et l'ombilic. Cette malade a toujours été une femme
faible d'esprit et est aujourd'hui soignée dans une maison d'aliénées.

Observ. XI. — Birmingham, Dr Drummond; quarante-neuf
ans, mariée, opérée le 17 août 1881. — Le Dr Drummond m'a
dit, le 28 mai 1881, que cette malade était en parfaite santé,
et qu'elle n'avait jamais été réglée depuis l'opération. Je n'ai pas
pu la retrouver depuis.

Observ. XII. — Coventry, Dr Fenton; quarante-sept ans, mariée,
opérée le 1er septembre 1880. — J'ai vu cette malade pour une
autre raison en juin 1885. Elle n'a jamais été réglée depuis
l'opération, et la tumeur a complètement disparu.

Observ. XIII. — Stourbridge, Dr H. Smith; cinquante ans, célibataire, opérée le 2 septembre 1880. — « Stourbridge, 22 juillet
1885.—Cher monsieur Tait.—Votre malade, miss... est aujourd'hui
capable de faire de courtes promenades et de se rendre parmi les
pauvres de la paroisse; avant l'opération, elle n'avait pas quitté sa
chambre depuis onze ans. Elle peut même, de temps en temps,
aller à l'église. Je reste votre... H. Hammond Smith. »

Observ. XIV. — Bloxwich, Dr Somerville; trente-cinq ans, mariée, opérée le 20 octobre 1880. — « Highfield, Bloxwich, 14 juillet 1885. — En réponse à votre demande au sujet de Mme.... je suis heureux de pouvoir vous dire qu'elle est en parfaite santé ; comme elle est la femme d'un boucher, qu'il y a beaucoup d'ouvrage à faire dans la boutique, du lundi matin au samedi soir, et qu'on ferme à onze heures du soir, je puis dire en toute sûreté, que pendant l'année qui vient de s'écouler elle a énormément travaillé, et il serait peut-être difficile de trouver deux hommes capables d'en faire autant ; en sorte que je pense n'avoir pas besoin de faire de commentaires sur son cas. Votre... J.-H. Somerville. »

Observ. XV. — Birmingham, M. J.-W. Taylor ; quarante-quatre ans, célibataire, opérée le 18 décembre 1880. — « 15 juillet 1885. Mon cher monsieur Tait. — Quand j'ai vu miss... pour la dernière fois, elle était complètement guérie ; elle n'avait pas eu d'hémorragie depuis longtemps et le myome avait pratiquement disparu. Votre J.-W. Taylor. »

Observ. XVI. — Coventry, Dr Plawmann ; mariée, opérée le 13 janvier 1881. Elle est en parfaite santé, elle ne se ressent plus de ce dont elle se plaignait autrefois. Le Dr Pickup a été assez bon pour aller à la recherche de cette malade pour moi, et je l'ai vue le 23 juillet 1885. Elle n'a jamais été réglée depuis l'opération, elle ne souffre plus et elle jouit d'une parfaite santé. Elle peut faire tout son travail de maison sans fatigue, elle a l'air fort. Sa tumeur aujourd'hui n'est pas plus grosse qu'une orange ; au moment de l'opération, elle remontait au-dessus du détroit supérieur du bassin.

Observ. XVII. — Brierly Hill, D^r d'Arcy Ellis ; quarante-un ans, mariée, opérée le 5 février 1881. — J'ai vu cette malade le 17 janvier 1883 en bonne santé, « une nouvelle femme » comme elle dit, et c'est à peine si on pouvait alors trouver trace de sa tumeur. Le D^r D'Arcy Ellis m'écrit : « Brierly-Hill, 25 juillet 1885. — Mon cher monsieur Tait. — J'ai vu aujourd'hui Mme... et elle m'a dit ce qui suit : « Depuis le mois de janvier 1883, ma santé est meilleure qu'elle n'a été depuis deux ans ; je puis me livrer à mes occupations d'intérieur, y compris laver, sans ressentir aucune douleur ou plus de fatigue que d'habitude. Pendant les trois années qui ont précédé l'opération, j'ai été incapable de faire mon ouvrage. Mon poids a augmenté considérablement. Je suis très contente d'avoir été voir M. Lawson Tait, et je pense que l'opération m'a sauvé la vie. » Je vous envoie ses paroles telles qu'elle me les a dites ; je considère son cas comme un triomphe de la chirurgie, son état pitoyable et ses douleurs atroces avaient excité la sympathie de tous ceux qui la connaissaient. C'est une créature tout à fait transformée. Croyez-moi votre... Dr d'Arcy Ellis. »

Observ XVIII. — Birmingham, Dr Kenny ; quarante-trois ans, mariée, opérée le 12 février 1881. — « Saint-Mary's square Birmingham, 22 juillet 1885. — Cher monsieur Tait. — Mme..., que vous avez opérée d'un myome, m'a fait part, pour la première fois, des symptômes qu'elle présentait, il y a douze ans, environ deux ans après son dernier accouchement. Elle avait été vue par plusieurs consultants, mais peu à peu sa situation s'était aggravée, et après avoir passé plusieurs mois dans chacun des hôpitaux de Birmingham, elle était revenue chez elle, pour mourir, croyait-elle. Elle était alors si anémique qu'elle ne pouvait se promener dans sa chambre, parce que des palpitations apparaissaient à chaque effort qu'elle faisait. Elle était privée du faible plaisir de regarder par sa fenêtre, parce que les jeunes garçons s'appelaient les uns les autres pour voir « la femme morte ». Il y a aujourd'hui quatre ans que vous l'avez opérée et elle est remarquablement bien. En fait, elle n'a jamais été aussi bien portante de sa vie. Votre... J. H. Kenny. »

Observ. XIX. — Darlaston, Dr Sutton ; trente-huit ans, célibataire, opérée le 20 avril 1881. — Les détails de ce cas ont été publiés dans la *Lancet* du 6 octobre 1880, ainsi qu'il suit : « Le Dr Sutton de Darlaston m'a amené, en mars dernier, une dame atteinte d'hémorragie et de rétention d'urine dues à un volumineux myome utérin, ayant la forme d'un chapeau à cornes, dont la pointe supérieure remontait jusqu'au rein droit et dont l'inférieure plongeait dans le bassin. C'est à cette particularité qu'était dû le smptôme qui la tourmentait le plus : la rétention persistante d'urine. Elle était âgée de trente-huit ans, non mariée, et ce qui augmentait l'importance de son cas, c'est que c'était une parente de son médecin. La tumeur avait grossi très rapidement, car les symptômes n'existaient que depuis quelques mois. Elle était absolument fixée dans le bassin, en sorte qu'on n'obtenait rien en la

soulevant au moyen d'un anneau, et il n'y avait aucun espoir de
l'enlever avec succès. Je proposai donc d'enlever les annexes de
l'utérus, et je le fis avec le consentement du Dr Sutton et en sa
présence, le 20 avril dernier. Je fus assisté par M. Raffles Harmar. J'eus beaucoup de peine à trouver les annexes, car ils
étaient placés en bas et en arrière de la tumeur, et pendant un
moment je craignis de ne pouvoir atteindre ceux du côté droit.
Je réussis cependant à les enlever complètement en coupant la
trompe de Fallope tout contre la corne utérine. J'estimai que la
tumeur pesait environ cinq livres. Elle guérit rapidement de l'opération. Elle vient justement de venir me voir, et elle m'a dit
qu'elle n'avait jamais vu le plus léger indice de menstruation
depuis la période menstruelle qui suit toujours l'opération. L'emploi du cathéter fut cessé un mois après l'opération, et aujour-
d'hui on ne peut découvrir le moindre vestige de la tumeur : elle
a entièrement disparu.

Observ. **XX.** — Droitwich, Dr Cuthbertson ; quarante-trois ans,
mariée, opérée le 15 juin 1881. — J'ai vu la malade le 5 avril
1883 ; elle n'a jamais eu la plus légère apparence de menstruation
depuis l'opération et sa santé est parfaite ; la tumeur a complètement disparu.

Observ. **XXI.** — Birmingham, M. Hallwright ; quarante-sept
ans, mariée, opérée le 17 juin 1881. — Les détails de ce cas ont
été publiés dans la *Medical Times and Gazette* du 2 août 1884. J'ai
reçu du Dr Saundby un bocal contenant l'utérus d'une femme
âgée de quarante-sept ans à qui j'avais enlevé les annexes de l'u-
térus le 21 juin 1881. A ce moment, elle était soignée par
M. Hallwright et moi pour des ménorragies abondantes accompagnées de douleurs violentes. Tous les efforts faits pour la soulager
ayant manqué, sa santé étant complètement détruite et la tumeur
grossissant rapidement, je proposai l'opération. La tumeur dépassait l'ombilic de 3 centimètres environ et l'incision nécessaire pour
arriver jusqu'aux annexes atteignit presque cette limite. Le
Dr George Fyfe, le Dr Savage et M. Raffles Harmar étaient présents à l'opération. Elle guérit facilement et depuis, elle n'a jamais
perdu une goutte de sang par l'utérus après sa convalescence,
qui fut complète en un mois. Elle reprit rapidement force et
santé, et, comme elle me l'a dit dans les fréquentes visites que

je lui fis, elle n'éprouve aucune douleur. Elle vint habiter tout près de chez moi, et fut fréquemment montrée aux visiteurs. Elle a été vue et examinée par le Dr Marion Sims, le Dr Battey et le Dr T. A. Emmet. Il y a dix jours, elle commença subitement à souffrir de symptômes d'obstruction intestinale, et comme ils résistèrent à tous les moyens ordinaires, je lui ouvris l'abdomen pour la seconde fois, mercredi dernier, 23 juillet. Étaient présents : le Dr Sydney Jones, de Lydney; le Dr Vander Veer, d'Albany, et Mr. J.-W. Taylor. Je craignais naturellement que l'obstruction ne fût due à quelque adhérence de l'intestin au moignon de la première opération, mais je suis heureux de dire que mes craintes étaient sans fondement. Je pratiquai l'entérotomie; mais elle ne survécut à l'opération que quinze heures. Le Dr Saundby fit l'autopsie et enleva l'utérus en entier. Le myome s'était réduit au volume d'une petite orange, volume qui était moins du dixième de ce qu'il était il y a trois ans. Il n'y avait aucune trace d'ovaires, de trompes, de moignons ni de ligatures. La pièce est au musée du *Royal College of Surgeons*.

Observ. XXII. — Ironbridge, Dr Law Webb; trente-huit ans, célibataire, opérée le 25 août 1881. Cette malade est en parfaite santé et nous donnons plus loin l'observation détaillée de ce cas.

Observ. XXIII. — Wolverhampton, Dr Pope; quarante ans, mariée, opérée le 19 novembre 1881. — J'ai vu la malade le 22 juillet 1885. Elle n'a été réglée que trois fois depuis l'opération, à des intervalles irréguliers, très légèrement et sans douleur. Elle est aujourd'hui en parfaite santé, capable de faire tout espèce d'ouvrage. L'utérus est tout à fait sessile et on ne peut découvrir aucune trace de tumeur.

Observ. XXIV. — Birmingham, M. C.-J. Bracey; trente-six ans, opérée le 4 janvier 1882. — J'ai vu cette malade le 22 novembre 1883. Elle avait eu trois périodes menstruelles peu abondantes depuis l'opération, ne durant que quelques minutes. J'estimai que la tumeur n'avait plus que le tiers de son volume primitif. — « 155, Hagley Road, Edgbaston, 15 juillet 1855. — Mon cher Tait.—Lorsque je vis pour la première fois Mme... elle était atteinte d'hémorragies graves et fréquentes, dues à un myome utérin, et elle était dans un état désespéré. Je n'ai jamais vu une personne plus complètement blanche et il était évident qu'elle n'avait plus que quelques mois à vivre, à moins qu'on ne pût effectuer un changement dans son état. Son propre docteur la donnait comme désespérée, et son frère, un médecin allemand de quelque valeur, avait déclaré que rien ne pourrait lui sauver la vie. J'étais présent lorsque vous lui avez enlevé les ovaires et les trompes de Fallope et elle guérit lentement, mais complètement. Depuis lors, je l'ai vue de temps en temps ; elle continue à se bien porter. Les hémorragies n'ont plus reparu, elle n'a pas conscience de l'existence d'une tumeur quelconque et elle présente tous les signes d'une parfaite santé. Elle s'est rendue plusieurs fois en Allemagne, et peut voyager, travailler à son jardin et prendre sa part des devoirs de maîtresse de maison. Votre... Chas. J. Bracey. »

Observ. XXV. — Wolverhampton, Dr Lycett ; quarante ans, mariée, opérée le 4 janvier 1882. — Cette malade a été régulièrement réglée depuis l'opération, mais la quantité a diminué ; la tumeur a été en grossissant et a aujourd'hui un grand volume ; la malade meurt peu à peu par suite de son développement.

Observ. XXVI. — Stonehouse, Gloucester, Dr Eshelby ; trente-sept ans, célibataire, opérée le 10 janvier 1882. Le Dr Watter, de Stonehouse, qui a succédé au Dr Eshelby, n'a pu trouver la trace de cette malade.

Observ. XXVII. — Conway, Dr Prichard ; quarante-six ans, mariée, opérée le 29 janvier 1882. — « Conway, N. Wales, 16 juillet 1885. — Cher monsieur Lawson Tait. — J'ai vu Mme... avant-hier à Conway. Elle est très bien portante et n'a jamais été si bien depuis nombre d'années. Elle est capable de remplir comme il faut les légers devoirs de fermière qu'elle a à remplir. Elle est réglée de temps en temps, mais sans grande douleur ; depuis un an, la malade n'a rien vu ; la tumeur semble aussi avoir beaucoup diminué. Votre... R. Arthur Prichard. »

Observ. XXVIII. — Llandudno, Dr Nicol ; quarante-cinq ans, mariée, opérée le 13 mars 1882. — J'ai vu la malade en juillet 1885. Elle n'a jamais été réglée depuis l'opération et se porte très bien.

Observ. XXIX. — Birmingham, Dr Gaunt ; quarante-neuf ans, célibataire, opérée le 24 mars 1882. Cette malade sert aujourd'hui comme domestique. Elle n'a jamais été réglée depuis son opération et la tumeur a diminué de moitié.

Observ. XXX. — Birmingham, M. Fairley ; quarante-cinq ans, mariée, opérée le 29 mars 1882. — J'ai vu la malade à plusieurs reprises depuis l'opération, la dernière fois il y a quelques mois. Elle jouit d'une parfaite santé, n'a jamais été réglée depuis l'opération et la tumeur a presque entièrement disparu.

Observ. XXXI. — Wolverhampton, Dr Lycett ; mariée, opérée le 29 mars 1882. — Cette malade n'a jamais été réglée après l'opération, mais il s'est développé une tumeur maligne de l'épiploon et elle est morte au mois d'août qui suivit l'opération, c'est-à-dire cinq mois après. Le Dr Totherick m'a donné les détails de l'autopsie.

Observ. XXXII. — Londres, Dr Atkins ; trente-trois ans, mariée, opérée le 2 avril 1882. — « 14 juillet 1885. — Cher monsieur Tait. — Je serais heureuse de répondre aux questions que vous pourriez désirer me poser ; seulement je dois vous prévenir d'avance comme le gagne-petit nécessiteux : « Une histoire, Sire, je n'en ai pas à dire, » car j'ai repris rapidement ma santé habituelle, et elle est restée bonne depuis, je suis bien aise de le dire. »

Observ. XXXIII. — Birmingham, M. J. W. Taylor ; quarante-quatre ans, mariée, opérée le 8 avril 1882. — « The Crescent 3, 15 juillet 1885. — Mon cher monsieur Tait. — J'ai vu M... il y a quelques jours ; la santé générale de sa femme reste très bonne, mais son esprit est toujours affecté et elle continue à demeurer à l'asile. Votre... J. W. Taylor. »

Observ. XXXIV. — Dudley, L. T. ; vingt et un ans, célibataire, opérée le 20 avril 1882. — Le Dr Bellingham, de Dudley, écrit le 22 juillet 1885. — « J'ai été appelé pour voir Mme... Elle m'attendait derrière un comptoir, sa mère s'occupant un peu d'affaires. Elle me dit qu'elle n'avait jamais été si bien portante de sa vie et qu'elle ne ressentait plus rien qu'elle pût rapporter à l'état dans lequel elle se trouvait avant l'opération. Je dois ajouter que je ne lui avais jamais vu aussi bon air qu'aujourd'hui. »

Observ. XXXV. — Oxford, M. G. Jones ; quarante-six ans, célibataire, opérée le 27 avril 1882. — « Birmingham, 21 juillet 1885. — Mon cher Tait. — Du 20 au 25 août 1882, la menstruation se montra comme d'habitude, ainsi que du 12 au 22 décembre. En janvier 1883, elle eut une perte, qui persista pendant une quinzaine de jours et reparut pendant trois ou quatre jours en février. Depuis

cette époque, elle n'a plus eu aucun écoulement menstruel ou leucorrhéique. Elle écrit que sa santé est étonnamment améliorée, et
que les douleurs, l'irritation et les ennuis qu'elle a eus depuis
son opération ont considérablement diminué pendant les six
derniers mois. Je ne doute pas que le myome soit aujourd'hui
très sensiblement diminué, mais comme je ne l'ai pas vue depuis
janvier 1883, je n'ai pas eu l'occasion de l'examiner. Je puis dire
que, depuis le commencement de 1883, elle a pu remplir tous ses
devoirs habituels. Votre... George Jones. »

Observ. XXXVI. — Alfreton, Dr Fielding ; mariée, opérée le
6 mai 1882. — J'ai appris du Dr Fielding, il y a deux ou trois jours,
que cette malade était dans un état très satisfaisant ; mais je ne
l'ai pas vue depuis son opération.

Observ. XXXVII. — Southampton, M. Seaton ; quarante-
quatre ans, mariée, opérée le 9 juin 1882. — « Rutland Lodge,
Hants, 17 juillet 1885. — Mon cher monsieur Tait. — J'ai vu Mme....
pendant l'été de 1883, où elle vint me rendre visite, et elle déclara
qu'elle était très bien portante et capable de vaquer à ses occupations ordinaires du service domestique. Votre... Daniel Seaton. »

Observ. XXXVIII. — Leicester, Dr Clifton ; trente-cinq ans,
mariée, opérée le 16 juin 1882. — J'ai vu la malade le 15 octobre
1884. Elle n'a jamais été réglée depuis l'opération ; l'utérus était
parfaitement sessile, et on ne pouvait découvrir aucune trace
de tumeur.

Observ. XXXIX. — Droitwich, Dr Spofforth ; trente-cinq ans,
mariée, opérée le 16 juin 1882. — J'ai vu la malade le 27 juillet
1885. Elle n'a jamais été menstruée depuis l'opération. Son état
s'est considérablement amélioré, et elle est en parfaite santé.

Observ. XL. — Chesterfield, Dr Hale ; quarante-quatre ans, mariée, opérée le 27 juin 1882. — « Chesterfield, 15 juillet 1885.
— Cher monsieur Tait. — Votre malade Mme... n'a jamais été
réglée depuis l'opération ; la tumeur a considérablement diminué
de volume, et la corne qu'on sentait à droite du fond a disparu ;
cependant elle avait un grand volume, comme vous devez vous
le rappeler. Votre... Thos. F. Hale. »

Observ. XLI. — Birmingham, M. Bracey ; quarante-cinq ans,
mariée, opérée le 13 juillet 1882. — J'ai vu cette malade en février 1885, elle avait été réglée de temps en temps, mais très peu.

abondamment. Le myome avait considérablement diminué de volume.

Observ. XLII. — Birmingham, Dr W. Thomas; trente-deux ans, mariée, opérée le 9 septembre 1882. — J'ai vu la malade le 15 juillet 1885. Elle n'a jamais été réglée depuis l'opération. La tumeur a entièrement disparu et sa santé est parfaite.

Observ. XLIII. — Ludlow, Dr Brooks; quarante ans, célibataire, opérée le 29 septembre 1882. — J'ai vu la malade le 18 juin 1885. Elle n'avait jamais été réglée depuis l'opération. Elle se portait très bien depuis trois mois, lorsqu'elle a été prise de maux de cœur et de douleurs dans les reins qui ont duré quelques semaines. J'ai trouvé l'utérus tout à fait sessile et on ne pouvait découvrir aucune trace de tumeur.

« Ludlow, 22 juillet 1885. — Cher monsieur Tait. — J'ai vu miss... hier, et je lui ai fait quelques questions sur son état; elle n'a jamais été réglée depuis l'opération et à part une débilité générale dont elle a souffert toute sa vie, sa santé est bonne. Je n'ai pu trouver du myome (qui, je me rappelle, était à droite et avait le volume d'une petite orange) qu'un petit nodule du volume d'une féverole qui n'était pas sensible au toucher. Votre... J.-E. Brooks. »

Observ. XLIV. — Rugby, Dr Mackenzie; quarante-six ans, célibataire, opérée le 20 octobre 1882. — J'ai vu la malade le 21 mai 1883. Elle n'a pas été réglée depuis l'opération, et elle jouit d'une parfaite santé; mais la tumeur n'a pas changé. Elle peut aujourd'hui vaquer à ses occupations de maîtresse de maison.

Observ. XLV. — Hay, Dr T. Jones; quarante-trois ans, célibataire, opérée le 21 octobre 1882. — « 16 juillet 1875. — Cher monsieur. — Je suis heureuse de vous dire que je me porte tout à fait bien, je ne me suis jamais si bien portée depuis plusieurs années; je n'ai pas été réglée depuis environ deux ans; je n'ai pas été indisposée plus de trois fois depuis l'opération; je vous serai toujours reconnaissante de votre merveilleuse guérison. »

Observ. XLVI. — Bloxwich, Dr G. Sharp; dix-huit ans, célibataire, opérée le 6 novembre 1882. — « Walsall, 14 juillet 1885. — Mon cher Tait. — La jeune fille va bien, mieux qu'elle ne l'espérait. Votre... Gwinnett Sharp. » Je l'ai examinée le 15 juillet 1885; elle n'a jamais été réglée depuis l'opération et elle jouit d'une excellente santé. Je ne pus découvrir aucune trace de la tumeur.

Observ. XLVII. — Birmingham, Dr Haines ; quarante-deux ans, mariée, opérée le 18 décembre 1882. — J'ai vu cette malade le 16 juillet 1885. Elle n'a jamais été menstruée depuis l'opération, excepté neuf mois après environ où il y eut un très léger écoulement. Elle est en bonne santé et elle mène la vie active d'une maîtresse de maison. La tumeur, aujourd'hui, n'est pas plus grosse que le poing fermé. Elle est libre dans le bassin qu'elle occupe avec l'utérus. Avant l'opération, elle atteignait presque l'ombilic.

Observ. XLVIII. — Kidderminster, Dr Lees ; mariée, opérée le 12 février 1883. — Cette malade est morte subitement un an après l'opération. Elle n'avait jamais été réglée pendant cette période. On trouva que la tumeur avait diminué et on ne put découvrir aucune trace de ligature ou de moignon.

Observ. XLIX. — Evesham, Dr Hyde ; célibataire, opérée le 19 février 1883. — « Leominster, 15 juillet 1885. — Mon cher Monsieur. — Je n'ai pas vu miss... depuis quelque temps, mais dernièrement j'ai vu sa sœur qui m'en a donné de bonnes nouvelles. Elle habite à Pembridge et je n'ai pas entendu dire qu'elle ait changé. Si j'en entendais parler, je vous en informerais. Votre..., W. E. Hyde. »

Observ. L. — Daventry, Dr T. Forster ; quarante-neuf ans, mariée, opérée le 16 mars 1883. — Le Dr Thomson Forster m'a écrit le 17 juillet 1885, au sujet de cette malade : « Il est rare qu'elle éprouve de la douleur du fait du myome ; c'est plutôt une gêne. Elle a aujourd'hui environ le volume d'une balle de cricket. Elle n'a jamais eu de ménorragie depuis l'opération, et elle n'a été réglée que deux fois, une fois plutôt abondamment, vers la fin de juin 1884, et l'autre, légèrement, en février 1885. Il n'est pas douteux que l'opération lui ait été d'un grand bénéfice, en lui rendant la vie agréable, alors qu'auparavant elle lui était à charge. »

Voici donc une série de cas dont le premier remonte presque à treize ans et le dernier à deux ans et demi. Sur les cinquante cas, nous n'avons eu que deux insuccès. Nous avons déjà publié les détails de l'un d'eux ; c'était un cas de cancer du corps de l'utérus que j'avais pris par erreur pour un myome, ou un myome qui devint cancéreux après l'opération. Ni l'une ni l'autre de ces deux suppositions ne peut le moins du monde former un argument contre mon opération. Prendre par erreur des tumeurs malignes pour des tumeurs non malignes, est une chose qui arrive constamment dans toutes les branches de la chirurgie, et je ne puis m'attendre à en être exempt. Dans le second cas, la menstruation n'a pas été arrêtée et la tumeur a continué à grossir.

Deux des malades ont été admises dans des maisons d'aliénées depuis l'opération ; mais dans un cas, la folie était assez évidente avant l'enlèvement des annexes de l'utérus ; et, dans l'autre, elle se montra presque aussitôt après que l'anesthésie se fut dissipée, en sorte que c'est à peine si l'on peut attribuer ce malheureux résultat aux effets indirects de l'opération. C'est simplement un cas de folie après une opération, ce qui peut arriver, on le sait, après presque toutes les opérations chirurgicales qu'on entreprend. A côté de cet incident malheureux, je puis citer deux cas où des symptômes prononcés de folie furent complètement guéris comme conséquence directe de l'opération.

Dans le mémoire dont j'ai déjà parlé et que j'ai présenté à la *Royal medical and chirurgical Society of London*, qu'elle refusa de publier et qui le fut dans l'*American quarterly Journal of medical Science*, de janvier 1882, j'ai résumé mes conclusions en plusieurs points. Voici le premier : « En ce qui concerne ses résultats primitifs, l'enlèvement des annexes de l'utérus, pour arrêter une hémorragie utérine intarissable, est une opération qui est aussi justifiée que n'importe quelle autre grande opération chirurgicale. » Je puis aujourd'hui accentuer cette conclusion et l'étendre. Je dis que la mortalité primitive de cette opération est si faible qu'elle peut, pour cette raison, être beaucoup plus fortement justifiée que n'importe quelle autre opération chirurgicale sérieuse.

Voici la seconde conclusion. « En ce qui concerne les résultats secondaires qui ont été observés jusqu'à ce jour, c'est une opération qui encourage beaucoup à de nouveaux essais. » Ici encore, l'expérience de quatre années de plus me permet d'être plus affirmatif que je ne l'ai été tout d'abord. Les résultats secondaires de cette opération sont aussi brillants que ceux de n'importe quelle autre opération du domaine chirurgical. Elle sauve la vie et fait disparaître la souffrance aussi complètement que l'enlèvement des tumeurs de l'ovaire. Sur les cinquante cas dont je viens de donner les résultats secondaires, nous ne trouvons que deux insuccès; mais, même dans ces cas, la malade a été considérablement soulagée. Le second (Observ. XXV) a été un insuccès, car l'opération n'a arrêté que partiellement l'hémorragie et n'a nullement enrayé les progrès de la tumeur. Deux de ces malades sont mortes d'autres affections depuis l'opération et j'ai pu récemment retrouver la trace de l'une d'elles; mais j'ai quarante-cinq cas dans lesquels je puis donner l'histoire complète et exacte, presque jusqu'à la date où j'écris. En ce qui concerne ces quarante-cinq cas, prenez cinquante cas de n'importe quelle autre opération, comme par exemple la lithotomie : est-ce que, dans quarante-cinq cas, la malade, au bout de deux ans et demi à treize ans, sera dans un état aussi parfaitement satisfaisant que celui de nos malades? La réponse n'est pas douteuse. Dans la grande majorité des cas, l'arrêt immédiat et complet de la menstruation a été produit par l'opération; et, dans treize cas, les tumeurs ont complètement disparu; dans dix-huit cas, elles ont très notablement diminué de volume et elles sont devenues parfaitement inoffensives. Cela prouve donc ce que j'ai dit en 1881, que l'enlèvement des annexes de l'utérus avait ce remarquable effet.

La conclusion finale que j'ai donnée dans le mémoire que je cite était : « Ce sujet est bien digne d'être plus amplement étudié et ne doit pas être l'objet de conclusions prématurées et hostiles. » Ces conclusions prématurées et hostiles ont été faites et très largement répandues; mais les preuves que j'ai données dans ce mémoire, doivent être suffisamment concluantes, dans l'esprit des membres intelligents et sans préjugés de la profession, pour m'autoriser à prétendre que mes conclusions primitives sont complètement établies, et que, dans cette opération, j'ai réussi à faire une addition importante à nos moyens de guérir les souffrances et de sauver la vie des femmes.

Nous avons déjà dit plus haut que l'énucléation était une opération qui donnait une haute mortalité (50 p. 0/0. Duncan et Gusserow) et que, de plus, il arrivait souvent que de nouveaux myomes se développaient. Les deux cas qui suivent montrent nettement que l'énucléation ne guérit pas nécessairement la maladie; car, dans les deux cas, la maladie reparut après l'énucléation, c'est-à-dire que de nouveaux nodules se sont développés; dans l'un d'eux (Observ. XXII) l'enlèvement des annexes de l'utérus fut pratiqué ultérieurement avec un résultat absolument satisfaisant, et, dans l'autre, la malade, ayant refusé de se soumettre à cette opération, mourut par suite de la persistance de l'hémorragie.

J. F. d'Ironbridge (Observ. XXII) me fut envoyée par le Dr Law Webb, le 8 février 1878; depuis six ou huit mois elle avait des pertes très abondantes ; c'est à peine si elle en était exempte pendant quinze jours et le moindre exercice les ramenait. Le fond de l'utérus était volumineux et contenait évidemment une tumeur. Je donnai de l'ergot et du bromure de potassium ; mais comme ils n'eurent pas d'effet, je dilatai l'utérus au commencement de mars, et j'enlevai, par énucléation de la paroi postérieure de l'utérus, un corps du volume d'une petite orange. Le 31 mars 1880, elle me fit savoir qu'elle allait très bien. Le 4 août 1881, je reçus une lettre du Dr Law Webb, ainsi conçue : « Miss... une de mes malades, à laquelle vous avez enlevé un myome utérin, il y a deux ans, perd de nouveau très abondamment au moment des règles, et elle présente d'autres symptômes qui me portent à croire qu'il y a une tumeur sur laquelle j'appelle votre attention; aussi ai-je engagé la malade à aller vous voir; c'est ce qu'elle compte faire la semaine prochaine. » Lorsque je la vis, le 19 août, elle avait perdu pendant quatre mois une très grande quantité de sang, et le fond de l'utérus était beaucoup plus volumineux qu'avant l'opération antérieure. J'enlevai donc, le 25 août 1881, les annexes de l'utérus. Elle guérit rapidement et complètement. La menstruation, qui se montra après l'opération, cessa le 30, et ne s'est jamais plus montrée depuis le 30 janvier 1882. Elle jouit aujourd'hui d'une parfaite santé et elle est beaucoup plus forte qu'elle n'a été pendant des années. Elle n'est plus réglée. Elle s'est mariée en juillet de la même année, et eut un léger écoulement menstruel un an après son mariage. Je l'ai vue, le 13 juillet 1884, en parfaite santé.

A. H. vint à l'hôpital le 15 mai 1879 ; elle était âgée de vingt-huit ans. Le col fut dilaté et huit semaines plus tard la tumeur sortait et était énuclée le 12 août. L'hémorragie fut si violente que la malade faillit en mourir. Elle était dans un état d'anémie extrême et resta à l'hôpital jusqu'au mois de septembre ; pendant cette période, sa santé s'améliora peu à peu. Elle ne guérit jamais complètement de son anémie ; mais sa santé se transforma considérablement, au point qu'elle se maria. Peu de temps après son mariage, l'hémorragie reparut, avec presque autant de violence qu'auparavant, et en l'examinant, en 1880, je trouvai qu'un nouveau myome s'était développé. Je proposai alors l'enlèvement des annexes de l'utérus, mais elle refusa ; et, ayant consulté M. Spencer Wells, à ce qu'on m'a dit, on lui donna le conseil de ne rien faire et elle ne fit rien. Elle mourut d'hémorragie vers 1882.

J'ai été conduit à parler de ces deux cas, surtout parce que le Dr More Madden a recommandé, dans un mémoire récent, de revenir à l'opération de l'énucléation, qui avait été condamnée. Je pense que les preuves que je viens de donner sont suffisantes pour appuyer la thèse que j'ai mise en avant, que l'enlèvement des annexes de l'utérus est une opération dont la mortalité est minime, qu'elle est extrêmement efficace, qu'elle doit par conséquent remplacer l'opération de l'énucléation, et qu'il faut l'employer, pour réduire au chiffre le plus bas possible le nombre des cas d'hystérectomie.

DU TRAITEMENT CHIRURGICAL DES CALCULS BILIAIRES

CHOLÉCYSTOTOMIE

La seule explication raisonnable de la formation des calculs biliaires qui me soit familière est celle du Dr Thudichum ; pour lui, ces calculs seraient formés de dépôts de cholestérine et de moules arrondis de matière colorante provenant des plus fines ramifications des conduits hépatiques. Cette explication concorde du moins avec tous les faits que j'ai eu l'occasion d'observer personnellement en ce qui concerne les calculs biliaires au point de vue chirurgical. Il est bien connu que des calculs biliaires se forment dans la substance du foie lui-même, et qu'on en trouve parfois dans les conduits hépatiques qui ont un grand volume.

J'en ai moi-même retiré deux de la substance du foie, dont le plus volumineux avait plus de 3 centimètres de long. Ils avaient donné naissance à de la suppuration et étaient très certainement la cause des abcès hépatiques qui m'avaient amené à opérer; mais dans la grande majorité des cas les calculs biliaires auxquels nous avons affaire chirurgicalement sont contenus dans la cavité de la vésicule biliaire, et, au point de vue clinique, il me semble nécessaire de les diviser en deux variétés. Les symptômes auxquels ils donnent naissance et jusqu'à un certain point, les détails de l'opération qu'il faut pratiquer pour les enlever, diffèrent considérablement dans les deux variétés. J'incline à croire que la pathologie des deux formes n'est pas absolument semblable ; mais je n'ai plus le temps aujourd'hui ni les occasions nécessaires, pour poursuivre les recherches que cette idée suggère. Qu'il me suffise, pour le moment, de répéter qu'au point de vue clinique, il y a deux espèces de calculs biliaires, que nous pouvons appeler les calculs solitaires et les calculs multiples. Le calcul solitaire n'est pas toujours absolument solitaire, mais il a rarement plus d'un compagnon. Les calculs multiples, d'autre part, peuvent être en nombre indéfini et sont généralement d'un volume assez uniforme et petit. Il peut arriver que le calcul solitaire soit le reste unique d'une formation multiple, comme nous l'expliquerons tout à l'heure; mais je n'ai trouvé aucune preuve que tel soit le cas. Permettez-moi, tout d'abord, de décrire deux cas types, un de chacune des deux formes, afin qu'on puisse voir bien nettement les différences dans les symptômes et dans les particularités de l'opération. Le premier cas pour lequel j'ai pratiqué la cholécystotomie, qui est en même temps le premier cas heureux publié, est un cas type de calcul solitaire. Il a déjà été publié en détails.

Elisabeth M., âgée de quarante ans, fut admise à l'hôpital, le 18 août 1879; elle m'était envoyée par le Dr Abraham Colles, de Bridgnorth, pour une tumeur de l'abdomen. Elle était mariée depuis dix-huit ans, et elle avait donné naissance à six enfants; sa menstruation avait toujours été normale, et elle avait joui d'une parfaite santé jusqu'à l'été de 1878. A ce moment, elle commença à souffrir de douleurs spasmodiques violentes dans le côté droit, qui s'aggravaient toujours par la marche ou lorsqu'elle soulevait même des poids légers. En septembre, elle remarqua un gonfle-

ment au niveau du point où elle souffrait; ce gonflement augmenta
peu à peu. Pendant l'hiver précédent, sa douleur était devenue
beaucoup plus intense, son appétit avait disparu, elle avait perdu
rapidement ses forces, elle avait maigri, et lorsqu'elle se présenta
pour être admise, elle avait un facies émacié et presque cachec-
tique. Elle souffrait aussi à ce moment de maux de tête incessants et de nausées, et elle avait une constipation opiniâtre. La
douleur siégeait au-dessus du rein droit et il y avait, en ce point,
une tumeur en forme de cœur, solide et élastique, dans laquelle
on ne pouvait découvrir aucune fluctuation et qui était extrêmement sensible au palper. On endormit la malade et, en l'examinant, on trouva que cette tumeur était parfaitement mobile à
droite et à gauche ; on pouvait, en réalité, la refouler complètement en deçà de la ligne médiane vers le côté gauche. Tout
autour de la tumeur on pouvait, par la percussion, percevoir la
résonnance intestinale. Lorsqu'on la refoulait en haut, vers le
côté gauche, sa forme, qui ressemblait à celle d'un cœur, devenait
très apparente et elle reposait alors sur le côté gauche de la
colonne vertébrale; son sommet se dirigeait en bas et à gauche
et sa base était évidemment maintenue en rapport avec le côté
droit. Un examen soigneux de l'urine ne donna que des résultats
négatifs, bien que la malade ait vaguement parlé qu'elle fût
parfois de couleur sombre, trouble et en petite quantité. A la
consultation, qui eut lieu sur ce cas, les avis furent très partagés
quant au diagnostic, les uns pensèrent qu'on se trouvait en présence du développement kystique d'un rein flottant, les autres
d'une tumeur de la tête du pancréas ou d'une hydropisie de la
vésicule biliaire. Mais on n'essaya pas de poser un diagnostic
précis, et ma proposition d'ouvrir l'abdomen et de s'assurer ainsi
de la nature de la tumeur fut agréée. Le 23 août, j'ouvris
l'abdomen sur la ligne médiane, sur une étendue de 10 centimètres, l'ombilic formant le centre de l'incision.

On reconnut alors que la tumeur était constituée par la vésicule
biliaire distendue. J'introduisis l'aiguille de l'aspirateur à son
sommet, et je retirai une certaine quantité de liquide blanc,
ressemblant à de l'empois, s'élevant à environ 3 à 400 grammes ;
mais je ne puis donner sa quantité exacte, parce qu'il fut malheureusement jeté par la garde, immédiatement après l'opération.

J'ouvris alors la vésicule biliaire au niveau de la ponction, de façon à pouvoir introduire mon doigt, et j'arrivai sur un volumineux calcul arrondi qui était libre dans la cavité. Je l'enlevai facilement; puis en recommençant ma recherche, j'en trouvai un autre, d'un volume plutôt plus grand, ayant à peu près la forme d'une poire, au niveau de l'entrée du conduit qu'il remplissait, ce qui était évidemment la cause de la distension hydropique de la vésicule biliaire. L'enlèvement de ce calcul fut très difficile; il me fallut plus de temps pour y arriver que pour exécuter toutes les autres parties de l'opération. En raison de la cavité, longue, étroite et en forme d'entonnoir, dans laquelle il était logé et de la mobilité de la vésicule, il était très difficile de le saisir et lorsqu'à la fin je pus y arriver, je m'aperçus qu'il était adhérent à la surface muqueuse. J'eus alors à tenir compte des chances très grandes que j'avais de déchirer les parois auxquelles il était attaché, en enlevant ce calcul enchâtonné, ce qui aurait amené la mort de la malade. Je pratiquai donc une lithotritie très soigneuse et prolongée; je fis sauter de petits fragments du calcul régulièrement sur toute sa surface libre, jusqu'à ce que j'eusse eu la satisfaction de retirer son noyau. J'introduisis alors de chaque côté du calcul les mors d'une fine pince, et par des pressions douces, je brisai le reste, et je pus alors extraire tous les fragments. Le poids du calcul, que j'avais enlevé entier, était de 42 grammes, et celui des fragments du calcul brisé que je pus réunir, était de 29 grammes; mais il doit s'être perdu sur les éponges qui furent introduites dans la plaie pendant la durée de l'écrasement une partie de ce dernier; c'est de plus sur ces éponges que j'ai constamment essuyé mes instruments. Je lavai la cavité à plusieurs reprises et je pris toutes les précautions possibles pour qu'il ne restât pas de fragments. Je suturai ensuite la plaie de la vésicule à l'extrémité supérieure de la plaie de la paroi abdominale, par des sutures continues, laissant complètement ouverte l'ouverture faite à la vésicule; puis je fermai le reste de la plaie abdominale de la façon habituelle. Elle se remit entièrement de l'opération en quelques heures. Je n'ai que peu de chose à dire des suites, sauf que la bile continua à couler par la plaie jusqu'au 3 septembre, où on cessa de faire des pansements; on ne fit plus que des applications d'une pommade au zinc. Les sutures furent enlevées, et là plaie était complètement cicatrisée le 9 septembre, quand elle commença à prendre des aliments solides ; jusqu'à ce moment, elle avait été maintenue à la diète lactée et au thé de bœuf. Le 14, elle se leva pour la première fois, et le 30 elle rentra chez elle complètement guérie ; les douleurs et tous les anciens symptômes avaient disparu et elle avait grossi d'au moins quatorze livres. Cette malade jouit d'une parfaite santé.

On remarquera que, dans ce cas, les symptômes n'ont jamais été aigus, mais la malade souffrait d'un malaise continuel et très souvent la douleur était très vive. L'enchâtonnement du calcul dans le canal cystique dans un cas de ce genre, empêche l'écoulement de la bile dans la vésicule biliaire, et toute la bile passe directement dans le duodénum en un courant continu. Aucune des expériences pratiquées sur le foie des animaux ne m'a permis de donner une explication satisfaisante des fonctions de la vésicule biliaire, ni du rôle de la bile, ni même d'apprécier la quantité de bile qui est sécrétée. Les expériences qui ont été faites dans mes cas de cholécystotomie m'ont permis de m'assurer que l'écoulement de la bile est continu comme quantité, et autant que j'ai pu le déterminer, que la qualité est toujours la même. Le vésicule biliaire a pour fonction de recevoir la bile pendant les périodes de repos de l'intestin ; elle s'y accumule jusqu'à ce qu'on en ait besoin ; on voit alors un double courant, partant du foie et de la vésicule, se porter vers le duodénum. Je suis arrivé à une autre conclusion, curieuse et certainement nouvelle, c'est que la qualité et la quantité de la bile sont considérablement influencées par l'état du péritoine ; car un des symptômes les plus précoces et les plus importants dans les troubles abdominaux est l'apparition de vomissements bilieux. J'ai toujours trouvé que quand j'avais pu les devancer par des purgatifs rapides, j'avais sauvé ma malade d'une péritonite mortelle. Je regarde les poudres de Sedlitz comme beaucoup plus importantes, en chirurgie abdominale, que tous les expédients de Lister. Il est fort probable, mais on n'en a pas la preuve, que la double sortie de la bile, dont je viens de parler, se produit au moment où les aliments digérés passent à travers le duodénum ; on peut assurément penser qu'elle se produit au moment le plus nécessaire, et cependant, d'un autre côté, comme cette bile arrêterait jusqu'à un certain point la marche de la digestion déjà accomplie dans l'estomac, il est possible que cette théorie soit absolument le contraire de ce qui se passe réellement. La vérité, c'est que nous sommes dans un état d'ignorance absolue sur toutes ces questions. J'ai surveillé quelques-unes de mes malades avec le plus grand soin afin de voir, si c'était possible, quand se produit la contraction de la vésicule, qui doit en quelque sorte se vider périodiquement; mais il m'a été impossible de recueillir le moindre indice là-dessus. Il est parfaitement certain que si, dans des cas comme celui que j'ai rapporté plus haut, il reste encore en action, ce qui n'est pas douteux, un mécanisme quelconque qui détermine la contraction périodique de la vésicule, cette contraction doit se faire suivant une seule et même direction et comme la vésicule ne peut réussir à se vider, par suite de l'enclavement du calcul dans son col, il se produit du malaise et de la douleur. Ces symptômes ont été notés dans quelques-uns de mes cas, mais je n'ai encore pu établir aucun rapport défini dans leur apparition. C'est dans des observations de ce genre que nous trouverons la clef des fonctions véritables de la vésicule biliaire.

Lorsqu'on coupe le calcul solitaire en deux, on voit qu'il s'est développé comme un calcul vésical par additions successives de couches de dépôts. Il est presque toujours de grand volume; et le nombre des anneaux compris dans une coupe montre qu'il a séjourné dans la vésicule pendant un temps considérable. Il arrive enfin un moment dans son histoire où la vésicule se contractant plus fortement que d'habitude pour se vider, le calcul se loge si étroitement dans son col que la bile ne peut plus passer du conduit hépatique dans la vésicule. La sécrétion de la membrane qui tapisse la vésicule, qui très certainement doit toujours exister à l'état de santé, joue alors un rôle très important dans la pathologie du cas. Ce mucus contient un ferment, fait que j'ai mis hors de doute; mais je n'ai pas pensé qu'il fût utile de faire des recherches prolongées sur la nature et la réaction de cette intéressante substance. Elle est contenue en quantité considérable dans le mucus, qu'on trouve toujours lorsque la vésicule est distendue par suite de l'enclavement du calcul solitaire dans le canal cystique. Ce mucus présente toujours le même caractère : il ressemble à la gelée de coing qu'on appelle, dans l'industrie, « bandoline » et dont se servaient les jeunes dames du second Empire, pour fixer leurs cheveux. Il résiste pendant très longtemps à la putréfaction et présente un certain nombre de réactions très curieuses. Il est probablement sécrété par la membrane qui tapisse la vésicule pendant une période d'activité, pour être en partie résorbé pendant les périodes de repos ; et chaque fois que le viscère se contracte, il aide à refouler le calcul de plus en plus dans le canal cystique. D'après les cas que j'ai pu observer, il est rare que le calcul soit chassé à travers le canal lorsqu'il est d'un grand volume, ce qui est la règle quand le calcul est solitaire. Le trouble produit par le calcul dans la vésicule détermine finalement la production de la suppuration, et le calcul est alors évacué par une des deux voies suivantes : ou bien il se fait une adhérence d'une anse intestinale à la vésicule enflammée, puis une fistule entre les deux canaux à travers laquelle le calcul peut passer ; ou bien il se fait une adhérence de la base de la vésicule à la paroi abdominale suivie de suppuration, d'ulcération et de sortie du contenu de la vésicule à travers la plaie. Les calculs solitaires volumineux ont souvent eu cette histoire. J'ai eu plusieurs cas de ces deux modes de terminaison, et la littérature médicale est remplie d'observations de ce genre ; le plus souvent, lorsque l'évacuation du calcul s'est faite à travers l'intestin, il s'est produit une obstruction intestinale mortelle. Ce que je tiens à bien graver dans l'esprit de mes lecteurs c'est que, dans ces cas, les calculs ne sont jamais nombreux, et le plus fréquemment le calcul est unique. Dans les cas de calculs solitaires, on trouve donc très souvent la vésicule biliaire distendue, et la distension est assez grande pour lui donner l'aspect d'une volumineuse tumeur en forme de poire, contenant 500 grammes, ou peut-être même 1.000 grammes, de mucus opalescent ; il n'y a jamais de bile. L'opération, dans un cas de ce genre, est assez facile en ce qui concerne l'ouverture de la vésicule et son entraînement au dehors ; mais l'enlèvement du calcul enclavé dans le col distendu de la vésicule est une chose extrêmement difficile. Il faut faire, en réalité, une sorte de lithotritie, parce qu'il est nécessaire d'enlever les fragments très complètement. J'ai une paire de pinces alligator pour saisir et briser le calcul, et je fais sortir les fragments au moyen d'un courant d'eau, après que la suture de la vésicule à la plaie a été faite.

Tout autre est l'état que nous trouvons dans les cas de calculs multiples, et je n'ai pas besoin de rappeler à mes lecteurs qu'on peut parfois trouver dans la même vésicule plusieurs centaines de calculs, variant comme poids de 1 à 20, 25 et 30 grammes ; le plus souvent, cependant, ils ont un volume très uniforme qui varie entre 5 et 8 grammes. Il n'y a pas besoin de réfléchir beaucoup pour arriver à la conclusion que l'état pathologique qui amène la production de ces calculs est très probablement différent de celui qui conduit à la formation du calcul solitaire. Que l'explication du Dr Thudichum s'applique aux deux espèces ou non, je n'en sais rien ; mais si elle est applicable, il est parfaitement clair que la formation de calculs nombreux doit résulter d'une action continue, et que les noyaux qui leur donnent naissance doivent être produits d'une façon continue.

Après s'être formés dans la vésicule par un dépôt de cholestérine, sous l'influence de la pression, mais surtout du frottement, une partie de la cholestérine disparaît et le calcul prend l'aspect à facettes bien connu.

J'ai eu en ma possession une vésicule biliaire, enlevée après la mort, remplie de calculs qui présentaient des facettes si parfaites qu'ils étaient réunis comme les pépins d'une grenade, chaque facette s'adaptant à sa voisine avec une exactitude mathématique; malheureusement, ce spécimen fut accidentellement détruit. Dans les cas de calculs solitaires, les noyaux sont certainement plus rares, et leur production ne se continue pas pendant longtemps comme dans les autres cas. Le développement des calculs des deux espèces se fait naturellement dans la vésicule biliaire; mais c'est certainement une illusion qui a amené des hommes d'une grande autorité à exprimer, dans une discussion récente, leur opinion que c'est la vésicule biliaire qui donne naissance aux calculs, et que, pour empêcher leur production, il faut enlever la vésicule. Il n'y a rien de plus absurde. L'existence de la vessie n'est pas la cause du développement des calculs dans son intérieur, et il serait absolument aussi raisonnable d'enlever cet organe important après l'opération de la lithotomie qu'il l'est de préconiser l'enlèvement de la vésicule biliaire après qu'on a évacué les calculs qu'il contenait.

Dans les cas où les malades sont atteintes de calculs multiples, la vésicule biliaire n'est jamais distendue (du moins je ne l'ai jamais trouvée distendue) ni au même degré ni pendant aussi longtemps que dans les cas de calculs solitaires volumineux. Il n'est pas difficile de trouver la raison de ce fait. En premier lieu, dans le cas de calculs multiples, ils sont presque toujours petits, quoique parfois on puisse en trouver un gros parmi eux. Leurs dimensions irrégulières facilitent leur passage à travers le canal et permettent aussi l'écoulement de la bile le long d'eux, alors qu'ils sont en train de passer. Ils ne sont donc pas logés pendant longtemps dans le canal, et ils n'empêchent pas l'écoulement de la bile dans la vésicule d'une façon permanente, comme cela a lieu quand il y a un calcul solitaire volumineux enclavé. Lorsque, par conséquent, nous opérons dans les cas de calculs multiples, nous les trouvons entourés de bile, la vésicule biliaire continuant, dans une large mesure, à remplir ses fonctions. Avant l'opération, on peut découvrir un jour une tumeur formée par la vésicule distendue, qui aura complètement disparu le lendemain. J'ai observé à plusieurs reprises ce phénomène dans trois de mes cas où j'ai pratiqué la cholécystotomie pour des calculs multiples. Le malaise que l'acuité générale des symptômes détermine dans ces cas est infiniment plus grand que dans les cas de calculs solitaires volumineux, car il peut arriver que la malade rende des petits calculs en grand nombre et très fréquemment, chaque calcul donnant lieu à des douleurs poignantes.

J'ai récemment opéré une dame de Bristol qui, pendant six ans, avait eu une série d'attaques de coliques hépatiques qui ne lui laissaient que de courts intervalles de repos. Pendant cette période, on avait retrouvé dans les fèces trente-six calculs, et il n'est pas douteux qu'ils ne constituaient qu'une partie du nombre total des calculs qui avaient passé dans l'intestin. Lorsqu'enfin, fatiguée de souffrir, elle vint à moi pour obtenir la guérison chirurgicale, je l'opérai et je trouvai vingt-deux calculs dans la vésicule. Pendant toute cette longue période de souffrances, elle n'avait eu de l'ictère que lors de la première attaque, au moment où elle rejeta un calcul pesant à peine 80 centigrammes, un des plus petits qu'elle ait jamais rejetés. Cela me conduit à dire que l'idée courante que l'ictère est un symptôme fréquent des calculs biliaires est absolument erronée. L'ictère n'a jamais existé dans les cas où j'ai opéré pour de volumineux calculs enclavés dans le col de la vésicule ; et cela pour une excellente raison c'est que, comme la bile, dans les cas de ce genre, ne peut pas pénétrer dans la vésicule et se trouve forcée de se rendre directement dans le duodénum, un ictère ne peut se produire. Dans le cas où un petit calcul pénètre dans le canal, c'est au moment où le calcul s'engage en dilatant le canal cystique que la malade me semble être dans l'état le plus pitoyable. L'ictère ne peut se produire que pendant que le calcul séjourne dans le canal commun ou le traverse. Ce canal est plus large que le canal cystique, et le malaise causé par le calcul qui le franchit est beaucoup moindre que lorsque le calcul traverse le canal cystique ; et lorsqu'un premier calcul a traversé le canal commun, tous ceux qui passent après lui semblent suivre avec une grande facilité. D'après ce que j'ai vu, l'apparition de l'ictère pendant le passage des calculs biliaires est absolument limité au passage du premier calcul à travers le canal commun.

L'opération destinée à guérir les cas de calculs multiples diffère considérablement, dans ses détails, de l'opération qu'on pratique dans les cas de calculs solitaires volumineux. En premier lieu, comme la vésicule biliaire n'est pas distendue, le diagnostic n'est pas tout à fait aussi certain ; et lorsqu'on fait la section abdominale, il n'est pas aussi aisé de trouver la vésicule. Lorsqu'on l'a trouvée et attirée en dehors, elle ne demande pas à être vidée de la même manière et avec le même soin ; et lorsqu'elle est ouverte, on voit la bile s'écouler continuellement au dehors et exiger de grandes précautions pour qu'elle ne s'écoule pas dans l'abdomen. Une grande cuiller ou une pince permettra d'enlever facilement la plupart des calculs de la vésicule, mais nous ne pouvons jamais être sûrs de les avoir tous enlevés. Il peut y en avoir que le doigt ou les instruments ne puissent atteindre, de petit volume, suffisant cependant pour mettre un obstacle sérieux au passage dans le duodénum du contenu de la vésicule biliaire, après qu'on a fermé la fistule biliaire. Il est un fait certain, c'est que la fistule se ferme assez facilement, mais elle ne reste fermée que jusqu'à ce que la sécrétion du mucus dans la vésicule ait suffisamment distendu la cavité de l'organe pour commencer à chasser le calcul en avant. Cela devient alors une question de savoir combien de temps la plaie restera fermée et jusqu'à quel point elle pourra supporter la pression nécessaire pour chasser le calcul en avant. La plaie cède la première, très facilement et s'ouvre de point en point, pour livrer passage à une grande quantité de mucus clair, qui distend la vésicule. Dans un cas, j'avais eu la mauvaise chance de laisser un calcul en rapport étroit avec le canal commun, ou peut-être placé presque à la jonction du canal cystique et du canal commun; lorsque la fistule fut fermée, le mucus sécrété refoula le calcul dans le canal commun, au delà de la jonction des canaux cystique et hépatique. Il en résulta naturellement que la totalité de la bile sécrétée reflua dans la vésicule biliaire. J'eus alors l'idée de retirer le calcul du conduit; j'y arrivai d'une façon satisfaisante, comme je l'ai raconté dans le *British Medical Journal* du 12 juillet 1884, en faisant une sorte de cholélithotritie.

Il peut être bon de décrire en détail la manière de procéder, pour ce qui est commun aux deux espèces de cas; à la vérité, ce procédé est très simple. L'opération est maintenant bien réglée, et ce n'est que quand on ne l'exécute pas correctement qu'on a des désastres. J'ai aujourd'hui pratiqué l'opération vingt et une fois, avec un succès constant, tandis que les variations, dans la manière de procéder que je vais décrire, ont donné lieu, entre les mains des autres, à des désastres qui se sont élevés au chiffre de 50 à 60 pour 100.

Après avoir reconnu la position de l'échancrure hépatique, je fais, à partir du bord des côtes, une incision qui se porte directement, ou presque directement, en bas sur cette échancrure et je coupe soigneusement les différents tissus jusqu'à ce que j'aie atteint le péritoine. Je saisis soigneusement ce dernier au moyen de deux pinces et je l'écarte, après avoir fait entre les deux pinces une ouverture assez large pour introduire mon index. Avec ce doigt, je vais à la recherche de la vésicule; et il m'est arrivé parfois d'avoir beaucoup de peine à la trouver. En général, les calculs peuvent être sentis dans la vésicule avant qu'elle soit ouverte. Dans deux cas sur vingt et un je n'ai pas trouvé de calculs; dans un cas, une erreur avait été faite, et dans l'autre l'affection

était très probablement maligne. Les observations ont été déjà
publiées. Ayant trouvé la vésicule biliaire, j'amène son fond avec
précaution vers la plaie et je le saisis au moyen d'une pince. Si
elle est distendue, je commence par la ponctionner et la vider ; si
elle n'est pas distendue, ou si elle a été vidée, je fais avec des ciseaux et une pince une ouverture suffisante pour pouvoir y introduire un doigt ; je saisis alors les bords de la plaie de la vésicule avec des pinces et j'arrête tous les points qui saignent. Mon
doigt explore ensuite la vésicule et, au moyen d'une pince ou
d'une curette, j'enlève tous les calculs que je puis atteindre ; je fais
alors une suture continue de façon à fermer exactement le péritoine ; je réunis les bords de la plaie de la paroi abdominale
aux bords de la plaie de la vésicule biliaire et j'adapte soigneusement les deux surfaces péritonéales l'une à l'autre. Je place
ensuite dans la plaie un tube de caoutchouc et je l'y laisse pendant six à sept jours, jusqu'au moment où on peut enlever les
sutures. Si on enlève les sutures en même temps que le tube à
drainage, la plaie se cicatrise rapidement ; et si tous les calculs
ont été extraits, la malade est guérie. Si la plaie s'ouvre de nouveau et si de la bile ou du mucus s'écoule de la vésicule, il faut
agir sur le calcul qui est resté et qui ferme le passage, soit en l'é-
crasant par l'intérieur du conduit, soit de tout autre façon, selon
les cas. Je puis affirmer qu'au moins dans mes cas, je ne sache
pas qu'il y ait eu aucune tendance à la reproduction des calculs
biliaires. Il est certain qu'il n'y en a eu aucun indice. Je ferai remarquer que, même si cela arrivait, une incision faite à travers la
peau, n'ayant qu'un centimètre et demi de profondeur, sur le
siège de l'ancienne cicatrice permettrait d'atteindre la vésicule
biliaire sans ouvrir le péritoine, et on pourrait extraire toute réac-
cumulation de calculs sans la plus légère difficulté, sans le
moindre danger. Je n'ai pas besoin de faire remarquer que, dans
le cas où on pratiquerait l'opération qu'on a mise en balance avec
celle que j'ai décrite — la cholécystectomie — s'il se produisait
une accumulation dans un cas de calculs multiples, comme cela
m'est arrivé dans le cas où un petit calcul s'était logé au delà
de la jonction des conduits hépatiques, cette opération dans laquelle on enlève la vésicule biliaire serait nécessairement mortelle, parce que toute la sécrétion biliaire passerait dans le pé-

ritoine. Les résultats détaillés de cette opération de cholécystectomie n'ont pas été publiés ; et ce que j'en sais, je ne le sais que
par ouï-dire ; mais je soupçonne fort que la mort, dans deux des
cas, doit être absolument attribuée à cette cause. En tout cas, la
mortalité de la cholécystectomie est de 50 p. 100 ; la mortalité de
la cholécystotomie n'existe pas encore.

Je voudrais dire ici un mot sur la manière de se servir des statistiques qui ne sont devenues que trop communes dans ces dernières années. On a insisté sur les statistiques dans le royaume
de la chirurgie abdominale. Je suis assurément très loin de faire
des objections aux renseignements fournis par les statistiques,
mais de tels renseignements, pour avoir la moindre valeur, doivent être complets et exacts. Pour que ces renseignements aient
de la valeur, il faut établir des catégories. Lorsqu'on parle des statistiques d'une opération, la mortalité d'un procédé particulier
ne doit pas être mêlée à la mortalité d'un opérateur particulier,
encore moins à la mortalité d'un groupe d'opérations recueillies
indistinctement à toute espèce de sources. Ainsi, rien ne peut être
plus trompeur qu'un groupe de chiffres qu'a récemment publiés
un écrivain américain bien connu, qui affirmait que la mortalité
d'une opération particulière à laquelle mon nom se trouve très
intimement associé était d'environ 25 p. 100, alors que la mortalité réelle de l'opération est 2 p. 100. Il arrivait à ses conclusions en prenant environ deux cent vingt ou deux cent quarante
opérations pratiquées par près de quarante opérateurs dönt
chacun d'eux avait opéré de six à dix cas. C'est un parfait non-
sens que d'appeler cela la mortalité de l'opération ; c'est, en réalité, la mortalité de trente ou quarante personnes massacrant
au début de leur expérience. Aucun homme ne sait d'intuition,
en naissant, comment doivent être pratiquées de semblables opérations. Il me suffit de dire que tous les chirurgiens à leurs débuts ont une mortalité nécessairement plus élevée que lorsqu'ils
ont acquis une grande expérience dans une opération particulière. Dans la statistique à laquelle je viens de faire allusion, la
mortalité était due non à l'opération, mais à l'inexpérience des
opérateurs. Rien ne ferait plus frémir que d'opposer à ces résultats ceux qu'obtiendraient sur un même nombre d'opérations
pratiquées trois chirurgiens qui pourraient réunir à eux trois près

de quatre cents cas. Il en est ainsi pour l'opération de la cholécystotomie; elle a été récemment condamnée dans un tableau
comprenant douze à quatorze cas où l'opération n'avait pas été
pratiquée deux fois par le même opérateur. La mortalité dans un
tableau de ce genre, je le répète, n'est pas la mortalité de l'opération; c'est celle qui est due aux erreurs des opérateurs. La véritable mortalité d'un procédé doit être jugée d'après un groupe
important de cas qui ont passé par les mains d'un chirurgien particulier, et le groupe le plus important qui puisse être cité est
celui de ma propre pratique; il comprend vingt et un cas sans
une mort. Je n'hésite donc pas à dire que c'est là une opération
dont la mortalité est extrêmement faible, de beaucoup inférieure
à la mortalité de la maladie qu'on se propose de guérir par son
emploi.

Nous donnons ici la liste complète des 21 cas dans lesquels
nous avons pratiqué la CHOLÉCYSTOTOMIE *toutes les malades ont guéri*:

N°	RÉSIDENCE.	NOM DU MÉDECIN QUI SOIGNAIT LA MALADE.	AGE.	MARIÉE OU CÉL.re	NATURE DE LA MALADIE.	DATE.
1	Bridgnorth.	Dr Colles.	40	M.	Calculs biliaires.	23 août 1879.
2	West-Bromwich.	Dr Browne.	55	C.	Suppur. de la vésic. bil.	9 octob. 1881.
3	Wolverhampton.	Dr Lycett.	24	M.	Calculs biliaires.	15 juin 1882.
4	Birmingham.	Dr Hickinbotham	39	M.	» »	13 octob. »
5	Oxford.	Dr Smith.	38	C.	Distens. de la vésic. bil.	5 janvier 1883.
6	Birmingham.	Mr Leach.	35	M.	Calculs biliaires.	6 mai »
7	Birmingham.	Dr Drury.	42	M.	» »	10 mai »
8	Birmingham.	Dr Foster.	66	M.	Distens. de la vésic. bil.	28 mai »
9	Wotton-under-Edge.	Dr Forty.	44	M.	Calculs biliaires.	14 nov. »
10	Birmingham.	Mr Hugh Thomas.	44	M.	» »	20 déc. »
11	West-Bromwich.	L. T.	62	M.	» »	8 mai 1884.
12	Wotton-under-Edge.	Dr Forty.	45	M.	» »	26 juin »
13	Keltering.	Dr Thomas.	63	M.	» »	7 août »
14	Walsall.	Mr Littlewood.	50	M.	» »	13 janv. 1885.
15	Birmingham.	Dr Drury.	47	M.	» »	26 mars »
16	Bristol.	Dr Lawrence.	31	M.	» »	11 juin »
17	London.	Dr Fyfe.	48	M.	» »	3 octobre »
18	Birmingham.	Dr Rogers.	48	M.	» »	14 octob. »
19	Birmingham.	Dr Hoare.	32	M.	» »	11 nov. »
20	Birmingham.	Dr Quirke.	57	M.	» »	10 déc. »
21	Edinburgh.	Dr Stewart.		M.	» »	21 déc. »

HÉPATOTOMIE

Le 15 août 1880, j'étais appelé par le Dr Thelwel Pike, de Malvern, pour voir une dame, miss E. G., âgée de trente-sept ans, dont voici l'histoire :

Entre 1870 et 1872, sa santé s'était altérée, elle avait souffert de symptômes obscurs qu'elle ne peut aujourd'hui décrire d'une façon claire, mais qui furent rapportés par trois médecins qu'elle consulta, à l'épine dorsale. En 1872, elle consulta feu M. Carden, de Worcester, qui porta le diagnostic d'affection hépatique, mais sans préciser.

En 1873, elle eut une attaque inflammatoire grave, dont les symptômes furent regardés par le médecin qui la soigna comme étant ceux d'une pleurésie diaphragmatique. Cette maladie dura trois semaines. Depuis cette époque, elle a toujours été malade, souffrant d'attaques bilieuses, de dyspepsie; ses jambes et ses pieds étaient enflés, elle ne pouvait marcher; enfin, son état mental était fort déprimé. Elle prétend que sa jambe droite a toujours été plus enflée que sa jambe gauche.

En 1876, elle remarqua, ainsi que ses amis, qu'elle grossissait : elle était forcée de relâcher ses vêtements, sa respiration était gênée, et on vit apparaître un gonflement du côté droit. Celui-ci augmenta peu à peu jusqu'en 1879, où il devint évident que tout le côté droit du thorax et de l'abdomen était énormément augmenté de volume; mais ce ne fut qu'en février de cette année, qu'on semble avoir essayé de faire le diagnostic, et l'avis paraît avoir été que ce gonflement était dû à une tumeur maligne. Au mois de juillet, elle se confia aux soins du Dr Pike qui fit le diagnostic d'hydatides du foie, et ce diagnostic fut confirmé au mois d'août par Sir William Jenner, qui fut d'avis de se servir de l'aspirateur. Le Dr Pike et M. Dawson, de Malvern, firent l'aspiration de la tumeur le 11 août et retirèrent quelques cuillerées à thé de sérum clair, ce qui suffisait à établir le diagnostic d'hydatides multiples, bien qu'on n'ait pas pu trouver de scolex.

Lorsque je la vis le 15, je la trouvai dans un tel état qu'il était évident qu'elle allait mourir d'épuisement et de suffocation, si on ne pouvait la soulager. Elle était presque assise dans son lit, soutenue de tous côtés, afin de pouvoir mieux respirer, et elle

vomissait d'une façon incessante. Elle était extrêmement émaciée, son haleine avait une odeur de foin, ses traits étaient pincés, sa peau était jaune et elle présentait tous les symptômes d'un
épuisement extrême. La matité hépatique s'étendait de la troisième côte à l'ombilic et elle dépassait la ligne médiane, à gauche,
de cinq centimètres sur toute la hauteur, et beaucoup plus à la
partie inférieure. Tout le côté droit était occupé par la tumeur; il
n'entrait pas d'air dans le poumon droit, le poumon gauche était
fort gêné et le cœur était repoussé vers le côté gauche. Au-dessous des côtes droites, on pouvait percevoir sur la tumeur une
fluctuation bien nette.

Agissant suivant le principe que j'ai déjà préconisé dans mes
communications à la Société, d'ouvrir l'abdomen dans les cas de
tumeur où la vie est menacée, et où on n'est pas sûr de la malignité, je proposai, dans ce cas, sans aucune hésitation, la section abdominale.

Le Dr Pike fut de mon avis et la malade, ainsi que ses amis,
l'acceptèrent.

Je revins donc le lendemain (16 août), à Malvern et je pratiquai
l'opération suivante : Le Dr Pike donna l'éther et je fus aidé par
M. Dawson et M. Raffles Harmar. Je fis une incision de dix centimètres de long à environ cinq centimètres de la ligne médiane, en
commençant au bord des côtes et en inclinant légèrement en
dedans vers l'ombilic. Après avoir arrêté tous les points qui saignaient, j'ouvris le péritoine; il n'y avait aucune adhérence du
foie à la paroi abdominale et j'avais sous les yeux du tissu hépatique sain. J'y fis pénétrer une grosse aiguille aspiratrice et j'évacuai quelques cuillerées à thé de sérum clair, comme cela avait
déjà été fait; retirant l'aiguille, je fis pénétrer un bistouri dans
son trajet et je fis une ouverture assez large pour pouvoir y faire
pénétrer mon index.

Je vis alors que la lame de tissu hépatique avait de un centimètre à un centimètre et demi d'épaisseur. Je fixai alors une pince
de Kœberlé sur chacun des bords de la plaie du foie et je demandai à mon aide (M. Raffles Harmar) de les tirer doucement
au dehors, en même temps que j'élargissais l'incision. Je l'allon-
geai d'environ 7 à 8 centimètres et, au moment où je retirai mon
doigt, des myriades de sphères transparentes de toutes dimensions,

depuis celles d'un pois jusqu'à celles d'une orange, se précipitèrent au dehors et couvrirent la table et le plancher, et nous en retrouvâmes dans toute la chambre. Lorsque la tension eut diminué, je fouillai la cavité avec une grande cuiller à ragoût, en argent, instrument qui me fut conseillé par le Dr Pike, et retirai les hydatides; cette partie de l'opération demanda beaucoup plus de temps que tout le reste, et pendant que je la pratiquai, M. Harmar empêchait très adroitement les kystes de pénétrer dans la cavité péritonéale, en maintenant étroitement les lambeaux du foie contre la plaie abdominale. Enfin je m'aperçus que ma cuiller à ragoût déterminait un peu d'hémorragie à l'intérieur de la cavité, qui n'avait aucune membrane de revêtement, et je dus laisser une quantité considérable de kystes dans la cavité. Au niveau de l'endroit où j'avais sectionné le foie, deux points qui saignaient me donnèrent quelque anxiété, mais je les arrêtai temporairement au moyen d'une pince de Kœberlé et définitivement en les comprenant dans les sutures. Je fis alors une suture continue au moyen d'une aiguille courte ordinaire armée d'un fil de soie, et je réunis la plaie du foie, en traversant toute l'épaisseur du tissu, à la plaie de la paroi abdominale, de façon à fermer complètement la cavité péritonéale; j'y introduisis ensuite un large tube à drainage en verre de vingt centimètres de long. Le Dr Pike estima à dix litres la quantité de kystes hydatiques évacués, et je pense que cela n'est pas exagéré.

La malade se remit bien de l'opération et ne sembla pas souffrir de choc. Les vomissements cessèrent immédiatement après l'opération et ne reparurent plus; la respiration se fit mieux, de telle sorte qu'elle put se coucher sur le dos ou sur le côté.

Je la revis avec le Dr Pike le 19, et je la trouvai en bon état, mangeant bien, et ne souffrant plus; la matité hépatique avait presque repris ses limites normales. Un grand nombre de kystes sortaient chaque jour par le tube à drainage avec l'écoulement, qui était légèrement teinté de bile. Le Dr Pike lavait la cavité deux fois par jour avec de l'eau phéniquée faible.

Je la vis de nouveau le 2 septembre, et je trouvai la plaie en bon état; le Dr Pike avait enlevé les sutures et la cavité ne contenait qu'environ 250 grammes. Il n'était sorti qu'un très petit kyste depuis ma dernière visite. L'opérée avait gagné des couleurs, mangeait bien, entre autres choses du lard, du fromage, et elle buvait du porter.

Les détails journaliers sont peu intéressants ; je dirai seulement qu'au bout d'une semaine, le long tube fut remplacé par un tube de huit centimètres ; et, au bout de quinze jours, par un tube de caoutchouc de quatre millimètres de diamètre. Des fragments de kyste continuèrent à sortir pendant environ un mois, et aujourd'hui (17 octobre), c'est à peine s'il s'écoule quelque chose, il ne reste plus qu'une fistule.

Le Dr Pike a noté qu'une fois, pendant qu'il faisait le lavage, la malade avait ressenti subitement une violente douleur de droite à gauche. Elle persista trois ou quatre heures, et elle ne cessa graduellement qu'après l'écoulement de 5 à 600 grammes de bile par la plaie.

La malade elle-même m'écrit qu'elle se sent tout à fait bien et qu'elle peut se promener sans aide ; il y a huit semaines qu'elle a été opérée. Elle jouit aujourd'hui (1882) d'une bonne santé et elle s'est mariée.

II. — Je vis J. D., âgée de cinquante-six ans, pour la première fois, le 6 février 1881, en consultation avec le Dr G. Hadley, de Lozells, qui la soignait de concert avec le Dr Heslop et le Dr B. Foster, depuis plusieurs mois. Le Dr Hadley me donna les renseignements suivants : il avait vu pour la première fois J. D. en août 1879, au moment où elle était atteinte d'une affection grave qu'on attribua au passage d'un calcul biliaire.

En janvier 1880, on découvrait une volumineuse tumeur occupant tout l'épigastre, l'hypocondre droit et s'étendant en bas dans la région iliaque droite. La tumeur présentait une fluctuation qui n'était pas nette. Pendant l'année 1881, la malade maigrit considérablement, eut des selles comme de la terre glaise, et fréquemment son urine fut fortement teintée par la bile. En décembre 1880, le kyste sembla s'ouvrir dans l'intestin, car la tumeur diminua beaucoup de volume, et la malade rendit par le rectum de grandes quantités de liquide rouge brique. Après cet écoulement, la cavité sembla se reformer en quelques jours, et les mêmes phénomènes se reproduisirent plusieurs fois. En janvier 1881, l'évacuation sembla cesser, et on proposa de ponctionner le kyste ; mais, par suite de la présence des intestins en avant de la tumeur, il parut

plus prudent de faire une incision exploratrice et je fus prié, par
les médecins qui la soignaient, de la faire.

Je n'eus aucune hésitation à me rendre à leur désir, car je
trouvai la malade extrêmement émaciée, ayant une teinte ictérique
et s'affaissant évidemment. Il y avait une tumeur kystique très volumineuse qui appartenait apparemment au foie, et le 6 février je
pratiquai l'opération suivante, assisté de M. Wright Wilson et du
Dᴿ Williams, de Dyffrin; l'éther fut donné par M. Bennett, aidé du
Dᴿ Hadley.

Je fis une incision de 8 centimètres de long sur la tumeur, dans
l'axe du muscle droit de l'abdomen du côté droit, et à 8 centimètres à droite de la ligne médiane, en commençant à environ 5 centimètres au-dessus du niveau de l'ombilic. J'arrivai facilement
jusqu'au péritoine ; mais là, je trouvai les intestins et l'épiploon
ne formant plus qu'une masse qui recouvrait la surface de la tumeur, et il me fallut prendre beaucoup de soin en les disséquant,
de façon à mettre à nu une partie de la tumeur ayant une surface d'environ 5 centimètres carrés. Il n'y avait cependant aucune
adhérence entre la lame pariétale du péritoine et les intestins avec
lesquels elle était en contact. J'enfonçai alors dans la tumeur un
trocart de faible dimension, et j'évacuai 4 litres de liquide foncé,
coloré par la bile. Lorsque j'eus complètement vidé la cavité, j'é-
largis l'ouverture faite par le trocart, de façon à permettre l'introduction de deux doigts et j'arrivai sur une masse molle, que j'enlevai, et qui était un morceau de tissu hépatique gangréné pesant
environ 20 grammes. Je suturai alors les bords de la plaie du foie
à ceux de la plaie abdominale, et j'y fixai un tube à drainage. Le
kyste était nettement le foie lui-même, qui n'était plus constitué
que par une coque, ayant sensiblement une épaisseur uniforme
d'un centimètre environ. Le liquide enlevé fut soigneusement
examiné par M. Saundby, le pathologiste du Woman's Hospital : il
trouva que c'était de la bile presque pure, mélangée de pus.

Je n'ai presque rien à dire sur la marche de la guérison; on ne
se servit pas du traitement de Lister. Le tube à drainage en verre
fut laissé en place pendant une quinzaine de jours, et on le remplaça alors par un tube en caoutchouc. La marche de la température et du pouls fut presque normale, l'appétit s'améliora rapidement et, lors de ma dernière visite (le 30 mars) il ne s'écoulait

plus que fort peu de liquide par le tube à drainage et elle avait augmenté de quatorze livres en sept semaines. Le 16 septembre, elle avait gagné quarante-deux livres depuis l'opération.

III. — L. B. âgée de vingt-cinq ans, me fut confiée par M. Thompson, de Leamington; il avait reconnu la présence d'une tumeur abdominale volumineuse qui la gênait beaucoup. Elle était mariée depuis quatre ans et elle n'avait jamais été enceinte. Sa maladie commença par une attaque subite de douleur au niveau du siège du gonflement, en septembre 1880, et, depuis lors, la tumeur avait considérablement grossi jusqu'au moment où je la vis en février. La nature de la tumeur était douteuse. Elle était située au niveau du rein droit, elle était mobile, mais elle s'attachait en haut, ce qui me fit penser qu'elle appartenait au foie. On ne pouvait y découvrir de fluctuation.

Le 9 février, assisté du Dr Thompson et de M. Raffles Harmar, je fis la section abdominale, et je trouvai une tumeur hydatique du foie, qui ne présentait aucune adhérence à la paroi abdominale. J'ouvris la capsule, qui consistait en une lame de tissu hépatique ayant quelques millimètres d'épaisseur, et je fis l'extraction des hydatides avec une cuiller à dessert. Ces hydatides variaient comme dimensions, depuis celles d'un pois jusqu'à celles d'une orange, et j'évalue leur quantité à 800 ou 1,000 grammes. J'eus soin de nettoyer très complètement la cavité profonde, creusée dans le foie, et M. Harmar maintint très habilement le bord de la plaie hépatique contre celle de la paroi abdominale, de telle sorte qu'aucun parasite ne s'échappa dans le péritoine. La plaie du foie fut suturée à la plaie de la paroi abdominale et j'y insérai un tube à drainage en verre. La malade guérit parfaitement sans qu'on eût fait usage du traitement de Lister. Au bout de quinze jours, on remplaça le tube de verre par un tube de caoutchouc, et elle retourna chez elle, à Leamington, le 9 mars, juste un mois après l'opération. Elle guérit rapidement, grâce aux soins de M. Thompson; on enleva le tube à drainage le 23 avril et la plaie se cicatrisa fort peu de temps après. Le 16 septembre, la malade était en excellente santé.

IV. — E. P., âgée de vingt et un an, célibataire, me fut confiée par le Dr Wellesley Tomkins, de Leamington, en août dernier, pour une tumeur abdominale. Je reconnus que c'était une

augmentation de volume du foie et je fis, sans hésitation, le diagnostic d'hydatides. Sa maladie avait commencé, en avril 1880,
par une attaque de vomissements bilieux violents, qui avait été
suivie de douleur dans le dos et dans le côté droit. On remarqua
l'augmentation de volume au bout de six semaines et elle se fit
alors rapidement. Elle souffrait d'attaques répétées de vomissements bilieux. La matité hépatique s'étendait de la quatrième côte
jusqu'à 3 centimètres de l'ombilic, et de la colonne vertébrale jusqu'à dix centimètres au delà de la ligne médiane en avant ; on ne
pouvait trouver de fluctuation dans la tumeur au-dessous des côtes.
Je maintins la malade en observation, du mois d'août au mois de
février, et pendant cette période, sa circonférence augmenta de
7 centimètres au-dessus des côtes inférieures. J'eus plusieurs
consultations avec des médecins de mes amis, notamment avec
le Dr Heslop, qui m'aida beaucoup. La question se posait entre
l'aspiration et l'hépatotomie, et on ne pouvait la résoudre qu'en
reconnaissant quelle était celle des deux variétés d'hydatides
dont souffrait la malade.

On ne pouvait obtenir le moindre renseignement ; me rappelant les effets désastreux de l'aspiration dans un cas publié par la
Royal medico-chirurgical Society, et ayant de moins en moins
confiance dans l'aspiration en chirurgie abdominale à mesure que
ma confiance dans la section abdominale augmentait, je me déterminai pour cette dernière. Je procédai donc comme dans les cas
précédents. La tumeur était un kyste hydatique unique volumineux. Je dus traverser une couche de tissu hépatique qui avait
environ 2 centimètres 1/2 ; l'hémorragie fut peu abondante, et il
fut facile de l'arrêter par la pression. Je fixai un tube à drainage
métallique après avoir réuni les bords des deux plaies et, au bout
de quinze jours je le remplaçai par un tube de caoutchouc. Celui-ci
fut définitivement enlevé le 13 avril, et le 19 la plaie était presque
complètement cicatrisée ; la malade se levait, mangeait bien et
reprenait rapidement ses forces. Peut-être dans ce cas aurait-on pu
essayer l'aspiration ; tout d'abord, c'était là l'opinion de quelques-
uns. Je ne suis pas de cet avis, cependant, et je ne vois aucune
raison de regretter ce que j'ai fait. Je suis de plus en plus convaincu que, dans les cas de ce genre, le meilleur de tous les traitements est la section abdominale.

Depuis cette époque, j'ai pratiqué sept fois l'hépatotomie avec un égal succès; mais je trouve inutile de rapporter ici toutes ces observations; je me contenterai de résumer en quelques mots ma manière de procéder.

Je fais une incision sur la partie la plus saillante de la tumeur et je sectionne jusqu'à ce que j'aie atteint le péritoine et l'aie ouvert. J'enfonce alors dans la partie saillante un trocart, avec lequel je vide le contenu de quelques-uns des kystes, de façon à rendre la tumeur flasque. J'ouvre ensuite la cavité au moyen d'un bistouri et j'en maintiens les bords avec des pinces. J'évacue alors autant que possible son contenu, et je suture les bords de la plaie au péritoine pariétal, de façon à fermer complètement la cavité séreuse. Enfin j'y insère un tube à drainage dont la longueur varie avec l'étendue de la cavité.

Voici la liste complète des cas dans lesquels j'ai pratiqué l'hépatotomie ; *il y a eu guérison dans tous les cas.*

N°	RÉSIDENCE.	NOM DU MÉDECIN DE LA MALADE.	AGE.	MARIÉE OU CÉL.re	MALADIE.	DATE.
1	Malvern.	Dr Pike.	37	C.	Hydatides du foie.	16 août 1880.
2	Birmingham.	Dr Hadley.	56	M.	Kyste du foie.	6 fév. 1881.
3	Leamington.	Dr Thompson.	25	M.	Hydatides du foie.	9 fév. »
4	Leamington.	Dr Tomkins.	24	C.	» »	15 fév. »
5	Birmingham.	Dr Welch.	7	C.	» »	20 mai »
6	Maertiniog.	Dr Roberts.	63	M.	» »	15 août »
7	Birmingham.	Mr Hogg.	22	M.	» »	7 octob. 1882.
8	Smethwick.	Dr Pitt.	38	M.	Tumeur du foie.	5 janv. 1883.
9	Coventry.	Dr Brown.	59	M.	Calculs biliaires.	14 fév. »
10	Nice.	Dr Tarnier.	38	C.	Hydatides du foi	7 mai 1885.
11	Pershore.	Mr Gruscock.	49	M.	Kyste du foie.	18 août »

DU TRAITEMENT DE LA SUPPURATION PELVIENNE PAR LA SECTION
ABDOMINALE ET LE DRAINAGE

C'est avec intention que je me suis servi des mots *suppuration pelvienne*, en tête de ce chapitre, afin de soutenir un principe que je crois être susceptible d'une application plus large que celle qu'il a eue jusqu'ici entre mes mains. Les cas, au nombre de six, dans lesquels j'ai mis en pratique cette nouvelle méthode de traitement ont tous été, autant que j'ai pu le reconnaître, des cas de suppuration survenue dans des hématocèles pelviennes ; mais les difficultés n'ont pas été plus grandes qu'elles ne le seraient dans n'importe quel cas de suppuration pelvienne de quelque nature qu'elle fût, et le succès a été exceptionnellement encourageant. Mon expérience est naturellement limitée aux suppurations du bassin chez la femme, mais je ne vois aucune raison valable pour que la même manière de faire ne rencontre pas le même succès chez l'homme. Comme d'autres chirurgiens qui suivent la spécialité chirurgicale à laquelle je me suis voué, j'ai pu observer sur une grande échelle les différentes affections qui ont été réunies sous le titre d'abcès pelviens, et, jusque tout récemment, comme les autres, j'ai limité mon traitement de ces affections, à des ouvertures faites par le vagin ou dans le voisinage du ligament de Poupart. L'expérience, cependant, m'a amené à la conclusion du D' Emmet : « Je ne puis regarder l'introduction d'un trocart dans des tissus enflammés comme un procédé exempt de danger dans tous les cas. » Il est parfaitement exact, que dans un très grand nombre de cas dans lesquels il existe indubitablement un abcès dans le tissu cellulaire pelvien chez la femme, le liquide peut être atteint et retiré au moyen de l'aiguille de l'aspirateur ; mais, d'après ce que j'ai vu le soulagement obtenu de cette façon n'est, le plus souvent, ni complet, ni permanent, et, dans presque tous les cas, la convalescence a duré un temps qui n'est nullement proportionné à l'étendue de la lésion. On peut en dire autant des abcès qui se sont ouverts d'eux-mêmes, ou dont on a favorisé l'ouverture au niveau de l'aîne. Il reste souvent une ouverture fistuleuse pendant des années.

Dans beaucoup de cas, même lorsque l'abcès peut être atteint par la ponction vaginale, la nature de son contenu est telle que son évacuation est impossible ; et j'en ai vu plusieurs dans lesquels la ponction, faite au hasard, à travers la voûte pelvienne indurée n'a pas atteint le siège de la maladie. Dans ces cas les symptômes de la présence du pus étaient très nets ; mais rien n'indiquait quel pouvait être son siège. Le Dr Emmet parle de ces cas, comme il suit : « Je me rappelle un certain nombre de cas que j'ai observés, où les tissus étaient épaissis, dans lesquels aucun traitement ne produisit le plus léger effet et qui, finalement, ont passé dans d'autres mains. »

La marche de ces abcès a été si bien décrite par le Dr West que je ne puis mieux faire que de rapporter ses paroles tout au long :

« Lorsque la suppuration se produit, le pus se fraye un chemin au dehors, à travers le vagin ou à travers le canal intestinal, dans presque tous les cas dans lesquels l'inflammation est limitée aux parties contenues dans le ligament large. Dans ces cas, cependant, dans lesquels le tissu cellulaire pelvien est atteint, il n'est pas rare que le pus se fraye un chemin entre les muscles et la surface externe du péritoine, et l'abcès vient faire saillie et s'ouvrir de lui-même à travers la paroi abdominale, soit sur le trajet du ligament de Poupart, soit un peu au-dessous de ce point.

Bien qu'en général le volume de ces abcès ne soit pas très grand, il n'est pas rare qu'ils passent à l'état chronique et se vident d'eux-mêmes, pour la plus grande part dans l'intestin, à travers quelque étroit orifice de communication ; la malade reste pendant des mois et des années exposée à des écoulements de pus par l'anus, dont le début remonte à une attaque d'inflammation du tissu cellulaire qui s'est produite des années auparavant. »

Dans un cas cité par le Dr West, « les écoulements de pus se produisaient de temps en temps par l'intestin, et ce liquide se mêlait souvent aux fèces, cinq années après les premiers symptômes de l'inflammation du tissu cellultre qui environne l'utérus dont les résultats chroniques étaient encore évidents sous forme d'une tumeur qui était étroitement unie au rectum et à l'utérus. Ces abcès chroniques se rétractent généralement et les orifices fistuleux qui y conduisent s'oblitèrent peu à peu. Mais de temps

en temps, il se produit des exceptions ; j'en ai vu déjà deux ; et
Sir J. Simpson a publié un certain nombre de cas très intéressants
dans lesquels des communications fistuleuses persistantes s'étaient
formées entre l'abcès consécutif à l'inflammation du tissu cellulaire pelvien et la vessie, l'utérus ou le canal intestinal. »

Dans ma propre pratique, j'ai eu des mécomptes de ce genre,
mais assez rarement, et, bien que j'aie eu des succès en me servant de moyens comme la ligature élastique (*Lancet*, June 27,
1874) et la contre-ouverture dans le vagin (*Lancet*, April 3, 1875),
la marche de la convalescence a été si lente qu'elle ne contraste
favorablement qu'avec les cas dans lesquels il n'y eut pas de guérison du tout.

Je me suis donc mis à la recherche, pour les cas de ce genre,
de moyens de guérison qui nous donnent des résultats aussi satisfaisants que ceux qu'on obtient dans le traitement des collections
purulentes qui siègent dans la plupart des autres parties du corps.
J'ai trouvé ce moyen dans l'application heureuse, sur une grande
échelle, de la section abdominale au traitement des tumeurs pelviennes et abdominales, et j'ai aujourd'hui à mettre sous les yeux
de la Société six cas, qui constituent tous les cas que j'ai traités par
ce nouveau procédé et dans lesquels le succès obtenu a dépassé
de beaucoup tout ce que j'avais encore vu ou entendu dire. Dans
cette comparaison, j'ai exclu naturellement les cas dans lesquels
l'abcès faisait saillie dans le vagin d'une façon évidente, de bonne
heure ; mais, même dans ces cas, d'après ce que j'ai vu, la guérison a toujours été plus longue que dans les six cas que je vais
maintenant rapporter.

Une malade me fut envoyée, en février 1879, par M. Gwinnett
Sharp, de Walsall, parce qu'elle était atteinte de tumeur pelvienne
et présentait des symptômes très graves. Elle était âgée de vingt-
deux ans et était mariée depuis neuf mois. Ses règles avaient toujours été trop fréquentes et trop abondantes, et, six semaines avant
que je la visse, elles s'étaient arrêtées brusquement au milieu de
la période ; cet arrêt s'était accompagné d'une violente douleur
pelvienne, douleur qui caractérise l'hématocèle extra-péritonéale.
Quelques jours plus tard, elle eut un frisson, puis la fièvre apparut
et elle devint très malade ; ces symptômes s'étaient encore aggravés
quand je la vis, dix jours après. Elle était alors amaigrie, ses traits

étaient tirés; le soir, la température était élevée, il existait une douleur intense et de la sensibilité sur tout le bas ventre. Quand je l'examinai, je trouvai une volumineuse tumeur fluctuante, placée en arrière de l'utérus, y adhérant, et qui s'étendait de chaque côté de lui; elle occupait le bassin et remontait jusqu'à moitié route de l'ombilic. La voûte pelvienne était immobile et dure, et on ne pouvait sentir aucune fluctuation.

On ne pouvait émettre que deux opinions sur la nature de la tumeur : c'était un kyste parovarien suppuré avec péritonite, ou une hématocèle suppurée. Je penchai pour cette dernière opinion, parce qu'elle cadrait bien avec ce qui s'était passé et parce que je n'avais jamais vu de kyste parovarien suppuré, tandis que j'avais fréquemment vu des hématocèles suppurées.

De toutes façons, je résolus de l'ouvrir par la voie abdominale; c'est ce que je fis. Je trouvai une grande cavité contenant environ 1.200 grammes de pus fétide et des caillots sanguins en voie de décomposition. Je la nettoyai avec beaucoup de soins et, après avoir réuni les bords de l'orifice du kyste à la plaie abdominale, j'y fixai un tube à drainage, en verre, de Kœberlé. La malade se leva le vingtième jour après l'opération et, dix jours plus tard, rentra chez elle parfaitement guérie, l'abcès étant cicatrisé; elle jouit maintenant d'une excellente santé (mars 1880).

Le second cas me fut envoyé par le Dʳ Flynn, de Birchills. La malade était âgée de quarante-cinq ans et n'avait jamais été enceinte; cependant, elle avait peut-être fait une fausse couche très peu de temps après son mariage, dix-neuf ans auparavant. Des symptômes ressemblant à ceux de l'hématocèle étaient apparus huit mois avant que je la visse et, depuis ce moment, elle avait maigri, elle avait perdu l'appétit, elle était tourmentée par une soif continuelle et par des sueurs nocturnes, et tous les soirs la température montait. L'utérus était immobilisé dans une masse qui occupait le ligament large gauche, une partie du ligament large droit, et la masse du côté gauche encerclait le rectum, formant un rétrécissement notable comme le font fréquemment les hématocèles du ligament large gauche. On ne pouvait sentir aucun point fluctuant dans le bassin, mais les symptômes indiquaient nettement la présence du pus. Je me déterminai donc à ouvrir l'abdomen et mes collègues consentirent facilement à cette manière de faire. En atteignant le péritoine, je trouvai les deux lames adhérentes, en sorte que la cavité ne fut pas ouverte. J'ouvris un volumineux abcès immédiatement en arrière de la base de la vessie; il siégeait entre elle et l'utérus, mais il se prolongeait en arrière du rectum. La base et la paroi postérieure de l'abcès étaient constituées par des caillots sanguins organisés, en sorte que ce qui lui avait donné naissance était une effusion sanguine dans le ligament large. Je plaçai un tube à drainage en verre, et je le changeai, le onzième jour après l'opération, pour un tube métallique de Chassaignac. Il resta en place jusqu'au vingt et unième jour après l'opération et fut définitivement enlevé le vingt-sixième jour. Elle retourna chez elle le trentième en parfait état, et elle est restée bien portante depuis cette époque, il y a maintenant dix mois.

Le troisième cas était une malade de M. Hallwright chez laquelle il avait fait le diagnostic d'hématocèle, quatre semaines avant que je la visse. Il y avait des symptômes de suppuration, et je pratiquai absolument la même opération que dans le premier cas : j'ouvris le péritoine, je vidai et nettoyai l'abcès, puis je réunis les bords de l'ouverture aux bords de la plaie pariétale et j'y insérai un tube à drainage en verre. C'était aussi, dans ce cas, une hématocèle non douteuse du ligament large. Huit jours après, le tube de verre fut remplacé par un tube métallique, et celui-ci fut enlevé douze jours plus tard. Elle quitta l'hôpital en parfait état, trente-trois jours après son admission et elle a joui depuis d'une bonne santé.

Marie-Anne, âgée de trente ans, est mariée depuis huit ans et a eu quatre enfants, dont le plus jeune est âgé de quinze mois. M. Hallwright la vit pour la première fois le 12 décembre; elle lui dit qu'elle était subitement tombée malade, cinq semaines auparavant, qu'elle avait ressenti à ce moment une violente douleur, qui ne l'avait pas quittée depuis. Elle fut examinée par M. Hallwright qui diagnostiqua l'existence d'une hématocèle en raison de la présence d'une volumineuse tumeur dure en arrière de l'utérus. Quinze jours environ avant de me voir, l'élévation vespérale de la température, les sueurs nocturnes, la soif et une augmentation de la douleur, avaient conduit M. Hallwright à soupçonner que l'effusion sanguine devenait suppurée, et lorsque je la vis il me fut facile de confirmer son opinion. Je la reçus donc à l'hôpital, et le 22 décembre je pratiquai la section abdominale, parce que je trouvai que l'intensité des symptômes augmentait et parce qu'à l'examen sous l'éther, la masse de l'effusion me sembla trop élevée pour pouvoir être atteinte avec certitude par le vagin. La tumeur était constituée par une grande quantité de sang en voie de désintégration, contenue dans une cavité formée par le soulèvement de la lame postérieure du ligament large, le rectum étant refoulé en avant de lui, en même temps que les gros vaisseaux placés de chaque côté, jusqu'à la bifurcation de l'aorte ; en avant, le péritoine s'enfonçait à une profondeur inusitée, en sorte que si j'avais ponctionné la tumeur par le vagin, je l'aurais fait à travers la cavité péritonéale. Le kyste fut ouvert et vidé, un tube à drainage y fut inséré et le péritoine fut fermé de la façon habituelle. Sa guérison ne fut ni aussi facile ni aussi rapide que dans les autres cas, probablement parce que la cavité était plus grande et parce que son état général avant l'opération était très mauvais, bien que, dans un autre cas que je relaterai, l'état général fût beaucoup pire. La température était à 38° avant l'opération et elle s'éleva à 40° le second jour. Elle ne tomba pas à 37° avant le dixième jour, le 31 décembre. Le tube à drainage fut enlevé le 10 janvier, et le 17 la plaie était parfaitement cicatrisée; elle quitta l'hôpital le 26. Je la revis un mois plus tard; je pus à peine la reconnaître, tant le rétablissement de sa santé était étonnant. Au lieu d'une femme mince, émaciée, semblant moribonde, je me trouvais en présence d'une personne présentant tous les attributs d'une santé parfaite, et elle me dit qu'elle pouvait travailler et aller et venir comme elle ne l'avait jamais fait de sa vie.

Dans ce cas, je suis absolument convaincu que si on avait retardé l'opération de quelques jours, la femme serait morte, et la ponction vaginale, même si on avait évité les lames du péritoine, n'aurait pas permis de vider le kyste des caillots qu'il contenait.

Anne S., âgée de vingt-huit ans, me fut confiée en janvier 1882 par le Dr Gordon, de Walsall. Elle est mère de trois enfants, dont le plus jeune a trois ans. Il y a quatre mois, elle a présenté des symptômes ressemblant à ceux d'un épanchement de sang subit dans le ligament large. Pendant un mois, elle fut capable d'aller et venir ; mais pendant les trois derniers mois, elle avait été entièrement confinée au lit; la nature des symptômes indiquait nettement la production de la suppuration. Le Dr Gordon avait découvert la présence, dans le bassin, d'une masse située derrière l'utérus, dans laquelle on ne pouvait percevoir aucune fluctuation et qui était immobile.

Je la reçus à l'hôpital et comme je supposais que c'était un cas d'hématocèle suppurée, j'ouvris l'abdomen le 5 janvier et je me trouvai en présence d'un cas semblable au précédent, sauf que l'effusion qui se désagrégeait n'était pas aussi volumineuse. Je la traitai de la même manière, et la malade guérit plus facilement et plus rapidement; elle quitta l'hôpital le 17 janvier et elle jouissait d'une parfaite santé à la fin de février.

Mme H., âgée de vingt-neuf ans, s'était mariée à dix-huit ans, avait eu un enfant la même année et n'en avait plus eu depuis. Je la vis à la demande du Dr Millington de Wolverhampton qui la soignait avec le Dr Blackford, de Cannock, avec lesquels je me rencontrai en consultation le 15 janvier 1882. Les renseignements qui me furent donnés furent que, neuf semaines environ auparavant, voyageant avec son mari dans une voiture ouverte, par un froid très grand et pendant ses règles, elle avait ressenti subitement une violente douleur pelvienne et en même temps les règles s'étaient arrêtées. Depuis lors, la douleur avait persisté et elle avait même augmenté dernièrement. Depuis le commencement de sa maladie, les règles s'étaient montrées à deux intervalles irréguliers; elles avaient été très abondantes et, pendant l'écoulement, la douleur avait été beaucoup moindre. Le Dr Millington avait découvert une tumeur pelvienne quelques semaines avant ma visite et il l'avait regardée comme un épanchement de sang. Depuis trois semaines elle avait des sueurs nocturnes, un état de faiblesse presque constant, une perte complète de l'appétit, une soif intense et différents autres symptômes d'hecticité marquée.

Lorsque je l'examinai, la tumeur formait avec les organes pelviens une masse immobile d'une dureté cartilagineuse, enveloppant l'utérus. La vessie s'étendait au-dessus d'elle en avant, et le rectum était encerclé par un anneau dur. La tumeur, qu'on pouvait sentir au-dessus du bassin, était arrondie et non fluctuante; les intestins la recouvraient. La malade était presque arrivée à la dernière période de l'épuisement et de l'émaciation; n'était pas difficile de faire le diagnostic d'hématocèle suppurée. Avec l'aide du D⁻ Blackford, nous la ramenâmes à Birmingham. J'ouvris l'abdomen le 21 et je trouvai ce que j'avais pensé. La lame postérieure du ligament large était complètement refoulée en dehors du bassin et il en était de même de la lame antérieure, autant que je pus m'en rendre compte, car le seul tissu que je pus reconnaître nettement fut la base de la vessie, et celle-ci semblait former la limite antérieure de la tumeur. De ce point, elle s'étendait en arrière au niveau du détroit supérieur du bassin, et sa limite postérieure était marquée par la bifurcation de l'aorte. Le contenu était nettement liquide, aussi l'ai-je ponctionnée avec une aiguille aspiratrice, et j'évacuai environ le quart d'une bouteille de pus coloré par du sang coagulé. J'ouvris alors le kyste à partir du point de la ponction, d'avant en arrière, et je trouvai que sa base était constituée par une couche épaisse de caillots stratifiés, durs et rigides. Je pus reconnaître l'utérus se détachant de cette masse, mais je ne pus découvrir le rectum.

Je suturai le bord de l'ouverture de l'abcès aux bords de la plaie pariétale, je fermai le reste de l'ouverture péritonéale et j'insérai un volumineux tube à drainage en verre. Après l'opération, la température de la malade ne s'éleva jamais au-dessus de 37° ; elle n'eut plus de sueurs nocturnes ni de faiblesses, et son appétit était vraiment vif le troisième jour. Je remplaçai le douzième jour le tube à drainage en verre par un tube métallique de petit volume, lorsque l'écoulement devint du pus de bonne nature et exempt de débris de caillots. Ce dernier tube fut enlevé le quinzième jour après l'opération et, le vingt-quatrième jour, le trajet était absolument cicatrisé ; la malade avait engraissé et avait repris des couleurs, elle pouvait se promener, et le vingt-septième jour elle retourna chez elle en parfaite santé ; l'utérus cependant était encore tout à fait immobile et je supposai qu'il resterait ainsi pendant des années. Je viens de recevoir une lettre d'elle (30 mars), dans laquelle elle me dit qu'elle est très bien portante.

Dans tous ces cas, je suis convaincu que la ponction vaginale eût été inutile. Le plus souvent, si l'abcès s'était ouvert de lui-même, cela aurait été dans le rectum. Dans le dernier cas, il est probable qu'il se serait ouvert au niveau de l'aine, d'un côté ou de l'autre ; mais je pense que, dans tous ces cas, à l'exception du second, la mort serait survenue longtemps avant qu'un orifice naturel ait pu s'établir.

Je tire de ces cas la conclusion générale que l'ouverture des abcès de ce genre par la section abdominale n'est une opération ni difficile ni dangereuse ; que, par ce procédé, la guérison est plus certaine et plus rapide que par aucun autre, et que, dans l'avenir, je conseillerai toujours une incision exploratrice quand je serai convaincu qu'il y a un abcès qui ne peut être atteint ni vidé d'une façon satisfaisante par en bas.

1886. — Depuis le moment où j'écrivais ces lignes, j'ai pratiqué quinze fois la section abdominale pour des cas du même genre, et le résultat a toujours été excellent, ce qui vient confirmer, d'une façon éclatante, les conclusions que je donnais en 1883. Voici la liste complète des cas de suppuration pelvienne que j'ai traités par la section abdominale et le drainage.

Nos	RÉSIDENCE.	NOM DU MÉDECIN DE LA MALADE.	AGE.	MARIÉE OU CÉLRE.	NATURE DE LA MALADIE.	DATE.
1	Bromyard.	Dr Etheridge.	42	M.	Abcès pelvien.	19 janv. 1878.
2	Walsall.	Dr Flynn.	45	M.	Hématocèle suppurée.	7 juillet 1879.
3	Birmingham.	Dr Hallwright.	37	M.	» »	13 déc. »
4	Birmingham.	Dr Hallwright.	30	M.	» »	22 déc. »
5	Walsall.	Dr Gordon.	28	M.	» »	5 janv. 1880.
6	Cannock.	Dr Blackford.	29	M.	» »	21 janv. »
7	Birmingham.	L. T.	28	M.	» »	5 juillet »
8	Birmingham.	Dr Drummond.	27	M.	» »	10 juillet »
9	Birmingham.	Dr Kenny.	17	C.	Abcès pelvien.	3 sept. »
10	Wolverhampton.	Dr Totherick	14	C.	» »	7 janv. 1881.
11	Rugby.	Dr Simpson.	39	M.	Kyste urinaire.	19 mars »
12	Birmingham.	Mr Greene.	26	M.	Pyosalpingite.	28 mars »
13	Nuneaton.	Mr Hammond.	20	C.	Kyste dermoïde.	27 mai »
14	Birmingham.	Dr Drummond.	27	M.	Hématocèle suppurée.	9 juin »
15	Aston.	Dr Fairley.	36	M.	Abcès pelvien.	17 août »
16	Liverpool.	Dr Campbell.	22	C.	Hématocèle suppurée.	29 sept. »
17	Bridgnorth.	Dr Colles.	28	M.	Abcès pelvien.	12 octob. »
18	Birmingham.	Dr Hickinbotham.	27	M.	» »	12 nov. »
19	Birmingham.	Mr J. W. Taylor.	32	M.	Hématocèle suppurée.	13 janv. 1882.
20	Birmingham.	Mr Bartleet.	15	C.	Abcès dans la paroi.	3 février »
21	Bilston.	Dr Price.	36	M.	Hématocèle suppurée.	29 juin »
22	Coventry.	Dr Veagh.	26	M.	Abcès pelvien.	28 juillet »
23	Birmingham.	Dr Edginton.	23	M.	» »	22 sept. »
24	Brierley Hill.	Dr Ellis.	49	M.	» »	23 octob. »
25	Birmingham.	Dr Wilson.	41	M.	» »	27 janv. 1883.
26	Birmingham.				» »	22 fév. »
27	Birmingham.	Dr Body.	38	C.	» »	15 juin »
28	Birmingham.	Dr Body.	38	C.	Kyste suppuré.	12 juillet »
29	Coventry.	Dr Fenton.	15	C.	Abcès pelvien.	6 mars 1884.
30	Birmingham.	Mr Nicholls.	27	M.	» »	9 déc. »
31	Birmingham.	Mr Nicholls.	29	C.	» »	10 déc. »
32	Walsall.	Dr Somerville.	26	M.	» »	17 janv. 1885.

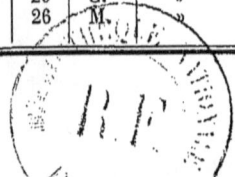

TABLES

TABLE DES CHAPITRES

TABLE DES MATIÈRES PAR ORDRE ALPHABÉTIQUE

FIN DES TABLES

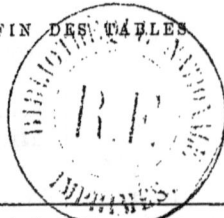

www.ingramcontent.com/pod-product-compliance
Lightning Source LLC
Chambersburg PA
CBHW031611210326
41599CB00021B/3135